U0239729

致广大马氏温灸读者的一封信

广大马氏温灸的读者朋友们：

大家好！

我外公马少群先生所创立的马氏温灸法和他普济众生的精神，薪火相传，生生不息。虽然马老离开我们 30 年了，但我们家人一直秉承马老济世泽民、推广温灸的志愿，开展马氏温灸法的为民服务活动。

本人与家人、马氏温灸团队成员历时三年，系统整理了马老生前各时期的手稿著述，并与中国中医科学院、北京中医药大学专家共同研究、挖掘马氏温灸法的理论基础与学术内涵，在此基础上编写了《马氏温灸法全集》一书。本书系统阐述了马氏温灸法的学术内核，完整呈现了马老手稿原貌。

值此《马氏温灸法全集》付梓出版之际，我们将近几年在传承马氏温灸方面取得的成果汇报如下。

2019 年，马老后人成立了马少群温灸法（天津）医学研究有限公司，专事马少群温灸学术遗产的发掘研究、传承发展和知识产权保护工作。同时，马老后人联合中医科研、临床专家共同成立了马氏温灸法学术研究小组，并设立马氏温灸第一家授权临床教学基地——北京朝阳中西医结合急诊抢救中心马少群温灸传承推广基地。

在北京市中医管理局、中国中医科学院、北京中医药大学的领导和专家的支持下，我们努力发掘、丰富和完善马氏温灸学术体系，编著马氏温灸法系列图书；出版发行了"十三五"国家重点音像出版规划项目、国家出版基金项目《中国当代中医名家特色手法·马氏温灸法卷》，以及《马氏温灸法（全新彩图升级版）》；成功研制出第二代马氏温灸器，大大提高了实用性、美观性，并获得国家专利；取得"马少群"与马少群先生肖像的注册商标。

如今，有一大批医学专业人士与马氏温灸爱好者正积极投身于马氏温灸的研究、推广与实践当中，这对马氏温灸法的传承和发展具有重要意义。在此，我们谨向社会各界关注和支持马氏温灸法的朋友们表示衷心的感谢，同时，欢迎有志于传承和推广马氏温灸法的从业者与我们携手合作，共创马氏温灸的未来。

马氏温灸法第三代传人

2023 年 4 月

关注马氏温灸法公众号

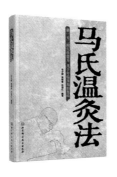

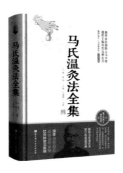

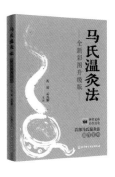

马氏温灸法全集

孔霞 翟煦 / 主编　马德慧 / 主审

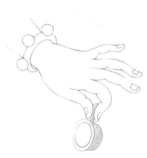

北京科学技术出版社

图书在版编目（CIP）数据

马氏温灸法全集 / 孔霞, 翟煦主编. — 北京：北京科学技术出版社, 2022.7（2025.3重印）

ISBN 978-7-5714-2095-6

Ⅰ. ①马… Ⅱ. ①孔… ②翟… Ⅲ. ①温针疗法 Ⅳ. ①R245.31

中国版本图书馆CIP数据核字(2022)第024320号

策划编辑：侍　伟　吴　丹
责任编辑：吴　丹
文字编辑：陶　清
责任校对：贾　荣
图文制作：北京艺海正印广告有限公司
责任印制：李　茗
出 版 人：曾庆宇
出版发行：北京科学技术出版社
社　　址：北京西直门南大街16号
邮政编码：100035
电　　话：0086-10-66135495（总编室）　0086-10-66113227（发行部）
网　　址：www.bkydw.cn
印　　刷：北京博海升彩色印刷有限公司
开　　本：787 mm×1 092 mm　1/16
字　　数：547 千字
印　　张：32
版　　次：2022年7月第1版
印　　次：2025年3月第4次印刷
ISBN 978-7-5714-2095-6

定　　价：148.00元

编写委员会

主　审

马德慧　马少群先生二女儿

主　编

孔　霞　马少群先生外孙女

翟　煦　中国中医科学院

编　委（以姓氏笔画为序）

孔　霞　马少群先生外孙女

李成蹊　北京中医药大学第三附属医院

吴　丹　北京科学技术出版社

张　然　北京朝阳中西医结合急诊抢救中心

侍　伟　北京科学技术出版社

孟凡颖　北京市门头沟区中医医院

郝天智　北京朝阳中西医结合急诊抢救中心

姜小刚　马少群温灸法（天津）医学研究有限公司

姜孟雷　马少群先生曾外孙女

胥　振　北京朝阳中西医结合急诊抢救中心

秦子舒　北京朝阳中西医结合急诊抢救中心

翟　煦　中国中医科学院

前　言

一、缅怀一代宗师马少群先生

马少群先生离开我们已近30年了。我们永远怀念先生对温灸事业的热忱与执着，敬佩先生豁达的心胸和普惠众生的高尚情怀。

马少群先生胸怀济世泽民之心，一生致力于温灸的研究、应用与推广，先生大德，高山仰止。他所创立的马氏温灸法对我国针灸学术的发展做出了重要贡献。

马少群先生（以下简称马老）历经人生磨难。因积劳成疾他先后罹患梅尼埃病、高血压、神经衰弱、胃病等，自己虽曾于20世纪30年代函授学习日本温灸术，然彼时尚不知温灸能治大病，遂求治于中西名医，然12年而效果不佳，病情益重，渐致耳聋。马老于绝望之中静思慢性病形成之机制，参阅古籍，从1955年开始尝试以温灸自治，一周即见初效，半年大愈，一年之内，诸病若失，始悟温灸不仅可治微恙小疾，更擅起沉疴重病。马老不忍坐视所发掘之温灸方法湮没，更念及患者求医之苦，决心继续研究、推广温灸法，自此开启了马氏温灸法的创制历程。1959年底马老对家人说："倘若研制成功，也是对国家的贡献。"1960年马老辞去工作，数十年如一日，不图名利，即便在20世纪60-70年代这一特殊的历史时期，虽然物质生活极其困苦，马老依然矢志不渝，潜心于温灸的研究与实践，终以一己之力，创立了马氏温灸整体诊治体系。从1962年起马老不断总结经验，编撰书稿，推广温灸方法，主动将自己整理的资料寄赠各地患者。伏枥之年，撰有《温灸疗法简单介绍》《温灸研究与实验》《马氏摸诊法》《中国温灸》等系列书稿，使马氏温灸传播至海内外。

马老素怀善心，慈悲为怀，义务为患者治病，从中获益的疑难重症患者不计其数。在生活困难时，马老不惜卖掉自己的三间私有住房以推广温灸，而不改义务为民治病之初衷。

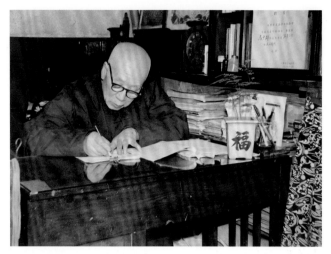

▲ 马少群先生工作中（1988 年 2 月）

在马氏温灸法创立初期，马老即以"大病、难病、慢病"为重点施治领域，数十年来活人无数，屡起沉疴。相较于传统灸法，马氏温灸法在配穴的思路、治病的种类、灸器的研制、灸药的配方、禁灸穴和禁忌证、施灸的操作要领，以及自创的马氏摸诊法等多个方面，均取得了创新性突破。特别值得一提的是，马老首创循环灸法，突破了传统灸法对于取穴数量的限制，对我国针灸理论和实践发展具有重要意义。

马氏温灸既有学术内核，又有传承故事。其蕴含的"整体观念"哲学思想和马老苦心孤诣的人文精神，是一张"中国故事"的亮丽名片。凭借着医学普世性的特点，相信马氏温灸将为传播中医药文化，为中华文明走向世界做出积极贡献。

二、传承发展，守正创新

经查阅马老的手稿、笔记和书信资料发现，自20世纪60年代起，全国各地陆续有很多单位和个人向马老学习温灸或通过书信向他请教温灸疗法。

1962 年 3 月，因温灸治疗肝病有效，济南 106 医院李学昌前来向马老学习温灸，回去后在济南 106 医院采用温灸法治疗肝病。1963 年 4 月 15 日，马老收到该院寄来的用温灸治疗肝病的临床效果统计报告。

1962 年 7 月，中国人民解放军总医院（301 医院）门诊部高志英向马老学习温灸。1963—1975 年，天津医科大学总医院佟克政、天津建设局排水管理处医务室、天津市中心妇产科医院薛朝军、天津西郊区第一防治院郭天恩等单位和个人向马老学习温灸。北京大学人民医院、北京椿树医院、北新桥医院、解放军后勤学院卫生部、山东驻军（济南、青岛、烟台）的部队医院也曾开展温灸疗法。

1968 年，胡景光（盲人）将马老于 1965 年撰写的温灸书稿翻译成盲文。胡景光的妻子患有风湿性心脏病，怀孕后，医院建议她终止妊娠，其家属未同意。在马老的指导下，胡景光的妻子坚持温灸治疗，后顺利生产一个重 3.75 kg 的男孩，并于 1972 年再生产一个重 4 kg 的男孩。

1972 年，北京患者张瑞年患半身不遂，用温灸疗法治愈疾病后，与马老成为了好朋友，曾多次与马老互到对方家中小住，并一直在北京推广温灸疗法，帮助北京的患者购买艾绒、灸药等。后来马老刻蜡板油印的温灸疗法书稿就是存放在张瑞年处。20世纪 80 年代初，张瑞年与张广泉（马老弟子）一起，为推广温灸疗法做了大量工作。

1973 年，天津患者李炳炎患中风后遗症，1975 年用温灸疗法治愈后，切身感受到温灸的治病效果，并被马老精神深深感动，一直在京津之间推广温灸疗法，并经常与马老见面或书信交流有关情况。受其影响，有很多中医人士和患者慕名求教或求治于马老。李炳炎的侄子李健民在北京椿树医院开展温灸疗法，在关节类疾病、疼痛类疾病、妇科疾病的治疗上取得良好效果，经常写信向马老汇报或请教。

1974 年，河南省淮阳县武装部部长高德信用温灸疗法治愈疾病后，不断宣传、推广温灸疗法，该县卫生局翻印温灸资料，开展温灸培训，在全县范围内推广温灸疗法，取得良好效果。

1975 年 4 月 12 日，天津市中心妇产科医院薛朝军与杨伯琴一起向马老学习温灸，后在天津市中心妇产科医院开展温灸疗法。风湿性心脏病患者、该院护士米某是薛朝军学习温灸后治愈的患者，米某痊愈后，薛朝军对温灸的兴趣日增，经常向马老请教，是与马老书信交流比较多的学生之一。在马老指导下，薛朝军将温灸用于对患者的治疗中，特别是对剖宫产术后刀口久不愈合的治疗取得了很好的效果，详情请参阅本书妇科类疾病有关病案。受马老悬壶济世精神的鼓舞，薛朝军退休后，于 1989 年在天津建立温灸诊所为民服务，并特意邀请马老合影留念。

1976 年，付连和因患心脏病兼高血压 10 余年而求治于马老，马老用温灸法将其治愈。付连和既是马氏温灸的受益者，也是马氏温灸的爱好者和传承者。他多年向马老

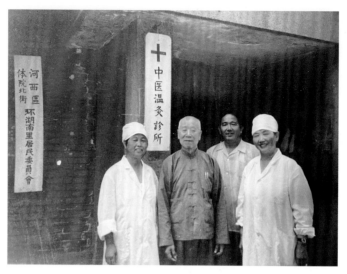

▲ 1989年6月马老与薛朝军（前排右一）、尤士荣（后排）

学习，退休后在马老的帮助下曾在天津开展温灸疗法，并整理了《民间温灸疗法选编》文稿。

1977年，北京的张广泉医生拜马老为师，经常来津拜访马老，与马老书信交流最多，是马老的得意门生之一。张广泉对马老尊重有加，马老在医德、医术方面对张广泉的指导和教诲细致入微，师徒关系情同父子，这些从往来书信中可见一斑。张广泉在北京通过温灸疗法为患者治病的同时，积极宣传、推广马氏温灸，为马氏温灸的发展做出了很大贡献。在征得马老的同意后，张广泉竭力为马老在《中国针灸》杂志发表温灸治疗高血压和心脏病的文章，以及为马氏温灸器（小号）申请实用新型专利而奔走。马老去世后，张广泉与马老家人一直保持联系，并在马老逝世纪念日到天津缅怀马老。可惜的是，张广泉医生已于2016年去世。

1981年，天津的常子纯医生拜马老为师。在马老的帮助下，从1985年起，他先后在天津市和平区东兴市场卫生院和天津大学卫生院开设温灸科，每年治疗患者4万多人次，是当时马老的弟子中每年诊治患者最多的一位。1987年天津电视台报道温灸的专题片即在东兴市场卫生院拍摄。

除此之外，还有很多医务工作者、温灸爱好者和患者，如高树炎、梁树贵等，向马老学习并推广温灸疗法。

这一时期向马老学习温灸疗法的单位和个人，由于被马老义务为民治病的精神所感动，纷纷在各自单位开展温灸疗法的同时，免费协助马老刻蜡板油印《温灸研究与

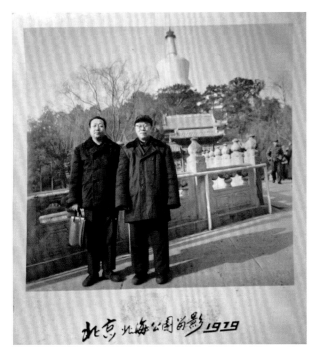

▲ 1979年马老与弟子张广泉于北京北海公园留影

实验》等文稿。

当年马老通过手抄和刻蜡板油印的方式将与温灸相关的文章送给患者，指导患者居家温灸治疗，以免路途劳顿。其中《温灸疗法简单介绍》《温灸研究与实验》《温灸治疗高血压、半身不遂、关节炎》等的传播数量已达上万册。天津建设局排管处医务室和天津制管厂保健站早在1967—1968年就协助印制了1600余册，天津刻印钟表社于1970年7月翻印《温灸研究与实验》500册，天津西郊区第一防治院1976年协助印制了2600册，中国人民解放军总医院（301医院）1976年翻印了一批《温灸治疗》的小册子，这些翻印的小册子在部队系统中流传。张如楫、付连和等个人也曾协助翻印，其中《温灸研究与实验》的书稿仅马老自己留存的就已经有第十一次的翻印本。1980年之后，民间翻印的马老书稿的数量已无法统计，保守估计应有十几万册之多。

在20世纪80年代，经过《中国针灸》杂志、《长寿》杂志、天津电视台、《天津日报》的报道，有很多海内外患者和中医师慕名向马老请教温灸疗法。仅广东一省，就有潮阳、罗定、惠阳、汕头、梅县、韶关、海丰、南海、昌江（今属海南）、琼山（今属海南）等地的许多人向马老学习温灸疗法，还有美国的李传真、荷兰的陈煜丹、澳大利亚的廖民、厄瓜多尔的陈锦科等。1983年5月，经天津医学高等专科学校附属医院赵恩光介绍，李传真向马老学习温灸，后来李传真在美国攻读博士学位并开展温灸疗法。到1985年春节时，仅1年多的时间里就通过马老购买温灸器500多个，这说明温灸在美国也很受欢迎。

除了天津市和平区东兴市场卫生院、天津大学卫生院、北京大学人民医院、北京椿树医院等医疗机构开设温灸科以外，天津市中医医院、海军天津干休所、塘沽康复门诊部等也曾于1988—1991年阶段性开展温灸疗法，并聘请马老担任顾问。

特别要提到的是黄晓春医生，他利用自己所学的专业知识，于1989年开始协助马老整理手稿，并于1994年联系北京科学技术出版社正式出版发行了《马氏温灸法》，此后"马氏温灸"之名逐步流传开来。黄晓春医生为马氏温灸的推广做出了重要贡献。

虽然马老离开我们快30年了，但马老后人始终秉承着马老的遗愿，在义务指导国内外患者进行温灸治疗的同时，也一直在天津、山东、北京等地开展马氏温灸为民服务活动。

2015年，为了让大众了解和学习使用真正的马氏温灸法，马老的外孙女孔霞老师提前办理了退休手续，着手整理马氏温灸学术文献，将马老各个时期上千万字的手稿、笔记、书信进行系统整理，形成电子版存档。

2018年，马老后人着手筹备马氏温灸传承推广前期工作，联合中国中医科学院、北京中医药大学、北京科学技术出版社、北京朝阳中西医结合急诊抢救中心，以及北京市门头沟区中医医院的学术、文献、临床专家，共同发掘整理马氏温灸学术遗产，建立起马氏温灸学术理论体系，并专门成立马少群温灸法（天津）医学研究有限公司，以落实相关知识产权，摸索总结马氏温灸全国推广路径。

2020年10月，马氏温灸学术理论体系初步形成，马氏温灸培训初级课程正式上线运行。

经过3年多的准备，马氏温灸全国培训推广工作即将开展。

在此，我们谨向一直以来关心和支持马氏温灸传承发展的各界朋友表示衷心的感谢。欢迎有志于传承、推广马氏温灸者与我们携手合作，共同为马氏温灸未来的发展做出贡献。

借此机会，特别声明如下：

马氏温灸的学术理论体系和"诊、方、器、药"临床诊疗体系是马氏温灸传承推广的基础，将指导马氏温灸的传承推广和进一步的创新发展。任何不宗马氏温灸学术理论体系和"诊、方、器、药"临床诊疗体系的做法皆不得称为马氏温灸。

马少群温灸法（天津）医学研究有限公司是目前唯一一家由马少群先生直系后人为马氏温灸的学术遗产发掘研究、传承推广和知识产权保护而设立的机构。马氏温灸的相关知识产权均归马少群温灸法（天津）医学研究有限公司所有。

目前，马少群先生的肖像和名字已注册商标，马氏温灸器已获得国家专利。社会上和网络上打着马氏温灸旗号从事商业活动的单位和个人均未获得授权，其经营活动与马少群、马少群家人及马少群温灸法（天津）医学研究有限公司无关。

对假借马氏温灸的旗号开展商业活动的涉嫌违法侵权行为，马少群温灸法（天津）医学研究有限公司保留依法追究法律责任的权利。

三、关于《马氏温灸法全集》

《马氏温灸法》自1994年出版和2014年再版以来，受到广大温灸爱好者的欢迎，2014年版《马氏温灸法》至今已多次重印。我们也收到大量爱好者的来信来电，反映学习和使用马氏温灸法过程中遇到的问题，希望能够看到和学到更多的马氏温灸知识和操作要领。

经过几年的观察和了解，我们发现社会上马氏温灸的从业者众多，也有单位和个人在开展马氏温灸培训。但截至目前，社会上对马氏温灸法的认识和理解都局限于《马氏温灸法》以及早期的刻蜡板油印书稿《温灸研究与实验》，这是远远不够的。其中的主要问题是：①《马氏温灸法》和《温灸研究与实验》主要是马老在实践方面的经验总结，对马氏温灸法的治病原理、治疗思路及配穴规律等内容基本没有介绍；②当前社会上进行马氏温灸培训的相关机构对《马氏温灸法》的解读不同，千人千面，明显存在盲人摸象的情况；③个别以商业逐利为目的的人，冒用"马氏温灸"之名，宣介内容非马氏温灸之实。这些情况误导了广大马氏温灸爱好者，使广大爱好者在使用马氏温灸法时陷入了认识误区，学到、用到的并不是真正的马氏温灸法。

基于以上原因，为满足广大爱好者的要求，我们将多年来发掘和梳理的马氏温灸学术理论体系进一步进行整理，结合新时期的病例，重新编辑，出版《马氏温灸法全集》。《马氏温灸法全集》在马氏温灸的学术溯源、治病原理、配穴规律、操作要领、常用穴位、常用灸方等各方面为广大读者提供了翔实内容。在病例选择上既选用了马氏温灸初创时期的案例，目的是让广大读者从中领会马氏温灸法的发展和形成过程；也部分选用了现代病例，目的是让广大读者了解马氏温灸法对现代新病种的治疗，同时帮助大家学会灵活使用马氏温灸循环灸方。

目前我们已经在居家温灸模式的普及推广、温灸优势病种的临床探索、温灸效应原理的深层研究等方面取得了长足进展。马氏温灸第三代、第四代传承团队里有中医学博士、硕士及媒体传播学、大数据信息学、材料工程学等专业的优秀人才，他们团结协作、继承创新，未来将在马氏温灸诊疗平台、新一代智能化温灸器具、马氏温灸云培训等领域不断研发。30年来我们一直铭记马老弘扬温灸之嘱托，力争让更多人领略到温灸的魅力，感受到温灸的美好，真正实现马老"让温灸之术福泽苍生"的夙愿！

在《马氏温灸法全集》编写和马氏温灸传承、研究、推广过程中，得到了北京市中医管理局、北京市朝阳区卫健委、中国中医科学院、北京中医药大学等领导、专家的关心指导，得到了北京朝阳中西医结合急诊抢救中心、北京市门头沟区中医医院、北京兆麟堂国医馆等医疗单位的鼎力相助，在建设马氏温灸工作室的过程中得到了滕荣利先生的大力支持，申建新先生和姜丽红女士在前期资料整理过程中做了大量工作，在此一并表示诚挚的感谢！同时特别感谢北京科学技术出版社的领导与编辑对《马氏温灸法全集》的出版及马氏温灸传承、推广给予的大力支持与帮助！

马氏温灸内容广博，并且还在不断发展，由于我们水平有限，书中定有不足之处，敬请广大读者指正。

《马氏温灸法全集》编委会

2022 年 5 月

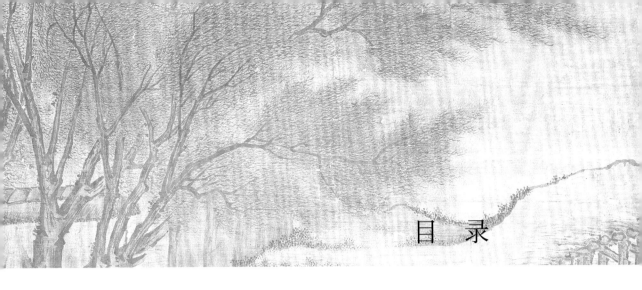

目　录

上　篇·总　论

中　篇·马氏温灸法临床诊疗

下　篇·马氏温灸法常用穴位

马少群®温灸

上 篇

总 论

·第一章·

马氏温灸法概述

第一节 马氏温灸法发展简史

一、何为温灸

灸法，具有数千年的历史，是中华医药宝库的重要组成部分。发展至今，灸法已有直接灸、艾条灸、隔物灸、温灸器灸等数十种种类，每一种灸法都有其各自的特点。

（一）艾灸与非艾灸

艾灸指以艾绒为材料施灸的灸法。

非艾灸指用艾绒以外的材料施灸的灸法，如灯火灸（以灯心草为灸材）、硫黄灸、竹茹灸、黄蜡灸、桑枝灸等。此外，还有药艾灸、药锭灸、电热灸等。药艾灸指在艾绒中掺入其他药物施灸，如太乙神针药艾灸；药锭灸是指用芳香类药物（麝香、冰片等）和易燃药物（硫黄等）混合研末，制成锭剂施灸；电热灸指采用特殊的电灸器施灸。

为什么在这么多材料中，特别推崇以艾叶制成的艾绒为施灸材料呢？这就不得不佩服古人的智慧了。在长期的实践中，人们发现，艾绒具有易得易燃而不松散、热力深厚、持久而柔和，气味芳香、醒神等诸多优点，故艾绒很早就被作为疗病祛疾的首选灸材。《孟子·离娄上》云："七年之病求三年之艾。"《名医别录》云："艾叶味苦，微温，无毒，主灸百病。"之后的许多医籍都记载了艾叶的功效，其中要数《本草从新》的总结最为全面而中肯，云："艾叶苦辛，生温熟热，纯阳之性，能回垂绝之元阳，通十二经，走三阴，理气血，逐寒湿，暖子宫，止诸血，温中开郁，调经安胎，治吐衄崩带，腹痛冷痢，血痢，霍乱转筋，杀蛔治癣，以之灸火，能透诸经而除百病。"

（二）烧灼灸与温灸

烧灼灸，是指施灸温度较高的灸法，如将艾炷直接置于皮肤上，使其烧灼皮肤，引起水疱和组织损伤（"灸疮"）的化脓灸法，药锭灸和实按灸都属于这种类型。

温灸，从广义上来讲，是指施灸温度较低、热力温和、不损伤皮肤组织的灸法，如艾炷灸中的温热灸、艾条灸中的温和灸、温灸器灸等。从狭义上来讲，温灸有其特定的学术渊源，特指由日本人后藤道雄发明的一种灸疗方法。

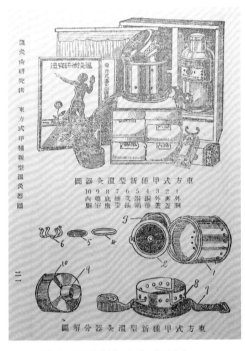
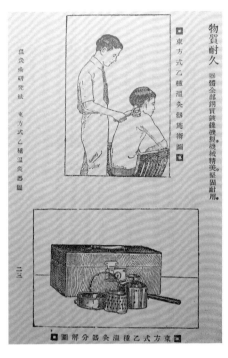

▲ 《温灸术研究法》中的"温灸"

相比于烧灼灸，温灸在施灸过程中避免了刺激量过大所产生的一些副作用，治疗很多疾病都有较大优势，马老还纠正了传统观念对灸法的一些错误认识，例如，传统观念认为高血压不宜灸，对此，马老辨析说："直接灸法，因灸灼痛，致神经紧张，使血压上升……温灸是间接灸法，经温热刺激后具有安定神经的作用，故血压下降。灸后不仅无害，而且有效。"

温灸的关键在于"温"，强调的是刺激的程度。因为在寒、热、凉、温这些感受中，"温"是让人感到最舒服的。正如在四季之中，春天生机勃勃、万物复苏，最受人喜爱。马氏温灸法属于温灸的一种，在施灸过程中强调被灸者以舒服为佳（"温而舒"），即让被灸者在一种温暖舒适的状态中治疗疾病。这是"温灸"之"温"字的深刻含义，也是温灸与其他灸法的区别之处。

（三）马氏温灸法与日本温灸法

马氏温灸法是马少群先生创造的以"诊、方、器、药"为核心的温灸诊治方法，与日本温灸法相区别。

"温灸"一词源于日本。据承淡安《中国针灸学讲义》记载，温灸由日本人后藤道雄所发明，书中详细描述了操作方法：以金属所制之圆筒，下制木质之圈，圆筒中另有小圆筒，内装药物与艾绒烧之，筒外置一木柄，手持之而按于穴上，艾之燃烧，热即传于皮肤，产生治疗功能。

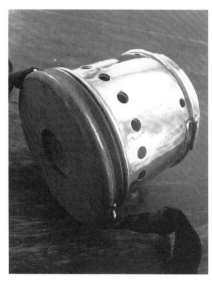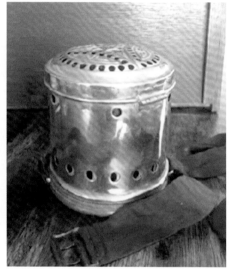

▲ 马老家收藏的日制甲种温灸器

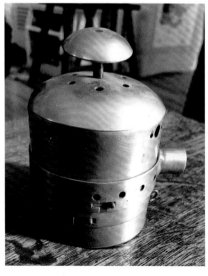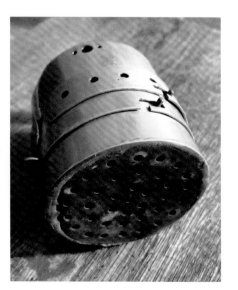

▲ 马老家收藏的日制乙种温灸器

20 世纪 20 年代，日本温灸法传入我国。张俊义的《温灸学讲义》是我国最早的温灸学著作，该书基本以日本东京东洋温灸医学院院长坂本贡氏《温灸学讲义录》等为蓝本。《温灸学讲义》（第三版）于 1934 年由宁波东方针灸学社出版，当时是作为宁波东方针灸学社的函授教材，它是马老学习温灸时使用的第一本书。

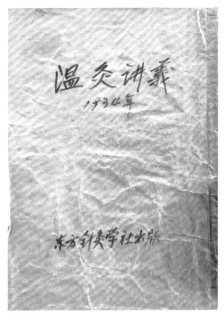 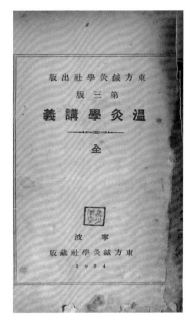

▲　马老家收藏的第三版《温灸学讲义》

二、温灸之争

20 世纪 30—40 年代，人们对于从日本传来的温灸法存在不同的认识。持肯定态度者认为其是能弥补药物疗法之缺点的一种自然疗法，自古有之，不过长期以来未能普及。如：

夫自明治迄今，为时仅五十载耳，而国民生命之短缩平均至八岁之多，岂非咄咄怪事哉，夷考其原因，则药物之中毒，实为其不可掩之事实，然则孰谓西洋药物疗法之可恃哉。是故欲补救最近此不合理的药物疗法之缺点，非别阙蹊径，从事研究其物理疗法不为功。我温灸疗法，应时势之要求，脱颖而出，崭然露其头角，岂偶然哉。（《温灸学讲义》）

温灸医术，为晚近日本最新医术之一种，实则此种医术，我国数千年前已有之，不过当时无人注意，至今失传耳，日本当局以其治病灵验，且于人身无碍，故朝野上下，极力提倡，数年间，不仅汉医西医，一致研究，即普通人亦多习之，以谋自己治病，其流行之盛。（《温灸术函授讲义》）

持否定态度者，则认为其费时费药，效力极微，实不足取。如：

近今多有仿行日本温灸之法，燃艾于温灸器中，温熨穴上，因以去病……温灸器太费时间，且无大效，实不足取。（《中国针灸医学》）

近年日本人后藤道雄发明温灸。灸不着肉，隔器温蒸，以无灸痕为标榜。但费时费药，既不经济，而效力极微，较之雷火针、太乙神针，相去不可以道里计矣。（《中国针灸学讲义》）

用温灸器……然后在经穴上，垫以薄布，手持温灸器之柄，置温灸器于上，热力艾力直透皮肤上。如不灸至剧痛，则不致起水泡，不致有灸痕。但效力甚小，费时费艾甚多。（《科学针灸治疗学》）

温灸的发明者实为西医，最初是为了使灸法走向机械化，并对温灸器的效果开展了一系列实验研究。到后来，由于灸法的研究逐渐向西方靠拢，传统的经穴理论被轻视。

日本温灸法经张俊义等人引入中国后，曾在10余年间产生过一定的影响力，然而之后温灸在我国孤传一系，除了马少群先生在尽力推广温灸外，再难看到其他人传承的踪迹，其中缘由较为复杂。最主要的原因是温灸未受到当时针灸界的学术泰斗、中华医学会副会长承淡安先生的重视，故而承先生未将其收入当时统编的针灸学教材中。这种影响一直持续至今。在目前通行的针灸学教材中，仍无任何关于温灸的介绍。

三、当今之温灸

近百年来，国内针灸学界主流推崇直接灸、隔物灸、温针灸等方法，而温灸由于未被编入教材，所以长期不为针灸学界所知，这种状况直到20世纪80—90年代才逐渐出现改观，其原因有两个方面：一方面是因为马少群先生在晚年愈加究心于温灸的推广，在他的影响下，许多医院开设了温灸科，并聘请马老为温灸科顾问，这些医院的温灸科在天津地区乃至全国各地都具有一定的影响力；另一方面是因为在马老弟子的协助下，《马氏温灸法》一书于1994年正式出版发行，并于2014年修订，该书一直位居艾灸类畅销书榜单前列，使民间形成了使用马氏温灸法的热潮。

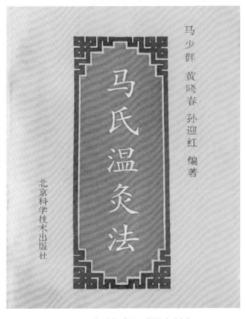

1994年版《马氏温灸法》

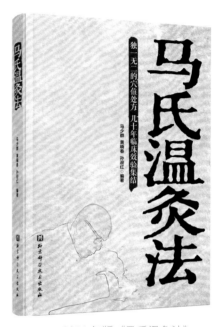

2014年版《马氏温灸法》

▲　《马氏温灸法》出版27年已销售20余万册

可以说，是马少群先生将从日本传来的温灸之法加以改进和完善，使新时代的温灸在中国发展起来。

第二节　毕生心血在温灸——一代宗师马少群

一、素怀善心，结缘温灸

1903年，马少群出生于河北省河间县（今河间市）。马少群幼时即与医有缘，逢年过节，其他的神都可以不拜，唯独要拜一拜河间城西名为金元四大家之首的刘完素像，因为当地人都敬奉其为造福一方的苍生大医。马老小时候常听父亲说："要做一个正直的人，不要把钱看得太重。人若是有了钱不做好事，就是更不好。只有医

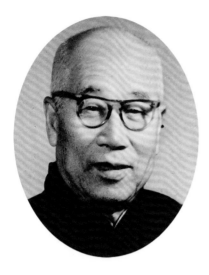

▲ 马少群（1903—1992）

学才能救人，能给人解除痛苦。"到了上学的年纪，在课余时间其他孩子都聚在一起玩耍，马少群却常到中药店里拉拉药匣子，有时遇到简单的外科手术还会帮忙端手术盘。因从小目睹周围亲人和邻里患病的痛苦，马少群的心灵深受触动，自幼立志要当一名医生。

长大后因受家庭条件的限制，马少群没能实现学医的愿望，但却意外接触到了温灸。1934 年，马少群在河北省交河县（今泊头市）泊镇永华火柴股份有限公司工作。他业余常以阅读医药典籍为乐，恰好当时宁波东方针灸学社正向全国招收学员，函授日本温灸法，遂踊跃报名，希望借此掌握一门治病救人的手艺，于人于己都有益处。他一边勤奋工作，一边业余学习温灸。学成之后，他不仅在自己身上试验温灸的效果，在厂里也主动找患者治病，甚至外出推销火柴时也常常随身携带灸疗器具，以备不时之需。

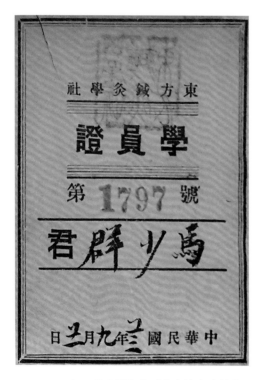

▲ 1934 年，马少群先生成为宁波东方针灸学社函授学员

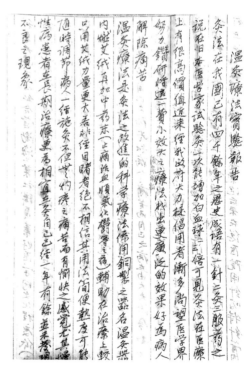

▲ 马少群先生的手稿

二、自愈沉疴，渐悟灸道

1943 年，在担任天津中华全国火柴产销联营社运销科主任期间，由于过度劳累，积劳成疾，马老先后患上了梅尼埃病、高血压、严重的神经衰弱和胃病。此时他虽学习温灸已有 9 年，尚不知温灸能够治疗疑难重症，更不知温灸能够愈己，故只能求助于中医、西医医生。

1955 年，马老虽服药 12 年之久，病情却日益严重，逐渐发展至左半身无力和耳聋。绝望之际，马老静而思之，参考各类针灸书籍，结合自身体会，逐渐悟出慢性病多是渐积渐累，病久而五脏传化，气血阻滞，上下不通所致，治疗时需首先畅通腑气，并顾及全身经穴，而自己所患的多种疾病，亦不外乎此。

在此期间，马老还总结研究出了"马氏摸诊法"，并参考针灸书籍确定了灸药配方，为"诊、方、器、药"体系的建立奠定了基础。

1955 年底，马老停服一切中药、西药，在家人的帮助下，根据自己的病症，按照自己拟定的穴位用温灸自治，结果灸治一周后即见到初步效果！马老开始出现打嗝、排气等反应，头晕逐渐好转，食量渐增，力气渐长。之后马老又不断改进灸穴组方继续灸治半年，疾病大愈。灸至一年，身体基本康复。

在治愈自身疾病的过程中，马老还摸索、总结出了治疗梅尼埃病、神经衰弱和预防半身不遂的温灸治疗方法，这也是马老在后来所创造出一系列独具特色的循环温灸配穴组方的雏形。

从 1955 年开始，马老深入探索、研究温灸之法。至 1959 年，马老在传统日制温灸器的基础上加以改进、完善，研制出独具特色的马氏温灸器。

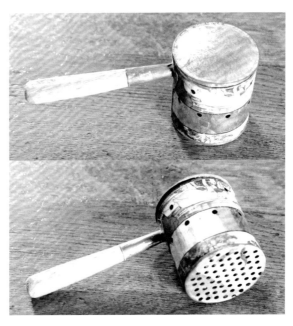

▲ 马少群先生研制的早期马氏温灸器

三、辞去工作，矢志于斯

"温灸竟有如此奇效！"马老自言："十二年来，自己是背着馒头讨饭吃，不知道馒头是治饿的。"在自己病好后，马老体会到温灸对慢性疾病效果良好，于是立志继续研究、推广温灸。

1959 年底，马老对家人说："倘若研制成功，也是对国家的贡献。"

1960 年 1 月，马老辞去工作，专心研究温灸，并义务给患者治病。

马老所治的患者都是经过其他疗法未效，有些是在家中卧床不起的。马老遵循先以自身做试验后用于他人的原则，在多年实践中，既借鉴古今中外经验，又勇于创新突破，开发出针对各类急、慢性病的灸治方法。

四、淡泊名利，终生义诊

马老一生不图名利，毕生义务为患者诊病治病。为了研究温灸学术，发展温灸事业，在生活困难时，马老不惜卖掉自己的三间私有住房以贴补温灸研究与推广，而不改义务为民治病之初衷。

马老数十年如一日，自备灸器灸药，走遍天津的大街小巷，不畏寒冬酷暑，不惧风吹日晒雨淋，虽困难重重，但每每见到患者病情好转，再多苦累他也觉得高兴。

经过被治愈者的口口相传，前来求治的患者越来越多。马老只好上午在家应诊，下午去行动不便的患者家中出诊。对于外地患者，马老都是通过函诊指导患者在家温灸自治，写信交流病情变化并调整灸穴。这便是马老践行的居家温灸医疗模式。

面对众多的患者和案上日益增多的信件，为使患者早日得到治疗，马老只好晚睡早起（每天早上四点起床），第一时间回复患者来信，以便次日早上由其二女儿马德慧女士上班途中从邮局发出信件。马老也经常为患者邮寄温灸器、艾绒、灸药等，时间长了，马老家附近的天津市西南角邮局的职工了解到马老的义举后，都非常敬佩老人家，有时即使过了下班时间，也都乐意为他办理邮寄业务。

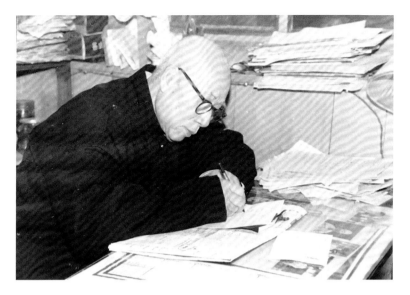

▲ 马少群先生常年与温灸资料、病历、患者信件相伴，笔耕不辍

五、发展创新，勤于实践

义务治病数十年后，马老在温灸治病方面不断取得新的发展。对其初学温灸时讲义中未载的病，如肝病和脾病等，马老找到了治疗方法；对所谓禁灸的热性病和炎症，马老经实践后认为其并非禁灸，灸后反而有特效。例如，对于丹毒患者，可先退热，再灸患处 30 分钟，许多患者灸一次即愈。又如哑门穴原是禁灸穴，灸后能令人哑，但马老以哑门穴为主穴，治好了天津一位 70 多岁中风不语的老人。马氏温灸不仅对多种急、慢性病有效果，而且若患者病好后坚持灸治，还可起到保健的作用。

六、历尽坎坷，著述为民

20 世纪 60 年代，马老因特殊原因被迫搬离自己的住房，一家三代人住进指定的"三级跳坑"（马路比胡同高，胡同比院落高，院落比室内高）——夏天雨水能淹没床铺的10 多平方米的低矮平房中。

虽历尽坎坷，马老仍凭着坚强的毅力和坚定的信念，以床铺为书桌，对病案进行总结、整理。

从 1962 年开始，马老通过手抄和刻蜡板油印的方式将治疗方法印制成治疗手册，并免费寄给患者，让患者在家中自行治疗，免去路途劳累。

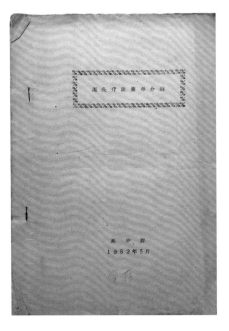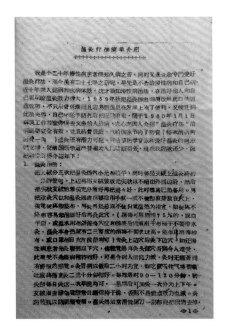

▲ 马少群先生于 1962 年刻蜡板油印的治疗手册

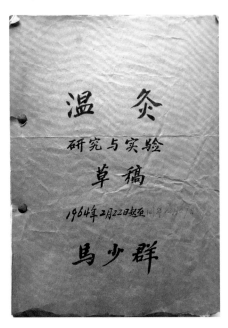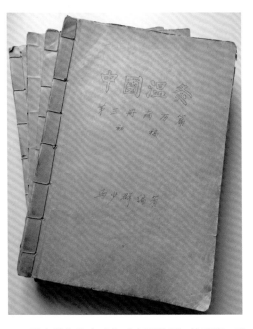

▲ 马少群先生完成的第一部《温灸研究与实验》的手稿

▲ 马少群先生完成的《中国温灸》的手稿，手稿全四册，包括研究篇、治疗篇、病例篇、参考篇

1964 年 2 月，马老开始起草《温灸研究与实验》，并于当年 12 月完稿。此书稿也代表着马氏温灸法治疗体系的初步形成。

1974 年 5 月至 1977 年 6 月，马老完成了《中国温灸》手稿。此稿的完成标志着马氏温灸法形成了完整的理论和治疗体系。

七、"诊、方、器、药"自成一体

马氏温灸法始创于 1955 年，其治疗体系初步形成于 1964 年（以第一部《温灸研究与实验》手稿完成为标志），完整的理论和治疗体系形成于 1977 年（以《中国温灸》全四册手稿完成为标志）。

马氏温灸法是马老在义务为民治病的实践中探索出来的能够治疗多种病症的高效循环温灸方法，该灸法自成一体。马氏温灸法具有完整的"诊、方、器、药"诊疗体系，兼具很好的治病和保健作用，在疗效方面得到了广大医患的认可，且马氏温灸法使用安全、简便，没有禁忌证和禁灸穴，易于学习和使用，可以说人人都可以施灸，故值得大力宣传和推广。

八、苦尽甘来，温灸光昭

1981 年，住房政策落实后，马老及家人终于又搬回了原来的私有住房。苦尽甘来，温灸的发展也迎来了春天。

（一）刊物报道

1981 年 3 月，《中国针灸》杂志刊登了《温灸治疗高血压及心脏病》一文，其后，《长寿》等杂志相继刊登了几篇有关温灸治病的文章，这激起了许多医疗部门和患者对温灸的热情。仅北京就有好几家医疗机构前来向马老请教和索取有关温灸资料。全国许多地区的患者纷纷向《长寿》杂志索要资料。仅 1984 年 7 月至 1985 年 2 月，由《长寿》杂志转交的马老一一回复患者的信件就逾千件。直至生命最后一刻，马老也未曾中断回复患者的来信。

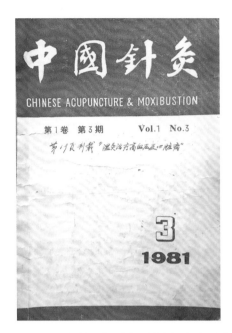
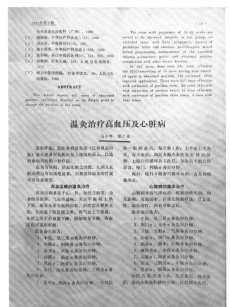

▲ 1981 年第 3 期《中国针灸》杂志刊登《温灸治疗高血压及心脏病》

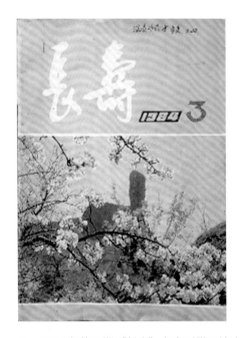
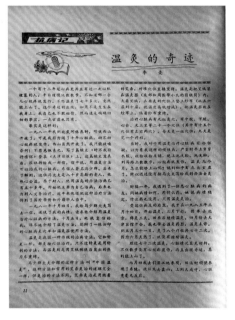

▲ 1984 年第 3 期《长寿》杂志刊登天津市委宣传部原副部长李麦同志的文章《温灸的奇迹》，他以亲身经历讲述了用温灸治好冠心病的过程

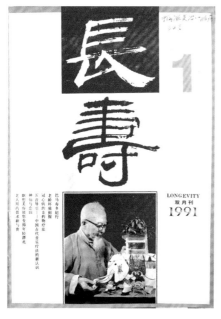 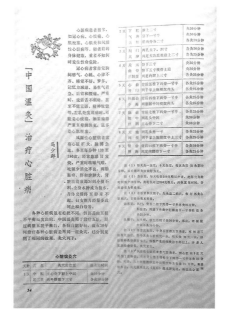

▲ 1991 年第 1 期《长寿》杂志刊登马少群先生的文章《"中国温灸"治疗心脏病》

（二）媒体专访

1987 年 4 月 8 日，天津电视台工作人员到天津市和平区东兴市场卫生院温灸科现场摄录温灸治疗情况，并到家中给马老夫妇录像；5 月 12 日，天津电视台工作人员到患者米某（原天津市中心妇产科医院护士）家中录像，介绍她本人患风湿性心脏病、肝脾肿大、肾衰竭等，通过温灸把病治好的情况。之后又在勾韵珊同志的家中给她母亲（104 岁）录像，介绍老人通过温灸治疗哮喘、白内障等疾病以及用温灸保健的情况。

1987 年 8 月 25 日和 10 月 22 日，天津电视台《开放与交流》栏目播放了《中国温灸》专题片。

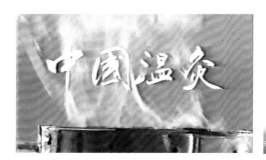 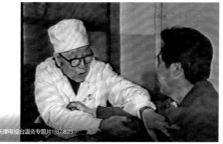

▲ 天津电视台《开放与交流》栏目播放《中国温灸》专题片

（三）医院特聘

1985 年 7 月，天津市和平区东兴市场卫生院聘请马老为温灸科顾问。

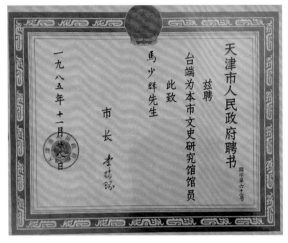

▲ 天津市人民政府聘书

1985 年 11 月 28 日，因在温灸事业上的造诣和建树，天津市人民政府聘请马老为天津市文史研究馆馆员。

尔后，天津市中医医院（于 1988 年 1 月）、天津大学卫生院（于 1988 年 5 月）、海军天津干休所门诊部（于 1990 年 6 月）相继聘请马老为温灸科顾问。

这一时期，北京的北京大学人民医院、北京椿树医院等也开设了温灸科，各医院的温灸效果均受到了医患双方的一致认可和好评。北京大学人民医院通过温灸治疗肩周炎，其有效率达到了 100%，《中国针灸》杂志于 1983 年对此进行了报道。

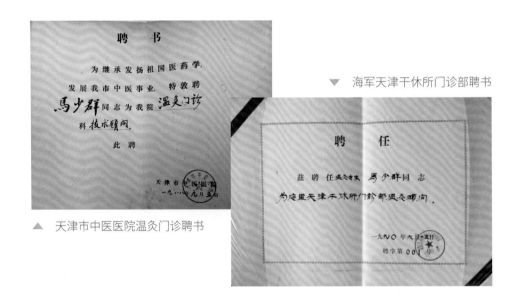

▲ 天津市中医医院温灸门诊聘书

▼ 海军天津干休所门诊部聘书

九、不忘初心，寄语后人

马老晚年殚精竭虑地推广温灸，因感于留给自己的时间越来越少，而自己得益于温灸，深知温灸是许多患者的福音，故将大部分时间用于著述、捧读中医典籍或将一个个病案和治疗心得记录在案。马老将自己的大半生都投入到了温灸事业当中，舍身忘我，不图名利，为温灸在中国的传承和推广做出了巨大贡献。

1992 年，马少群先生辞世，享年 90 岁。在去世前一年，马老仍在撰写书稿。周围亲友都劝他保重身体，而马老却说："人都有一死，我不写出来，这些宝贵资料就不能往下传了。只有写出来，温灸才能往好的方向发展。我愿意让全国的老百姓甚至全世界的患者都能受益于温灸。"直到生命的最后一刻，马老仍然在思考着温灸的传承和发展，这种忘我的精神令人景仰！

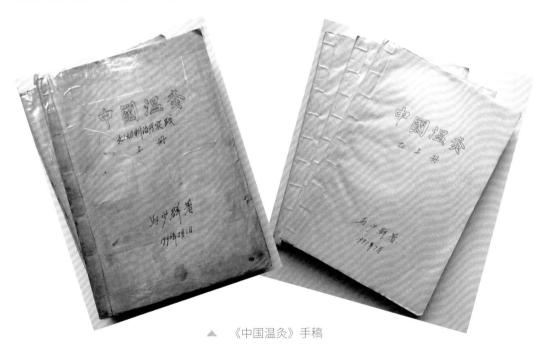

▲ 《中国温灸》手稿

"从治好的断指再生来看，温灸仍有潜力可挖。这本是伤科，是温灸范围以外的病，经温灸后断指又重新长出来，证明它具有增强人体修补之功能，希望医家和温灸同人共同研究，以期找出更多效果，惠及于民"，马老的嘱托至今仍萦绕在耳旁。

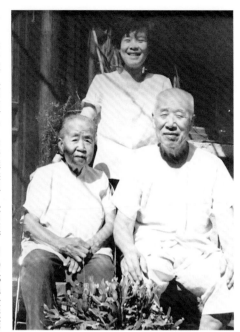

马少群（前右），马少群妻子（前左）与马氏温灸法第三代传人、马少群外孙女孔霞（后）

小结

　　马氏温灸法既是马老的创造，也是时代的产物。在马老所处的年代，温灸疗法由宁波东方针灸学社引入国内。马老虽只是众多学员之一，但能得门而入，毕生研悟，终成一代温灸宗师，则非出于济苦救难的博爱精神所不能为也。马老一生研究、推广、实践温灸的经历便是马氏温灸精神的真实写照。

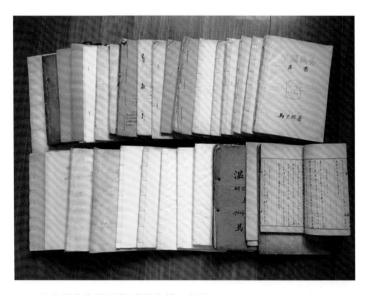

▲　马少群先生整理的手稿中的一部分

第三节 "诊、方、器、药"传后世——马氏温灸学术体系

一、马氏摸诊法

（一）摸诊法的由来

20 世纪 40—50 年代，马老因身体患病，遂用温灸自治，在研究温灸的过程中，逐渐摸索出一些脏腑病的触诊规律。马老认为，各脏腑患病时相关穴位出现压痛感是较普遍的，遂创造出摸诊法，即用手指按压患者的穴位、经络，根据疼痛轻重即能判断是什么疾病。后来又经过不断的总结发展，形成了比较完善的马氏摸诊法。

马老说："我不会诊脉，耳聋不能用听诊，治病时用望、闻、问诊，日久创造出来'摸诊'。此法是用手指尖压按患者腹部、背后脊椎下、四肢内外侧的穴位，看哪儿有压痛，再结合患者自觉症状，就能诊出是哪经的病，再拟穴治疗。"

（二）摸诊法的特点

马氏摸诊法简便明了，易于学习和操作，无须借助其他工具，就可以较准确地判断病证的脏腑、经络归属以及治疗效果和预后情况。

（三）摸诊法的作用

马氏摸诊法几乎可以实现诊断、辨证、配穴、检验"四合一"。摸诊可以诊断病证，同时是辨证、配穴的基础，也是检验灸后是否病愈的手段。

在治疗前，穴位摸诊能帮助了解病证的脏腑、经络归属，以利于诊断。经治疗，如病证虽好转或症状消失，但相关穴位、经络的压痛感没有消失，则说明病未根治，须继续治疗，直到这些相关穴位的压痛感消失为止，才算疾病痊愈。

马老认为："人身十四经的经脉遍布全身，经脉既能治病也能得病；既能预防疾病，又能保健。这些经脉在未病时并无感觉，一旦患病，因气血凝滞，指压时有疼痛感觉，待把病治好，痛即消失。经治疗，病症好转或消失，但相关穴位压痛感没有消失，还不能说病已根治，须到相关穴位压痛感消失为止。"

（四）常见病症的摸诊方法

（1）心脏病。指尖压按少海和背后第 3 ~ 7 胸椎，觉痛即为心脏病，痛轻者为神经衰弱，痛重者为心脏病已成。伴有四肢关节痛及心前区搏动应手较强者，则常见于风湿性心脏病。

（2）肝脏病（包括肝炎、肝硬化、梅尼埃病、抑郁症等）。背后第 9 胸椎下有压痛，右胁下和章门穴有压痛，腹胀气多，消化不好。肝大，右胁下硬痛。

（3）脾脏病（包括脾炎、面黄肌瘦、腹胀、面和四肢肿、全身无力）。背后第 11 胸椎下有压痛，足三里、三阴交有压痛。脾大，左胁下硬痛。

（4）肺脏病（包括气管炎）。膏肓、身柱、中府、尺泽有压痛。

（5）肾脏病。天枢、京门、太溪、照海有压痛。单侧京门有压痛，表示同侧肾脏有病。

（6）膀胱炎。关元、三阴交有压痛。关元处有圆形硬块。

（7）胃病（包括胃溃疡、十二指肠溃疡）。剑突下至脐上硬痛，天枢、足三里、三阴交有压痛。

（8）肠炎。脐周围、大横、曲池有压痛。

（9）高（低）血压、半身不遂、关节炎（痛）。身柱、风池、曲池、风市、悬钟、申脉、足三里、三阴交、照海等有压痛。

（10）妇科病（包括妇科肿瘤）。腹部正中（任脉）由剑突下至横骨（耻骨联合处）均有压痛，少海、足三里、三阴交、照海均有压痛。

二、马氏循环灸方

（一）马氏循环灸方的由来

马氏温灸法的选穴配方是马老在 50 多年的研究和义诊过程中一点一滴摸索出来的，是对临床第一手资料进行总结的成果，同时马老也参考了大量的医籍，如《黄帝内经》《千金要方》《针灸聚英》《针灸集成》《十四经发挥》《病源辞典》《医药顾问》《普济方》等。

马老以敢于探索、认真负责的态度，首先大胆在自己身上试验，然后再为他人治疗。所治愈的患者大多是经过其他方法治疗效果不好，有的是已经卧床不起的患者。在多年实践中，马老创造出了治疗多种病症的高效循环的马氏灸方。

马氏温灸法突破了传统灸法在穴位数量上的限制，形成了将整体与局部、主病与兼症有机结合，进行多层次、多方位灸疗的处方，强调整体调节、辨证施灸，终极目标是消除疾病的根源。

（二）马氏循环灸方的核心理念

1. 整体调节

马氏温灸法是一种充分体现整体观念和辨证论治思想的灸疗方法，其核心在于马氏循环灸方。马氏循环灸方选取多条经络、多个穴位，综合考虑与疾病相关的多个脏腑，着眼全身整体调理，追求"温而舒"的灸感，强调在一种温和舒适的状态下治疗和消除疾病，调节和维护人体五脏六腑以及精、气、血、津液的平衡，利用自身平衡机制，调动人体自愈机能，达到健康目的。

2. 循环灸治

马少群先生首创的循环灸方是马氏温灸法的学术核心。马老在数十年的临床实践中充分考虑到灸法的自身特点，受到患者体位、灸疗时间、穴位耐受等多种因素影响，将穴位分布于一定周期内，每次选取 2 ～ 3 个穴位，循环灸治，形成符合临床需求、适宜各类患者、疗效显著的循环灸方。

3. 异病同治

在实践中，马老逐渐筛选不同穴位之间的组合方式。经过多年的研究与实践，去除了一些不常用的穴位，留下了常用的穴位。使用常用穴位而用不同的组合方法，就可以治疗多种疾病。而马老又对几十种常见疾病的类别进行划分，以一套配穴方案对应治疗多种疾病，如关节炎与高血压可用同一套配穴方案治疗，这是异病同治的具体体现。

4. 配穴独到

马氏循环灸方的配穴遵循传统配穴规律和经验效穴相结合的原则。马氏温灸法之所以形成特有的配穴理念，和马老当年诊病的实际情况分不开。马老在为自己和患者温灸治疗的几十年实践中，既充分遵循传统的配穴规律，又不简单盲从和照抄照搬，而是勤于思考、钻研、大胆实践，故摸索、总结出了一系列行之有效的经验效穴和穴组，这也是马氏温灸法选穴配方的重要特色之一。

三、马氏温灸器

（一）马氏温灸器的由来

温灸器最早是由东方针灸学社从日本引入中国的，其由白铜制成，做工复杂，价格也高，当时一个温灸器相当于两袋面粉的价格。后来东方针灸学社歇业后，温灸器就很难买到了。1959 年，马老决定自己制作温灸器，经过多次反复试验，最终用废旧罐头盒研制成了第一个马氏温灸器。

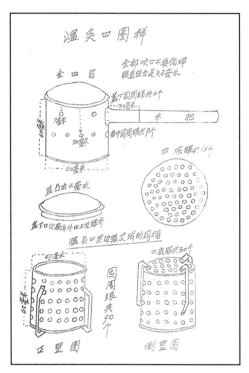

▲ 马老手稿中的温灸器图样

马氏温灸器发展至今，有铁质、不锈钢质、铜质三种材质，有传统手工制作、现代模具冲压两种工艺，有大、小两种规格，大号温灸器为椭圆形底面，小号温灸器为圆形底面，均为内外双层结构。

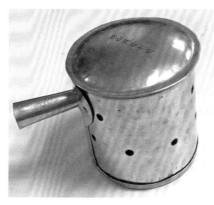

▲ 铁质马氏温灸器（小号）

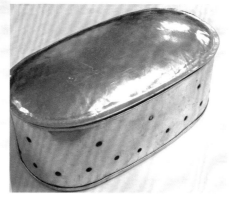

▲ 铁质马氏温灸器（大号）

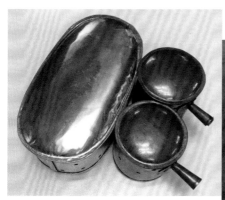

▲ 铜质马氏温灸器

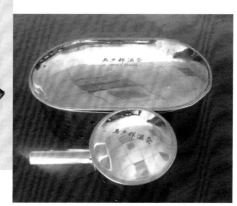

▲ 不锈钢质马氏温灸器

（二）马氏温灸器的优点

马氏温灸器由厚 0.2 ～ 0.5 mm 的普通铁片、不锈钢片或铜片制成。当年研制温灸器的时候，马老运用了大量物理学知识，对于温灸器的大小以及温灸器上孔的大小、数量、位置，都进行过精确的测量。马氏温灸器与日制温灸器以及中国传统的艾灸盒等各种灸具截然不同，其疗效更好，也更适合医院、家庭使用。

（1）马氏温灸器由内外两个薄金属板筒（盒）双层结构相套而成，内层盛装艾绒，这样可使艾绒在燃烧时既发挥了热力，又可防止火烬外散和灼伤皮肤，既可以保持温度恒定持久，又使火不容易熄灭，其作用有点类似于北方冬天用的煤球炉子。

（2）取消原日制温灸器顶盖走烟孔，改变侧面和底面烟孔的孔径和密度，以利于艾的烟气借助热力下返作用于施灸面。

（3）扩大施灸面，除四肢末端和头部穴位使用小号温灸器外，其余部位均可使用大号温灸器。小号的马氏温灸器底面直径为 6 cm。大号的马氏温灸器底面呈椭圆形，尺寸为（15 ~ 17）cm×（8 ~ 9）cm 及以上，可保证施灸穴位不跑偏，加大温灸效力。这也是基于马老在实践中得出的"热病可灸"及"温灸并无禁灸穴"的论断。马老充分考虑了施灸操作过程中温灸器对穴位的覆盖面积，不仅能够完全将穴位覆盖住，而且还能连带调节施灸穴位周围的经络和穴位。在针灸学中有一种理念，即位置相近的穴位，其功效也有一定的相似性。马氏温灸器可以通过这种方式增强疗效。同时，由于覆盖面积大，所以它对穴位的准确度要求不像针刺、点穴那么高，即便是不懂医学的普通家庭，也可以很好地利用马氏温灸法来调理身体、治疗疾病。

（4）施灸时保持温灸器底面朝下正立放在穴位上，尽量减小倾斜度，避免温灸器横倒放置，同时温灸器不悬起，而是隔着垫布置于穴位上，艾绒、灸药燃烧的烟气可以聚于施灸面，最大化增强艾绒、灸药成分的作用，而且艾绒中的水分随着热气使施灸面表皮保持潮润、舒适，也有利于对艾、药有效成分的吸收。

（5）马氏温灸器使用方便，除背部的部分穴位外，患者可自行操作。

（6）马氏温灸器（尤其铁质温灸器）造价低廉，便于百姓普及使用。

马氏温灸器在采用现代模具冲压工艺的同时，至今仍保留手工制作工艺，完全咬口设计，铆钉连接，不用锡焊，没有其他化学成分干扰。马氏温灸器虽在制作上稍显粗糙，但有人认为：越是朴素的手工制作，越有原汁原味的感受。传统手工的韵味与现代工艺的精致各有千秋。

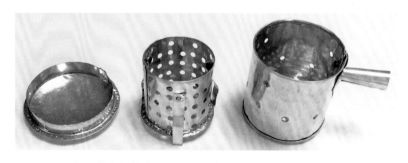

▲ 马氏温灸器的内部构造与马老手稿中的图样一致

（三）第二代马氏温灸器

第二代马氏温灸器采用全模压一体成型加工工艺。自 1955 年马老研制第一代马氏温灸器开始，马老及其传人历经 60 余年，在确保施灸效力的前提下，不断对温灸器进行改进，从手工、半手工，发展到现在全模压一体成型加工，马氏温灸器在经济、实用、美观等各方面均有了极大的提高。

第二代马氏温灸器的研究、开发历时多年，马氏温灸传承团队开发出了全套上百件精密加工模具，以实现多种材质的第二代马氏温灸器一体冲压成型。第二代马氏温灸器不仅保持了以往的温灸效力，而且做工更精致、形象更美观、更易于清理，现已获得国家专利。

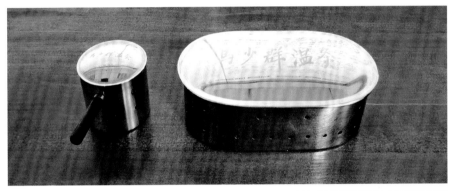

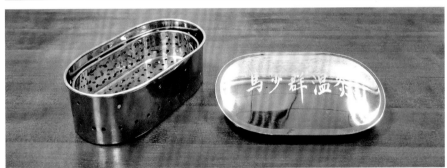

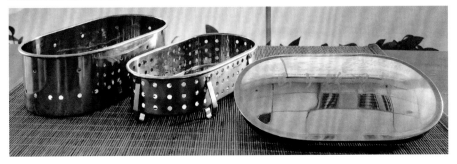

▲　第二代马氏温灸器采用全模压一体成型工艺，更精致、更实用

四、马氏灸药

马老习惯在施灸时将少量灸药掺入艾绒以提高疗效。原来东方针灸学社传授温灸卖药不传方，马老参考一些针灸书籍后研制出灸药配方，并在自己身上先试灸一个月，没有发现不良反应，后才普遍使用。灸药配方一直沿用到现在，已有六七十年了。

灸药的加入有利于提高施灸效果。如果一时未能配齐灸药，只用艾绒施灸也是可以的。

（一）组成

生五灵脂 24 g，生青盐 15 g，夜明砂（微炒）6 g，乳香 3 g，没药 3 g，大葱根蒂（干者）6 g，木通 9 g，白芷 6 g。

（二）药物功效及归经

生五灵脂：行血止痛（炒用止血）；归心、肝、脾经。

生青盐：杀菌排毒，泻热凉血，明目润燥；归心、肾、膀胱经。

夜明砂：清肝明目，散瘀消积；归肝经。

乳香：活血行气止痛，消肿生肌；归心、肝、脾经。

没药：散瘀定痛，消肿生肌；归心、肝、脾经。

大葱根蒂：祛风散寒，解毒散瘀；归肺经。

木通：利尿通淋，清心除烦，通经下乳；归心、小肠、膀胱经。

白芷：祛风，燥湿，消肿，止痛；归肺、脾、胃经。

（三）制备及贮存方法

以上药味共研细末，可与约 500 g 艾绒配用。灸药应装瓶，以防潮、防气味走失。

经查阅马老书信发现马老参考了《针灸大成》"蒸脐治病法"中的药方。早先马老拟定的灸药为：生五灵脂 10～30 g，生青盐 10～15 g，夜明砂 5～15 g，穿山甲 3～10 g，木通 5～15 g，乳香 3～10 g，没药 3～10 g，与现在灸药的药物组成略有出入。后来根据客观情况以及临床体会，马老去掉了穿山甲（因穿山甲是国家保护动物），增加了大葱根蒂和白芷两味药，以加强温通气血、益气扶正的功效。

马氏灸药与艾绒配用，使马氏温灸具备了"艾、药、热"三种效力，增强了温灸的疗病效果。

小结

马氏摸诊法贯穿于诊治全程，在诊察病情、拟定灸方、评估疗效中可发挥重要作用。

马氏循环灸方注重畅通腑气和全身调节，是马氏温灸法的核心。

马氏温灸器设计精巧、操作方便，有利于施灸部位对艾烟和药气的吸收。

马氏灸药是马老参考针灸书籍创制的中药配方，有利于增强温灸治疗效果。

·第二章·

马氏温灸法相关原理

第一节　马氏温灸法的效应原理

马氏温灸法以特有的温热效应、药性效应，通过局部近治、经络传导等作用途径，实现调整脏腑功能、促进新陈代谢、提高免疫功能、抗感染、抗过敏、抗肿瘤、镇痛和抗衰老等作用。

一、温热效应

马氏温灸法属灸法中的温灸器灸，以艾绒为主要灸材，具有艾灸的普遍治疗效果。艾绒在燃烧时能产生一种十分有效并适用于机体的红外线，这种红外线兼具远红外辐射与近红外辐射功能，并以近红外辐射为主。近红外线较远红外线穿透力强，穿透机体深度可达 10 mm 左右，可直接渗透到深层组织。

对于直接灸的作用机制，针灸学界存在一个共识：大炷少壮之灸法，适用于局部及浅层疾病；小炷多壮之灸法，则更适宜于深部及脏腑（全身）疾病。其原理在于，灸法只有刺激到穴位深层，才能有效治疗深部及脏腑病症，而只有小炷多壮的方式能够在避免皮肤损伤的同时，给予间歇性的长时间热量刺激，从而达到相应的治疗效果。

马氏温灸法与传统直接灸的小炷多壮灸法既有相同之处又有不同之处。马氏温灸借助特制的马氏温灸器，在保证持久灸力的前提下，较直接灸更安全、更易操作。首创的循环施灸方式解决了固定穴位组方的耐受刺激难题，此外，"觉烫垫布"的操作使得施灸部位每次的刺激呈高温—低温—高温这样往复的自然起伏状态，对穴位进行强弱交替的间歇性刺激，一定程度上解决了艾灸穴位疲劳的难题。

二、药性效应

艾烟和药气也是产生马氏温灸独特治疗效果的重要因素。

对于艾烟，国内外许多研究者都进行了广泛、深入的研究。近十多年的研究成果证明，艾烟对细菌、真菌、支原体、衣原体、病毒均有抑制作用。此外，艾烟还被证实具有镇咳、祛痰、平喘、抗过敏、镇痛，以及抗自由基、调节机体功能、抗衰老和预防保健等作用。

关于药气，主要是指在艾绒中加入的马氏灸药。根据中医学理论，"外治之理即内治之理"，在艾灸时加入的中药也能通过外治法发挥相应的疗效。马氏灸药基本方由生五灵脂、生青盐、夜明砂、乳香、没药、大葱根蒂、木通、白芷八味药组成，其中生五灵脂、夜明砂为君药，可活血祛瘀，消癥散积；乳香、没药为臣药，可活血祛瘀，消肿定痛，二者为伤科要药，常相须为用，能增强通经、化瘀、理气、活血之力；大葱根蒂、木通、白芷为佐助药，能芳香辟秽，通行经络；生青盐性寒，属反佐药，因前药多为芳香温燥之品，故用生青盐来纠正药物偏性，起到消除阳热火毒的作用。

三、作用途径

（一）局部近治

局部近治是指对患处直接进行灸治。将患处局部的不平衡状态调平衡，从而使患者恢复健康。如马老治疗腋臭、冻疮、静脉曲张、扭挫伤、疣、灰指甲、痔疮、外伤断指、烧（烫）伤等，均采用局部温灸或熏灸的方法。

（二）经络传导

马氏温灸主要通过对穴位深部（深筋膜）的刺激，起到调节脏腑功能的作用，其主要作用途径就是经络的传导。马氏温灸法注重整体调节，马老认为许多疾病的根源在于五脏不平衡，故要通过温灸相应经穴来调整各个脏腑的功能，在选穴方面多用躯干穴和四肢穴相配的方式，远近呼应，借助经络中经气的传导作用而发挥疗效。

第二节　马氏温灸法的理论溯源

一、东方针灸学社的《温灸学讲义》

《温灸学讲义》由上海东方医学书局于 1928 年出版，是宁波东方针灸学社社长张俊义根据日本坂本贡所著的《温灸学讲义录》编撰而成的国内首部温灸著作。该书有三大特点：①以现代医学疾病系统为主体架构；②主要内容包括解剖生理、诊察、病理、灸法总论、灸穴、治疗；③选用穴位十分简单，未注明操作方法。

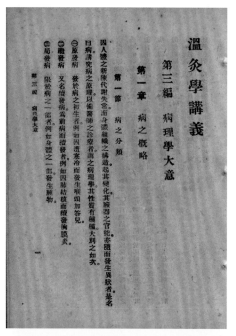

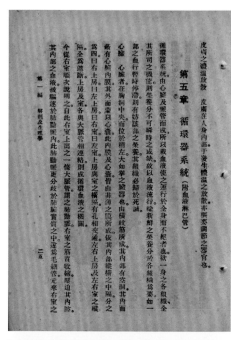

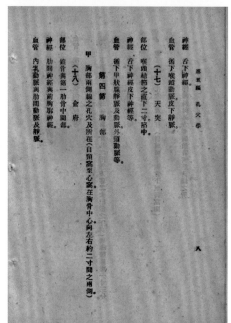

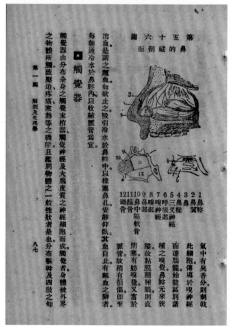

▲ 东方针灸学社《温灸学讲义》部分内文

在日本历史上，灸法研究可分为两大派别，第一种是古典派，即运用中医理论去研究和运用灸法，而占主导地位的则是第二种科学派，即运用西医理论去阐释灸法的机理。温灸的发明者也是西医出身，属于灸法研究的科学派。温灸法传入中国后，马老才真正将中医学的观点和方法融入温灸的研究与实践中去，创立了马氏温灸法（原名"温灸""中国温灸"）。

二、以《针灸聚英》为代表的古代针灸医籍

马少群先生在诊治之余经常捧读医书，孜孜不倦地钻研针灸理论。可以说，马氏温灸学术体系的不断发展与马老对古代针灸医籍的重视和研究是分不开的。在众多古代针灸医籍中，《针灸聚英》是马老在撰写温灸书稿时常参考的一本书，在马老的手稿中很多地方都引用了本书的内容。

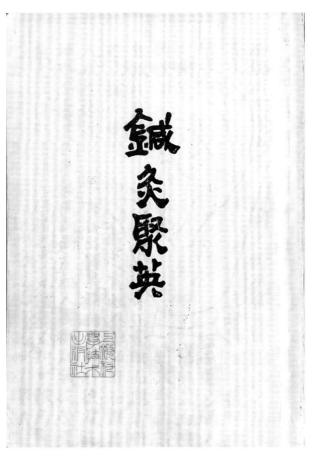

▲ 1961 年上海科学技术出版社出版的《针灸聚英》

《针灸聚英》是继汉代《黄帝明堂经》之后对腧穴学的又一次系统总结。本书

系统阐述了腧穴理论，介绍了很多腧穴的功效、主治，对后世针灸学产生了十分深远的影响，其引录的文献十分丰富，所引医书有些已失传，具有很高的文献价值。书中也提到了作者对灸法的独到认识，如：施灸要讲究灸材的选择、施灸的灸量、施灸的体位；热证可灸而不是禁灸；重视针、灸、药并用；提出"逆灸"（未病先灸）；注重施灸期间的饮食宜忌等。以上这些都为马老研究温灸提供了极大的启示和参考。

三、日本泽田派的《针灸真髓》《针灸临床治疗学》

日本泽田健针灸学派是日本古典派的代表，在我国常被称作"泽田派"。该学派鼻祖泽田健先生一生致力于研究《内经》《难经》《十四经发挥》等学说，其针灸思想以我国传统医学的阴阳、五行理论为指导，提倡整体疗法，认为疾病为五脏六腑的不调和所致，因此通过调理整体机能即可使疾病痊愈。泽田健先生带徒传道，崇尚禅宗的"明心见性，不立文字"，常说"知者无言，言者无知"，其学术思想主要由其高徒代田文志先生总结编写而得以流传于世，代表著作有《针灸真髓》《针灸临床治疗学》。

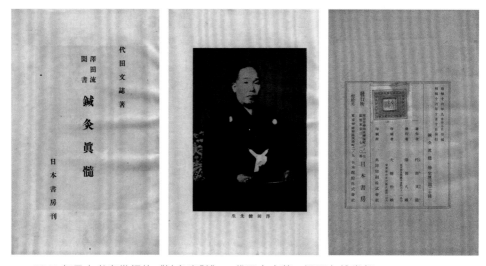

▲ 1941 年日本书房发行的《针灸真髓》，代田文志著，泽田久雄发行

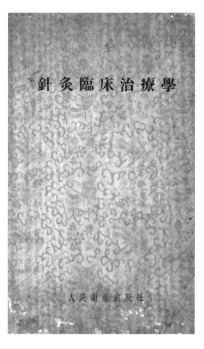
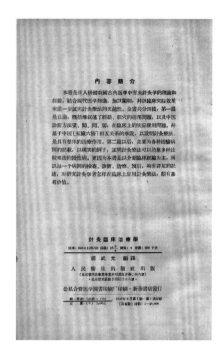

▲ 人民卫生出版社 1957 年出版的《针灸临床治疗学》，代田文志原著，胡武光编译

马氏温灸法深受泽田派灸法的影响，但在实际应用中，马氏温灸法更具优势。泽田派灸法与马氏温灸法的对比如下。

	泽田派灸法	马氏温灸法	马氏温灸法优势
理念	整体观	整体观	——
类别	直接灸	温灸器灸	方便操作，安全，不易烫伤，对艾绒要求不严苛，提升了艾烟的利用率
取穴	泽田流	古典针灸学	——
方式	小炷频灸	循环施灸	在保证疗效的基础上，提高了临床时效性，适用于居家治疗
学术思想	注重调整三焦、元气	注重畅通腑气	——

第三章

马氏温灸法配伍组方规律

第一节　独特的循环灸方

循环灸方是马氏温灸法最重要的学术内核之一，也是区别于其他灸法的显著特点。马氏温灸循环灸方是马少群先生参阅大量中医古籍，经过数十年临床经验不断总结发展而来，是马少群先生独创的一套灸疗方案。

为了探寻循环灸方的来源和形成的原因，马氏温灸传承团队收集了大量文献资料，并未找到相关记载。后来传承团队又专程向著名针灸学家、中国中医科学院针灸研究所首席研究员黄龙祥教授请教，凭借数十年研究针灸文献的经验，黄龙祥教授非常明确地表示：古今中外，没有一种以时间为轴，将穴位分布于各天、定期循环的灸法。这就从侧面证明了马氏温灸循环灸方的理念是马少群先生所首创。

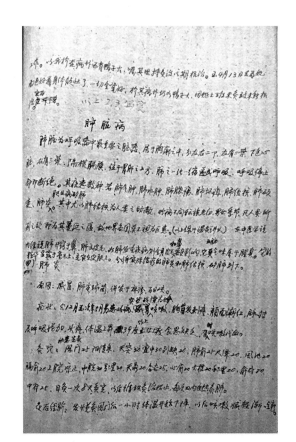

▲　在马少群先生 1964 年的手稿中已出现循环灸方

所有的创新都不是凭空想象出来的，深入探寻必有其思想上的发端。根据传承团队的研究，循环灸方很可能源自以下三个方面。

一、中医古典医籍的影响

马少群先生熟读《黄帝内经》《难经》《针灸聚英》等中医经典，对中医的整体观念和经络学说有着深刻的理解。

二、泽田派的启发

马少群先生受日本泽田健针灸学派"十五主穴"理论以及"所有疾病均由脏腑不和所致"等理论的影响，在灸治时注重整体配穴。

著名的泽田派"十五主穴"包括：中脘、足三里（双）、脾俞（双）、肾俞（双）、次髎（双）、身柱、曲池（双）、太溪（双）和左阳池。为什么只选用左阳池而不选用右阳池呢？泽田健认为，人体气机运动左升右降，只灸左阳池可以更好地调节脏腑气机。

然而，如果所有疾病都要灸治这么多穴位，一天是很难灸完的。那么，对于哪些穴位应该先灸，哪些穴位应该后灸，泽田健并没有提出来。马老经过多年的临床实践，逐步创制了以时间为轴，将穴位分布于各天、循环施灸的温灸方法。

三、温灸临床的实际需求

马少群先生所诊治的患者以慢性病、危重病患者为多，这些患者病情复杂，症状多样，涉及多个脏腑、多条经脉，若只针对一经一腑一脏取穴治疗，恐怕顾此失彼，难以获得良好的疗效，故马老临床选穴颇多。因灸方所兼顾的脏腑、经脉广泛，故用穴常为十几个甚至多达三四十个，这些穴位难以在一天时间内灸完，因此循环施灸不失为一个好方法。

此外，根据马老的临床经验，一天施灸的穴位过多，患者会有疲劳感，甚至难以承受。故从舒适度的角度出发，将穴位分布于一定的施灸周期内，循环灸治，能有效避免灸治所产生的疲劳感。也就是说，循环灸治既能提高舒适度，也能增强疗效。

马氏温灸法通常每天取 2～3 个穴位，依次灸治，灸完全部组穴，方为一个循环。

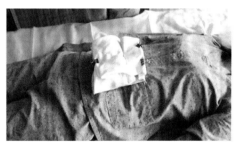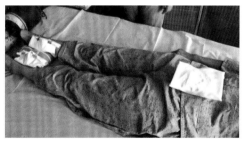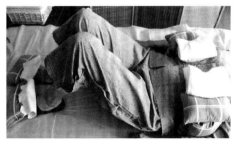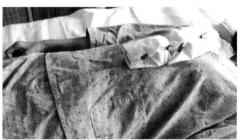

▲　每天灸 2～3 个穴位即可

第二节　诊治原则

一、急则治标，缓则治本

"急则治其标，缓则治其本"是中医的基本治则之一，也是马氏温灸法所遵循的诊治原则。对于马氏温灸法来说，"急则治标，缓则治本"具有以下两层含义。

其一，马氏温灸法虽以调治慢性病为特色和优势，但对于急症，如急腹症、痛风急性发作、中风急性期等也具有较好的疗效。施灸后能立即缓解症状，解除患者痛苦，具有很好的即时效应。

其二，慢性病也经常会出现一些急性症状，如大便不通、发热、疼痛、晕厥等，这时可选取有针对性的穴位，采用长时重灸、一日多次或几日短循环的方法先缓解急性症状。

（1）长时重灸。例如，对于脑出血急性期，患者言语功能、意识部分或完全丧失者，马老的治疗方法是持续温灸神阙、中脘、足三里，一器药燃完后用另一器药接替，持续灸治，一直灸至患者可睁眼、说话为止。如患者言语功能丧失，意识尚清，灸前须向患者说明，灸后若感觉灼痛即用手示意，施灸者应及时加垫布片以防烫伤。如患者意识不清，无法自主示意，施灸者应每隔5分钟即用手背感受温灸器底面垫布温度，温度过高时及时加垫布片以防烫伤。施灸过程中需经常检查垫布是否湿透，如已湿透，应换干爽垫布。待患者意识及语言恢复后，再按照高血压、半身不遂及关节炎灸方治疗即可。对于急性痈肿，如肝痈、肠痈等患者，可长时重灸患处及相关灸穴，直至症状缓解为止。

（2）一日多次。如对于感冒发热者，一日内可多次灸风门、阳陵泉，直至体温降至正常为止；又如对于大便不通者，灸左大横、承山，可日灸两次，早、晚各一次，待大便通后止灸。

（3）几日短循环。病久羸弱、体质有阴阳偏颇者，马老一般采取4日或5日短循环的方法，先调整体阴阳平衡。如进食少，体热（喜凉恶热）者，予灸：①中脘，足三里；

②环跳，阳陵泉；③风市，申脉；④肩髃，曲池；⑤风池，悬钟。每天灸1组，循环施灸。如进食少、体寒（喜热恶寒）者，予灸：①中脘，足三里；②下脘，天枢，气海；③关元，三阴交；④内关，照海。每天灸1组，循环施灸。短循环灸至患者阴阳渐渐平衡，即进食增多、体力渐长后，再按其病变脏腑选穴灸治。

二、持之以恒，灸效方彰

慢性病是在各种致病因素的综合作用下逐渐形成的，故其发生、发展及治疗是一个长期的过程。灸有"久"义，需日久见功。慢性病患者体内积滞不通的部位广、程度重，对于这种情况，不能急于求成，而要坚持不懈地灸治下去。温灸疏通经络脏腑积滞是一个相对缓慢的过程，人体从适应温灸的刺激到恢复正常也需要一段时间。如果在效力还没发挥或刚刚开始见效就停灸，则积滞还未完全除尽，脏腑经络不通的情况仍然存在。在温灸初期，患者症状虽有所减轻或缓解，但病根未除，若此时停灸，疾病很快又会复发。

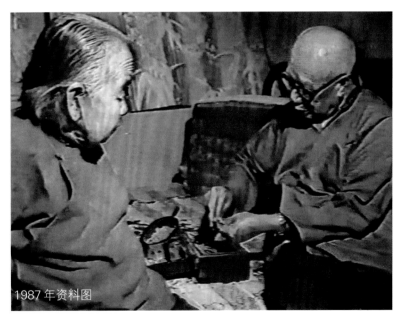

1987年资料图

▲　马少群先生与老伴两人长年不断温灸，有病治病，无病健身

三、灸治宜早，阻断传变

温灸具有激发人体自我调节能力、阻断疾病传变的作用，且越早干预，疗效越好。中医学认为许多疾病都有一定的传变规律，如六经病一般按照太阳、阳明、少阳、太阴、少阴、厥阴的顺序传变，温病一般按照卫、气、营、血或上焦、中焦、下焦的顺序传变。对于各种疾病，马氏温灸法具有阻断传变作用，可抑制病邪深入向里，减缓甚至扭转病情加重的趋势，使病理性的恶性循环转为生理性的良性循环。

四、年老羸弱，小火为先

老年及病久身体羸弱的患者，灸治初期需要适当减少灸疗的穴位和时间，以避免出现各种身体不适的情况。部分自我灸疗的患者治疗初期急于求成，随意加大灸量和穴组，这样反而使疗效欠佳。

五、初期详查，避免烫伤

温灸的主要不良反应就是烫伤。尽管马氏温灸具有烫伤概率非常低的特点和优势，但是如果温灸初期操作不当，也会导致烫伤。因此，温灸初期，一定要密切观察患者皮肤的情况，应尽量避免烫伤，以免影响后续治疗。

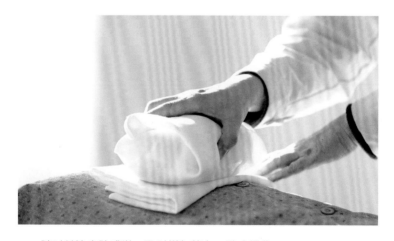

▲ 随时关注皮肤感觉，及时增加垫布，防止烫伤

第三节　组方规律

一、马氏温灸，通腑为先

马氏温灸法以畅通腑气为首要任务。马老说："腑气不通乃万病之源。"马老认为各种疾病都存在腑气不通的问题，治疗时须先通腑气，调顺胃气，则百病方有向愈之机。

胃、胆、膀胱、三焦、大肠、小肠六腑传化物而不藏，是人体各类代谢产物排泄的途径。需要注意的是，六腑不能单从人体解剖学层面去理解，六腑除了指有形器官之外，还包括与其关联的经络，中医称之为经隧。如胃腑既指实体的空腔器官，也包含足阳明之经脉、经筋、经别、浮络和孙络等各个层次的经隧。故有时对于某些关节病的患者，虽然没有在关节部位施灸，只灸了中脘、足三里，但患者关节疼痛的症状有一定程度的缓解，原因正在于胃腑通畅后，改善了阳明"主润宗筋"的功能，局部病理积滞渐渐化解，故痛渐止。临床中类似的例子还有很多。

六腑之中，首重胃腑。中医认为胃主受纳和腐熟水谷，为气血生化的场所，十二正经的气血皆出于此，故有"胃为十二经之海"之说。人的正常生命活动有赖于胃气，有无胃气也是判断患者预后的关键因素，故云"有胃气则生，无胃气则死"。马老还认为胃是人体产热之源，最直接的例子是当人吃饭或饮热水后会出现全身发热的现象，这是因为胃腐熟水谷后化生气血供应于全身，这也正是气之温煦作用的体现。

胃腑不通常常是内伤病的重要原因，也是气滞、痰饮、水湿、瘀血等病理因素产生的根源。当胃腑不通时，中焦之气不能斡旋流转，上下痞塞，气机逆乱，特别是阴阳失于交会，热阻于上，寒积于下，形成上热下寒的病理状态。对此，要采取温通胃腑的方法才能取得好的疗效。

二、调顺气机，先后有序

马老认为，病久导致气机阻滞，身体上下气机不通，从而形成上热下寒、上盛下虚的情况。对于这种情况，应先着重灸病体中下部穴位，待中下部灸通，则"上热""上盛"之邪自可下行泻走，之后再酌情增加上部穴位及灸量，则上下气机交通和谐。

相对来说，治疗初期应多取中下部穴位，待症状改善后，适当增加上部穴位。而从每日灸穴的操作上来说，马老的经验是"先内后外""先背后腹"。所谓先内后外，是指在同一次灸治过程中，先灸躯干穴（内），后灸四肢穴（外）；所谓先背后腹，是指在同一次灸治过程中，先灸背部穴（背），后灸腹部穴（腹）。

三、先主后次，轻重有别

马老认为，临床症状复杂多样，要集中力量解决患者的主诉问题，即"抓主症"。针对主要症状重点施灸，然后再兼顾次要症状，以便获得良好的治疗效果。

四、脏腑同经，效宏力专

马氏温灸配穴常把相同脏腑所属的穴位放在同一天施灸，每日集中力量灸治一脏或一腑，以增强灸效。在这里，我们将背俞穴视为其相应脏腑的穴位，如将心俞视为心的穴位，常将心俞与心经的原穴神门相配，治疗失眠、多梦等心系病症；将肺俞视为肺的穴位，常将肺俞与肺经的合穴尺泽相配，治疗咳嗽、气喘等肺系病症。

背俞穴是脏腑之气转输、聚集于背部的关键部位，直接与人体各个脏腑相通。背俞穴具有诊断和治疗的重要意义，在治疗前务必诊察。例如，在施灸前可观察背俞穴部位的皮肤色泽是否有异常变化，或用马氏摸诊法按压背俞穴，看患者是否有酸、胀、疼痛等不适感，以此诊断相应脏腑的疾病，进而灸治该处穴位。《灵枢·癫狂》云："背俞以手按之立快者是也。"《灵枢·背俞》提出五脏俞和膈俞的具体位置后，仍强调"则与得而验之，按其处，应在中而痛解，乃其俞也"。

五、一内一外，通畅经络

马老认为，无论是同经取穴，还是使用经验效穴，一般在每次灸治中，都应该配伍一个躯干穴和一个四肢穴。这种配伍方式有利于通达经络和促进脏腑气血调和。

六、同经表里，兼顾生克

马老认为，临床选穴时要充分考虑表里两经，如肝经和胆经、脾经和胃经、肾经和膀胱经等。同时，也要根据中医五脏生克关系以及相关临床症状选取相关经络穴位。

七、整体论治，全面调理

马老认为，慢性病合并其他疾病的情况较为普遍，比如高血压患者同时患有糖尿病、咳喘病患者同时患有银屑病（自身免疫性疾病）等，可根据病症缓急先灸治主要病症，然后再依据其他症状，综合拟定灸方。

附：马氏温灸组方基本规律表

灸 序	灸 穴	灸 时
第 1 组	开门穴	2～4 日
第 2 组	近治穴（俞募穴）＋本经远端穴	1～2 日
第 3 组	表里及相关经穴	1～2 日
第 4 组	兼症效穴	1 日
第 5 组	生克经穴	1～2 日

注：①疾病较深重时，可多灸 1～2 日"近治穴（俞募穴）＋本经远端穴"。②部分疾病的灸方视实际病情可删去第 5 组灸穴。③本表是马氏温灸组方的大体原则，临床情况复杂，不可机械照搬。

第四章

马氏温灸法经验效穴

第一节　常用穴位

一、十二经之俞募穴

背俞穴，是脏腑之气输注于背腰部的腧穴。

募穴，是脏腑之气结聚于胸腹部的腧穴。

俞募穴是马老在穴位配伍中最常用的躯干部穴位。

脏腑	背俞穴	募穴
肺	肺俞	中府
大肠	大肠俞	天枢
胃	胃俞	中脘
脾	脾俞	章门
心	心俞	巨阙
小肠	小肠俞	关元
膀胱	膀胱俞	中极
肾	肾俞	京门
心包	厥阴俞	膻中
三焦	三焦俞	石门
胆	胆俞	日月
肝	肝俞	期门

二、十二经之五输穴

经脉	井	荥	输	经	合
手太阴肺经	少商	鱼际	太渊	经渠	尺泽
手厥阴心包经	中冲	劳宫	大陵	间使	曲泽
手少阴心经	少冲	少府	神门	灵道	少海
足太阴脾经	隐白	大都	太白	商丘	阴陵泉
足厥阴肝经	大敦	行间	太冲	中封	曲泉
足少阴肾经	涌泉	然谷	太溪	复溜	阴谷
手阳明大肠经	商阳	二间	三间	阳溪	曲池
手少阳三焦经	关冲	液门	中渚	支沟	天井
手太阳小肠经	少泽	前谷	后溪	阳谷	小海
足阳明胃经	厉兑	内庭	陷谷	解溪	足三里
足少阳胆经	足窍阴	侠溪	足临泣	阳辅	阳陵泉
足太阳膀胱经	至阴	足通谷	束骨	昆仑	委中

五输穴是马老在穴位配伍中最常用的四肢部穴位。

《难经》曰："井主心下满，荥主身热，输主体重节痛，经主喘咳寒热，合主逆气而泄。"

三、奇经八脉之任、督脉穴

马老使用的躯干部穴位多数在任、督二脉。

（一）任脉穴

任脉总任一身之阴经，为"阴经之海"。

马氏温灸法常用任脉穴位

上焦: 承浆、天突、膻中。多用于感冒、咳嗽、糖尿病、心脏病、呼吸系统疾病、乳腺疾病等。

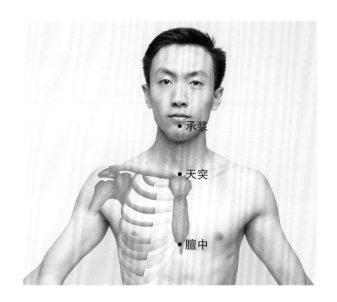

中焦: 巨阙、上脘、中脘、下脘、水分。多用于心脏病及慢性胃炎、胃溃疡、腹泻等消化系统疾病。

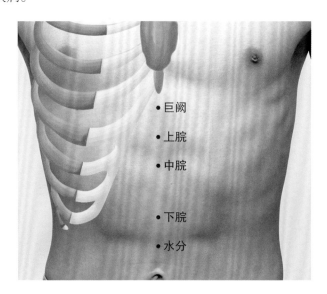

下焦：神阙、气海、关元、中极、曲骨。多用于泌尿、生殖系统疾病。

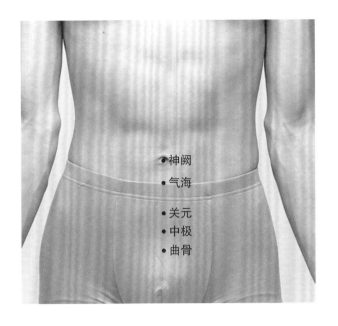

（二）督脉穴

督脉总督一身之阳经，为"阳经之海"。

马氏温灸法常用督脉穴位

头部：印堂、神庭、百会、风府、哑门。多用于高血压、感冒、头痛、三叉神经痛、面神经麻痹、眼病等。

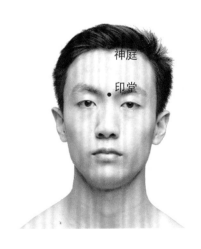

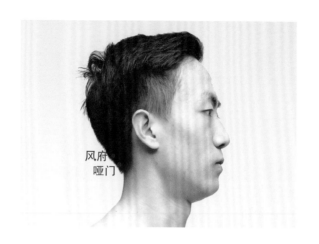

风府
哑门

胸椎段：身柱、灵台。多用于小儿感冒发热、疳积、哮喘、咳嗽、关节炎等。

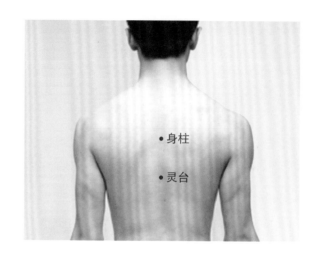

• 身柱

• 灵台

腰椎段：命门、腰阳关。多用于腰痛及男科、妇科病等。

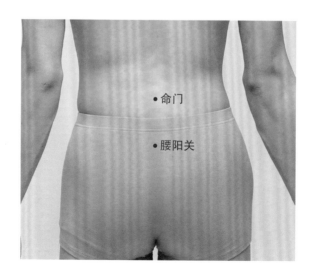

• 命门

• 腰阳关

四、八脉交会穴

八脉交会穴，又称流注八穴、交经八穴等，是十二经脉与奇经八脉脉气相通的八个穴位，均位于四肢。马老经常使用八脉交会穴治疗穴位对应的正经、奇经及所属脏腑疾病。

经属	八脉交会穴	通奇经八脉	会合部位
足太阴脾经	公孙	冲脉	胃、心、胸
手厥阴心包经	内关	阴维脉	
手少阳三焦经	外关	阳维脉	目外眦、颊、颈、耳后、肩
足少阳胆经	足临泣	带脉	
手太阳小肠经	后溪	督脉	目内眦、项、耳、肩胛
足太阳膀胱经	申脉	阳跷脉	
手太阴肺经	列缺	任脉	胸、肺、膈、喉咙
足少阴肾经	照海	阴跷脉	

五、八会穴

八会穴是脏、腑、气、血、筋、脉、骨、髓之精气汇聚之所，是具有特殊治疗效果的八个特效穴。马老对于八会穴的治疗效果有自己独到的见解，具体参见下表。

八会	穴名	主治（马老经验）
脏会	章门	五脏病皆可用
腑会	中脘	一般慢性病之要穴，急症也常用
气会	膻中	肺结核，产后乳汁不下，乳疮，食管狭窄
血会	膈俞	心脏疾病，胸肺疾病，胃肠疾病，骨膜炎，恶疽，自汗，盗汗，妇科病等
筋会	阳陵泉	感冒，高血压，半身不遂，各类关节炎

八会	穴名	主治（马老经验）
脉会	太渊	目翳，白睛充血
骨会	大杼	头痛，眩晕，气管炎，胸膜炎，癫痫，项筋收缩，腰背肌痉挛，膝关节炎
髓会	悬钟	高血压，各类上热下寒之证

第二节　常用穴对、穴组

一、开门穴对

中脘－足三里

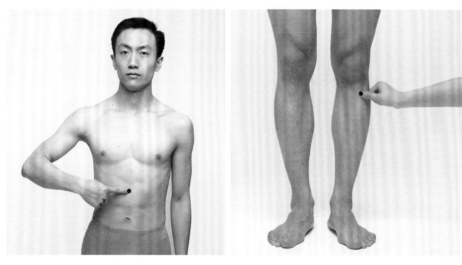

▲ 中脘　　　　　　　　　　　　　　　　▲ 足三里

"中脘－足三里"为治诸病重要穴对，两穴配伍精当，具有疏通中焦瘀滞、健脾和胃、调气和血、培元固本、延年益寿等诸多功效。中脘属任脉，与手太阴肺经、手少阳三焦经、足阳明胃经相交会，故能通达四经，又为腑会、胃的募穴，为疏通六腑的总开关和治疗胃系疾病的要穴。足三里为胃经的合穴，主逆气而泄，能引火（热）、引气下行，通降一切痰瘀湿滞。两穴是开门穴对，是马老治疗一切内伤杂病的首要穴对。

风门 – 阳陵泉

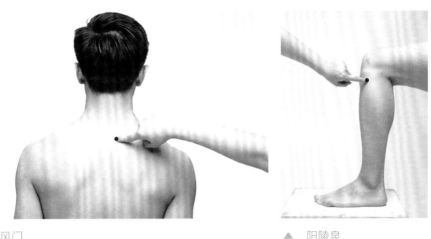

▲ 风门　　　　　　　　　　　　　▲ 阳陵泉

"风门 – 阳陵泉"为马老治疗感冒的固定配穴。马老强调，感冒初期稍有不适，速灸风门和阳陵泉，有时亦可独取风门，常有立竿见影之效。关于风门一穴，古代医籍多推崇用灸而非用针，如《行针指要歌》云："或针嗽，肺俞、风门须用灸。"《医宗金鉴·刺灸心法要诀》更是盛赞艾灸风门之功用："风门主治易感风，风寒痰嗽吐血红，兼治一切鼻中病，艾火多加嗅自通。"该书附注云："风门穴，主治腠理不密，易感风寒，咳嗽吐痰，咯血鼻衄，及一切鼻中诸病。"马老在手稿中写道："他书载治感冒，试灸后特效，高热 40 ℃灸后下降。"可见风门是经过临床反复验证过的感冒特效穴，温灸风门治疗感冒疗效显著，可退热、止咳、通鼻窍、固腠理，还能够预防感冒。

阳陵泉为足少阳胆经之合穴，有助于恢复少阳枢机并驱邪外出。另一方面，阳陵泉属于八会穴中的筋会，可有效缓解外感所引起的周身乏力、酸痛、头痛、"项背强几几"（项背部僵紧）等症状。

附：风门－支沟、风门－飞扬、风门－天突、风门－膈俞

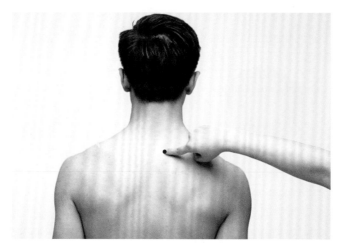

▲ 风门

风门－支沟：用于发热及流行性感冒。

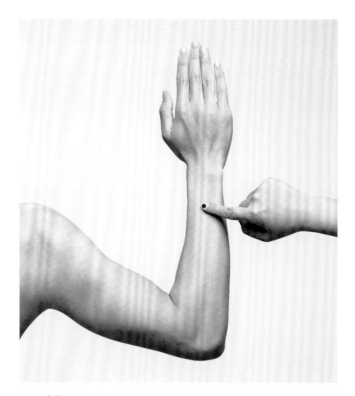

▲ 支沟

风门－飞扬：用于感冒后鼻塞、流涕、打喷嚏。

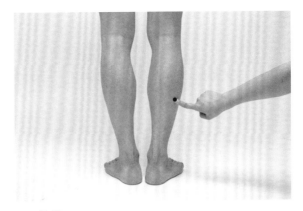

▲ 飞扬

风门－天突：用于感冒后咽痛、咽痒。

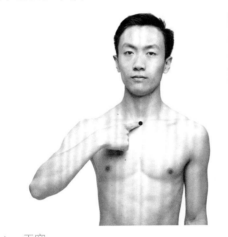

▲ 天突

风门－膈俞：用于感冒后反复发热。

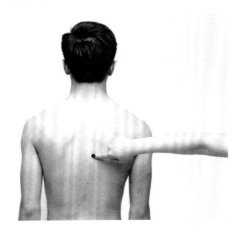

▲ 膈俞

二、通便穴对

左大横 – 承山

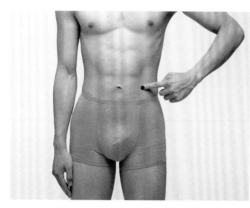
▲ 左大横

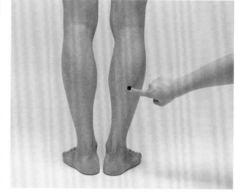
▲ 承山

"左大横 – 承山"为温灸通便特效穴对。大横为足太阴脾经与阴维脉的交会穴，能转运脾经，促进肠蠕动（在解剖位置上，左大横大约在降结肠与乙状结肠交界处）。承山是祛湿要穴，具有升清降浊，通调腑气之功，不仅能通大便，更能祛除湿气。两穴相配，能承顺胃气，治疗多种原因导致的大便干结不通。

马老每遇患者大便干或数日未行大便，均要嘱咐患者先灸左大横（只灸左侧，右侧不灸）和左、右承山。若次日未行大便，还要继续灸，甚至日灸两次，待大便正常后再灸他穴。

在使用此穴对治疗便秘时，马老反复强调大横一穴"只灸左侧，右侧不灸"，这是马老在长期临床实践中得来的经验。可见不是灸的穴位越多越好，选穴贵在精当，不可盲目增加不必要的穴位。

三、调气穴对

期门 – 太冲

"期门 – 太冲"为治疗肝病的重要穴对，同时也是治疗诸多慢性病的常用穴对。因肝主疏泄，慢性病常责之于肝的疏泄功能失常，故中医有"肝为五脏之贼"的说法，此外，对情志不遂、郁郁寡欢的患者也常加用此穴对。

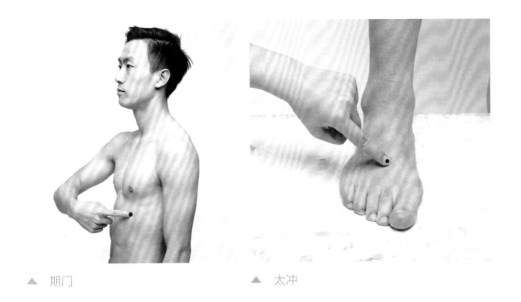

▲ 期门   ▲ 太冲

期门和太冲均为调肝之要穴，善治一切肝风内动或肝气不舒之证，如眩晕、头痛、失眠、胁痛、月经不调等。

中医认为肝主疏泄，津液的正常输布代谢有赖于人体气机的调畅。此穴对对情绪有明显的调节作用，能缓解抑郁，使人心情愉悦。

四、安神穴对

心俞－神门

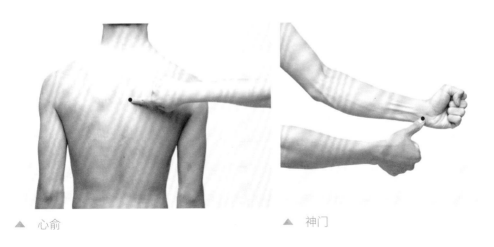

▲ 心俞   ▲ 神门

"心俞－神门"为治疗失眠、心悸等心系病证的常用穴对，有时与通里一起使用。

需要注意的是，由于温灸器覆盖面大，故灸治时常常不需要对穴位精准定位，有时在灸一个穴位时同时灸了其他穴位。根据马老的经验，这种情况对愈病并无不利影响，但需要进一步确定是哪个穴位发挥的作用。由于神门和通里位置较近，施灸时可能神门、通里、阴郄几个穴位同时灸到，而实际只是某一两个穴位发挥的作用，因此在临床上，"通里－心俞－神门" 3 个穴位的配对，可简化为"心俞－神门"或"心俞－通里"。

大巨－太溪

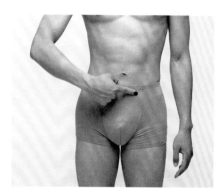 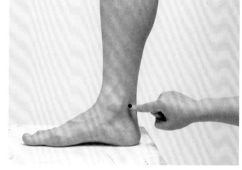

▲ 大巨　　　　　　　　　　▲ 太溪

大巨为治疗心胆气虚型失眠的要穴，太溪为治疗老年性失眠、久病失眠的要穴。两穴相配，能益气镇心，安神定志，故两穴是马老治疗失眠的常用效穴，尤其适用于居家自灸不便于取心俞、神门两穴时，可用大巨、太溪替代。

五、治脏穴对

心俞－神门

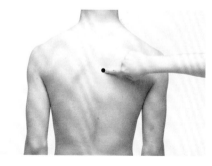 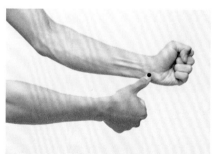

▲ 心俞　　　　　　　　　　▲ 神门

"心俞－神门"为治疗心系疾病，如胸痹、心悸、失眠、神经衰弱的常用穴对。此穴对是心的背俞穴配手少阴心经的原穴，采用的是远近配穴法。

肝俞－章门

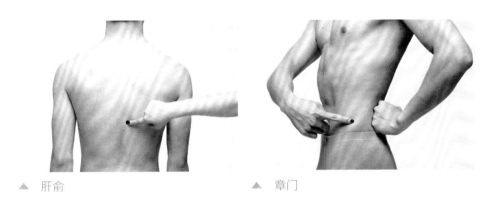

▲ 肝俞　　　　　　　　　　　▲ 章门

"肝俞－章门"为治疗肝、脾、肾系及各类慢性疾病的常用穴对，如肝炎、肝硬化、胆囊炎、胆结石以及各种脾胃疾病、肾系疾病、肿瘤、血液病等，所治甚广。此穴对是肝的背俞穴配足太阴脾经的募穴（同时也是八会穴之脏会），采用的是前后配穴法。

脾俞－三阴交

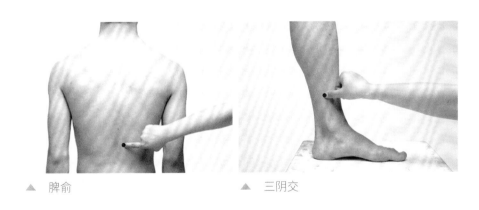

▲ 脾俞　　　　　　　　　　　▲ 三阴交

"脾俞－三阴交"为治疗脾胃系统疾病，如胃炎、胃溃疡、十二指肠溃疡、胃下垂、脾功能亢进症的常用穴对。此穴对是脾的背俞穴配足太阴脾经穴（同时也是肝、脾、肾三经交会穴），采用的是远近配穴法（上下配穴法）。

肺俞－尺泽

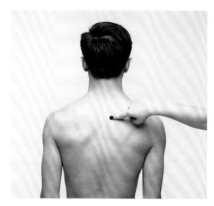 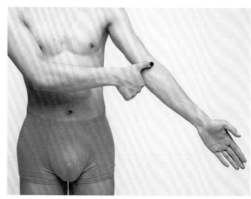

▲ 肺俞　　　　　　　　　　　▲ 尺泽

"肺俞－尺泽"为治疗肺系疾病，如肺炎，急、慢性支气管炎，肺结核的常用穴对。此穴对是肺的背俞穴配手太阴肺经的合穴，采用的是远近配穴法。

肾俞－照海

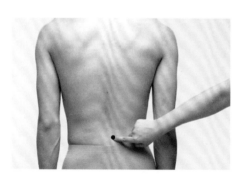 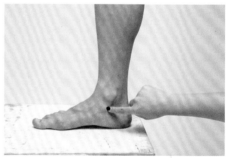

▲ 肾俞　　　　　　　　　　　▲ 照海

"肾俞－照海"为治疗肾系疾病，如急、慢性肾炎，肾病综合征的常用穴对，也是治疗其他慢性病常用穴对。此穴对是肾的背俞穴配足少阴肾经穴（八脉交会穴，通阴跷脉），采用的是远近配穴法（上下配穴法）。

六、通痹穴对

风市 – 申脉

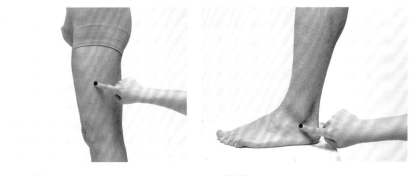

▲ 风市　　　　　　　　　　▲ 申脉

"风市 – 申脉"为疏通下肢阳经气血的穴对，常和"环跳 – 阳陵泉""风池 –
悬钟"及上肢穴对"肩髃 – 曲池"一同使用，多用于高血压、中风、半身不遂、
风湿及类风湿性关节炎、强直性脊柱炎等。

身柱 – 腰阳关

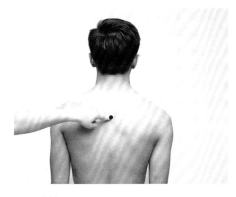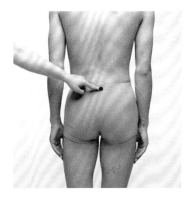

▲ 身柱　　　　　　　　　　▲ 腰阳关

"身柱 – 腰阳关"为治疗关节炎的常用穴对。其中身柱位于躯干上部，靠近肺脏，
《玉龙赋》云其"能蠲嗽，除脊痛"。腰阳关又名阳关，为阳气之关要处，位于躯干下部，
靠近肾脏，主治膝痛不可屈伸、风痹痉挛等症。

身柱－灵台－太溪

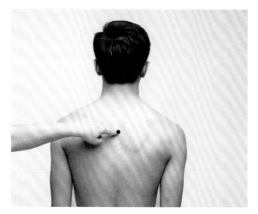

▲ 身柱

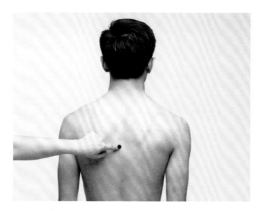

▲ 灵台

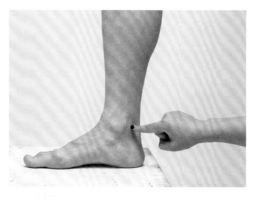

▲ 太溪

身柱为增强免疫功能的要穴，更是小儿保健第一穴，具有益气补阳的作用。灵台主督脉所司上焦之阳气，为治疗哮喘的要穴。两穴相配，能益气镇心，安神定志，为马老治疗哮喘的常用效穴。对于老年性肺系疾病引起的咳喘，还可加灸足少阴肾经原穴太溪，以增强纳气平喘的效果。

·第五章·

马氏温灸法操作详解

第一节　物品准备

一、马氏温灸器

一般居家温灸者配备 2 个大号、2 个小号马氏温灸器（简称 2 大 2 小）即可。医疗机构可根据床位数量、客流量和患者数量灵活准备。

小号的马氏温灸器底面为圆形，直径为 6 cm。大号温灸器底面为椭圆形，大小为 17 cm×9 cm。

二、艾绒与灸药

马氏温灸法所用艾绒通常由端午节期间采摘的大叶艾加工而成，灸药通常以马氏灸药配方为基础进行配制。另外，对于不同类型的疾病，临床可以根据辨证结果对药物进行加减。

三、棉质包布和垫布

大号温灸器所用包布的大小为（40 ~ 45）cm×（40 ~ 45）cm，小号温灸器所用的包布大小约为 30 cm×30 cm，折叠为 2 层使用。大号温灸器的包布也可作为垫布使用，每个温灸器需准备垫布 4 ~ 6 块。

居家温灸者，可自备普通棉质布或纱布，也可用旧的棉质床单、衬衣、打底衫等裁剪。包布和垫布宜勤洗，以保持干净。

四、垫枕

每人或每床可以准备 3 ~ 4 个垫枕，尺寸为（12 ~ 14）cm×22 cm，以用其来支撑温灸器，防止因温灸器倾倒而烫伤患者。

五、点火工具

准备打火机（点火枪）或火柴等。

六、其他

准备装填艾绒、灸药用的量杯，固定包布用的燕尾夹，固定小号温灸器用的松紧带，清理温灸器用的刮灰铲等。

第二节　施灸前准备

一、装填艾绒和灸药

准备适量艾绒和灸药。如灸药暂时未配好，也可只用艾绒灸治。

（一）小号温灸器直接装填法

打开温灸器，取适量艾绒装入温灸器内筒，用手指按平，铺至温灸器内筒的1/3处，此为第1层艾绒。取灸药0.5 g左右，撒在第1层艾绒上，以盖满艾绒为度。接着放入第2层艾绒，压实以延长艾绒燃烧时间。再放入第2层灸药，重量同样为0.5 g左右。最后用艾绒封顶，将其按压、整理成拱形表面，以便于燃烧。共装填3层艾绒、2层灸药，扣盖备用。

扫码看操作视频

小号温灸器一般装填6 g左右艾绒，可燃烧90分钟以上，施灸者须根据实际灸穴数量和施灸时间增减艾绒和灸药。如果只灸1组穴位，则取3～4 g艾绒，装填2层艾绒、1层灸药即可。

（二）大号温灸器直接装填法

大号温灸器装填方法与小号温灸器的装填方法相似。取大号温灸器，将艾绒收拢，使其紧凑、团起，放入温灸器内筒中间位置，其上撒1 g左右的灸药，再以同样方法装填第2层、第3层。共装填3层艾绒、2层灸药，扣盖备用。

扫码看操作视频

大号温灸器一般装填12 g左右艾绒，可燃烧90分钟以上，同样需要根据实际灸穴数量和施灸时间增减艾绒和灸药的装填量。

（三）量杯装填法

在直接装填温灸器时，若把握不准艾绒和灸药的用量，可以通过马氏温灸特制量杯进行装填。

准备适当数量的大号、小号量杯，同样按 3 层艾绒、2 层灸药的方式将艾绒、灸药提前分别装入大号、小号量杯中备用。装填量通常为量杯容量的 3/4。施灸时将量杯中的艾绒、灸药倒扣入温灸器内筒中即可，非常方便。

扫码看操作视频

（四）医疗机构装填法

如果患者较多，可按 4 层艾绒夹 3 层灸药的方式将温灸器内筒装满。马氏温灸专用大号温灸器如装满艾绒、灸药，可连续使用 4 ~ 5 个小时，连续灸治 3 ~ 4 个患者。这种装填方法适用于多人施灸的场合，可以充分利用温灸器中的艾绒和灸药并节省更换艾绒、灸药的时间。

扫码看操作视频

（五）马氏温灸粒使用方法

2023 年年初，马氏温灸传承团队研制出了马氏灸药与艾绒分层卷制的马氏温灸粒。马氏温灸粒保留了马氏温灸艾绒与灸药分层装填的特点，既保证了施灸效力，又进一步简化了操作。马氏温灸粒分为大、小 2 种型号，分别用于大号、小号马氏温灸器。使用时，撕掉温灸粒外层包装，放入温灸器中即可。一粒马氏温灸粒可以燃烧 90 分钟左右。如果只灸一组穴，可将温灸粒从中间横向切为 2 段，每段可以燃烧 30 ~ 40 分钟。

扫码看操作视频

二、点燃温灸器

居家温灸者点燃温灸器时，可在厨房开启抽油烟机或在窗口处进行。用火柴或打火机在最上面一层艾绒上点燃 3 ~ 4 个着火点。将大号温灸器点燃半分钟左右以后即可扣盖备灸；将小号温灸器点燃后需等待 1 ~ 2 分钟，待表层艾绒燃烧充分后即可扣盖备灸。点燃温灸器时务必注意用火安全，避免引起火灾。

扫码看操作视频

三、包裹温灸器

将温灸器扣盖少顷，用棉质包布包裹燃烧好的温灸器，用燕尾夹固定包布连接处，以防因包布散落而引起烫伤。

扫码看操作视频

包布既有防止烫伤的作用，又有吸收艾烟的作用。马氏温灸器的特殊构造使得艾绒、灸药燃烧后挥发出来的烟量很少，再经过包布吸收，可基本实现无烟温灸。

包裹时注意大号温灸器的包布要包裹得宽松、透气一些，以利于艾绒燃烧，防止其熄灭，特别是在环境潮湿地区，包布不可包裹过紧。

第三节　施灸操作

待温灸器底面温热即可开始施灸操作。除四肢末端和头部穴位使用小号温灸器外，其余部位均可使用大号温灸器。当患者自觉施灸部位的皮肤有温热感时开始计时，按照马氏温灸循环灸方建议的时长进行灸治。

一、施灸体位

施灸时患者的体位一般为俯卧、仰卧、侧卧或坐位，以患者感觉舒适、放松和温灸器尽量直立正放为准。

特别提示：为保证施灸效力，须将温灸器底面朝下并正立放置于穴位之上，尽量减小倾斜度，避免温灸器横倒放置。

二、取穴方法

（一）指量法

指量法又称"指寸法"，是以患者自己的手指宽度为标准为其测量取穴的方法。如果医生与患者身材相仿，便可以医生的手指宽度来测量。如不甚相仿，一般仍多以医生的手指宽度来测量，但须根据患者的高矮胖瘦情况酌情增减长度。常用的指寸法有如下几种。

（1）中指同身寸法：中指第一节和第二节横纹头之间的距离为1寸。

（2）拇指同身寸法：拇指第一节的宽度为1寸。

（3）一夫法：食指、中指、无名指、小指4指并拢时4个指头第二节总的宽度为一夫，即3寸；同样，以食指、中指2指的宽度为半夫，即1.5寸。

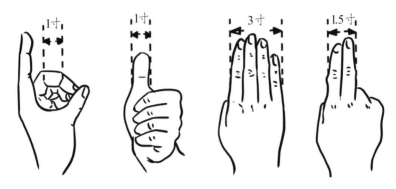

（二）参考体表标志取穴

该方法对于居家温灸者来说非常方便，尤其适用于背部取穴。常用的参考位置如下。

（1）两肩胛冈高点连线约平第3胸椎棘突。

（2）两肩胛骨下缘连线约平第7胸椎棘突。

（3）两侧肋弓下缘连线约平肚脐，与肚脐相对处为第2腰椎棘突。

（4）两髂骨嵴连线约平第4腰椎棘突。

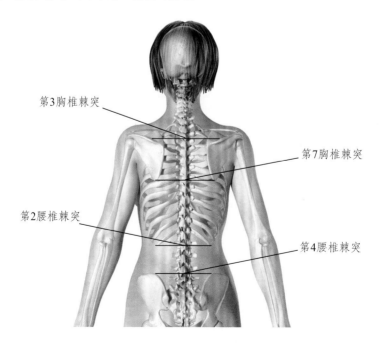

三、施灸顺序

同一天要施灸的穴位，可按照"先内（躯体）后外（四肢）""先背后腹"的顺序施灸。在体位能够满足需要的情况下，也可同时施灸这些穴位。

大小温灸器搭配使用，可节省时间，提高施灸效率。比如中脘、足三里这一组穴，可用 1 大 2 小马氏温灸器同时施灸；期门、太冲这一组则可用 2 大 2 小马氏温灸器同时施灸，30 分钟即可结束灸治。

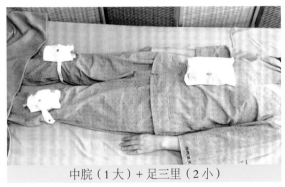 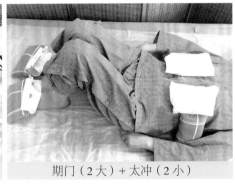

中脘（1 大）+ 足三里（2 小）　　　　期门（2 大）+ 太冲（2 小）

四、温灸器的固定

（1）用小号温灸器灸四肢穴时，可用弹力绑带固定或用垫枕支撑。灸头部穴时，可多加一层包布后手持施灸。

扫码看更多常用
穴位施灸操作

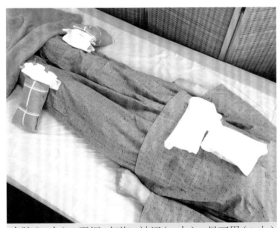 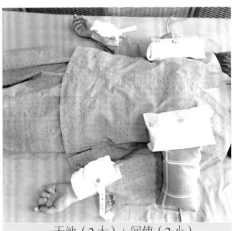

中脘（1 大）+ 天枢、气海、神阙（1 大）+ 足三里（2 小）　　　天池（2 大）+ 间使（2 小）

（2）用大号温灸器灸胸腹部穴和背部穴时，一般不需要固定。

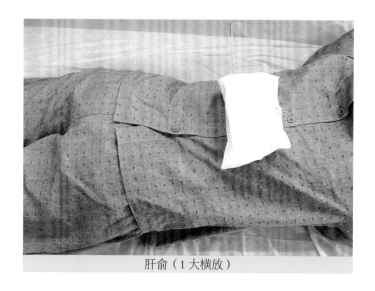

肝俞（1大横放）

（3）用大号温灸器灸侧面穴位时，用垫枕支撑。

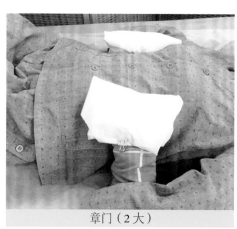

章门（2大）

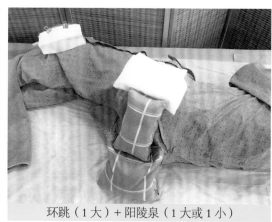

环跳（1大）+阳陵泉（1大或1小）

五、直接熏灸

对于不便用常规方法施灸的病证，如皮肤病、痔疮等，可将点燃的温灸器的盖敞开，将其放置于患病部位的下方熏灸，以局部温热、舒适为度。

扫码看操作视频

六、觉烫垫布

通常施灸 5～6 分钟后即会感觉到温灸器发烫，这时需要垫布。

将施灸前准备的垫布每块折叠为 4 层，通常多准备一些放置一旁备用。感觉烫时即加垫 1 块，再烫再垫，要使施灸部位始终保持温热的感觉。

当不觉热时，应逐步撤减垫布，否则热量降低则效力降低。

需要特别注意的是，若施灸后患者出汗较多，甚至下层垫布完全湿透，这时须用干爽垫布替换已湿透的垫布。

第四节　操作注意事项

一、施灸时体感温度的掌握

温灸是温热疗法，马氏温灸追求"温而舒"的灸感。施灸时，以患者感到温热、舒适为度，觉烫即垫布。相反，若觉不热，则撤减垫布，不可一味"追求疗效"而觉烫不加垫布，否则很容易烫伤皮肤而引起水疱，再灸此穴则须水疱愈合，此为欲速则不达。

初灸时，尤应注意及时垫布，患者不要刻意忍耐。一般灸一个循环后，若患者未起水疱，此时对于关节炎或腹寒者可适当提高温热度，但对于老年体弱或儿童患者则宜适当降低温热度。

二、施灸时间和灸量控制

（1）施灸时，不必拘泥于某一特定时间，但一般以饭后 1 小时以上为宜，不要在过饱或过饥的时候施灸。在特殊情况下，比如跌打损伤或患急证时，可以随时施灸。

（2）初灸者一般每日灸 1 次，当施灸 1 个月后患者感觉身体状况变好时，可以增加到上午、下午各灸 1 次。但要注意，对于内热盛者，当患者有大便干、口干、头部觉热等症状时，如果患者已出现灸后不适反应，则应减少灸量或隔天灸 1 次。

（3）患病时间久、饮食偏少、体质偏弱者，初灸时，应当缩减施灸时间，通常每穴施灸时间要比常规的减少 10 分钟，待患者食量、体重增加后，再恢复常规施灸时间。

（4）在给未成年人施灸时，应根据年龄相应减少灸量。

（5）每个穴位的灸量，要按照施灸方案（灸案或灸方）给出的时间进行灸治，不能随意延长某一穴位的灸治时间，以免引起不适反应，例如在给感冒发热的患者灸风门时，如灸的时间过长，可能会导致患者出现短暂的体寒、发抖现象。

（6）一般情况下，常规的施灸时间为胸腹部穴位 30 分钟，背部和四肢穴位 25 分钟，头部穴位 20 分钟。

三、不良反应

温灸的不良反应很少，极少数人灸后可出现头晕、口干、咽燥、鼻出血、纳呆、乏力等现象（多由上下气血不通所致）。如发生上述反应，不必紧张，一般减少灸量或停灸 1 天后不良反应即消失。

对于病程久者，在给个别穴位施灸时，因经络堵塞等原因会导致施灸部位酸胀难受，此时改灸同一条经络上的其他穴位即可。有的患者在施灸后，会出现排出异常大便或异常寒气的现象，一般来说，这都是身体的一种正常排病反应，是一种向好发展的现象，随着持续施灸，此类反应会逐渐消失。

灸后患者皮肤若出现黄斑，或渐起小水疱，或渐起米粒大小的痒疮，此为湿毒排出反应，不必紧张。如果水疱较大，可用消毒针刺破，让水液流出，并保持水疱处洁净、干爽，避免感染。

四、其他注意事项

（1）灸时建议患者穿棉质衣裤，或者用大片纯棉垫布覆盖拟灸穴位及周边皮肤。

（2）灸时和灸后都需注意保暖，灸后半小时内不要吹风，尤其避免吹"过堂风"。

（3）灸后 2 小时内不要洗澡。

（4）灸后多喝温开水，1 小时内禁冷饮、冷食。

（5）灸时和灸后注意防烫伤。

（6）如患者感冒发热，需先灸风门 25 分钟、阳陵泉 25 分钟，待感冒痊愈后再灸其他穴位。

（7）如患者大便秘结，需先灸左大横 30 分钟、承山 30 分钟，待大便通畅后再灸其他穴位。

五、艾灰清理与温灸器清洗

（一）艾灰清理

施灸完毕，待火完全熄灭时，倒掉温灸器中的艾灰，然后用刮灰铲铲掉附着于内筒壁和外筒壁的残留艾灰，清理孔眼，避免小孔堵塞。

注意不要在灸后将艾灰立即倒出，以防未燃尽艾火引起火灾。

（二）温灸器清洗

温灸器被使用完后，内面周壁会形成一层烟油，烟油会堵塞孔眼，使孔眼变小，影响温灸器的温热效果。一般温灸器使用 1 ～ 2 星期后就应该进行清洗。清洗时将温灸器放入热水中浸泡数小时，用钢丝球清理干净筒内及孔眼。温灸器不用时宜放置于干燥处保存。

马少群®温灸

中 篇

马氏温灸法
临床诊疗

根据马老 1977 年的手稿，本篇所述各病的病因和症状，系根据东方针灸学社《温灸学讲义》和《高等针灸学讲义·病理学》而写，其中有的病种在以上两书中未有记录，系马老根据实践经验总结而写，但各病的治疗灸方完全为马老所创。马老的参考书籍还包括：《黄帝内经》（王冰注本）、《内经知要通俗讲义》（安徽省中医进修学校编）、《备急千金要方》（孙思邈）、《针灸资生经》（王执中）、《针灸聚英》（高武）、《针灸集成》（廖润鸿）、《中国针灸学》（承淡安）、《十四经发挥》（滑伯仁）、《病源辞典》（吴克潜）、《医药顾问》（茹十眉）、《普济方》（朱橚）等。

　　马老在 1991 年的手稿中写道，"治病灸穴组：以本身患病体会和几十年义务治病的创造，共同写出灸穴组""著者文化水平浅，又没有上过医学院，所写的温灸效果，多是由本身患病体会和义务治病中得到的实践结果，对医学理论和词汇难免有不当之处，希望读者多关注温灸效果，不要在文字上推敲"。

　　编者按：正如上文马老所说，书中相关内容皆由马老长期的临床实践总结得出。并且马老长年在基层推广温灸疗法，温灸讲解语言较为通俗，以便推广。本书尽可能地保留了马老原有语言风格，以便读者理解温灸。

· 第一章 ·

内科疾病

第一节 循环系统疾病

一、高血压

高血压的温灸治疗方法，是 1955 年马老在治愈自身梅尼埃病和高血压、神经衰弱等疾病的过程中创造出来的，后经数十年临床实践，逐步完善，治疗效果良好。

马老认为，高血压的发生与五脏相关。高血压的主要病因有高血压家族遗传史、思虑过度、作息不规律、睡眠不足、饮酒过多等，症状以头晕、头痛、耳鸣、目眩、嗜睡或失眠、心悸、颜面潮红、手足厥冷等为常见。若血压过高，可能引起中风，导致半身不遂。临床上在为中风半身不遂的患者灸治时，应注意其血压情况，以防病情进一步发展。

摸诊 高血压患者的百会、风池、曲池、风市、悬钟、申脉、足三里、三阴交、照海及身柱等穴在摸诊时可能出现压痛感。

治疗 以高血压、半身不遂及关节炎灸方治疗。该灸方可降低血压，对半身不遂及部分关节疾病效果良好，并具有很好的保健功能。

高血压、半身不遂及关节炎灸方

灸序	穴名	穴数	灸穴位置	施灸时间
第 1 次	承浆	1	口唇下正中	灸 30 分钟
	中脘	1	剑突与脐连线正中	灸 30 分钟
	足三里	2	两外膝眼下 3 寸	各灸 30 分钟
第 2 次	环跳	2	侧卧屈腿股骨大转子与骶骨裂孔外 1/3 处	各灸 25 分钟
	阳陵泉	2	小腿的外侧，腓骨小头前下方凹陷处	各灸 25 分钟
第 3 次	风市	2	直立时两手贴腿中指尖处	各灸 25 分钟
	申脉	2	两足外踝尖下 0.5 寸	各灸 25 分钟
第 4 次	肩髃	2	两肩头垫平胳膊凹陷处	各灸 25 分钟
	曲池	2	两肘屈时肘横纹头	各灸 25 分钟

灸序	穴名	穴数	灸穴位置	施灸时间
第5次	风池	2	低头时两耳后发际凹陷处	各灸25分钟
	悬钟	2	两足外踝尖上3寸	各灸25分钟
第6次	身柱	1	背后第3胸椎棘突下凹陷处	灸30分钟
	腰阳关	1	背后第4腰椎棘突下凹陷处	灸30分钟
	三阴交	2	两足内踝尖上3寸	各灸25分钟
第7次	委中	2	两膝后腘横纹正中	各灸25分钟
	照海	2	两足内踝尖正下凹陷处	各灸25分钟
第8次	百会	1	头顶正中线与两耳尖连线交点	灸25分钟
	哑门	1	项后发际线正中上0.5寸	灸25分钟
	列缺	2	两手掌腕横纹外头上1.5寸	各灸25分钟

施灸注意

（1）每天灸1组穴，8天灸完，每次灸完后加灸脐30分钟，循环灸治，直到痊愈为止。但第8组百会、哑门、列缺须待灸前7组穴20～30天（一般3～4个循环）后再灸，以免因下部经脉未灸通而出现口干、头晕等气血不下的症状。如果因过早灸第8组穴而发生气血不下的症状，停灸1天即好。

（2）如有感冒发热，先灸风门、阳陵泉各25分钟，待感冒症状消失后，再改灸上穴。

（3）大便秘结时，先灸左大横、承山各30分钟，待大便通畅后，再改灸上穴。

（4）体弱、病重、进食少者，每穴减灸10分钟，待患者进食增加、体质增强后，再逐步延长施灸时间。

>>> 病 案

病案一

吴某，女，53岁，天津，1960年10月20日初诊。

病史 7 年前患月经先期，10 ～ 20 天来 1 次月经，服中药后好转，但到 1959 年 2 月又出现左侧头痛，且眩晕严重，每日需卧床，不能起床活动。去某医院诊治，入院时测收缩压为 240 mmHg，经过 8 天治疗未见好转，遂出院。1960 年 2 月，于另一家医院住院治疗，同年 4 月改于第 3 家医院住院治疗 18 天，均未见效果。

现症 从 1959 年 2 月开始卧床至今已 1 年零 8 个月，吃饭时坐起，吃完即躺下。不愿说话，头晕，头痛，眼不能睁，耳鸣，心悸，失眠，盗汗，自觉胃里发热及有硬块，纳少，咀嚼食物困难，腰痛，小便色清，大便尚正常。医院检查显示子宫内有肿瘤（良、恶性不明）。

摸诊 胃部有硬块，脐右侧有硬块，风池穴和四肢内外侧穴均有压痛。

诊断 高血压，胃病，神经衰弱。（马老按：肾寒。）

治疗 1960 年 10 月 20 日开始用温灸法居家治疗。

灸方 ①中脘、足三里各 30 分钟；②期门 30 分钟，太冲 25 分钟；③下脘、丰隆各 30 分钟；④悬钟、三阴交各 25 分钟。每天灸 1 组穴，4 天灸完，每次灸完后加灸脐 30 分钟，循环灸治。因患者头晕，起坐不便，可先引热下行，之后再加穴治疗。

灸后情况

10 月 24 日　灸完 1 个循环，胃部症状有所好转，头痛、眩晕暂未缓解。（马老按：已初步见效，仍照穴灸治。）

二诊（11 月 2 日）　自觉腹内有气体活动，纳食转馨，但咀嚼食物仍有不便，自觉身体有力。加灸：①曲池、合谷各 25 分钟；②巨阙、气海、关元各 30 分钟；③劳宫、阴陵泉各 25 分钟；④神门、照海各 25 分钟。同前穴循环灸治。

三诊（11 月 13 日）　其子朱某报信言，患者感冒，但不便灸风门，遂只服中药。嘱可服药兼灸神阙和关元各 30 分钟。

四诊（11 月 25 日）　患者自觉腹内有气体活动，已出虚恭（排气），但咀嚼食物时下牙仍觉累，故加灸颊车、合谷各 25 分钟，同前穴循环灸治。

五诊（12 月 1 日）　近几日感觉身体好转，仍觉头晕、头重不能坐起。加灸风池、委中、昆仑各 25 分钟。

12 月 23 日　灸风池后自觉头晕、头重不能坐起之症好转，现已能长时间坐起。仍照前穴循环灸治。

六诊（1961年1月4日） 右侧下牙痛和牙龈肿。加灸手三里、偏历、阳溪、合谷各25分钟。

七诊（1月10日） 牙痛、头痛好转，已能在床上爬行，但不能下床活动。加灸：①大杼、阳谷各25分钟；②大椎、身柱各30分钟，小海25分钟。同前穴灸治。

八诊（1月16日） 失眠已无，头晕、心悸已止，但出现喜笑症状，牙痛时有发作。加灸：①内关、照海各25分钟；②脾俞、三阴交各25分钟；③太溪、女膝（马老按：女膝，经外奇穴，在足跟后赤白肉际处，主治骨槽风）各25分钟。

九诊（1月30日） 牙龈出血和牙龈肿痛已愈，但喜笑症状未止（马老按：喜笑，按五脏配属，病位在心）。加灸：①大陵、列缺各25分钟；②肝俞、冲阳各25分钟。

十诊（2月11日） 喜笑症状已止。因患者已能自行活动，故将之前的灸方调整为高血压、半身不遂及关节炎8次穴灸方，即：①中脘、足三里各30分钟；②环跳、阳陵泉各25分钟；③风市、申脉各25分钟；④肩髃、曲池各25分钟；⑤风池、悬钟各25分钟；⑥身柱、腰阳关各30分钟，三阴交25分钟；⑦委中、照海各25分钟；⑧百会、哑门、列缺各25分钟。每次灸完后加灸脐30分钟，循环灸治，直到痊愈为止。

3月8日 患者已能下床活动。

十一诊（3月20日） 前天患感冒，灸风门、阳陵泉后已好，但还觉胸闷憋气。加灸：①膈俞25分钟，膻中、巨阙各30分钟；②期门30分钟，太冲25分钟；③乳根25分钟，天枢30分钟；④心俞、通里各25分钟；⑤肝俞25分钟，章门30分钟；⑥肾俞30分钟，照海25分钟；⑦脾俞、阴陵泉各25分钟。同前8组穴循环灸治，每天上午、下午各灸1组。

十二诊（4月21日） 睡眠正常，心悸已止，只有头晕未愈。嘱只灸高血压、半身不遂及关节炎8次穴灸方，其余穴止灸。

5月18日 头晕已止，足已不凉，能随意活动。

9月2日 马老看望患者时，患者正在院中会客，并说身体状况一切皆正常，能随意在院中活动。

1962年1月9日 马老随访时，患者诉从去年病痊愈后，自觉身体有力，愿意外出活动。

马老评按 该患者患高血压已1年零8个月，曾在3家医院住院治疗，但疗效欠佳，病情最严重时收缩压达 240 mmHg，头晕严重，眼不能睁，不能起坐，此时尚有发生中风的危险。经过 1 年的温灸治疗，不仅诸症缓解，而且身体也恢复到健康状态，表明温灸治疗高血压的效果良好。

病案二

靳某，男，55 岁，天津，1963 年 3 月 24 日初诊。

病史　有高血压病史 1 年余，10 年前出现左半身凉，经治疗至今未愈。

现症　最近一次测血压为 210/110 mmHg，头晕严重，有时不能转头，右耳听力下降，失眠多梦，胃胀，腰痛。

摸诊　胃部按之硬痛，脐右下部有硬块，以手压之疼痛不适，身柱穴和四肢内外侧穴均有压痛。

诊断　高血压，神经衰弱，积聚。

治疗　1963 年 3 月 24 日开始用温灸法居家治疗。

灸方　①中脘、足三里各 30 分钟；②期门 30 分钟，太冲 20 分钟；③内关 25 分钟，照海 30 分钟；④环跳、阳陵泉各 25 分钟；⑤风市、申脉各 25 分钟；⑥肩髃、曲池各 25 分钟；⑦风池、悬钟各 25 分钟；⑧身柱、委中各 30 分钟。每天灸 1 组穴，8 天灸完，每次灸完之余热用于灸脐，循环灸治。

二诊（4 月 2 日）　胃部症状好转，已有饥饿感，无其他明显不适。加灸：①心俞、神门各 25 分钟；②肾俞、关元各 30 分钟；③涌泉 60 分钟。同前穴循环灸治。

4 月 12 日　睡眠情况转好，自觉腿部麻木，时有发热感（马老按：这是温灸促进气血下行，但尚未完全灸通经脉的表现），背部灸后觉舒适。昨日血压为 190/100 mmHg。

三诊（4 月 29 日）　自 4 月 20 日起诸症减轻，有时跟未患病时一样，但血压同前。今日因受凉而腰痛，嘱其灸风门、阳陵泉各 25 分钟以治感冒，再灸肾俞、关元各 30 分钟以治腰痛。

四诊（5 月 25 日）　胃病见好转，进食增多，睡眠已正常，脐右下硬块已软，腿部自觉发热、有力，但血压同前，并时有胸中发闷。加灸：①膈俞 25 分钟，膻中、巨阙各 30 分钟；②肝俞、气海各 30 分钟。

7月6日　头晕减轻，其余诸症均好转，血压仍为 180/100 mmHg。

五诊（12月8日）　右耳聋已愈，头晕已轻，时有时无，全身有时仍无力。告其有时有力有时无力是经脉恢复通畅的好转迹象。加灸：①百会 20 分钟，腰阳关 30 分钟，三阴交 25 分钟;②哑门 20 分钟，肩井 25 分钟，照海 25 分钟。同初次灸方以治高血压。再加灸天池、间使各 25 分钟以治胸闷。

六诊（1964 年 2 月 23 日）　头晕好转，但左半身凉已有 10 年，时有复发。嘱其每日多灸 1 次左侧的灸穴。

7月1日　全身症状消失。

马老评按　该患者是脑力劳动过度导致的高血压，胸闷可能是由冠状动脉粥样硬化所致，灸治长达 1 年余，身体基本痊愈，令人高兴的是耳聋也治好了，这是灸治五脏背俞穴，尤其是肾俞的效果。另有一患高血压兼耳鸣的患者，只加灸了肾俞即症状缓解，这是因为肾开窍于耳。

病案三

邢某，男，61 岁，天津，1963 年 12 月 9 日初诊。

病史　从 1958 年起患高血压，当时测血压为 230/140 mmHg，治疗至今未愈。

现症　1963 年 9 月血压为 165/120 mmHg，最近未测量，头晕，乏力，畏凉食，左肋下痛，肠中气多，大便时干时稀。

摸诊　胃部和脐周按之硬痛，身柱穴和四肢内外侧穴均有压痛。

诊断　高血压，积聚。

治疗　1963 年 12 月 9 日开始用温灸法居家治疗。

灸方　①中脘、足三里各 30 分钟；②期门 30 分钟，太冲 20 分钟；③天枢、下脘各 30 分钟；④章门、气海各 30 分钟；⑤膈俞 25 分钟，膻中 30 分钟，巨阙 30 分钟；⑥脾俞、三阴交各 25 分钟。每天灸 1 组穴，6 天灸完，每天灸完之余热用于灸脐，循环灸治。

二诊（1964 年 2 月 24 日）　自觉胃中舒服，食量增加，体力增加，精神愉快。之前走去劝业场（编者注：距离约 1400 m）办事中间需歇 3 次，现在可中间不休息一直走到。加灸高血压、半身不遂及关节炎灸方的前 7 组穴。

灸后情况

3 月 4 日　3 月 2 日血压为 170/70 mmHg，进食量较前又有增加，睡眠正常，短时间工作不觉累。

4 月 2 日　自觉痊愈，走路、工作恢复正常，即使劳累时头也不晕。

6 月 3 日　5 月 27 日血压为 152/74 mmHg。进食增多，体重较灸前增加 10 kg。患者工作不忙时仍坚持灸治。

病案四

付某，男，20 岁，天津，1964 年 9 月 14 日初诊。

病史　1959 年患鼻病，经医院诊断为"萎缩性鼻炎"，医生建议行手术治疗，未应，遂用其他方法治疗，未效。1964 年 3 月又诊断为高血压。

现症　收缩压 170 mmHg，舒张压不明，胃痛，纳少，心悸，失眠，畏寒，鼻流清涕，时有鼻出血。

摸诊　胃部、脐旁均硬痛，两肋下有压痛，背后第 3 ~ 12 胸椎棘突、第 1 ~ 2 腰椎棘突和四肢穴均有压痛感。

诊断　高血压，萎缩性鼻炎。

治疗　1964 年 9 月 14 日开始用温灸法居家治疗。

灸方　以高血压、半身不遂及关节炎灸方施治。因患者还有鼻炎和胃病等，故先按如下 9 次穴灸方调理。

①期门 30 分钟，太冲 25 分钟；②下脘、气海、天枢各 30 分钟；③关元、曲骨各 30 分钟，三阴交 25 分钟；④膈俞 25 分钟，膻中、巨阙各 30 分钟；⑤三焦俞 25 分钟，腹结 30 分钟；⑥肝俞 25 分钟，章门 30 分钟；⑦肺俞、尺泽各 25 分钟；⑧囟会、印堂(兼攒竹)、合谷各 25 分钟；⑨天池、大陵各 25 分钟。先灸这 9 组穴，待其他症状缓解后，再灸高血压、半身不遂及关节炎 8 次穴灸方。

二诊（10 月 6 日）　灸后 7 天加灸高血压 8 次穴，每天上午、下午各灸 1 组，无不良反应，循环灸治。9 月 27 日曾到医院测量血压为 120/70 mmHg。同时，患者进食增多，睡眠转好，身体渐有气力，愿意劳动，腹内硬块变软，按压不痛，体重较灸前增加 3 kg，自觉病已痊愈，仅鼻炎未愈。嘱多灸肺俞、尺泽和囟会、印堂、合谷这 2 组穴。

灸后情况 10 月 10 日患者报信说，进食量又有所增加，近日无鼻出血，灸后感觉舒适，自称已离不开温灸。10 月 13 日体检，医生言病已痊愈，鼻病也已无大碍。

病案五

张某，男，19 岁，内蒙古，1965 年 4 月 1 日初诊。

病史 1 年前患高血压、心悸，后病情发展严重以致不能在校学习，经满洲里某医院治疗无效，该院开具证明让患者来天津或北京求治。患者到天津后住在表兄家，因其家属用温灸治好了慢性病，故介绍其前来求治。

现症 满洲里某医院测量血压为 180/120 mmHg，头晕，心悸，失眠，胃痛，消化不良，饮食减少，小腹痛，四肢关节痛，全身无力，不能看书学习。

诊断 高血压，胃痛，神经衰弱。

治疗 1965 年 4 月 1 日开始用温灸法居家治疗。以高血压、半身不遂及关节炎灸方加减穴位灸治。

灸方 ①中脘、足三里各 30 分钟；②期门 30 分钟，太冲 25 分钟；③章门 30 分钟，气海一器药燃完；④心俞、神门各 25 分钟；⑤膈俞、天池各 25 分钟；⑥肩井 30 分钟，间使 25 分钟；⑦环跳、阳陵泉各 25 分钟；⑧风市、申脉各 25 分钟；⑨肩髃、曲池各 25 分钟；⑩风池、悬钟各 25 分钟；⑪腰阳关、涌泉各 30 分钟；⑫身柱、委中各 30 分钟；⑬百会、哑门各 20 分钟，合谷 25 分钟，关元一器药燃完；⑭头维 25 分钟，丰隆 30 分钟。每天灸 1 组，14 天灸完，每次灸完后加灸脐 30 分钟，循环灸治。

二诊（4 月 6 日） 患者灸后感觉舒适，进食量增加，睡眠好转，原每晚睡 5 ~ 6 小时，现在每晚能睡 8 小时。照前灸穴继续治疗。

三诊（4 月 10 日） 患者进食量继续增加，心悸止，小腹痛和头晕好转，全身感觉气力增加（马老按：青年人灸后经络疏通得快，故痊愈得快）。嘱患者即日起每天上午、下午各灸 1 组，如果感到不适，再改为每天灸 1 组。

灸后情况　4 月 15 日，患者灸 2 周后没有不良反应，自觉病情好转，已能看书和写字。4 月 16 日，患者去医院检查，显示血压和心脏功能均恢复正常，疾病已无大碍。灸至 4 月 21 日即回满洲里，到家后来信言路上受风感冒。嘱其灸风门、阳陵泉，随即痊愈。

马老评按　该患者患病 1 年余，经医院治疗无效，用温灸治疗仅 20 天病即痊愈。这不仅是因温灸效果好，也因患者年纪轻，故灸后比老年人恢复得快。

病案六

付某，男，55 岁，天津，1976 年 9 月 15 日初诊。

病史　1962 年患高血压，1969 年又患冠心病，医院诊断为重度高血压和冠心病（病情严重），经治疗无效。由于长期冠状动脉粥样硬化，供血不足，致心绞痛。

现症　血压 190/140 mmHg，每日泄泻数次，心绞痛，精神恍惚，行动蹒跚，小腿浮肿，左半身无力，自觉将患半身不遂。

诊断　冠心病，高血压。

治疗　1976 年 9 月 15 日开始用温灸法治疗。

灸方　高血压灸方。①中脘、足三里各 30 分钟；②环跳、阳陵泉各 25 分钟；③风市、申脉各 25 分钟；④肩髃、曲池各 25 分钟；⑤风池、悬钟各 25 分钟；⑥身柱 25 分钟，腰阳关 30 分钟，三阴交 25 分钟；⑦委中、照海各 25 分钟。共 7 组穴，与心脏病 7 次穴灸方（编者注：当时心脏病为 7 次穴灸方，不含关元、曲骨、三阴交和肾俞、照海 2 组穴）交替灸治，第 1 天灸高血压灸方 1 组穴，第 2 天灸心脏病灸方 1 组穴，以此类推，循环灸治，每次灸完后加灸脐 30 分钟。1 个月后加灸新穴组百会、哑门、列缺各 25 分钟。先灸下脘、天枢、气海各 30 分钟，治疗泄泻，大便正常后开始以上述灸方治疗。

二诊（11 月 15 日）　连灸 2 个月，血压稳定在 140/（90～100）mmHg，左半身无力现象已消失，两腿逐渐有力，浮肿消失，每次能走路 3 km，行动便利，大小便正常。凡在晚上灸百会、哑门、列缺后，次日早晨血压即下降。原每日服降压药 3 次，现改为日服 1 次，并减少药量。心绞痛症状已减轻。嘱其自即日起，每日灸 2 组穴，隔 1 天灸 1 次百会、哑门、列缺，再加灸左乳头四周，每处 25 分钟，以治心绞痛。

三诊（1977 年 1 月 14 日） 已灸 4 个月，血压为 140/（90 ~ 100）mmHg，头痛、心慌、气短、胸痛等症状消失，小腹返热。患者自觉全身舒适，只眼胞浮肿。加灸肾俞、关元、曲骨各 30 分钟。

灸后情况 至 4 月 21 日，共灸 6 个月，10 余年的高血压和约 7 年的心脏病所有症状消失。

马老评按 付某自愈后至今（1981 年 5 月）未复发，而且积极宣传温灸疗法，主动帮助其他慢性病患者用温灸疗法治病，整理了《民间温灸疗法选编》文稿，并将中国人民解放军总医院（301 医院）翻印的《温灸治疗》小册子再翻印了 150 册赠送其他患者。

二、中风

马老认为中风与五脏密切相关。发病在肝者，因肝主筋，症状多为手指蜷缩不能伸直，足尖点地，抬起困难，患者易生气着急。发病在心者，因心主血、主舌、主神志，故多见面色红、言语不利和神志不清。发病在脾者，因脾主口，故多见口锅和流涎。发病在肺者，因肺主鼻，则多有鼾声。发病在肾者，因肾主水，主面色黑，故多见面黑和小便失禁。

《验方新编·中风》云："凡中风，忽然昏倒不省人事，须先顺气，然后治风。……最要分别闭与脱二证。如牙关紧闭，两手握固，即是闭证，用苏合香丸或三生饮治之。若口开，心绝也；手撒，脾绝也；眼合，肝绝也；遗尿，肾绝也。即是脱证。更有吐沫直视，肉脱筋骨痛，发直摇头，上窜面赤如血，汗出如珠，皆脱绝之证。"

中风患者的百会、风池、曲池、风市、悬钟、申脉、足三里、三阴交、照海及身柱穴在摸诊时有压痛感。

马氏温灸法具有很好的回阳固脱、通达经脉的效果。马老治疗过多例中风后神昏失语的患者，发现长期温灸对于中风患者的语言恢复有良好的疗效。

治疗时可选用高血压、半身不遂及关节炎 8 次穴灸方。如果出现五脏所属症状，可加心脏病 9 次穴灸方治疗，其中已包括应对心、肝、脾、肾所属症状的治疗，如出现肺所属症状时，可加灸肺俞、尺泽各 25 分钟，共 10 组灸穴。两灸方交替灸治，即第 1 天灸高血压 1 组穴，第 2 天灸心脏病 1 组穴，以此类推，循环灸治，直到痊愈为止。

（一）神昏不语灸法

对于中风神昏不语者，用多个温灸器同时灸神阙、中脘、足三里，持续灸治，直至患者能睁眼、说话为止。之后按照高血压、半身不遂及关节炎灸方治疗即可。

如患者神志尚清，灸前须向患者说明，施灸时若感觉灼痛即示意，当及时加垫布片以防烫伤。如患者此时口不能言，但耳能听，告知患者可以动手示意。

如患者昏迷，意识不清，无法自主示意，施灸者当每隔 3 ~ 5 分钟即用手背感受温灸器底面垫布温度，防止烫伤。同时检查垫布是否湿透，如湿透，应换干爽垫布。

（二）口眼㖞斜灸方

口眼㖞斜灸方

灸序	穴名	穴数	灸穴位置	施灸时间
第 1 次	地仓	2	口角外两旁 0.4 寸	各灸 25 分钟
	合谷	2	两手背第 1、2 掌骨间，当第 2 掌骨桡侧中点处	各灸 25 分钟
第 2 次	下关	2	两耳肉柱（耳屏）前 1 寸凹陷处	各灸 25 分钟
	冲阳	2	两足踝横纹中央下 1.5 寸	各灸 25 分钟
第 3 次	瞳子髎	2	两眼外角后 0.5 寸	各灸 25 分钟
	列缺	2	两手掌腕横纹外头上 1.5 寸	各灸 25 分钟

施灸注意

（1）每天灸 1 组穴，3 天灸完，每次灸完加灸脐 30 分钟，循环灸治。

（2）中风轻症患者若只有口眼㖞斜症状，用上述灸方灸后恢复较慢，可加高血压、半身不遂及关节炎灸方。

（三）言语不利灸方

言语不利灸方

灸序	穴名	穴数	灸穴位置	施灸时间
第1次	承浆	1	口唇下正中	灸30分钟
	天突	1	胸骨上窝正中	灸30分钟
	然谷	2	两足内踝尖下1寸往前2寸	各灸25分钟
第2次	天鼎	2	结喉两旁3寸下1寸	各灸25分钟
	合谷	2	两手背第1、2掌骨间，当第2掌骨桡侧中点处	各灸25分钟
第3次	地仓	2	口角外两旁0.4寸	各灸25分钟
	支沟	2	两手背腕横纹正中上3寸	各灸25分钟

施灸注意 每天灸1组穴，3天灸完，每次灸完加灸脐30分钟，循环灸治。

（四）小便失禁灸方

小便失禁灸方

灸序	穴名	穴数	灸穴位置	施灸时间
第1次	关元	1	脐下3寸	灸30分钟
	曲骨	1	脐下5寸（横骨①上沿）	灸30分钟
	三阴交	2	两足内踝尖上3寸	各灸25分钟

施灸注意 每天上午、下午各灸1次，每次灸完加灸脐30分钟，直到痊愈为止。

---

① 注：该处指耻骨联合。

>>> 病 案

病案一

张某，女，63 岁，天津，1962 年 5 月 12 日初诊。

病史 其长子苏某说，患者于 5 月 10 日早晨 4 点上厕所时摔倒，4 点 15 分不能言语，即送去医院治疗，至今已有 3 天时间。现已出院，但仍不能睁眼和说话。有高血压病史，血压常年波动在 190/130 mmHg 上下，1 个月前曾感觉右半身疼痛，并有呕吐症状。

现症 卧床，右半身不能动，不能睁眼和说话，左手时常指向头部，家属猜测是头痛，右侧手足发凉，脉搏 90 次 / 分。

诊断 脑出血，右侧半身不遂，高血压。

治疗 1962 年 5 月 12 日开始用温灸法居家治疗。先用温灸器灸脐，一器药燃完再接着装药灸中脘、足三里各 30 分钟，燃完后再装药，继续照此灸治，直至能睁眼、说话为止。睁眼后再照高血压、半身不遂及关节炎灸方，先灸前 7 组穴，第 8 组的百会、哑门、列缺穴待患者出现两足温热时（约 20 天后）再灸。

灸方 ①中脘、足三里各 30 分钟；②环跳、阳陵泉各 25 分钟；③风市、申脉各 25 分钟；④肩髃、曲池各 25 分钟；⑤风池、悬钟各 25 分钟；⑥身柱 30 分钟，腰阳关 30 分钟，三阴交 25 分钟；⑦委中、照海各 25 分钟；⑧心俞、神门各 25 分钟；⑨第二胸椎下、神道各 30 分钟，间使 25 分钟；⑩神阙，一器药燃完。

每天灸 1 组穴，10 天灸完，每次灸完后加灸脐 30 分钟，循环灸治。能睁眼、说话后，如有头痛，可加灸列缺 25 分钟。

二诊（5 月 13 日） 家属诉昨日午后灸脐，晚上再灸中脘、足三里后患者就睁眼说话了。患者诉头痛，灸列缺后头痛即止。患者自觉饥饿，当即喝小米粥一碗。马老嘱照前穴灸治 5 天后再来。

5 月 18 日 患者说话很清楚，排黑色大便 1 次（马老按：内有积热，肠道已通畅）。家属说昨天患者的血压为 130/90 mmHg，说明血压已明显下降。

5 月 22 日 患者精神状态很好，右半身已能活动，病情已见好转。

6 月 1 日 患者右半身上、下肢已能随意抬伸，说话很清楚，愿意起来坐着，食欲好，大便正常，但咀嚼时嘴轻微歪斜。

三诊（6月26日） 患者在7天前已能下床活动，不用拄拐杖，但面瘫症状未完全消失。加灸患侧曲池、颊车、地仓各20分钟，两侧劳宫25分钟。

7月16日 其子苏某来信说，患者病已痊愈，已回山西老家。

马老评按 此患者在医院治疗3天，病情未好转，用温灸法仅灸2组穴就能睁眼、说话了，连灸2个月左右即痊愈。之后又治一老年男性脑出血患者，依照此灸法灸治2组穴，患者即能睁眼、说话。由此看来，温灸对脑血管病效果良好。

病案二

刘某，女，63岁，天津，1962年5月31日初诊。

病史 其子黄某诉，患者右半身不遂已3个月，不能言语，一直服中药治疗至今，已能说话，但口齿不清。下床活动时需拄拐，自觉全身无力。

现症 头晕，口㖞，心悸，言语不利，右半身不遂，下床活动时需拄拐，右手不能伸缩，腰痛，全身无力。

诊断 右侧半身不遂，心脏病。

治疗 1962年5月31日开始居家温灸治疗。

灸方 高血压、半身不遂及关节炎灸方：①中脘、足三里各30分钟；②环跳、阳陵泉各25分钟；③风市、申脉各25分钟；④肩髃、曲池各25分钟；⑤风池、悬钟各25分钟；⑥身柱30分钟，腰阳关30分钟，三阴交25分钟；⑦委中、照海各25分钟；⑧百会20分钟，哑门、列缺各25分钟。第8组穴因在头部，故20天后再灸。

心脏病灸方：①天池、间使各25分钟；②心俞、神门各25分钟；③膏肓、巨阙、气海各30分钟；④关元、曲骨各30分钟，三阴交25分钟；⑤神阙，一器药燃完。

用高血压、半身不遂及关节炎灸方与心脏病灸方交替灸治，即第1天灸高血压、半身不遂及关节炎灸方1组穴，第2天灸心脏病灸方1组穴，循环灸治。

灸后情况 6月13日其子报信说，患者右胳膊疼痛减轻，体力增加。8月21日诉患者消化不好，左半身麻木。马老判断其为外风袭扰，加灸：①风门、阳陵泉各25分钟；②风池、列缺各25分钟。等外感证消失后再用半身不遂灸方。9月11日诉左半身麻木已好，右手攥拳有力，双腿逐渐有力，已恢复平常工作时的状态。1963年2月18日家属报信说，患者基本痊愈，只有心悸未好，嘱多灸心脏病灸方第1～3组穴。4月

20 日家属报信说，现在患者已痊愈，已能做饭、洗衣等。

‖ 病案三 ‖

佟某，男，57 岁，天津，1965 年 8 月 25 日初诊。

病史 患者之子（温灸爱好者）1965 年 8 月 25 日来就诊时说，他父亲患高血压已 10 余年，近几年血压经常在 220/120 mmHg 左右，有时还会更高。患者于 8 月 22 日下午 5 点突然昏倒，不能说话，左半身不能活动，去某医院治疗后，病情好转了 2 天，到第 3 天夜间再次发病，左半身不能动。8 月 25 日去天津总医院诊治，被诊断为"脑血管意外，左半身不遂"。

现症 左半身不能活动，头晕，头痛，高血压。

诊断 左半身不遂，高血压。

治疗 1965 年 8 月 25 日开始用温灸法居家治疗。按照半身不遂灸方治疗，先灸第 1 ～ 7 组穴，因第 8 组穴中的百会在头顶，故灸 2 个疗程后再加，以防下部经络未通而导致气血上攻头部，使症状加重。

灸后情况 患者诉，灸至 8 月 31 日夜间，腿部有虫爬感，随后腿即能动了（马老按：灸后四肢有虫爬感觉就是气血通行的表现）。灸至 9 月 3 日，上肢就能动了。灸至 9 月 11 日，能下床在屋里行走，后来能走到院中。灸至 9 月 13 日，能走到大门口，且能来回走好几次。灸至 9 月 14 日，可外出走到金钢桥，来回路程 0.5 km 有余。患者平素脾气急躁，但现在能静下心来每天坚持灸治 2 ～ 3 小时，情绪好了很多。

10 月 25 日家属来信说，现在患者能从家走到百货大楼，来回路程 5 km 有余，有的时候能肩扛 15 ～ 20 kg 的东西走很远的路，自觉上、下肢有力。目前患者仍坚持灸治，血压已降到 140/90 mmHg。

‖ 病案四 ‖

李某，男，71 岁，天津，1973 年 9 月 6 日初诊。

病史 患者于 1970 年 5 月初突然摔倒，不省人事，口流涎沫，牙关紧闭，当即被送往某医院，被诊断为"脑出血"，经抢救后患者苏醒，左半身已瘫痪，不能说话。经多方治疗，现可由他人搀扶下床活动，但仍不能说话。既往有高血压病史。

现症 左半身不遂，下床活动时需拄拐，左足尖不能抬起，口不能言，痰多，吐之不出。

诊断 左半身不遂，中风不语，高血压。

治疗 1973年9月6日开始用温灸法居家治疗。按照高血压、半身不遂及关节炎灸方先灸前7组穴，第8组穴以后再加。

灸后情况

9月28日 9月16日开始温灸，7天后患者打嗝、出虚恭（排气），感觉舒服。

10月1日 走路时左腿气力增加，可排队买菜，痰易咳出。

二诊（10月16日） 从10月10日开始左腿能独立站一会儿，逐渐能慢慢抬高，脚底已不擦地，遇到水洼能迈过，身体感觉轻快。再加用舌强语謇灸方：①哑门、天突各30分钟，通里25分钟；②支沟、合谷各25分钟；③间使、复溜各25分钟；④心俞、神门各25分钟；⑤肺俞、太渊各25分钟；⑥关元、曲骨各30分钟，三阴交25分钟。与前穴循环灸治，有补益元气之功效。让患者试喊"1、2、3、4、5"，练习发声。

三诊（1974年1月27日） 患者来信说，自觉头部沉重感消失，但还不能发声，已灸4个月，左半身活动已基本正常，舌根僵硬感好转，咳嗽时也比以前声音大。因半身不遂已好，患者信心增加，坚持每天灸2组穴。复函嘱再加灸：①膏肓、气海、足三里各30分钟；②肾俞30分钟，太溪25分钟。同前穴循环灸治。

4月5日 喉中能喊出"1、2"二字。

9月30日 已灸1年，半身不遂症状完全消失，蹲下能起来。

四诊（1975年4月15日） 嘱患者将膏肓、哑门等穴的施灸时间延长，由30分钟渐加到60分钟，停用高血压、半身不遂及关节炎灸方。

4月30日 患者诉增加施灸时间后头部胀痛，遂嘱其适当减少灸疗时间。患者原先头发全白，现中间有部分变黑，谢顶处有新头发长出，这令患者十分意外。（马老按：中医认为肾"其华在发"，这是肾气恢复的表现。）

1975年5月7日 患者来马老家，见面先说"您好"，马老听到后非常高兴。患者说在5月5日夜间头后部似有虫爬的感觉，头部阵痛、发胀，不能入睡，恐怕又患脑出血，急灸脐1小时，后睡着。次日（5月6日）早晨，醒后感觉全身非常舒服，起床后照例喊字，感觉到后脑内轰响了一下，随即又像扎针似的酸、麻、胀，由脑后一直往脊背下去，这时再喊"1、2、3、4、5"，突然能声音很高地喊出来了。患者喜悦之情是笔墨所不能形容的。

11月13日　患者自述从5月6日能说话后，被侄子（北京椿树医院医生）接去北京住了半年，其间与许多医生交流，当他们听说温灸能治好中风不语时都很惊异。

马老评按　该患者治疗周期较长，治疗效果很好，这从两个方面反映出马氏温灸法的良好治疗作用：①灸至1年，患者半身不遂症状彻底消失；灸至1年半，患者的语言功能恢复，说明长期坚持灸疗，会取得良好的治疗效果。②经长时间灸治，患者部分白发变黑，并长出新发，说明温灸对改善患者整体功能状态是有很大作用的。

病案五

崔某，女，45岁，天津，1981年2月18日初诊。

病史　其丈夫王某诉，患者于1977年检查出患高血压，当时测血压200/110 mmHg，同时伴有心律不齐、胃溃疡。1981年春节，患者与同事发生口角后患右半身不遂。

现症　右半身不遂，手指挛缩，胸闷，心律不齐，心率130～138次/分，头晕，头痛，胃痛，消化不良，饭后呕吐，呃逆，腰痛，痛经，尿失禁。

诊断　右半身不遂，心脏病，胃溃疡，妇科病。

治疗　1981年2月18日（患病10天后）开始，按照高血压、半身不遂及关节炎灸方与心脏病灸方交替灸治，并每天用温灸器敞盖烟熏右手指尖30分钟。

灸后情况

2月23日　烟熏右手指尖1小时，手即能张开，并自觉全身气机活动，呃逆止。灸疗后小便浑浊，每3小时下1次，现已恢复正常。进食增多，能下床活动。

4月8日　走路时已不用拄拐，能自己去公园散步，血压为180/95 mmHg，脉搏60次/分。睡眠好转，情绪好转，腹胀消失。

5月19日　手指挛缩已好，可做针线活，血压140/85 mmHg，患者基本痊愈。

病案六

　史某，男，69岁，天津，1983年8月18日初诊。

病史 患高血压已 10 余年，血压最高达 240/140 mmHg，1979 年 5 月患脑血栓致右半身不遂，经某医院治疗 5 个月后痊愈。1982 年 8 月，患者第 2 次中风后又致右半身不遂，至今未愈。

现症 右手能写字，右腿行动不便，走路时需挂拐，左面部麻木、痉挛，右面部松弛，流泪，情绪急躁，记忆力减退，耳鸣，饮食、二便正常。血压 170/110 mmHg，心电图检查示心电轴左偏。

诊断 右半身不遂，高血压，心脏病，面瘫（中枢性），耳鸣。

治疗 1983 年 8 月 18 日开始居家灸治。

灸方 按照高血压、半身不遂及关节炎灸方与心脏病灸方，加灸：①瞳子髎、丘墟各 25 分钟；②听会、合谷各 25 分钟；③地仓、冲阳各 25 分钟。每天灸 1 组穴，交替循环灸治。

灸后情况

8 月 27 日　只灸了 2 组穴，患者即觉腿部力量增加。

8 月 31 日　因求愈心急，患者每天灸 2 组穴，未觉不适。

10 月 27 日　患者自觉右腿有力，可外出游玩，面部症状好转，两足返热。

1984 年 2 月 14 日　患者走路时可不挂拐，其他症状好转。

3 月 9 日　患者血压 150/80 mmHg，耳鸣已止，走路正常，每天可在南开公园跑步，未见心脏症状，患者基本痊愈。

1985 年 2 月 2 日　刘某（病友）来马老处说，现在史某行动自如。

马老评按 本患者为中风第 2 次发病，共灸治 7 个月痊愈。可见长期温灸对于多次发病的中风患者也有良好疗效。

病案七

某女，67，北京，2019 年 11 月 15 日初诊。

病史 中风后半身不遂，右侧肢体肌力微弱，不可抬起。

现症 面色㿠白，肌肉无力，情绪不佳。右腿不能抬起，左腿肌肉力量弱，只可偶尔屈伸。左臂肌肉力量不足，可抬起到胸前，右臂不可抬起，手指僵硬，不能自主屈伸。

诊断 痿证，中风后遗症。

灸方 ①承浆、中脘、足三里各30分钟；②环跳、阳陵泉各25分钟；③风市、申脉各25分钟；④肩髃、曲池各25分钟；⑤风池、悬钟各25分钟。每天灸1次，循环灸治，每次灸后用余热灸关元、神阙各30分钟。

灸后情况 用马氏温灸法治疗1周后，患者右臂可屈伸，左臂可灵活触摸面颊和帽子。温灸2周后，患者右臂和手腕即可旋转，右手可屈伸，右腿力量加强。温灸1个月后，患者右臂可做洗脸、刷牙动作，手可屈伸，可握物，右下肢肌力加强，左上肢脱帽戴帽活动自如，左下肢屈伸灵活。同时，因糖尿病引发的足跟溃破和褥疮也愈合了。

该患者本身患有糖尿病、高血压等多种疾病，并已有褥疮、糖尿病足等并发症，采用马氏温灸法治疗，明显改善了患者肢体无力、肌肉萎缩的症状，患者生活逐渐能自理。

编者按 马氏温灸法对中风后遗症之半身不遂及各类关节退行性病变疗效显著。

马氏温灸法兼顾调理肝、脾、肾，可从根本上促进患者气血运行，提高患者机体自愈能力，在短时间内，缓解患者半身不遂症状，让患者能够尽早恢复正常生活。

在指导患者居家温灸中，很多外地的中风后遗症患者使用相应灸方均取得了很好效果。

三、心脏病

马氏温灸法治疗心脏病是马老从1960年开始义务为民治病的过程中总结、创制出来的，经过数十年的临床实践，现在被广泛应用于冠状动脉粥样硬化、心肌梗死、瓣膜性心脏病、心力衰竭、心律失常等各类心脏疾病的治疗，并取得了良好的临床效果。20世纪80年代，《中国针灸》杂志、《长寿》杂志、《天津日报》、天津电视台曾多次对马氏温灸法进行报道。马氏温灸传承团队对马老治疗心脏病的资料进行了整理，现将马老治疗心脏病的方法介绍如下。

摸诊 指压患者少海穴和背后第3～7胸椎棘突下，如果患者有明显压痛感，预示患者有心脏疾病，尤其以第5胸椎棘突下压痛的诊断意义最大，心脏疾病的患者一般在此处最早出现压痛现象。一般来说，压痛点疼痛重则病重，疼痛轻则病轻。临床上，应该充分结合患者的症状，诊断出明确的心脏病相关证型。

心脏病灸方

灸序	穴名	穴数	灸穴位置	施灸时间
第1次	承浆	1	口唇下正中	灸30分钟
	中脘	1	剑突与脐连线正中	灸30分钟
	足三里	2	两外膝眼下3寸	各灸30分钟
第2次	下脘	1	脐上2寸	灸30分钟
	气海	1	脐下1.5寸	灸30分钟
	天枢	2	脐两旁2寸	各灸30分钟
第3次	期门	2	两乳头下4寸	各灸30分钟
	太冲	2	两足大、次趾根上2寸	各灸25分钟
第4次	关元	1	脐下3寸	灸30分钟
	曲骨	1	脐下5寸（横骨上沿）	灸30分钟
	三阴交	2	两足内踝尖上3寸	各灸25分钟
第5次	心俞	2	背后第5胸椎棘突下两旁1.5寸	各灸25分钟
	神门	2	两手掌腕横纹内头	各灸25分钟
第6次	膈俞	2	背后第7胸椎棘突下两旁1.5寸	各灸25分钟
	膻中	1	两乳头正中	灸30分钟
	巨阙	1	剑突下2寸	灸30分钟
第7次	厥阴俞	2	背后第4胸椎棘突下两旁1.5寸	各灸25分钟
	少海	2	两胳膊伸直肘横纹内头	各灸25分钟
第8次	天池	2	两乳头外1寸	各灸25分钟
	间使	2	两手掌腕横纹正中上3寸	各灸25分钟
第9次	肾俞	2	背后第2腰椎棘突下两旁1.5寸	各灸30分钟
	照海	2	两足内踝尖下1寸	各灸25分钟

施灸注意

（1）每天灸 1 组穴，9 天灸完，每次灸完后加灸脐 30 分钟，循环灸治，直到痊愈。

（2）身体弱、食欲差者，每穴施灸时间减 10 分钟，待进食量增多、身体状况好转再恢复正常施灸时间。否则，患者可能出现头晕、口干等现象。若出现上述症状，停灸 1 天即好。

（3）风湿性心脏病兼患关节痛者，可再加高血压、半身不遂及关节炎灸方交替灸治，即第 1 天灸心脏病灸方 1 组穴，第 2 天灸高血压、半身不遂及关节炎灸方 1 组穴，循环灸治。

（4）心脏病合并慢性支气管炎、肺源性心脏病者，以及心脏病合并肝脾肿大者，可按照心脏病灸方再加下表中穴位灸治。第 1 天灸心脏病灸方 1 组穴，第 2 天灸加穴灸方 1 组穴，交替循环灸治即可。

心脏病加穴

灸序	穴名	穴数	灸穴位置	施灸时间
第 1 次	肺俞	2	背后第 3 胸椎棘突下两旁 1.5 寸	各灸 25 分钟
	尺泽	2	两胳膊伸直肘横纹外头	各灸 25 分钟
第 2 次	膏肓	2	背后第 4 胸椎棘突下两旁 3 寸，即肩胛骨内下角往外指压痛处	各灸 30 分钟
	昆仑	2	两足外踝尖后凹陷处	各灸 25 分钟
第 3 次	中府	2	两肩内侧第 1 肋骨下（指压痛处）	各灸 25 分钟
	乳根	2	两乳头下 1.6 寸	各灸 25 分钟
第 4 次	身柱	1	背后第 3 胸椎棘突下凹陷处	灸 30 分钟
	灵台	1	背后第 6 胸椎棘突下凹陷处	灸 30 分钟
	太溪	2	两足内踝尖后凹陷处	各灸 25 分钟
第 5 次	肝俞	2	背后第 9 胸椎棘突下两旁 1.5 寸	各灸 25 分钟
	章门	2	两臂屈肘夹紧两侧肋骨时肘尖正对处，第 11 肋的游离端下方	各灸 30 分钟

灸序	穴名	穴数	灸穴位置	施灸时间
第6次	脾俞	2	背后第 11 胸椎棘突下两旁 1.5 寸	各灸 25 分钟
	阴陵泉	2	两膝内辅骨（胫骨内侧髁）后下方凹陷处	各灸 25 分钟

注：第 4 组穴身柱、灵台、太溪为马老经验穴组，治疗哮喘效果显著。

（一）风湿性心脏病

病因 风湿性心脏病是由甲组乙型溶血性链球菌感染引起的，该病菌主要侵袭心脏的瓣膜部位，造成二尖瓣、主动脉瓣、肺动脉瓣、三尖瓣狭窄或关闭不全。尽管当前风湿性心脏病的发病率已经有所降低，但是此病在临床上依然常见。此外，其他原因引起的心脏瓣膜疾病使用温灸法治疗，同样会取得良好的疗效。

症状 心悸，常见心动过速，脉搏每分钟可达 130 次以上，阵发性心律失常，胸闷，睡眠时不愿向左侧卧，四肢关节疼痛，乏力，头晕，失眠，多梦，易出汗，害怕外界声响刺激，易感冒（常因感冒而导致病情加重）。严重时小便不利、全身水肿。

摸诊 风湿性心脏病患者的巨阙穴常常有压痛感，跳动撞手，少海穴和背后第 3～7 胸椎棘突下可出现压痛，尤以第 5 胸椎棘突下反应明显。

治疗 若有感冒症状，先灸风门、阳陵泉各 25 分钟。若大便干，先灸左大横、承山各 30 分钟，大便正常后再按照心脏病灸方治疗。

若小便不下以致全身水肿，可先使用利水灸方，每天灸 1 组穴，5 天灸完，每次灸完后加灸脐 30 分钟，循环灸治，待水肿减轻止灸，再改用心脏病灸方。

利水灸方

灸序	穴名	穴数	灸穴位置	施灸时间
第1次	关元	1	脐下 3 寸	灸 30 分钟
	曲骨	1	脐下 5 寸（横骨上沿）	灸 30 分钟
	三阴交	2	两足内踝尖上 3 寸	各灸 25 分钟

灸序	穴名	穴数	灸穴位置	施灸时间
第2次	水分	1	脐上1寸	灸30分钟
	中极	1	脐下4寸	灸30分钟
	水道	2	脐下3寸两旁2寸	各灸30分钟
第3次	偏历	2	两手背腕横纹内头上3寸	各灸25分钟
	复溜	2	两足内踝尖后上2寸	各灸25分钟
第4次	小肠俞	2	背后第1骶椎棘突下两旁1.5寸	各灸25分钟
	阴陵泉	2	两膝胫骨内侧髁后下方凹陷处	各灸25分钟
第5次	大肠俞	2	背后第4腰椎棘突下两旁1.5寸	各灸25分钟
	腹结	2	脐两旁4寸往下1.3寸	各灸30分钟

>>> 病 案

▌病案一▐

庞某，女，42岁，天津，1959年4月6日初诊。

病史 1955年怀孕期间患高血压，生产后2个月做输卵管结扎手术，术后出现头痛、发热、心悸症状，曾一度昏迷，当时血压250/160 mmHg，服中药无效。经某医院检查，确诊为"风湿性心脏病，高血压（肾性）"，经治疗病情未好转。

现症 头晕头痛，胸闷气短，心悸，腿痛，四肢无力，时有上肢震颤。已卧床7个月，活动后即头晕，血压190/110 mmHg。

摸诊 触左乳下心尖搏动处撞手。

诊断 风湿性心脏病，高血压。

治疗 1959年4月6日开始用温灸法居家治疗。因头晕，先灸腿部穴位，以引热下行。

灸方 ①足三里、阳陵泉各20分钟；②悬钟、昆仑各20分钟；③三阴交、膝盖痛处各25分钟。每天1组穴，3天灸完，每次灸完用余热灸脐，循环灸治。

二诊（4月13日） 连灸7天后患者能够坐起，加灸：①中脘、气海、关元各30分钟；②心俞25分钟，通里20分钟；③肝俞25分钟，期门30分钟；④肾俞30分钟，照海25分钟；⑤肩髃、曲池各25分钟；⑥环跳、风市各25分钟；⑦风池20分钟，申脉25分钟。连同前3组穴，10天灸完，每次灸完用余热灸脐，循环灸治，直到痊愈。

灸后情况 灸至半月患者能下床活动，灸至50天能做缝纫工作。心尖搏动处撞手现象已经消失，但血压仍在170/110 mmHg左右，已无头晕和其他症状，自觉痊愈，遂止灸。嘱其再巩固灸治一段时间，终因家务忙未再灸治。

随访 止灸后患者身体一直很好，1960年4月曾轻度复发1次，灸后即好。1980年随访时患者称20年一直未复发。

▌病案二▐

高某，女，51岁，天津，1960年1月15日初诊。

病史 自1949年1月一次感冒后即出现头晕、咳嗽、心悸症状，时轻时重。1954年绝经。1954年去医院就诊，被诊断为"风湿性心脏病"，服中药无效。1959年12月感冒后病情加重，卧床不起。

现症 卧床不起，胸闷憋气，心悸，睡眠差，噩梦多，出虚汗，全身震颤，虽子女抱持而不能止，腿不能伸直，腰背痛，两胁胀，肝大，纳差，呃逆，易怒，易感冒，感冒后病情加重。

摸诊 扪左乳下心尖搏动处撞手，剑突下有硬块至脐上，肝大，超过肋下二横指。

诊断 风湿性心脏病。

治疗 1960年1月15日用温灸法居家治疗。

灸方 因患者体弱卧床，只能灸身体前部穴位，予每天灸膻中、中脘、昆仑各20分钟。灸3天后，胸闷症状减轻，饮食稍好。

二诊（1月18日） 不慎感冒，体温高达39 ℃，咳嗽、无食欲、全身无力。予灸风门20分钟，中脘、足三里各30分钟。

三诊（1月20日） 体温37.8 ℃，精神状态好转，咳嗽减轻，稍有食欲，自觉腹内气机活动，感觉舒适。予灸乳根、足三里、三阴交各20分钟。

四诊（1月21日） 体温36.9 ℃，感冒已好，腿可伸直。予灸风门、期门各20分钟，气海 30 分钟。

五诊（1 月 22 日） 咳嗽减轻。予灸中脘、足三里、昆仑各 20 分钟。

六诊（1 月 23 日） 再次不慎着凉，体温 38.2 ℃。予灸风门、膻中、巨阙各 20 分钟。

七诊（1 月 25 日） 体温 36.9 ℃，咳喘减轻，能咳吐稀痰。予灸肺俞、巨阙、中脘各 20 分钟。

八诊（1 月 26 日—28 日） 予灸下脘、气海、天枢各 20 分钟。

九诊（2 月 1 日—3 日） 能下床活动，予灸期门、中脘、足三里各 20 分钟。

十诊（2 月 4 日—7 日） 咳喘、心悸均减轻，噩梦止，呃逆、头晕消失。予灸心俞、通里、复溜各 20 分钟。

十一诊（2 月 8 日—9 日） 虚汗止，能洗少量衣服。予灸：①膻中、巨阙、足三里各 20 分钟；②心俞、神门、中脘各 20 分钟。每天灸 1 组穴。

十二诊（2 月 10 日—12 日） 咳嗽痰少，饮食增多。予灸乳根、期门各 20 分钟，关元 30 分钟。

十三诊（2 月 13 日—15 日） 咳嗽进一步好转，脐上硬块可活动，已出虚恭。予灸膈俞、膻中、巨阙各 20 分钟。

十四诊（2 月 16 日—17 日） 精神状态甚好，能做简单家务，呃逆止。予灸肝俞、承满各 20 分钟。

十五诊（2 月 18 日） 总结 1 月 15 日至 2 月 17 日灸治情况，列出初治心脏病灸穴组如下。①中脘、足三里各 30 分钟；②下脘、气海、天枢各 30 分钟；③乳根、三阴交各 25 分钟，关元 30 分钟；④心俞、通里各 25 分钟；⑤天池、间使各 25 分钟；⑥膈俞 25 分钟，膻中、巨阙各 30 分钟；⑦肝俞 25 分钟，期门 30 分钟；⑧膏肓 30 分钟，昆仑 20 分钟。每天灸 1 组穴，8 天灸完，每次灸完加灸脐 30 分钟，循环灸治。如有感冒症状，先灸风门、阳陵泉各 25 分钟。

灸后情况

2 月 29 日 患者自觉胃部已无蠕动声音，心悸减轻，咳嗽、咳痰均好转，2 月 25 日、26 日排下黑色圆球状大便各 1 次，说明肠中积滞通开。患者体力增加，可做适当家务劳动。

3 月 10 日 患者心下脐上感觉舒适，饮食有增加，咳嗽大见好转，但小腹仍胀，测血压 140/80 mmHg。对于脐下腹胀，嘱可多灸第 2、3 组穴。

3 月 30 日　各种症状均好转，能去粮店买粮 5 kg。

4 月 15 日　患者灸膏肓穴感觉到响声，随后灸感下传，全身舒适。

5 月 26 日　经常去粮店买粮，每次 5 kg，不觉疲劳。

6 月 25 日　可去南市看戏，来回不觉累。（马老按：能看戏不怕吵闹，说明心悸好转。）

11 月 11 日　面容丰润，精神愉快，天气虽凉但并未患感冒。

1961 年 2 月 17 日　马老去看患者时，其正在做工纺石棉线（做加工活补贴家用）。患者自觉身体已痊愈，不再坚持灸治。

编者按　此病案是马老通过治疗实践，初步形成了心脏病循环灸方的病例。

附记

该患者此前曾请一位 70 多岁的老中医李某给自己治病，历经数年未见好。在见到高某用温灸治病有好转时，李老中医通过高某约马老见面。1960 年 4 月 3 日，二人见面，李老中医说："高某的病我用中药治疗数年，每次用药后次日早晨必到她家门口看是否挂上死亡标志。我没有治好的病，你是怎么治好的？"

马老答道："我本不是医务人员，而是从商多年，医学专业知识不能与你们科班出身的医生相比。只因自己曾患病 12 年，求治于中西医而不得治。之前虽曾学习温灸，但还不会用温灸自治。在等死未死的时候，经老伴提醒启发，重新研究温灸，在治疗自己疾病的过程中，摸索出治疗慢性病的方法。高某是我专职实行义务治病后遇到的第一个患者，边研究边治疗，三个多月见到了一定的效果。"

病案三

张某，女，23 岁，盲人，天津。［张某的丈夫胡景光（盲人）是温灸爱好者，曾将 1965 年马老写的温灸书稿近 15 万字译成盲文。］

1968 年春夫妻二人来就诊时说，张某原有风湿性心脏病，经常住院治疗。去年结婚现怀孕，到医院检查时医生建议流产，否则生产时会有生命危险。夫妻二人均不愿手术，特来求问温灸治疗法。嘱其坚持温灸，可到生产时降低危险。之后患者按照心脏病灸方坚持灸到产期。1968 年底给马老带口信来，生了一个重 3.75 kg 的男孩，母子平安。1972 年 2 月又生一个重 4 kg 的男孩。此时经医生检查患者心脏功能很好，杂音已小，脉搏每分钟 80 次上下。1974 年夏天又见到她时身体非常健康。

该病例证明，温灸不仅对心脏病治疗效果良好，还对身体虚弱者有增强体质的作用，并且可以适用于怀孕的患者。

编者按 马老曾在给患者的复信中提到："孕妇灸至产期已见到安全，但五个月后不灸关元，因正在子宫处，为慎重（起见）不灸，但真正如何未经验（证）。"在此，特别提醒孕妇患者注意。

病案四

米某，女，45 岁，天津市中心妇产科医院护士，1975 年 5 月 19 日开始居家温灸。

患者于 1950 年患风湿性心脏病，经过两次手术未愈，服中西药无效，以后发展到肝脾肿大、房颤、肾炎，全身水肿，乃至卧床不起。其所在医院保健室于 1975 年来访问学习温灸，获得心脏病灸方并应用于患者，经过半年温灸治疗，治好了患病长达 25 年的心脏病，使其恢复健康，现已正常工作出行。患者痊愈后写出《温灸治疗情况总结》，因有一定的参考价值简录如下。

温灸治疗情况总结

（一）病情简介：我（米某）是在 1950 年因患高烧二十余天后得了风湿性心脏病，但因当时没有卫生知识，也不懂得风湿性心脏病的症状及危险性，虽然出现了心悸气短，但不知道为什么这样。1951 年，因心脏病、肺部瘀血而吐血，认为是肺部有病，所以到结核病医院做透视检查，当时检查结果为两肺阴性，心脏扩大，医生建议检查心脏，当时因对心脏病的严重程度没有认识，所以没有再对心脏做进一步检查。1952 年考入护校时进行体格检查，才发现风湿性心脏病（二尖瓣狭窄）并心脏扩大，从此确诊为"风湿性心脏病（二尖瓣狭窄）"。

1958 年患慢性心力衰竭，1959 年做第一次心脏手术（二尖瓣分离），术后效果不佳，又于 1960 年患急性肺水肿①、心力衰竭，经及时抢救恢复过来，于是在 1965 年再

---

① 1960 年患急性肺水肿。马老认为，急性肺水肿可以从肾论治，病机为肾气不足，无力气化水液，小便不利，使水液上犯于肺。同时，根据中医五行生克关系，肾与心功能密切相关，正常人体需要水火相济。现在心脏病灸方于 1979 年 5 月加关元、曲骨、三阴交和肾俞、照海 2 组穴可治疗此病。

次做二尖瓣分离手术，术后一般劳动都能参加。上班六年之后，在 1972 年传染上了肝炎，因为处于急性发作期而休息。在三个多月时（1972 年 6 月）突然出现心房颤动，而住医院治疗（中医）三个多月，但肝病和房颤都不见好转，同时又发现血小板减少出现紫癜，从此身体一天比一天差。虽然中西医把肝病治好了，但体质还不如以前，卧床不起，生活不能自理，越到夜间病越厉害，经常坐着，甚至于变成持续性心房颤动。挂急诊，打强心针或住院治疗。到 1974 年冬至 1975 年初春，发展到全身浮肿，食欲极度不佳，小便量少而色黄，甚至不服利尿药就无小便。这时我想完了，慢性心力衰竭发展到肾功能也不行了。这时到西医那里说，"你心脏手术也做了，也没有什么办法啦，你就算不错了，好好养着吧，不过要做更坏的准备呀"。到中医那里说，"不要着急，要想好是不能的，就吃药维持现状吧"。就这样看着自己的病一天比一天严重下去，虽然如此，但我并没有因病情一天比一天严重而增加思想负担，我想人总是要死的，死并不可怕，怕的是活着不能为党而工作，这是我最大的负担。在 1975 年春天，正在我的病一天天坏下去的时候，我院保健室给介绍用温灸治疗风湿性心脏病方法。

（二）温灸治疗风湿性心脏病的初步总结：温灸虽说能治风心病，但是效果究竟如何？能否治好做过两次心脏手术的我呢？温灸对我这个病的效果如何呢？是好是坏还是无效呢？虽然我有这些想法，但是因为我有把自己的一生献身于社会主义建设的心，只要说有办法，能治好我的病，使我能继续工作的话，是刀山我敢上，是火海我敢闯！我是什么都不怕，不怕死更不怕痛苦！就是在这种思想支配下，曾做过两次手术，对于温灸也是可以尝试的。

实践出真知，不试就等于否定了效果。我从 1975 年 5 月 19 日开始用温灸治疗风心病，到目前总共温灸半年多时间，疗效比较明显，在这半年期间从未间断过一次，即使在炎热的夏天也没有停止过一次。在温灸过程中也走过一段弯路，总结出一些经验。

经人介绍温灸时说，每天要灸 3 ~ 4 个穴位，按规定时间体弱者每穴减少 10 分钟，一个月后改为规定时间。我因求愈心急没有按照这样操作，所以在灸后出现心慌心悸，非常难受[①]，当时想没有感冒也没有劳累，为什么心慌心悸这样难忍呢？是否是因为灸

---

① 灸后症状加重。病久身体虚弱患者，施灸时间应每穴减少 10 分钟，待灸后病情好转再按灸方规定时间施灸。

的时间长了？后来减少了 10 分钟便好了。

在温灸过程中，发现灸下脘、天枢、气海这组穴后，第二天我全身好像吹了气似的，浮肿得非常厉害[1]，后来我就每灸到这组穴位时减少一些时间就好了。

在治疗过程中一定要耐心坚持，我温灸一连三个月，每天灸一次从未间断，但是温灸后该难受还是难受，夜间还是一样要坐着睡[2]，可是灸到第三个月时（正是伏天非常热），我能开窗睡觉了（马老按：这是很危险的事，风心病病人不应夜间开窗睡觉，如着凉则病情立即加重，此时速灸风门、阳陵泉各 25 分钟尚可以挽救，否则已见数人因此而亡），并且能扇扇子了。这种变化从没有过，从得病二十多年来从未用过扇子，因为怕风，而现在却不怕风了。灸到五个月时大小便基本正常，肿也消了，夜间也很少坐着睡，同时停服中药，食欲也好转，血小板也有好转，目前已增加到 10 万 /mm³ [编者注：当时使用的正常参考值为（10 万 ~ 30 万）/mm³] 左右，现在自己能出去看病、买菜、洗衣、扫地等。

自从温灸开始治疗到目前没有感冒，我就按马老说的规定穴位灸，比如我感觉身上发冷，马上就连服银翘再灸治感冒穴（风门、阳陵泉各 25 分钟）即好，所以流行性感冒无论多严重，但我没有染上。其余从略。

灸方：按照原规定 7 次穴已减少 10 分钟，即①中脘、足三里各 20 分钟；②期门 20 分钟，太冲 15 分钟；③下脘 20 分钟，天枢、气海各 15 分钟；④心俞、神门各 15 分钟；⑤膈俞 15 分钟，膻中、巨阙各 20 分钟；⑥厥阴俞、少海各 15 分钟；⑦天池、间使各 15 分钟。每次加灸脐 20 分钟，循环灸治。

米某
1975 年 12 月 2 日

马老评按 天津市中心妇产科医院保健室薛、杨二位医生于 1975 年 4 月 12 日来学习温灸法，因其本院职工刘某用温灸治好肾炎，引起院领导重视，想用温灸为本院职工治疗慢性病。当时给予相关灸方，并教给使用方法。1975 年 12 月 2 日，薛某把米某

---

① 灸下脘、天枢、气海后第二天水肿加重。这是腹内存有水气，并且经脉未通的缘故，等肠道经络通开后即无此现象。减 10 分钟灸治时间的意义在于缓缓灸通经络，使患者容易承受。

② 只能坐着睡，不能卧睡，因卧即喘。这是肺部有积水，等肾脏功能好转，小便增多，积水下行，就能卧睡。因其有水肿而未加利水灸方，故水下得慢。现在心脏病灸方已加肾俞、照海和关元、曲骨、三阴交这两组穴，也是为了心源性水肿症状而设置的。

写的《温灸治疗情况总结》送来，米某又亲自介绍了用温灸法治疗 6 个月以来的情况。米某在治疗中没有与我联系，是自己照心脏病灸方治的，所以走了一些弯路，原来灸方上已注明兼气管炎和水肿都应再加穴，以及灸穴减 10 分钟，待饭量增多后再恢复原来的时间，这些全未遵照，故见效迟了。

病案五

郎某，男，42 岁，河北省，1983 年 3 月 6 日初诊。

病史 其子郎某某（河北工学院学生）来述，患者 3 个月前因感冒引起心脏不适，经医院检查诊断为"风湿性心脏病"，经治疗无效。

现症 胸闷气短，心动过速，咳嗽气喘，易生气，腿痛，易感冒，感冒后病即加重，饭量为日 1 斤粮，大便秘结，3 日 1 次，小便次数少。

诊断 风湿性心脏病。

治疗 1983 年 3 月 6 日开始用温灸居家治疗。先治大便秘结，后照心脏病 9 次穴灸方，加肺俞、尺泽各 25 分钟。

二诊（4 月 9 日） 其子来信说，患者灸了 1 个疗程后就能下床，并能外出活动，病情明显好转，但还有腿痛。复信告知有腿痛，可能上肢也会有痛，这是风湿性心脏病多有兼患。故寄去关节炎灸方和心脏病灸方，交替灸治。

灸后情况

6 月 26 日 其子来信说父亲的病用温灸治疗以来一直很好，近 1 个月已能到田地里干一些轻活，但心律还是不齐，可医生检查说痊愈了，说这个病不能恢复原状。复信嘱其坚持温灸。

9 月 4 日 其子来信说患者症状已完全缓解。

1984 年 3 月 18 日 其子来访说，寒假回家，见父亲身体较生病前更健康。

（二）其他心脏疾病（病案）

病案一

孙某，女，22 岁，未婚，天津，1960 年 2 月 1 日初诊。

病史　患头晕、心悸 3 年，屡治无效。

现症　头晕，心悸，气短，耳鸣，失眠多梦，腰部酸痛，月经不调，白带多，消化不良，曾在工作时晕倒，现休病假。

摸诊　胃至脐下和脐两旁均按之硬痛，背后第 4～7 胸椎棘突下和少海、风池、三阴交、照海处均有压痛。

诊断　心悸，月经不调。

治疗　1960 年 2 月 1 日用温灸法居家治疗。

灸方　①中脘、足三里各 30 分钟；②关元、中极各 30 分钟，三阴交 25 分钟；③心俞、通里各 25 分钟，巨阙 30 分钟；④期门 30 分钟，太冲 25 分钟。每天 1 组，4 天灸完，每次灸完用余热灸脐，循环灸治。

二诊（2 月 10 日）　灸后腹内有舒适感，加灸：①肝俞 25 分钟，章门 30 分钟；②肾俞 20 分钟，照海 25 分钟；③下脘、天枢、气海各 30 分钟；④风池 20 分钟，悬钟 25 分钟；⑤膈俞、大陵各 25 分钟。与前穴循环灸治。

灸后情况

2 月 16 日　消化已好，进食增多，噩梦已止，精神佳。

2 月 20 日　心悸次数减少，白带已少。

三诊（2 月 28 日）　头晕减轻，失眠已痊愈，气短已无。但今有感冒和大便秘结，加灸风门 20 分钟、左大横 30 分钟、承山 20 分钟。

3 月 6 日　诉灸风门、左大横等穴后感冒痊愈，大便在夜间即下。头晕和心悸均减轻，月经第 23 天来。

3 月 14 日　患者基本痊愈，只有腹内硬块变软未根除，嘱其多灸病块处 30 分钟。之后随访，患者已正常工作，其姑姑说其病已痊愈。

病案二

王某，男，59 岁，天津，1965 年 5 月 4 日初诊。

病史　1964 年 12 月底患头晕，心悸，气短，血压高，经常为 140/90 mmHg，最高时达 190/100 mmHg，经某医院诊断为"冠状动脉粥样硬化"。

现症　心前区痛，头晕，睡眠多梦，肝、脾大，消化不良，大便色黑，小便色黄，面部、腿部浮肿，易感冒，四肢无力，走路出虚汗，步态不稳。脉搏82次/分，精神不振，反应迟缓。

摸诊 背后第1～7、9胸椎棘突下有压痛，脐上下及两旁均有压痛，四肢内外侧穴有压痛。

诊断 冠状动脉粥样硬化，高血压，肝脾肿大。

治疗 1965年5月4日用温灸法居家治疗。

灸方 ①中脘、足三里各30分钟；②期门30分钟，太冲25分钟；③下脘、天枢、气海各30分钟；④膈俞25分钟，巨阙30分钟，大陵20分钟；⑤心俞、神门各25分钟；⑥环跳、阳陵泉各25分钟。每天1组穴，6天灸完，每次灸完用余热灸脐，循环灸治。

二诊（5月13日） 患者老伴来说（下同），患者心痛减轻，肝痛减轻，自觉体力增加，但颈后肌肉发紧，头晕，膝关节、髂关节痛。加灸：①风市、申脉各25分钟；②肩髃、曲池各25分钟；③风池、悬钟各25分钟；④身柱、腰阳关各30分钟，三阴交25分钟；⑤委中、照海各25分钟。与前方灸穴交替灸治，即第1天灸此方灸穴1组，第2天灸前方灸穴1组。

三诊（5月21日） 灸后各症状都有好转，进食增多，但时有心悸，到下午五六点，自觉心痛（马老按：原来就在此时发病），两膝后韧带痛，左肋胀。加灸：①肝俞25分钟，章门30分钟；②乳根、公孙各25分钟。与前穴循环灸治。

四诊（5月28日） 腿痛止（马老按：以前痛是经络未灸通，现在已灸通，故痛止），精神明显见好，进食明显增多，室内活动时间增加，心悸已止，但自觉右胁下有跳动感（马老按：肝大消退时，患者自觉有活动感），加灸肾俞30分钟、复溜25分钟。

五诊（6月7日） 心尖搏动强烈，有时抚之撞手，体力虽增加但仍觉不足，纳可，病大见好，精神甚好，已能看书、写字（以前不能），可下床活动，大便色黄不干，每天出虚恭10多个。

六诊（6月22日） 膝关节偶尔疼痛，时间很短，现已到室外活动。6月18日测血压130/80 mmHg，病已大好。

七诊（7月14日） 饮食已正常，体重增加，左肋下浮肿已消，腿部疼痛已轻，两臂能高举过头，能远距离外出，遇惊吓受刺激，自觉头顶不适。加灸：①百会、哑门各20分钟，丰隆30分钟；②天池、少海各25分钟。与前穴循环灸治。

八诊（8月4日）灸百会自觉舒适感强，原有症状基本消失，能自由行动，但长时间行走后腰痛、肩背痛。嘱加灸痛处30分钟。

九诊（8月30日）马老去患者家中看望，其正在院中活动，精神很好（灸前状态萎靡），身体健壮，与灸前如同两人。患者自言身体很好，能出去散步，但腰部还有不适感。

灸后情况 1965年9月17日患者来信说，病已痊愈，并说明发病时详细症状和温灸治疗体会，照录于下，以供参考。

我在1953年时发现右膝痛和右手指麻，时好时犯，故未引起重视。1964年12月10日又出现腿痛，至23日吃午饭时，忽然头晕，颈部肌肉僵硬，手足凉而无力，出汗，喘不上气。我当即到（天津）总医院检查，医生说是高血压，并给开了药。1965年1月6日，又发生与上次一样的症状，以后时好时犯，严重时一日间挂急诊2～3次。后来夜间睡不好觉，不能侧卧，饭量减少，胃里似有一横硬块，心空、心跳、右肋痛，而且感觉右半身与左半身不一样（马老按：这是将患右半身不遂的征兆）。在总医院治疗一个多月，医生说是高血压、冠状动脉粥样硬化，治疗无效，而且时发哮喘、呼吸困难等。我又连续去第二医院和第六医院各治疗了一个多月，但无效。又改中医诊断为肝大、心脏衰弱、动脉硬化，服药治疗无效。在1965年5月4日用温灸治疗，经过四个月的温灸，身体显著好转，许多症状消失，目前已经痊愈。通过这一阶段的温灸，我体会到了温灸法的效力和好处，它简便、安全，易于操作，最擅长治慢性病。应该说明一点，在用温灸治疗时，心情切勿急躁，慢性病不是一天两天得的，想灸一两次就明显好转，那是不实际的，必须长期坚持，每天要认真灸，才能把病治好。

王某

1965年9月17日

马老评按 冠心病的温灸治法已详载于治疗篇〔编者注：此处指马老1977年版《中国温灸》四册手稿的第二篇〕中的心脏病栏，兹再简述一遍。即使血压不高，也要先灸高血压病穴，因为这样既能降低血压，又可引头部血下行，可预防脑中风半身不遂的发生。7天后加心脏病穴交替灸治，即第1天灸高血压病穴1组，第2天灸心脏病穴1组，以此类推，循环灸治。轻者大致灸1个月，病情即能好转，重者连灸半年可见效。

病案三

崔某，女，46岁，天津（第二毛纺厂职工）。

1976年6月20日来信，照录如下。

我患过敏性哮喘已有多年，1974年夏天去某医院心内科就诊，经检查后被诊断为"冠心病"，经服药治疗无效。至1975年下半年有时心脏部位疼痛，生气、着急时痛则加剧，再经医院检查，被诊断为"心肌梗死"。以后左半身麻木，嘴有些歪，医生检查发现右眼底血管弥漫性粥样硬化。今年3月9日午饭时忽觉心里难受，当即休克，家人急将2片硝酸甘油塞入口中始醒，然心绞痛甚，背部亦痛，两肩似有重物压着。

1976年3月12日由李某某同志介绍温灸治疗。灸穴为心脏病治疗穴位（编者注：当时是7次穴），外加灸左乳四周，每处25分钟。灸7天后觉症状减轻，每觉心绞痛时，灸左乳四周痛立止。灸至第三疗程（21天），背痛大减，两肩轻松，心绞痛止，吃饭也增多，自觉无病感。

意外治好肛裂：我患肛裂已三年，久治无效。有一次灸完心脏病穴，因温灸器内药（编者注：指艾绒）未着完，想倒入痰盂内用水浇灭，因盂内无水总冒烟，遂想用小便浇灭（编者注：当时的居住条件所限，很多住平房的家庭用痰盂做小便盆），但蹲在上面用烟熏肛门很舒服，结果熏着睡着了，第二天肛门不难受了，再看肛裂伤口已愈合。至今已近两个月并未复发。

我这三种病都是久治不愈的慢性病，用温灸仅两个月就解除了我多年的痛苦。这足以证明温灸效果良好，我不知道用什么语言表达我的心情。我想还是用我的行动报答您，努力工作，争取为社会做出贡献。

编者按 马老创制的心脏病9次穴灸方可谓经典。在近年居家温灸指导实践中，常有患者按照心脏病常规灸方灸治心脏疾病，亦有心力衰竭患者照方灸治，效果很好。2020年，山西卫某，男，35岁，是一名大货车司机。2019年4月，卫某在出车途中心肌梗死发作。当时住院治疗了20天，经检查，患者前降支近段狭窄50%，中段斑块心肌桥收缩期压迫30%，血流TIMI3级，高位第一对角支开口狭窄50%，大第二对角支开口狭窄70%，右冠状动脉近中段病变最窄50%。于2020年初开始携带温灸器具，在长途行车途中按心脏病常规灸方坚持灸治。至当年冬季，患者左侧卧睡觉憋气现象消失，手脚凉的症状得到明显改善，入冬不需穿棉靴，体力、精神各方面感觉很好。

鉴于现在心脏病患者较多，特摘录天津市委宣传部原副部长李麦同志发表在 1984 年第 3 期《长寿》杂志上的《温灸的奇迹》一文，以飨广大读者。

温灸的奇迹

李　麦

一个有十二年冠心病史并且有过一次心肌梗死的人，平日缓缓地散步，不知道哪一会儿心绞痛就发作。不想温灸了七十多次，竟然能上山了。这个奇迹的出现，如果不是发生在我身上，我自己也不敢相信。然而这是确确切切的事实，一点玄虚也没有。

事实是这样的：

一九八一年我到北戴河休养时，听说西山开放了，可是我因为闹了十年心脏病，动不动心绞痛就发作，西山虽然开放了，我只能徒唤奈何！不禁感慨系之，写了篇短文《时不我待抒情怀》登在《天津日报》上。这篇短文发表后，报社转给我一封信。信中说，用温灸方法可以治我的心脏病。来信人署名马少群。后来了解到，这位马大夫是八十岁高龄的老人，他热心公益，乐于助人，他用温灸的办法治病已有五十多年。开始他主要为自己治病，后来也为别人义务治病。近年来他还把这种治疗方法传到了国外华侨和外籍华人当中。

一九八一年十月四日，我给马少群大夫写去一封信，述说了我的病情，请求他介绍用温灸治疗心脏病的办法。十月五日，他就复信给我，详尽地介绍了温灸方法，还附了一张油印的心脏病灸穴单和温灸器使用方法。

温灸是我国一种传统的治病方法，它和针刺一样，都是按穴位治疗，只不过针刺是单纯使用针灸针的方法，而温灸则是用艾绒燃烧后发出的热力来熏烤。

马少群大夫介绍的这种方法叫"中国温灸"，这种方法和常用的艾条灸治的道理完全一样，但是灸治的方法不同。艾条灸治是用燃着的艾条，对准穴位直接熏烤，温灸是把艾绒装在温灸器（底部和周围带小孔的圆铁筒）内，点燃艾绒，在要灸的穴位上垫上纱布（从五六层到十几层，视温度高低增减），然后把温灸器放在纱布上，隔着纱布熏烤。

治疗心脏病有九组灸穴，有中脘、下脘、心俞、足三里等二十一个穴位（其中有十五个穴位有左右两穴），每天灸一组穴位，九天灸完一个疗程。

当时，我对于温灸治疗心脏病有些怀疑，以为像我这样的慢性病，严重时早上穿穿衣服、收拾收拾床铺，晚上洗洗脸、洗洗脚，到马路上散散步，心绞痛就发作，温灸几个月，怎么能够上山呢？说的似乎有点太玄虚了。所以迟迟没有按照马大夫写给我的办法去灸治。

时隔一年，我遇到了一位患心脏病的病友，问她病情如何，用什么药。她说病情稳定，什么药也没用，只用温灸灸治。

受这位病友的启发，我才在一九八三年三月十四日开始温灸。三月下旬，我因私事去北京，停灸三天，回来后继续温灸。四月份去天津宾馆开会，我也带去温灸药器，未停止温灸。到五月三十一日，灸了八个疗程共七十二次。因为六月天热了，就没有继续温灸。

经过七十二次温灸，我的症状明显好转，不仅散步时没有心绞痛发作，而且出现奇迹，真的能上山了。

七月初我去引滦工地参观，返回时顺便参观了东陵，次日又去盘山，上到天成寺，心脏竟毫无反应。

八月四日至三十日，我住在盘山脚下的盘山艺校休养了二十六天。这期间，除了每天早上在住地的山坡上散步一小时左右，又去天成寺三次。第三次还从天成寺上行到万松寺遗址，再上行到舞剑峰。这样一些较大量的活动，心脏竟然没有一点反应，这是我自己也想象不到的。

在舞剑峰上，我看到一个六十多岁的护林的老头。他说他二十多年来，每天在这顶峰上，可以见到六十岁以上的游客，至于七十岁以上的人就几乎没有见到过。我说我已经七十三岁，他夸我身体好。其实，我是十二年的心脏病患者，五年以前还闹过一次心肌梗死，根本谈不到身体好。

我这样想过，是不是这一段时间服用药物的作用呢？近几年来，平日也就是服用刺五加、维生素 E、维生素 C、芦丁、冠心苏合胶囊，也没有用特殊的药物。由此看来，心脏情况的好转，不能不和温灸有关系吧。如果说，灸治像心脏病那样的慢性病，效果来得不是那样快，那么前不久，却有一次速效医治急性肠炎的验证。去年十二月七日，我水泻四次，到八日下午两点午睡起床，又泻了四次。这时候我才想起应用温灸治疗。我找到灸治急性肠炎的穴位，穴位应分三次温灸，而我只灸了第一次的四个穴位，灸后水泻立止，第二天大便就完全正常了。

年纪大了，病痛日增，我不愿意跑医院，也不愿意麻烦别人。经过几个月的温灸治疗，我体会到，温灸治病，方便、舒适，自己可以灸治，不用麻烦别人。说它方便，是因为用温灸治病，不用跑医院，可以坐在家里自己灸治。除了背上几个穴位需要家里人帮忙，胸前、腹部和四肢的穴位，不用麻烦别人，完全可以自己灸。说它舒适，因为它是用燃烧着的艾绒隔着纱布灸烤，只觉得热乎乎的，非常舒服（我没有在夏季灸过，还不知道在夏季灸治的感觉）。我连续灸治过几个月，入冬以后，又继续灸治，从来没有出现过任何副作用。我觉得温灸是老年人在家庭自己医疗慢性病的一个好办法。

第二节　消化系统疾病

一、肝胆病系列

《黄帝内经》记载，肝者，将军之官，谋虑出焉。五行属木，木生火（心属火）。肝主东方，东方生风，风生木，木生酸，酸生肝。肝主筋，筋聚于阴器而络于舌本。肝气绝则发现筋缩引卵而舌卷。食气入胃，散精于肝。肝藏血，人卧则血归于肝。肝开窍于目，目受血而能视，掌受血而能握，指受血而能摄，足受血而能步。肝在面，色为青；欲如苍璧之泽，不欲如蓝。在声为呼；在音为角；在志为怒，怒能伤肝。肝的精华显露于爪甲。肝居右肋，附着于脊柱第9胸椎，但主左侧之病。

足厥阴肝经起于足大趾甲外角大敦穴，循足跗上廉，历行间、太冲、中封，上踝过三阴交（脾经）历蠡沟、中都，交出脾经后，上腘内廉，至膝关、曲泉，循股内阴包、五里、阴廉，当冲门、府舍（此二穴属脾经）之分入阴毛中，左右相交，环绕阴器，抵小腹而上会曲骨、中极、关元（此三穴属任脉），复循章门至期门之所，挟胃属肝而终，由期门下日月而络于胆经。

其支者，由期门上贯膈（行于内里故无穴），行食窦之外、大包之里（此二穴属脾经）散布胁肋，上云门（肺经）、渊腋（胆经）之间，人迎（胃经）之外，循喉咙之后，上入颃颡（咽喉）行大迎、地仓、四白（此三穴属胃经）、阳白（胆经）之外，连目系（目内廉深处），上出额，行临泣（胆经）之里与督脉百会相会于巅上。

其支者，从目系下行（由阳白下穿过瞳仁）任脉之外、本经之里下颊里，交环于唇口之内。

其支者，复从期门属肝处别贯膈，行食窦之外、本经之里，上注肺中，下行至中焦，挟中脘之分，以交于手太阴也。

马老评按　中医认为，肝脏与人的健康密切相关，因为肝主筋，在患病时，肝经之脉即由足部收缩上行，以致妨碍其他经络。因此，凡慢性病都应当加肝经之穴，故将肝经之脉写出供参考。

马老于 1956 年开始创治肝病的温灸方法。他的一位亲属患了肝炎，经医院治疗 3 个月后，不仅未愈，反致肝区疼痛加重。在没有其他办法的情况下，马老用温灸给他试治，根据病情拟出一组灸穴，患者据此治疗半年时间，肝病症状基本消失。之后马老在治疗实践中渐渐总结出肝病灸方。这组灸方对各种肝病和梅尼埃病都有良好效果。

肝病灸方

灸序	穴名	穴数	灸穴位置	施灸时间
第1次	承浆	1	口唇下正中	灸 30 分钟
	中脘	1	剑突与脐正中	灸 30 分钟
	足三里	2	两外膝眼下 3 寸	各灸 30 分钟
第2次	期门	2	两乳头下 4 寸	各灸 30 分钟
	太冲	2	两足大、次趾根往上 2 寸	各灸 25 分钟
第3次	下脘	1	脐上 2 寸	灸 30 分钟
	气海	1	脐下 1.5 寸	灸 30 分钟
	天枢	2	脐两旁 2 寸	各灸 30 分钟

马氏温灸法全集

灸序	穴名	穴数	灸穴位置	施灸时间
第4次	膈俞	2	背后第 7 胸椎棘突下两旁 1.5 寸	各灸 25 分钟
	膻中	1	两乳正中	灸 30 分钟
	巨阙	1	剑突下 2 寸	灸 30 分钟
第5次	肝俞	2	背后第 9 胸椎棘突下两旁 1.5 寸	各灸 25 分钟
	章门	2	两臂屈肘夹紧两侧肋骨时肘尖正对处，第 11 肋的游离端下方	各灸 30 分钟
第6次	脾俞	2	背后第 11 胸椎棘突下两旁 1.5 寸	各灸 25 分钟
	三阴交	2	两足内踝尖上 3 寸	各灸 25 分钟
第7次	胃俞	2	背后第 12 胸椎棘突下两旁 1.5 寸	各灸 25 分钟
	不容	2	剑突下 2 寸两旁 2 寸	各灸 30 分钟
第8次	乳根	2	两乳头下 1.6 寸	各灸 25 分钟
	气冲	2	脐下 5 寸（横骨上沿）两旁 2 寸	各灸 30 分钟
第9次	肾俞	2	背后第 2 腰椎棘突下两旁 1.5 寸	各灸 30 分钟
	照海	2	两足内踝尖下 1 寸	各灸 25 分钟

注：肝病灸方亦可用于梅尼埃病的治疗。

施灸注意

（1）每天灸 1 组穴，9 天灸完，每日交替加灸脐或关元 30 分钟（即第 1 天加灸脐，第 2 天加灸关元，第 3 天再换为加灸脐，如此循环）。以上穴位循环灸治，直到痊愈。

（2）如有感冒发热，先灸风门 25 分钟，阳陵泉 25 分钟，待感冒好后再改灸每日穴组。

（3）大便秘结时，先灸左大横、承山各 30 分钟，待大便通畅后，再改灸每日穴组。

（4）每天进食量在半斤粮①以内者，每穴的施灸时间减少 10 分钟，待其进食量超

---

① 注："半斤粮"，此为马老原稿中对患者进食量的一种度量，为尊原稿风格，未做改动。类似情况亦同。

过半斤粮后再按上表中穴位的施灸时间进行施灸。

（5）10 岁以内的小儿，每穴的施灸时间应减少 10 ～ 20 分钟。

（6）有梅尼埃病者，加灸下表中梅尼埃病加穴。

梅尼埃病加穴

灸序	穴名	穴数	灸穴位置	施灸时间
第 1 次	风池	2	低头时两耳后发际凹陷处	各灸 25 分钟
	悬钟	2	两足外踝尖上 3 寸	各灸 25 分钟

（7）梅尼埃病兼高血压者，再加高血压、半身不遂及关节炎灸方交替灸治，即第 1 天灸梅尼埃病灸方 1 组穴，第 2 天灸高血压、半身不遂及关节炎灸方 1 组穴，以此类推。

（一）肝炎

病因　病毒、细菌、寄生虫、药物、免疫力低下等均可引起肝炎。临床中最常见的为病毒性肝炎，多由肝炎病毒导致，具有传染性。

症状　不同病因导致的肝炎临床表现各异，但各类肝炎均可表现为发热，头晕，目昏，白晴色黄，鼻衄，胃胀，消化不良，厌油腻，恶心，两胁胀痛，腹胀气多，腰背痛，睡眠欠佳，全身疲乏无力，易做噩梦，爱生气、着急，大便秘结或溏泻或便中带血，小便色黄，小腿浮肿，舌苔厚腻等。

摸诊　左肋下硬痛为脾大，右肋下肿块为肝大，背后第 9 胸椎棘突下有压痛，任脉穴位、足三里、三阴交和照海均有压痛。

治疗　以肝病 9 次穴灸方治疗，兼治脾大。

如有鼻衄，先灸下穴，待鼻衄好后再以肝病灸方治疗。

鼻衄灸方

灸序	穴名	穴数	灸穴位置	施灸时间
第1次	神庭	1	鼻上入发际0.5寸	灸25分钟
	哑门	1	项后正中入发际0.5寸	灸25分钟
	合谷	2	两手背第1、2掌骨间,当第2掌骨桡侧中点处	各灸25分钟
第2次	风池	2	低头时两耳后发际凹陷处	各灸25分钟
	悬钟	2	两足外踝尖上3寸	各灸25分钟

施灸注意

（1）灸1个疗程后出虚恭（排气）次数可能增多，每天20～30次，甚者更多，此时仍灸原穴，待腹内积气完全排出即止。排气越多，患者感觉越痛快。马老认为这些积气是由肝克脾土，胃肠积气不能下行而产生的。一般连灸1个月后患者病情可好转，有的患者连灸2个月临床症状完全缓解。病情特殊者须多灸一段时间。

（2）肝病将愈时，有的患者出现肝区痛，灸痛处30分钟能止痛。

（3）如有发热，可先灸风门、阳陵泉各25分钟，热退后再灸肝病灸方。

（4）有大便秘结，先灸左大横、承山各30分钟，待大便通畅后，再灸肝病灸方。

（5）体质差者，每穴施灸时间减10分钟，待身体转佳后，再恢复原灸穴时间。

>>> 病 案

病案一

单某，男，35岁，青岛，军人，1961年10月10日初诊。

病史 从泰安疗养院来信说患肝炎已2年，各种治疗方法均无效。

现症 肝大，超过肋下二横指，触之质硬，肝功能异常，消化不良，食欲不振，白细胞过少，乏力，神经衰弱。

诊断 肝炎，神经衰弱。

治疗 1961 年 10 月 10 日寄去器药和灸方，在泰安疗养院只用温灸治疗。

灸方 ①中脘、足三里各 30 分钟；②期门 30 分钟，太冲 25 分钟；③章门、气海各 30 分钟；④肝俞、巨阙各 30 分钟；⑤乳根 20 分钟，天枢 25 分钟；⑥不容、下脘各 30 分钟；⑦膈俞 25 分钟，上脘 30 分钟。每天灸 1 组穴，7 天灸完。灸后出虚恭（排气）次数增多，每日达 20 ～ 30 个后即日灸 2 组穴，上午、下午各 1 组，每次灸完用余热灸脐，循环灸治。嘱灸半月来信告知情况。

二诊（11 月 28 日） 患者来津见面时满面红光、身体健壮，马老问道："你来信说身体不好，看你这样身体一定很好。"他说那是 1 个月以前的事了，灸 7 天后出虚恭（排气）次数增多，每日 20 ～ 30 次，以后渐少，消化渐好，食量增加，体力逐渐增长，无疲乏现象。灸 10 天后生化检查示白细胞数量已正常。现在肝明显变小、变软，原来说话多后觉累，现在不觉累，神经衰弱症状已消失。在天津住招待所期间仍照前方灸治。

三诊（12 月 8 日） 患者去医院做生化检查示基本正常，仍照前方灸治。

四诊（12 月 30 日） 经天津第二中心医院检查，患者病已痊愈。回青岛部队后，教其他人用此方法治疗肝炎多例。

马老评按 患者于 1962 年 6 月 24 日从青岛来信说，已回工作岗位，工作一天不觉疲惫，晚上灸治 1 组。1963 年 1 月 30 日来信说，1962 年已坚持巩固灸半年，之后工作过累感到疲乏时即灸，一年中没有住院和服药，状态佳。患者将带回的温灸材料（《温灸疗法简单介绍》）介绍到很多地方，有很多人来求温灸治病，对发展温灸起到了很大的作用。

病案二

李某，男，1962 年 4 月 30 日初诊。

病史 1960 年 3 月发现肝病，肝脾肿大，肝功正常。经中西医治疗后，脾大已消，肝大 3.5 cm，肝功能检查有两项不正常，白细胞数量低。

现症 肝中等硬，肝大 4 cm，肝功能检查有 3 项不正常，自觉肝区痛，腰背痛，脾能触及，多梦，易疲乏，小便黄。

诊断 肝炎。

治疗 1962 年 4 月 30 日为李某寄去灸方用温灸法自治，温灸器为其在市面上自行购买。

灸方 ①中脘、足三里各 30 分钟；②不容、下脘各 30 分钟；③期门 30 分钟，太冲 20 分钟；④章门、气海各 30 分钟；⑤肝俞、巨阙各 30 分钟；⑥乳根、天枢各 25 分钟；⑦膈俞、上脘各 30 分钟；⑧肾俞、关元各 30 分钟；⑨脾俞、三阴交各 25 分钟，涌泉 45 分钟。初灸每天 1 组穴，10 天灸完，每次灸完之余热灸脐，待症状好转后，日灸 2 组穴，上午、下午各 1 组，循环灸治。嘱灸半月来信告知情况，痊愈后巩固灸半年以防再犯，可隔日灸 1 组。

二诊（6 月 9 日） 来信说，症状虽改善，但无大效，怀疑是所购买的温灸器效力不佳，提出给其寄两个温灸器。

三诊（7 月 25 日） 来信说，现肝大 2 cm，仍有痛。复信让其把自觉症状详细说明。

四诊（8 月 7 日） 来信说，肝大 1.5 cm，白细胞数量正常，但肝区痛、腰痛、睡眠不正常、多梦、疲乏、小便黄。复信嘱，肝区痛可灸痛处 30 分钟，小便黄可多灸关元，睡眠不佳、多梦可灸心俞、神门各 25 分钟。

五诊（8 月 24 日） 来信说，近来病情好转，睡眠质量好转，肝区疼痛减轻，小便黄好转，肝大 1 cm，症状基本消失。

随访 已恢复半日工作，每天仍灸 2 组穴。患者之后未再来信，后续情况未知。

（二）胆囊炎和胆石症

病因 胆囊炎多由于胆道阻塞、胆汁淤积并继发感染引起，情绪激动、食肉、饮酒、久坐、不好运动等易诱发胆囊炎。胆囊炎患者多兼患胆石症，这是因为胆道狭窄，胆汁郁滞结为胆石，当其结石排出胆道并移于十二指肠时可引发剧痛，当入肠内时，痛即消失。本病患者女子较男子为多。有痛风、糖尿病、肥胖症、动脉硬化等病者亦易患此病。

症状 胆囊炎临床可分为急性胆囊炎和慢性胆囊炎。慢性胆囊炎缓解期可无症状，发作期表现与急性胆囊炎相同。急性胆囊炎表现为季肋部突然剧痛，如锥如刺，向胸背部及右肩胛部放射，此多为结石阻塞胆囊颈部所致。痛甚时患者发热，恶寒，恶心呕吐，不省人事，四肢厥冷，冷汗淋漓，喜向右侧蜷曲其膝而卧，常出现黄疸。本病好发于深夜（根据子午流注理论，子时气血旺于胆经），疼痛持续时间为数分钟、数小时及数日不一，如有结石，待其通过输胆管之后入于肠中，疼痛即消。

摸诊　右肋下肝脏部有膨大压痛。

治疗　以肝病 9 次穴灸方再加下穴灸治。

灸序	穴名	穴数	灸穴位置	施灸时间
第 1 次	胆俞	2	背后第 10 胸椎棘突下两旁 1.5 寸	各灸 25 分钟
	丘墟	2	两足外踝尖前下 0.5 寸	各灸 25 分钟

当胆囊痛时，加灸痛处 30 分钟，痛能立止。

临床体会　温灸能消炎、止痛、顺气、活血，1 个疗程后患者出虚恭（排气）次数增多，每天 20 ~ 60 个，之后自止。患者腹胀见消，进食增多，一切症状消失而痊愈。切除胆囊者效果相同。

>>> 病　案

▌病案一▐

李某，女，65 岁，天津，1976 年 4 月 4 日初诊。

病史　1975 年患胆石症，曾行胆囊切除手术，但疼痛时轻时重，进食少，胸肋部有不适感。

现症　胆区疼痛。

诊断　胆石症（胆囊已切除）。

治疗　1976 年 4 月 4 日用温灸法居家治疗。

灸方　以肝病 9 次穴灸方加灸胆俞、丘墟和痛处。

灸后情况

1976 年 4 月 14 日　灸后痛止，并觉舒适。

1976 年 10 月 14 日　坚持每天灸 1 组，已半年未复发。

1982 年 2 月 20 日　患者反馈，在每觉右肋下不适时即灸，至今已有 6 年未复发。

病案二

牛某，男，58岁，呼和浩特，1979年7月3日初诊。

病史 1979年7月3日来信说，2月26日生气后出现肋胀痛，痛及胃、右肋、右肩。虽服用中药后气降痛止，但劳累后即犯，呃逆、出虚恭（排气）即缓解，但病重则不出虚恭。3月26日由内蒙古某医院检查并诊断为"胆囊炎"，注射青霉素和服用中药治疗，当时好转，但症状反复发作，3月至6月发作5次，其中2次伴有黄疸，面目亮黄，服中药后黄疸退。

诊断 胆囊炎。

治疗 1979年7月8日寄去灸方，患者用温灸法居家治疗。

灸方 ①中脘、足三里各30分钟；②期门30分钟，太冲25分钟；③下脘、天枢、气海各30分钟；④肝俞25分钟，章门30分钟；⑤脾俞、三阴交各25分钟；⑥胃俞、不容各25分钟；⑦膈俞25分钟，膻中、巨阙各30分钟；⑧乳根25分钟，气冲30分钟；⑨肾俞30分钟，照海25分钟；⑩胆俞、丘墟各25分钟。每天1组，10天灸完，每组灸完用余热灸脐30分钟，循环灸治，直到痊愈为止。

二诊（9月3日） 来信说，于7月17日开始灸治，已灸4个循环，自温灸以后病情未复发，灸后出虚恭（排气）次数多，每天30余次，气通则痛止，纳眠可。但肝仍大，有隐痛，加灸痛处几日后已好，自觉舒适，拟长期灸下去。复信嘱，照方长期温灸不仅能使疾病痊愈，而且能使身体更健康。

三诊（11月7日） 来信说，9月3日复信收到。自灸以后病情未复发，虚恭（排气）次数减少，每天10余次，无腹胀腹痛，纳可，肝变小、变软。原有的心律不齐症状缓解。自10月3日已上半天班。另外在4～5月间，因注射青霉素、链霉素过多（日160万单位），致腹部起疮，如鸽蛋大，注射治疗数星期未消，至7月时几乎化脓，灸患处30分钟，连灸4天痊愈，至今未再复发。

12月28日 来信说，病已痊愈。有诸多患友有此病，也想用温灸治疗。

随访 1980年3月16日、1981年3月9日两次来天津，言疾病一直没有复发，身体状况良好。

（三）肝硬化

病因 肝硬化病因复杂，临床上最常见的原因为病毒性肝炎日久不愈转化成肝硬化。腹水是肝硬化的常见并发症，主要病因为肝硬化引起门静脉高压，使肝功能受损。

症状 肝硬化不同阶段的临床表现不尽相同，初期主要表现为肝大，消化不良，大便不正常，嗳气，吞酸，嘈杂。另有肝炎症状。病情严重时，可并发脾肿大，患者面色灰黄，肝脏更硬、更小，腹壁静脉扩张，皮下静脉呈蛇行状。面部和下肢水肿，腹部膨胀。

摸诊 腹部肿大而硬，可有压痛，右肋下肝脏显硬，左肋下脾大，其余摸诊同肝炎。

治疗 以肝病9次穴灸方治疗，有腹水者先用利水灸方，待水肿消失后，再改用肝病灸方。

利水灸方

灸序	穴名	穴数	灸穴位置	施灸时间
第1次	关元	1	脐下3寸	灸30分钟
	曲骨	1	脐下5寸（横骨上沿）	灸30分钟
	三阴交	2	两足内踝尖上3寸	各灸25分钟
第2次	水分	1	脐上1寸	灸30分钟
	中极	1	脐下4寸	灸30分钟
	水道	2	脐下3寸两旁2寸	各灸30分钟
第3次	偏历	2	两手背腕横纹内头上3寸	各灸25分钟
	复溜	2	两足内踝尖后上2寸	各灸25分钟
第4次	小肠俞	2	背后第1骶椎棘突下两旁1.5寸	各灸25分钟
	阴陵泉	2	两膝内辅骨（胫骨内侧髁）后下方凹陷处	各灸25分钟
第5次	大肠俞	2	背后第4腰椎棘突下两旁1.5寸	各灸25分钟
	腹结	2	脐两旁4寸往下1.3寸	各灸30分钟

每天灸 1 组，5 天灸完，每组灸完加灸脐 30 分钟，循环灸治，直到痊愈为止。

临床体会 利水灸方对小便困难者效果很好，轻者只灸第 1 ～ 2 组穴即可，严重者需用全部灸方。

1973 年 3 月，马老指导河南省扶沟县的患者李某进行灸治。李某患有较严重的肝硬化，马老教其先灸利水穴 1 个循环，结果灸 20 天后患者来信说，头部、胸部和上肢、下肢水肿全消失，只剩腹部臌胀未消，但食量较前增多。复信嘱其灸肝病灸方。7 月 22 日收到来信言疾病症状已完全缓解，共灸 4 个月。

《黄帝内经》记载，背后从十四椎起到尾闾骨，旁开一寸半至三寸共五行穴位皆有利水功效。如患者水肿严重，以利水灸方灸后效迟，也可在此五行穴位上一器挨一器地灸治 25 分钟。（编者注：此处是指水肿严重者可灸督脉及两旁 1.5 寸和 3 寸的膀胱经。当年马老习惯将第 2 腰椎称为背后十四椎，第 2 腰椎平肚脐。）

编者按 自 20 世纪 60 年代起，马老已为许多患者使用肝炎、肝硬化等各类肝病的治疗灸方，并取得良好效果。1970 年 3 月 29 日，天津刻印钟表社的孙某（中医医生）到家中说，他患肝硬化腹水，经医院治疗无效，走投无路之时，有人送来一本《温灸研究与实验》。他按照书上此病灸穴灸治半年症状消失，特来向马老道谢。之后，孙医生继续用温灸为他人治病，曾向马老汇报说治好一例骨髓炎患者，该患者曾到医院求治无效，继而求治于温灸，疗效良好。

>>> 病 案

▎病案一▎

陈某，女，64 岁，天津，1959 年 10 月 1 日初诊。

病史 患者 1956 年 2 月患感冒，恶寒，战栗，5 天后胃部有水声，四肢无力，经中医治疗无效，逐渐发展为臌胀。吃李某某医生（马老按：专治臌胀病者）药 5 付，上吐下泻后，腹部臌胀减。3 个月后腹大如旧，再服此药腹泻后腹又小，之后腹部又臌胀，肝区硬块未见好转。

现症 颜面灰黄，眼球微黄，头晕，目昏，两胁胀，左胁下硬痛，右胁下肝大 3 寸，硬如木，均因胃部膨大无法触及，小腹胀大，肚脐突出，大便色灰，小便色黄。

诊断　肝硬化，脾大，臌胀。

治疗　1959 年 10 月 1 日开始用温灸法居家治疗。

灸方　①中脘 30 分钟，足三里 30 分钟；②水分 30 分钟，天枢 30 分钟；③膈俞 30 分钟，上脘 30 分钟；④乳根 20 分钟，期门 25 分钟；⑤章门 30 分钟，气海一器药燃完；⑥肝俞 30 分钟，关元一器药燃完；⑦脾俞 25 分钟，三阴交 25 分钟；⑧肾俞 30 分钟，神阙一器药燃完。每天灸 1 组穴，8 天灸完，每次灸完之器内余热用于灸脐，循环灸治，直到痊愈为止。

灸后情况

10 月 12 日　灸后觉舒适，腹内有响声，食量已增多。但因生活琐事生气后又觉闷胀。马老劝其家属不要惹她生气。

10 月 18 日　脐周有响动，脐凸显软，食量较前又增多，左肋下硬块未触及，脾大见消，右肋下仍硬。

10 月 25 日　腹部已全软，脐部有皱纹，腹围比未灸前缩小 2 寸，下肢水肿减轻。

11 月 8 日　食量较前又有增加，面容舒展，两肋下和中间全软，自觉腹内一活动就出虚恭（马老按：腹气已通），下肢水肿较前又见消，大便原为灰色，现已变黄色，并排两次黑色大便，腹围又减少 2 寸。

11 月 15 日　腹部全软且能弯腰扫地，右肋下肝质硬。

二诊（11 月 22 日）　患者自称舒适。但马老望其面色异常，患者才说因生活琐事与人吵架，已 3 天未灸。嘱灸膻中、中脘、期门、章门和太冲各 30 分钟。马老第 2 次召集她家人，劝其不要再吵架。

11 月 29 日　患者说又因琐事与人争吵，但因灸膻中等穴未见不适，摸右肋下肝大仍硬，但两旁已软。马老第 3 次劝其家人不要使她生气，因为每次生气病即加重。

12 月 13 日　患者面容舒展，肝显软，只有尖部还硬，腹围比正常时还大 3 寸。

1960 年 1 月 14 日　眼胞肿，全身不适，两胁胀，患者言又因琐事生气，马老嘱其仍照上次膻中等穴灸治，以防疾病发展，并第 4 次劝说其家属不要使她生气。

1月20日　肝已变软、变小，手扪右肋下能进到肋内，腹部由扁变圆，做家务时不觉累，脐已平复如初。

2月21日　患者又因生气致胃部不适，已服中药6付，但还不能下床活动，嘱仍照前穴灸。

5月1日　患者经常闹家庭矛盾，生气后病即反复。

马老评按　本想把她的病治好，但因其家属不听劝说，未将其病治好。虽没有收到全功，但说明温灸对肝硬化效果较好。（编者注：这是马老治疗的第1个肝硬化病例。）

病案二

闫某，女，52岁，天津，1975年8月21日初诊。

病史　1975年8月21日来说，患肝炎已9年，近来腹部膨大，屡治无效。

现症　两肋胀痛，胃部胀满，腹部膨隆，腰痛，目昏，眠差，易生气、着急，消化不良，纳少，呃逆，大便不干，但大便量少、色灰，小便色黄，经常小便失禁，双下肢及腰部水肿。

检查　肝大，压痛，脾大，均因胃部胀满不能清楚触及，腹大如鼓，面色苍黄，双下肢水肿，全身无力。

诊断　肝硬化，臌胀，腹水。

治疗　1975年8月21日开始用温灸法居家治疗。

灸方　以肝病9次穴灸方治疗。

灸后情况

10月10日　患者女儿孟某来说，患者已灸一月余，现觉视物清楚，食量增多，原来每天吃半斤粮食现能吃8两，力气渐长，已不愿卧床休息。排气多（腹气已通开），初灸10天后每天20余次，最多时60余次，以后渐少，大便量较多，较灸前通畅，小便可见一块黄色浑浊物，双下肢水肿减轻，精神显好。

11月12日　脐上腹肿和腰肿消失，大便通畅，小便见白色沉淀物。

二诊（12月24日）　灸后腹内有"咕噜"响声（马老按：气活动了），腹部全软，排气已止，情绪稳定，食量较前增多，每天能吃1斤粮食，大便通畅，只有小腿还肿。

嘱加灸小腿，由膝下一器挨一器灸到踝关节下，肝病仍照前灸治。

1976 年 2 月 6 日　右肋下有活动感，用手触及肝脏不平且硬（马老按：这是有肝癌的情况），左肋下有不适感（马老按：脾肿大），脐两旁已触及有坚硬块，腹内气已觉下行，食量多，消化好，前日已排出大便（马老按：肠积滞通开），大便颜色正常，面色正常但已显瘦，精神状态良好。小腿肿和腰肿均消失。

三诊（4 月 5 日）　患者女儿来说，患者脐下有 4 寸大圆形硬块，腹皮软内硬。马老说可能是慢性膀胱炎，除灸肝病灸方外再加灸：①关元、曲骨各 30 分钟，三阴交 25 分钟；②下脘、气海、天枢各 30 分钟；③肾俞 30 分钟，照海 25 分钟；④二白、束骨各 25 分钟；⑤肘尖、内踝尖各 30 分钟。每天可灸 2 组，分上午、下午各 1 次。以上 5 组穴不仅治膀胱炎，也能兼治肿瘤。7 月 5 日收到其女儿孟某来信，详细描述了病情，有参考价值，故简述于下。

我母亲去外地姐家住了一个多月，仍坚持灸治，最近回来，每天用两个温灸器坚持灸两个多小时，病情大见好转，从前腹部膨隆，走路觉累，不能碰、不能摸，重时身体不能转动，并且腹内有很多肿块，现在肿块已软和缩小，肚子全软了，并且走路不觉累，已能上街买菜和做家务，如工作一天到晚上觉累时，一灸就好了。之前天天愁眉苦脸，沉默寡言，爱生气着急。现在很爱说笑，也不生气着急了，见了邻人总爱闲聊。并把二十多年的头痛病，照头痛病灸穴业已痊愈。许多大夫都说母亲的病是不治之症，经过 10 余年服药治疗不见好转。但温灸仅治疗 11 个月，10 余年治不好的病就已近痊愈，这证明温灸对慢性病效果良好，不仅治病还能强身。现在我们一家人工作下班回到家就能吃到母亲做的饭，使我们一家人在不同工作岗位上都能安心工作，这一切都是您创造的温灸治疗慢性病的力量，我不知道用什么语言来表达我的心情，我想还是用我们的行动回答您，努力工作，向您学习，争取为人类做出贡献。

患者女儿孟某

1976 年 7 月 4 日

（四）梅尼埃病

病因　本病病因尚不清楚，可由于劳累、睡眠障碍和情志不舒等诱发。

症状 主要表现为严重头晕、目眩，耳鸣通常为先左后右，甚至耳聋，两胁胀满，左侧明显，嗳气吞酸，消化不良，呕吐（食物或稀痰），严重者不能睁眼或一动即吐，腹胀气多，出虚恭后觉舒适，但气至脐左侧不下行，大便秘结，小便色黄，睡眠差，多梦或失眠，爱生气，全身无力等。

摸诊 百会、风池指压有痛感，两肋压痛，任脉剑突下有压痛感。

治疗 以肝病9次穴灸方治疗，加灸风池、悬钟各25分钟。先灸风池、悬钟能治头晕不能动转。

临床体会 灸1个循环腹内即有活动感，呃逆和虚恭次数增加后病情即见好转，但须多灸时日，胃肠不再产生气体即痊愈，轻者两个月，重则半年。

马老曾患过此病，于1955年已找到治疗方法。此病原是肝经病的一种，兹将治疗经过简述于下。

1943年，马老在天津中华火柴全国联营社工作期间，因劳累过度患了头晕、耳鸣、目眩、呕吐、高血压和严重的神经衰弱等病。虽在1934年学习了"温灸"，因讲义未载此病，故不会治疗。彼时有高薪，每月能买75袋面粉，故求医不怕花钱，所求的医生里，西医都是医学博士，中医是祖传有经验的老大夫，结果治疗了12年不仅病未好，还使生活陷入于绝望中。

新中国成立后，马老受到毛主席语录"中国医药学是一个伟大的宝库，应当努力发掘，加以提高"的启发，又萌生了研究"温灸"的想法，结合自身久病的体会，在自己身上摸到了不同的感觉，遂创造出来"摸诊法"，即用手指压按患者的经络，如疼痛较重即判断出得了什么病（见所列各病的检查法），再参考针灸书籍选穴治疗，到1955年，马老明白了自己病的由来，是心、肝、肾和脾经的问题，主要在肝经。

肝经之脉，起于足大趾外侧趾甲角大敦穴，经足面和腿内侧上行至阴部，环绕阴器抵小腹，上曲骨、中极和关元分左右腹上行至肋下期门而终。其支者，由期门上行（因在深处故无穴），由肋过颈上面，由阳白下目系，经颊里环唇上行，由四白穴挟鼻上至头顶百会穴。其另一支者从期门上贯膈注肺中，再下行至中焦中脘穴以交于手太阴肺经。

梅尼埃病的症状与肝经循行之处密切相关，按照拟穴（即肝病9次穴）治疗7天，在早晨起床时呃逆430余声，继之出虚恭（排气）次数多，从此头晕、目眩已止，连灸半年，除耳鸣、耳聋（也有服药太多的副作用）未好外，身体已恢复了健康。从此不仅找到治疗梅尼埃病的方法，同时也找到了治疗肝脏各病的方法。

>>> 病　案

病案一

裴某，男，40岁，天津，1966年10月26日初诊。

病史　1966年8月底患梅尼埃病，经医院治疗至今无效。

现症　8月底发现严重头晕、目眩、呕吐，头晕时身体不能动转，目眩时不能睁眼，呕吐食物及稀痰，无食欲，两肋胀，左侧尤甚，急躁易怒。饭后口干须急饮水，饮水后呃逆五六声方能安定，如不饮水气上不来则胃胀难忍。肠中气多不出虚恭（排气），大便秘结如羊粪、色黑，左耳鸣，手临近左耳时有响声，全身无力。经南开医院前庭功能试验，诊断为"梅尼埃病"。

摸诊　左章门处按之胀，手敲如鼓音，脐周有硬块。

诊断　梅尼埃病。

治疗　1966年10月26日用温灸法居家治疗。

灸方　①中脘30分钟，足三里30分钟；②期门30分钟，太冲25分钟；③不容30分钟，下脘30分钟；④章门30分钟，气海一器药燃完；⑤肝俞30分钟，巨阙30分钟；⑥乳根25分钟，天枢30分钟；⑦膈俞30分钟，上脘30分钟；⑧脾俞25分钟，三阴交25分钟；⑨肾俞30分钟，关元一器药燃完。每天灸1组，9天灸完，每次灸完后用余热灸脐，循环灸治，直到痊愈为止。先灸左大横、承山各30分钟治疗大便干。

二诊（11月27日）　灸10天后，每日出虚恭30余个，头晕即减轻，至今头晕已止，出虚恭次数已少，进食增加，口已不干，呃逆已轻，两肋不胀，也不易怒了。大便已通畅。手临近左耳时已无响声，仍有微鸣。加灸：①风池25分钟，悬钟25分钟；②厥阴俞25分钟，申脉25分钟。可日灸2次，上午、下午各1次，可多灸左章门和脐周病灶处。

1967年1月9日　耳鸣已止，曾去北京出差数日，无不良感觉，只有天气变化时左肋下觉胀，自觉痊愈。嘱其再巩固灸治一段时期以防复发。

随访 1967 年 7 月 26 日来说，一直没有再复发，6 月底因天气热停灸，自觉身体状况良好，只有生气时会呃逆。至 1981 年 5 月修订此病案时，一直没有复发。

病案二

覃某，女，40 岁，天津，1973 年 9 月 19 日初诊。

病史 素有梅尼埃病，在 1973 年 9 月 19 日晚饭后，突然头晕倒在地上。

现症 头晕严重以致卧床仰卧不能动转，目眩不敢睁眼，睁眼即吐，自觉反胃。

诊断 梅尼埃病。

治疗 1973 年 9 月 19 日开始用温灸法治疗。

灸方 ①风池、悬钟各 25 分钟；②中脘、神阙、足三里各 30 分钟。用两个温灸器同时灸治，一次灸完。

灸后情况 9 月 20 日早晨去看患者，其已外出工作。据她爱人说，患者昨晚灸完头晕、目眩立止，即能活动。未继续灸治。

临床体会 灸风池、悬钟这一组穴，对梅尼埃病发作时的头晕不能动转有很好的效果，每遇病情发作可先灸此穴组。

编者按 在近年临床实践中，温灸显示出治疗梅尼埃病的明显效果。山东 41 岁的闫女士患梅尼埃病，经常晕倒，求医多年不见好转，2017 年 9 月 10 日开始按梅尼埃病常规灸方灸治。灸至 1 个月见大效，感觉舒服，头不晕，再无摔倒。继续灸 3 个月后，自己居家坚持灸治，坚持 1 年，之后每年坚持灸几个月。至今（2019 年 12 月）没有出现头晕、摔倒现象。

（五）积聚

积聚之病患者很多，病情虽有不同，但它是许多慢性病的根源。在初患病情较轻时，较容易治愈，待到日久病情加重，则须假以时日方能根治。若腹部胀气，时痛时止，手压腹部有硬块和疼痛，即是此病。推之不动为积，是为五脏所生，属阴；推之活动为聚，是为六腑所成，属阳，均有轻重之分。

《难经》记载，积为阴气五脏所生，其发有常处，痛不离其部；聚为阳气六腑所成，其始发无根本，上下有所留止，其痛无常处。五脏积名称如下：

心积名伏梁，起于脐上大如臂，上至心下（剑突下），久不愈令人烦心。

肝积名肥气，在左肋下状如覆杯，久不愈令人发咳逆痎疟，连岁不已。（肥气如肉肥盛之状，间日而发曰痎，连日而发曰疟。）

脾积名痞气，在胃脘覆如盘，久不愈令人四肢不收，发黄疸，饮食不为肌肤。（痞者痞塞不通，黄疸全身发黄。）

肺积名息贲，在右肋下覆大如杯，久不愈令洒洒寒热，喘咳发肺壅。（息是安静，贲是走动，其病时安静、时走动。壅：即郁结不通。）

肾积名奔豚，发于少腹，上至心下，若豚状，或上或下无时，久不已，令人喘逆，骨痿少气。（肾间之气其别者，始于少腹终于膻中，故肾积发于少腹，上至心下。）

病因 多由于饮食所伤，情志失调或感受四时邪气导致本病，黄疸、胁痛、久泻久痢等病后也可渐成此病。

症状 以腹内结块并伴有胀痛为主要临床表现，同时伴有头痛、头晕、目昏、消化不良、呃逆、呕吐、腹胀气多等，虚恭（排气）能下则觉舒适，不出虚恭（排气）则腹胀难受。患者易生气着急，天冷时足凉过膝。（病在）阳腑者，大便秘结如圆球，3～4天一行;（病在）阴脏者，大便溏者多，或日下数次。

摸诊 手压左肋下或脐四周有硬块，活动者为气积，属阳；不活动者为肠有息肉，手压疼痛，属阴。如积聚发生在肠内，可发生吐粪症，必要时须行手术。

积聚灸方

灸序	穴名	穴数	灸穴位置	施灸时间
第1次	承浆	1	口唇下正中	灸30分钟
	中脘	1	剑突与脐正中	灸30分钟
	足三里	2	两外膝眼下3寸	各灸30分钟
第2次	下脘	1	脐上2寸	灸30分钟
	气海	1	脐下1.5寸	灸30分钟
	天枢	2	脐旁2寸	各灸30分钟

灸序	穴名	穴数	灸穴位置	施灸时间
第3次	关元	1	脐下3寸	灸30分钟
	曲骨	1	脐下5寸	灸30分钟
	三阴交	2	两足内踝尖上3寸	各灸25分钟
第4次	期门	2	两乳头下4寸	各灸30分钟
	太冲	2	两足大、次趾根往上2寸	各灸25分钟
第5次	肝俞	2	背后第9胸椎棘突下两旁1.5寸	各灸25分钟
	章门	2	两臂屈肘夹紧两侧肋骨时肘尖正对处，第11肋的游离端下方	各灸30分钟
第6次	膈俞	2	背后第7胸椎棘突下两旁1.5寸	各灸25分钟
	膻中	1	两乳头正中	灸30分钟
	巨阙	1	剑突下2寸	灸30分钟
第7次	脾俞	2	背后第11胸椎棘突下两旁1.5寸	各灸25分钟
	商丘	2	两足内踝尖前下0.5寸	各灸25分钟
第8次	肾俞	2	背后第2腰椎棘突下两旁1.5寸	各灸30分钟
	照海	2	两足内踝尖下1寸	各灸25分钟

施灸注意

（1）每天灸1组穴，8天灸完，每次加灸脐30分钟，循环灸治。

（2）灸1个循环后，每次加灸腹内病灶处30分钟。

（3）身体瘦弱者，每穴减少10分钟，待进食量增加、身体有力时再恢复常规施灸时间。

（4）如有心积，加灸心俞、神门。

（5）如有肺积，加灸肺俞、尺泽。

（6）如有感冒，先灸风门、阳陵泉各25分钟，待感冒痊愈后再灸上穴。

（7）大便秘结者，先灸左大横、承山各30分钟，待大便通畅后再灸上穴。

>>> 病案

病案一

张某，女，55 岁，天津，1965 年 2 月 5 日初诊。

病史 1954 年 4 月发现脐上左侧时常疼痛，之后有一长形肿块横在脐上偏左，质硬，以后渐成圆形。医院怀疑肿瘤，建议住院切除，家人因恐惧心理未同意，保守治疗半年无效。

现症 剑突下脐上有 3 寸大圆形硬块，胃胀，胃痛，消化不好，全身无力。

诊断 脾积。

治疗 1965 年 2 月 5 日由其亲戚、温灸爱好者王某协助用温灸法治疗。

灸方 ①中脘 30 分钟，足三里 30 分钟；②期门 30 分钟，太冲 25 分钟；③下脘 30 分钟，气海 30 分钟，天枢 30 分钟；④脾俞 25 分钟，三阴交 25 分钟；⑤膈俞 25 分钟，膻中 30 分钟，巨阙 30 分钟；⑥胃俞 25 分钟，梁门 30 分钟；⑦肝俞 25 分钟，章门 30 分钟；⑧心俞 25 分钟，神门 25 分钟。每天灸 1 组穴，8 天灸完，每次灸完加灸脐 30 分钟，循环灸治，直到痊愈为止。

灸后情况

4 月 3 日 肿块已显软，疼痛已减轻，进食量增多，体力增加。

7 月 6 日 肿块几近消除，胃部不痛，身体强壮，一切家务全能自行料理。疾病接近痊愈，仍坚持灸治巩固疗效。

马老评按 此病例灸后没有反复发作，一直很好，共灸五个月把十年之病消除。此病照中医说为五脏积之一 —— "脾之积名曰痞气，在胃脘覆大如盘，久不愈，令人四肢不收，发黄疸，饮食不为肌肤"。

病案二

周某，女，63 岁，河北省，1966 年 10 月 18 日初诊。

病史 1966 年 4 月腹痛严重，痛使腹胀，由小腹起肿块向上冲，疼痛难忍，全身冷汗，呕吐，两个月前来津求治，经四家医院诊治，未能确诊。服药打针无效。青年时有气管炎。

现症 如上述，发病多在大便秘结时，六七天一行，现服药已通畅。身体瘦弱，不能工作。

诊断 肾积奔豚。

治疗 1966年10月18日用温灸法治疗。

灸方 ①中脘30分钟，足三里30分钟；②下脘30分钟，气海30分钟，天枢30分钟；③关元30分钟，中极30分钟，三阴交25分钟；④期门30分钟，太冲25分钟；⑤肝俞25分钟，章门30分钟；⑥膈俞25分钟，膻中30分钟，巨阙30分钟；⑦肾俞30分钟，照海25分钟。每天灸1组，7天灸完，每次灸完加灸脐30分钟，循环灸治，直到痊愈为止。

灸后情况 10月24日灸完1个循环，自从温灸后不再腹痛，进食量增加，自觉腹内有气活动，出虚恭（排气）次数增多。次日回家灸治。1967年1月31日由毕某转来1月22日的来信，告知病已痊愈。

（六）肝脓肿（病案）

王某，女，50岁，北京，1981年2月2日初诊。

病史 患急性肝脓肿，病情发展迅猛，日趋严重，并有高热。

现症 肝区疼痛难忍，肝脓肿体积6 cm×5 cm×6 cm。

诊断 急性肝脓肿。

治疗 1981年2月2日开始在北京大学人民医院用温灸法治疗。将3个温灸器捆在一起呈"品"字形，上午灸患处2小时，加灸二白、束骨各25分钟。下午仍用3个温灸器灸患处2小时，加灸中脘、足三里各30分钟。

二诊（2月3日） 超声波检查显示脓肿边界清晰。上午仍照前方灸2小时，加灸肝俞25分钟，章门30分钟。

三诊（2月4日） 检查显示肝脓肿开始缩小（体积为6 cm×4 cm×5 cm）。之后情况日趋好转，现在急性期已过，每天用1个温灸器灸患处1小时，加肝病9次穴灸方的1组穴，另加灸二白、肘尖各25分钟。

灸后情况 至2月22日，患者情况良好。3月19日张广泉（编者注：马老的徒弟）来信说，患者情况已大为好转，温灸效果使中西医专家出乎预料。患者特别高兴，到处宣传马氏温灸效果，说温灸救了她一条命。

随访 1982 年 5 月 26 日广泉来津时说，患者病已痊愈。

附：济南 106 医院用温灸法治疗肝炎的情况

1962 年 3 月，济南 106 医院李某来访时说，听一位肝炎患者说用温灸治好了他的病，因此特来访问，拟在本院专用温灸法治疗肝炎。

彼时虽用温灸法治好了不少肝炎患者，但是还没有整理出相关资料，为了该院应用，当时马老便写了几项治疗方法相赠，后没有再与其通信。1963 年 4 月 15 日收到该院邹某寄来的一份资料，这对肝炎病的研究有参考价值，兹录于下。

济南 106 医院用温灸法治疗 25 例无黄疸型肝炎临床观察小结

对于病毒性肝炎（以下简称肝炎）的治疗，至今尚没有理想的药物。近来温灸被应用于临床，收到了很大的效果。本院从 1962 年开始向马少群老先生学习温灸治疗肝炎等病的经验，兹将我院用温灸法治疗肝炎的情况简述于下。

治疗病例选择：本文患者均为住院确诊患者，且经其他中西药物治疗病情虽有不同程度好转，但自觉症状仍明显，体征、肝功能等方面（经温灸治疗后有变化）仍较异常者。列表如下。

表 1　患病时间

患病时间	30 日	45 日	60 日	90 日	1 年	2 年	3 年
例数	5	1	4	3	4	4	4

临床分析：

1. 主要症状

表 2　25 例肝炎患者治疗前后症状比较

症状	治疗前（例）	治疗后（例）	
		好转	症状消除
疲劳	18	6	12
恶心	8	1	7
厌油	2	1	1
腹胀	19	6	13
肝区痛	24	17	7
脾区痛	9	4	5
食欲不振	20	0	20
腰背痛	3	0	3

通过温灸后，表 2 中所列各症状均减轻或消失，患者体重均有增加，最多增加 7 kg，最少增加 4 kg。

2. 体征

表 3　23 例肝大患者治疗前后肝脏大小变化比较

治疗后肝大尺寸 ＼ 治疗前肝大尺寸		0.5 cm		1 cm		1.5 cm		2 cm	
		例数	百分比（%）	例数	百分比（%）	例数	百分比（%）	例数	百分比（%）
		6	26	4	17.5	8	34.7	5	21.8
正常	例数	2		1					
	百分比（%）	33.3		25					
0.5 cm	例数	4		3					
	百分比（%）	66.7		75					
1 cm	例数					5		3	
	百分比（%）					62.5		60	
1.5 cm	例数					3			
	百分比（%）					37.5			
2 cm	例数							2	
	百分比（%）							40	

25 例肝炎患者中有 23 例肝大经过短期或长期治疗后肝缩小 14 例，占 60.81%。

表4 12例脾大患者治疗前后脾脏大小比较

治疗后脾大尺寸	治疗前脾大尺寸	0.5 cm		1 cm		1.5 cm		2 cm		2.5 cm	
		例数	百分比（%）	例数	百分比（%）	例数	百分比（%）	例数	百分比（%）	例数	百分比（%）
		4	33.3	3	25	3	25	1	8.3	1	8.3
正常	例数	3									
	百分比（%）	75									
0.5 cm	例数	1		2		1					
	百分比（%）	25		66.7		33.3					
1 cm	例数			1							
	百分比（%）			33.3							
1.5 cm	例数					2					
	百分比（%）					66.7					
2 cm	例数							1			
	百分比（%）							100			
2.5 cm	例数									1	
	百分比（%）									100	

该表中可看出：脾脏缩小 6 例，占 50%；无变化 6 例，占 50%。

3. 化验检查

表5 25例肝炎患者治疗前后麝香草酚浊度试验比较

治疗后不同麦氏单位 \ 治疗前不同麦氏单位		小于7		7~10		10~13		13~16		16~20		20以上	
	例数	10		6		4		1		2		2	
	百分比(%)	40		24		16		4		8		8	
小于7	例数	8		2		1							
	百分比(%)	80		33.3		25							
7~10	例数	2		2		1						1	
	百分比(%)	20		33.3		25						50	
10~13	例数			1		1				1			
	百分比(%)			16.7		25				50			
13~16	例数											1	
	百分比(%)											50	
16~20	例数			1		1		1		1			
	百分比(%)			16.7		25		100		50			
20以上	例数												
	百分比(%)												

麦氏单位为7及以上者不正常。好转7例，占28%；无好转18例，占72%。

表6　25例肝炎患者治疗前后麝香草酚絮状试验比较

治疗后 ＼ 治疗前		−	+	++	+++
	例数	11	2	8	4
	百分比（%）	44	8	32	16
−	例数	9		1	
−	百分比（%）	82		12.5	
+	例数	2	1	2	2
+	百分比（%）	18	50	25	50
++	例数		1	4	1
++	百分比（%）		50	50	25
+++	例数			1	1
+++	百分比（%）			12.5	25

　　此表可以看出：好转6例，占24%；无好转19例，占76%。以上可以看出，温灸治疗对肝功改善不明显，但因时间短，须继续观察。

表7　22例肝炎患者治疗前后转氨酶含量比较

治疗后转氨酶含量 ＼ 治疗前转氨酶含量		80以下	80～120	120～160	160～200	200～300	500
	例数	14	3	2	0	2	1
	百分比（%）	63.3	16.63	9.09	0	9.09	4.54
80以下	例数	14	3	2			
80以下	百分比（%）	100	100	100			

治疗后转氨酶含量	治疗前转氨酶含量	80以下		80~120		120~160		160~200		200~300		500	
		例数	14	例数	3	例数	2	例数	0	例数	2	例数	1
		百分比（%）	63.3	百分比（%）	16.63	百分比（%）	9.09	百分比（%）	0	百分比（%）	9.09	百分比（%）	4.54
80~120	例数												
	百分比（%）												
120~160	例数												
	百分比（%）												
160~200	例数												
	百分比（%）												
200~300	例数												
	百分比（%）												
500	例数												1
	百分比（%）												100

治疗后好转 5 例，占 86%。

4. 治疗方法及穴位

（1）将艾绒分为 3 层，每层艾绒上撒灸药一分许（撒匀），将温灸器内小圆桶装平，上面再装艾绒呈圆尖状，点燃艾绒待充分燃烧后扣盖备灸。

（2）将温灸器放在灸穴上，以不烫为度，热甚烫痛即加垫纱布，再热再垫，以舒适为宜，约过 1 小时后热度渐减，可渐次减垫纱布至凉为止。

（3）初灸可每天 1 次，逐渐可增加至每天 2 次，每穴可灸 20 ~ 30 分钟。

（4）每天 2 组灸穴，灸 1 个月为 1 个疗程，休息 7 ~ 10 天后继续应用。（马老按：不用休息，应继续灸治，直至痊愈为止）。

灸药配方：

生五灵脂24 g　生青盐15 g　夜明砂6 g　穿山甲6 g（马老按：因穿山甲为珍稀动物，现已改用白芷）　木通9 g　乳香3 g　没药3 g　葱头6 g（即将大葱根和蒂洗净晒干，患者自备）。

上8味药共为细末，装瓶防潮，外配艾绒0.5 kg，日灸1次，能用1个月。

表8　治肝炎施灸穴位

组数	穴名	穴数	施灸时间	穴名	穴数	施灸时间
第一组	中脘	1	灸30分钟	足三里	2	各灸30分钟
第二组	期门	2	各灸30分钟	太冲	2	各灸25分钟
第三组	不容	2	各灸30分钟	下脘	1	灸30分钟
第四组	章门	2	各灸30分钟	气海	1	灸30分钟
第五组	肝俞	2	各灸30分钟	巨阙	1	灸30分钟
第六组	乳根	2	各灸25分钟	天枢	2	各灸30分钟
第七组	膈俞	2	各灸30分钟	上脘	1	灸器药燃完止
第八组	肾俞	2	各灸30分钟	神阙	1	灸器药燃完止

体会：马老先生的经验告诉我们，温灸能消炎、止痛、顺气、活血、化积、逐寒、降血压、促进新陈代谢等，可治疗内、外科各种病症。但因我科收容对象不同，故仅用温灸治疗肝炎，其体会列下。

（1）应用温灸以来，本组病例多数是在第一疗程内好转，在第二疗程明显好转甚至痊愈，但肝功能尚无明显改善，部分患者因个人原因未能坚持2～3疗程。（马老按：肝功能无明显改善是因为灸的时间短。）

（2）本文仅对住院的25例患者进行治疗，观察近期情况如上，但远期及长期治疗效果如何，尚待随访观察。

（3）温灸对改善消化道症状有明显效果。在25例肝炎患者中，19例患者腹胀症状消失，13例患者食欲不振症状消失，肝区痛虽全程未能休止，但疼痛明显减轻，且均在阴雨天及活动时痛。治疗后患者体征也有不同程度的改善，但因病例数少、时间短，且为初次应用，故不够理想。

（4）治疗中少数患者反映温灸肝脾相关穴位时疼痛明显，但在很短时间内即消失，无不良后果。（马老按：初灸时气血瘀滞，故觉痛，灸后气血通畅，痛即止。）

（5）当温灸器中的艾绒被点燃后，温灸器中的温度较高，如有不慎可造成局部烫伤，影响后续治疗。（马老按：先铺一块方布，温度高时用布包裹温灸器，这样更安全。）

（6）本疗法操作简便，适合农村及治疗设备简单的单位使用。

（7）以上观察所用时间较短，观察记录较粗糙，请大家提出意见。

济南 106 医院邹某

1963 年 4 月 12 日

另：肝火旺盛证

病因 肝火旺盛是中医常见证，主要由于生活起居失常、饮食失宜、情志不舒导致的肝经郁滞而引发。

症状 主要表现为头晕，目昏，两胁胀满，消化不良，腹胀气多，急躁易怒，经常与人争吵，生气时巅顶胀痛，全身寒战，甚至晕倒。妇女患者多兼有月经不调，赤白带下，面色不正常，全身无力。

摸诊 右胁下和任脉腹部有压痛感，或有硬块。

治疗 以肝病 9 次穴灸方治疗，妇女患者加灸关元、曲骨各 30 分钟，三阴交 25 分钟。

临床体会 此类患者比较常见，有很多患者兼患其他疾病，马氏温灸治疗效果均较好，一般灸 1 个循环则虚恭（排气）次数增多，觉视物清亮，连灸 1 个月病情大见好转，生气、着急现象逐渐消失。

马老创立温灸疗法之初和近年临床中均遇到有患者灸前常与邻居吵架，经温灸治疗立效，病愈后自己感觉很羞愧，便主动向邻居道歉。

1960 年 5 月，马老曾治疗天津李某，女，46 岁，自产后全身疼痛，急躁易怒，生气时巅顶胀痛、头晕、目昏、两肋胀痛、心悸、全身寒战，消化不良，月经不调，带下多，全身乏力，腰痛。日常爱吵架，在家里与家人吵，在院里与邻居吵，在医院与医生吵，在药店与业务员吵。经温灸治愈后，自己主动向人家道歉。

2018年10月，有山东女患者，41岁，患腰背痛10年，1年前流产后疼痛加重，睡眠差，脾气火暴。先灸心俞、神门和期门、太冲，连灸两天睡眠好转，心情见好，再灸大肠俞、水道和天枢、秩边，加灸痛处，7天腰痛缓解。之后按照关节炎灸方与肝病灸方加心俞、神门，期门、太冲，两组灸方交替灸治，1个月后腰痛大好，心情舒畅，信心倍增，自己坚持每周灸治4～5次，至今身心健康。

马老评按

（1）患病有久暂，体质（抵抗力）有强弱，治疗效果当有迟速之分。腹内积滞少者，灸1个循环后有的能通开，此时出虚恭（排气）每日达20～30次者，见效较快，倘腹内积滞多，并有肿块，大便量少，则需多灸时日。因为肝病严重时能使大小便不通畅，需待灸后把积滞通开，病才能好转。

（2）肝区痛是因肝肿胀，气血通行瘀滞所致，待灸后炎消、气血畅通，痛即自止。倘仍有疼痛，可加灸痛处30分钟，能使疼痛立止。

（3）有的患者兼患关节痛、全身无力，可摸诊风池、曲池、风市、悬钟和申脉等穴，如有压痛感，应加灸关节炎灸方。

（4）脾脏如有肿大，应加灸脾俞、三阴交各25分钟。（编者注：20世纪60年代初，马老研究温灸治疗肝病的初期灸方中没有脾俞、三阴交，现在的肝病灸方已经包含了这一组穴。）

二、脾胃病系列

《黄帝内经》说，脾为孤脏，中央土以灌四傍（马老按：荣养心、肝、肺和肾脏），其太过，则令人四肢不举，其不及，则令人九窍不通（马老按：脏腑得不到荣养所致），名曰重强（马老按："重"谓脏气重叠，"强"谓气不和顺）。脾主肌肉、思虑、四肢，运化食物。脾开窍于口，在味为甘，在色为黄，在声为歌，通于季夏气。

马老初学温灸时，《温灸学讲义》中未载脾胃病，对脾胃病的治疗方法是马老在给患者做治疗时不断总结出来的，并在临床实践中发现其对脾大的治疗有良好效果。

脾胃病灸方

灸序	穴名	穴数	灸穴位置	施灸时间
第1次	中脘	1	剑突与脐正中	灸30分钟
	足三里	2	两外膝眼下3寸	各灸30分钟
第2次	期门	2	两乳头下4寸	各灸30分钟
	太冲	2	两足大、次趾根往上2寸	各灸25分钟
第3次	下脘	1	脐上2寸	灸30分钟
	气海	1	脐下1.5寸	灸30分钟
	天枢	2	脐两旁2寸	各灸30分钟
第4次	胃俞	2	背后第12胸椎棘突下两旁1.5寸	各灸25分钟
	不容	2	剑突下2寸两旁2寸	各灸30分钟
第5次	乳根	2	两乳头下1.6寸	各灸25分钟
	大陵	2	两手掌腕横纹正中	各灸25分钟
第6次	膈俞	2	背后第7胸椎棘突下两旁1.5寸	各灸25分钟
	膻中	1	两乳头正中	灸30分钟
	巨阙	1	剑突下2寸	灸30分钟
第7次	肝俞	2	背后第9胸椎棘突下两旁1.5寸	各灸25分钟
	章门	2	两臂屈肘夹紧两侧肋骨时肘尖正对处，第11肋的游离端下方	各灸30分钟
第8次	脾俞	2	背后第11胸椎棘突下两旁1.5寸	各灸25分钟
	三阴交	2	两足内踝尖上3寸	各灸25分钟
第9次	肾俞	2	背后第2腰椎棘突下两旁1.5寸	各灸30分钟
	照海	2	两足内踝尖下1寸	各灸25分钟

施灸注意

（1）每天灸1组穴，9天灸完，每次灸完加灸脐30分钟，循环灸治，直到痊愈为止。

（2）有感冒症状者，先灸风门、阳陵泉各 25 分钟，待感冒痊愈后，再灸上穴。

（3）大便秘结者，先灸左大横、承山各 30 分钟，待大便通畅后，再灸上穴。

（4）体弱、食欲差者，每穴施灸时间减少 10 分钟，待进食量增多后，再按上表中穴位的施灸时间进行施灸。

（一）脾功能亢进症

病因　本病病因复杂，可由于原发性疾病如脾大、脾淋巴瘤、脾血管瘤、脾囊肿等引发，或为血液系统疾病如白血病、淋巴瘤以及肝硬化等导致。

症状　左肋下胀痛，食欲不振，消化不良，面色黄白，浮肿，血细胞减少，呈贫血貌，有出血倾向，四肢倦怠，大便色黑，小便色黄。脾大轻者，超出左肋下 3 ～ 4 横指，重者至脐下。

摸诊　指压左肋下有硬胀不适感，脊中、三阴交和照海均有压痛感。

治疗　用脾胃病 9 次穴灸方治疗。

临床体会　灸 1 个循环后，患者即脾变软，消化渐好，进食量增加，全身有力。有的患者连灸 2 个月，脾大消失，但有疟疾病史的患者其症状虽消失，脾大未消。严重者须灸半年。

>>> 病　案

| 病案一 |

郭某，女，29 岁，已婚，天津，1957 年 11 月 5 日初诊。

病史　1957 年 6 月发现左肋下有肿块，经针灸、服药治疗无效，又去某医院检查，被诊断为"脾大发炎"，医院告知须手术将脾脏摘除，但患者身体虚弱不能手术，现请假居家休息中。

现症　左肋下肿块下至脐旁，手按时坚硬如石，胀痛难忍，消化不良，面色黄白，全身无力。

诊断　脾大。

治疗　1957 年 11 月 5 日用温灸法居家治疗。

灸方 ①中脘 30 分钟，章门 30 分钟；②胃俞 30 分钟，上脘 30 分钟；③脾俞 30 分钟，神阙一器药燃完；④肝俞 25 分钟，期门 30 分钟；⑤膈俞 30 分钟，脾大处 30 分钟。每天灸 1 组，5 天灸完，每次灸完用余热灸脐，循环灸治，直到痊愈为止。

灸后情况 灸完章门即出虚恭（排气）1 次。

11 月 14 日（编者注：马老前去看望，下同）脾大见消。

11 月 20 日 自觉背后轻松，食欲增加。

11 月 24 日 脾变软。

12 月 9 日 脾已大软，能摸到肿块。

12 月 24 日 脾已缩小，患者进食量恢复正常。

1958 年 1 月 3 日 去第二中心医院检查，临床症状已完全缓解，已恢复正常工作。马老检查虽其左肋下已正常，但脐旁上角还有鸭蛋大肿块，嘱其继续灸治。

4 月 13 日 面色红润，身体健壮，因工作未坚持灸治，其脐旁上角肿块仍如鸭蛋大。

病案二

庞某，女，35 岁，已婚，天津，1965 年 2 月 5 日初诊。

病史 在红旗化工厂工作，一年前发现脾大，超过肋下三横指，医院检查示贫血，血红蛋白 70 g/L，红细胞计数 2.67×10^{12}/L，白细胞计数 3×10^9/L，血小板计数 91×10^9/L，医院告知须手术摘除脾脏，患者未同意。

现症 面肿色黄，食欲正常但消化不良，大便色黑，小便色黄，四肢关节痛并浮肿（马老按：脾主四肢），全身无力，心悸，失眠，做噩梦，腰痛。现患感冒。

摸诊 脾大，超过肋下三横指，腹胀，第 2 ～ 8、10 ～ 11 胸椎棘突下压痛，三阴交、足三里和照海压痛。

诊断 脾大，神经衰弱，关节痛，感冒。

治疗 1965 年 2 月 5 日开始用温灸法居家治疗。

灸方 以脾胃病灸方治疗，加灸心俞、神门各 25 分钟，之后再加关节炎灸方，如有感冒症状，先灸风门、阳陵泉各 25 分钟，待感冒症状消失后，再用脾胃病灸方灸治。

2 月 28 日 患者爱人骆某来说，患者感冒灸 1 组即愈。已温灸 20 余天，现纳可，颜面和腿部肿均消失，小便正常，大便好转，但仍有黑色，自觉全身有力。2 月 24 日去医院化验，血小板计数 $94 \times 10^9/L$，脾变软。

二诊（3月10日） 眠可，大便正常，面色红润。3月9日去医院检查，脾显软，红细胞计数 $3.16 \times 10^{12}/L$，血红蛋白 $77\ g/L$，其余指标也有好转，但未见化验单。加灸关节炎灸方。

三诊（4月2日） 诉3月25日因琐事生气，导致脾胀、面肿和四肢关节痛，灸后症状消失。现经医院化验，血红蛋白 $95\ g/L$，但月经期还有不适感。加灸：①关元、曲骨各30分钟，三阴交25分钟;②肾俞30分钟，照海25分钟。同前穴灸治。即日起，每天灸2组，分上午、下午各1次。

5月8日 面色红润，眼睑已显红色，一切症状消失。

5月6日 洗衣16件也不觉累，只有脾大还未全消。因医院允许其工作半天，已上班。

9月11日 患者爱人来信说，患者疾病已基本痊愈，只有脾大没有恢复原状，其余化验结果均已正常。因曾患过疟疾，据医生所诉，有疟疾病史的人脾皆大于正常人。

马老评按 西医治脾大，必要时需行手术切除脾脏。1962年8月有一威海市患者来信，其于1955年患肝硬化和脾大，在2月间因饮酒引起脾大、出血，在大连某医院行手术摘除脾脏，现在还患有肝硬化，求治于温灸。为他寄去肝病灸方，他连灸4个月，告知疾病痊愈。1972年3月，有其他同乡患者来信，说他身体很好。

（二）胃病

胃病是与胃相关疾病的总称，包括许多种类，如急、慢性胃炎，胃痉挛，胃下垂和胃扩张等。温灸是综合疗法，用同一灸方即能治疗各种胃病。

病因 各类胃病的病因不尽相同，但均可因食用不易消化的食物或刺激性食物，饭后受寒凉，或吸烟、饮酒过度等而患。

症状 许多胃病患者可表现为相似的症状，如胃脘部痞满、疼痛，恶心，呕吐，消化不良，不思饮食，大便秘结，嗳气，吞酸，舌苔厚等。有的患者还伴有头晕、头痛、目眩等症。

摸诊 胃部膨满，脐周有压痛，背后第12胸椎棘突下、足三里、三阴交和照海等有压痛感。

治疗 以脾胃病9次穴灸方治疗。

临床体会 温灸有消炎、顺气、活血和止痛的功能，故对胃病效果很好，大多数灸1个循环病情即有好转，连灸1个月痊愈，此时用手按压胃部显软不痛，严重者应多灸时日，以期痊愈。

附：胃及十二指肠溃疡

病因 本病多发生于身体虚弱者，幽门螺旋杆菌感染是胃及十二指肠溃疡的主要诱因。黏膜局部血液循环障碍、胃酸过多、食用热食、外伤、某些药物均可损伤黏膜导致发病。

症状 主要表现为痉挛性胃痛，如灼如刺，疼痛部位多局限于胸骨剑突下，多于食后发生，食后腹胀，食欲减退，体重减轻。由其发作痛处可知溃疡所在，背部亦有如咬之疼痛，患者在疼痛剧烈时易发生呕吐，有时食后吐血，或便血，能见到黑色粪便，大便多秘结。

治疗 以脾胃病9次穴灸方治疗。

临床体会 已治数人，效果良好，其中一人患十二指肠球部溃疡，连续温灸2个月溃疡痊愈。另有患胃溃疡而大口吐血的患者，数人经温灸后，先止痛，后止血，多数连续温灸2个月痊愈。

>>> 病 案

病案一

裘某，男，54岁，天津，1957年9月21日初诊。

病史 1957年发现胃病（幼年时食欲不佳），消化不良，逐渐满腹膨胀，饮食减少，身体消瘦，四肢无力，时常失眠，大便秘结。7月病情恶化，在由工作单位回市内途中吐血1次，并有呕吐，初经中医治疗呕吐未止，8月初去某医院检查，被诊断为"急性胃出血，幽门梗阻，十二指肠球部溃疡"，药物治疗未见好转，后住院治疗，治疗1个月后又出现出血症状，9月4日病情恶化，该院下发病危通知单，经内、外科专家会诊，需行手术。彼时患者考虑自身体弱、纳差，手术恐伤性命，遂决定于9月21日出院。

现症 体瘦虚弱，体重 43.5 kg，食量少，时有嗳气，大便量少，每隔 6～7 天呕吐 1 次，呕吐物为咖啡色，眠差，卧床不能动转。

摸诊 右肋下脐上处硬痛，脐上当中和脐四周有硬块。

诊断 慢性胃病，十二指肠溃疡（马老按：吐咖啡色物，怀疑其患胃癌，但知他从幼年就有胃病，故可能不是胃癌）。

治疗 1957 年 9 月 21 日开始用温灸法居家治疗。

灸方 ①中脘 30 分钟，足三里 30 分钟；②巨阙 20 分钟，期门 25 分钟；③膈俞 15 分钟，梁门 20 分钟；④上脘 20 分钟，承满 20 分钟；⑤肾俞 30 分钟，然谷 15 分钟；⑥关元 30 分钟，三阴交 15 分钟；⑦肝俞 15 分钟，气海 30 分钟；⑧胃俞 15 分钟，天枢 20 分钟；⑨脾俞 15 分钟，下脘 20 分钟；⑩大肠俞 15 分钟，悬钟 15 分钟。每天灸 1 组穴，10 天灸完，每次灸完用余热灸脐，循环灸治，直到痊愈为止。（马老按：因患者体弱酌减灸时。）

灸后情况 当时灸完第 1 组穴（中脘、足三里）即出虚恭（排气）2 次，自觉舒畅。

9 月 24 日 精神显好，夜间睡眠可，有饥饿感，夜间曾因饥饿无法入睡，今食用牛奶和鸡蛋共 5 次。

9 月 27 日 饮食量增加。

10 月 15 日 13 日自觉肛门内有一块硬粪无法排出，用灌肠药无效，故请西医用肛门镜取出一大粪块。次日觉肛门又有堵塞感，故又取出一个粪块，上带黑血（马老按：这是温灸促进肠蠕动，将积滞排出，积滞是导致呕吐和纳差的原因），从此自觉舒畅，腹内不适是这两个粪块所致。

10 月 18 日 大便已通畅，现食量增加，昨天自己能坐起来，今天已能自行活动，全家欢喜。

马老评按 患者这次发病（从前也不断发病，但稍轻）是肠中有了积粪，上下不通，故呕吐，血管破裂出血，进食少，渐致身体衰弱，温灸能使肠蠕动加速，促进新陈代谢，使肠中积滞排出。因粪块太大，肛门不好通过，用肛门镜才得以取出。之后患者进食量增加，病情日趋好转。

10 月 26 日去看他，诉 10 月 22 日已能在屋内随意活动，今天已到院中活动。11 月 1 日去看他，诉近几天无不适，行动已如健康时，但昨晚因琐事生气后又觉不适，当时立灸中脘、期门即好转。11月6日去看他，诉从4日出虚恭（排气）次数增多，今已减少。11月16日去看他，诉自觉病已痊愈，已随意去各处游玩，故止灸。马老嘱咐患者说："你从小就有胃病，现病觉好但未除根，应再继续灸治将病灶清除，才能痊愈，否则恐怕以后还犯。"他终未再灸治。

第2次发病：4个月后患者发病呕吐不能活动，未用温灸治疗，只注射葡萄糖即恢复活动，但从此身体又弱，以后隔数月即呕吐1次。

第3次发病：这次发病伴有肺结核，1959年春患者因久病体弱经常咳嗽，之后渐趋严重，至1959年8月29日经某医院拍片检查，确诊为"十二指肠球部溃疡"，呕吐咖啡色物，可能患有癌症，肺上、中、下部有浸润型肺结核。除在医院注射链霉素，服用异烟肼外，患者已重视温灸治疗，他已知十二指肠溃疡无特效药，且自己已有温灸治疗经验，又见到患肺结核数人经温灸治疗效果良好，于1959年9月2日用温灸法居家治疗。

灸方 ①中脘30分钟，足三里30分钟；②肺俞15分钟，中府15分钟；③心俞15分钟，合谷15分钟；④膈俞15分钟，膻中15分钟，巨阙20分钟；⑤肝俞15分钟，期门20分钟。每天灸1组，5天灸完，循环灸治，每次灸完用余热灸脐。

9月9日 注射链霉素后即发热，灸后热退并感觉舒适，现进食量较未灸前增加。

二诊（9月16日） 注射链霉素后已不发热（马老按：亦有其他肺病患者注射链霉素后发热，灸7天后热退），行走时下肢有力，胃仍有逆气。加灸：①章门30分钟，气海30分钟；②胃俞15分钟，天枢20分钟；③肾俞30分钟，然谷15分钟；④关元30分钟，三阴交15分钟。同前穴循环灸治，每次灸完用余热灸脐。

12月15日 去河东医院拍片检查，医生告知肺结核已明显好转。

12月27日 诉胃部和脐周的硬结消失，大小便恢复正常。问其怎样灸的（马老按：因为估计那些硬块已有50年，难以很快治好），回答说每天灸2组，每次温灸器燃烧旺时在上边加包1层布，这样能燃3个小时，比原灸时间延长，尤在病块处持续时间更长（马老按：注意初灸时不要这样做，尚未灸通时反致不好）。告其曰："照这样施灸，胃病可能以后不会再犯。"

1960年5月26日 再经河东医院拍片检查，示肺结核大有好转，已不再注射链霉素，只服异烟肼。患者已感觉到温灸对健康有益，并坚持每日温灸。

1963 年 4 月 18 日　至今患者已连灸 6 年，并说身体很好，若白天觉有不适，晚上一灸即好，体会到温灸有病治病，无病常灸有助健康。

马老评按　患者是我的亲戚，在未发现病前我跟他说："你从小有胃病，温灸能把病治好。"那时他不相信，发病后因医院没有特效药治疗，在没办法的情况下才试用温灸。初次虽把病治好，但对温灸的认识还未深入，至第 3 次犯病又增加肺结核后，他才注重温灸治疗，才认为温灸确实对慢性病效果良好。

病案二

王某，女，28 岁，已婚，天津，1962 年 6 月 2 日初诊。

病史　去年冬天开始胃部有烧灼感，2 个月前胃上部痛，经医院检查，诊断为"胃溃疡"。

现症　胃上部痛，呕吐，背后和两肋胀痛，大便色黑，日行 6～7 次，小便淋沥，经行腹痛，白带异常。近日体温高。

诊断　胃溃疡（大便潜血阳性）。

治疗　1962 年 6 月 2 日开始用温灸治疗。治以脾胃病 9 次穴灸方加灸关元、曲骨各 30 分钟，三阴交 25 分钟。因体温高，先灸风门、阳陵泉各 25 分钟，体温正常后再灸上穴。

灸后情况　6 月 2 日上午灸完，下午即觉舒适（马老按：灸中脘、神阙、足三里之功），到 6 月 9 日大便色已正常（大便潜血已转阴），灸到 7 月 1 日病已痊愈。

病案三

屈某，男，32 岁，天津，1964 年 3 月 29 日初诊。

病史　于 1958 年患胃病，经医院检查，诊断为"胃溃疡"，1961 年大便下血，在某医院住院治疗 10 余天，血止出院，但胃痛一直未减轻，冬天重、夏天轻，现在已休病假。

现症　3 天前饭后胃觉不适，柏油便，全身无力，胃部偏右侧硬痛。

诊断　胃溃疡。

　治疗　1964 年 3 月 29 日由患者同事高某协助用温灸法治疗。

灸方 ①中脘 30 分钟，足三里 30 分钟；②期门 30 分钟，太冲 20 分钟；③下脘 30 分钟，天枢 30 分钟，气海一器药燃完；④胃俞 30 分钟，不容 30 分钟；⑤膈俞 30 分钟，巨阙 30 分钟；⑥肝俞 25 分钟，章门 30 分钟。每天灸 1 组穴，6 天灸完，每次灸完用余热灸脐，循环灸治，直到痊愈为止。

二诊（4 月 12 日） 灸后觉胃部舒适，腹部显软，柏油便消失，证明胃出血已止，两足心已有汗，但大便秘结，2 日一行，小便有白色沉淀物已有 10 年之久。加灸左大横、承山各 30 分钟，待大便通畅后再加灸：①滑肉门 30 分钟，大巨 30 分钟；②关元 30 分钟，三阴交 25 分钟，中极一器药燃完。同前穴循环灸治。5 月 17 日高某来说，已由医院拍片检查诊断为"十二指肠溃疡"。现在胃痛已止，有时胃灼热，灸后即好，大便正常，食欲佳，但进食过多时有堵胀感，食少即舒适，并有头晕口干，原来每日灸 2 组，从今天起改为每天灸 1 组，加灸风池 25 分钟，申脉 25 分钟，以治头晕。

三诊（6 月 7 日） 胃不疼，大便黄色，但仍有头晕、腰背痛。加灸：①心俞 25 分钟，神门 25 分钟；②肾俞 30 分钟，照海 25 分钟。

四诊（6 月 14 日） 有时消化不良，腰背痛未止，可灸痛处 30 分钟。另因咽喉难受，加灸天鼎 20 分钟，天突 30 分钟，合谷 20 分钟。

6 月 21 日 消化已好，进食量又增多，腰背痛减轻，自觉体力增加。

7 月 19 日 右侧腰背痛已好，仰卧时胃部仍痛，其余症状已消失，已恢复正常工作。

10 月 18 日 体重 66 kg，比未灸前增加 5 kg，病已痊愈。

随访 1965 年 2 月 5 日来说，立春前胃觉不适，灸后就好了。

三、肠道疾病系列

（一）急性肠炎

病因 本病可由于药物、应激、暴饮暴食、食物中毒、受寒等诱发。

症状 主要表现为腹痛、肠鸣下利如稀薄粥状，或液状及含有不消化食物，尿量减少，有时发热、头痛。若并发急性胃炎，则发呕吐，病邪侵入直肠则表现为里急后重，病邪侵入小肠则下痢，粪便中有大量黏液。

摸诊 指压脐周有硬痛感。

急性肠炎灸方

灸序	穴名	穴数	灸穴位置	施灸时间
第1次	水分	1	脐上1寸	灸30分钟
	气海	1	脐下1.5寸	灸30分钟
	天枢	2	脐两旁2寸	各灸30分钟
第2次	肾俞	2	背后第2腰椎棘突下两旁1.5寸	各灸30分钟
	照海	2	两足内踝尖下1寸	各灸25分钟
第3次	大肠俞	2	背后第4腰椎棘突下两旁1.5寸	各灸25分钟
	曲池	2	两肘屈时肘横纹头	各灸25分钟

施灸注意

（1）每天灸1组穴，3天灸完，每次灸完加灸脐30分钟，循环灸治，直到痊愈为止。

（2）如有发热，先灸风门、阳陵泉各25分钟。

（3）里急后重者，可加灸气冲、足三里各30分钟。

>>> 病 案

▌**病案一**▐

孔某，男，41岁，天津，1977年8月5日初诊。

1977年8月2日夜，因下大雨，屋内进水1.7尺深，患者在水内泡10余小时，到8月5日晨起发现腹痛并泄泻，至晚6点共泻3次，灸风门、下脘、气海、天枢各30分钟，灸完腹痛止。8月5日晨起发热达39.3 ℃，立即去卫生院治疗，医生说因患者有腹泻须去其他医院诊治。患者当即又去北马路二中心医院，医生说须去南开医院。马老说，不用各处求治，自己用温灸治吧！当即灸风门、下脘、气海、天枢各30分钟，晚10点体温降至38.5 ℃，之后大便转成赤白色。

8月6日晨起体温38.2 ℃，大便为赤白色，灸肾俞、大肠俞、天枢各30分钟，到晚8点体温降至37.5 ℃，但每觉腹痛即下痢，约两小时1次。下午灸大肠俞、天枢各

30 分钟，但夜间仍有下痢，并有后重感觉，即使去厕所也不能排出。

8 月 7 日晨起体温 37.2 ℃，各症状也有所好转，但里急后重感未除。马老此时想到"冲脉为病，逆气里急"。当即灸气冲、足三里各 30 分钟，灸完感觉腹内舒适，又下痢 1 次，内含粪便。思饮食。下午又灸气冲、足三里 1 次，夜间没有再腹泻，患者痊愈。

病案二

裘某，女，77 岁，天津，1976 年 8 月 17 日初诊。

病史 1976 年 7 月 28 日唐山地区发生地震，波及天津市，西南角一带虽地震较轻，但在防震期间吃睡不便，为了安全，患者于 8 月 12 日临时搬到北郊区青光搭棚暂住，因此积劳成病。

现症 大便赤白色，由每天 2 次渐增到 7 次。

诊断 急性肠炎。

治疗 1976 年 8 月 17 日在北郊区青光临建棚进行温灸治疗。

灸方 ①水分、天枢各 30 分钟，余温灸气海；②中脘、神阙、足三里各灸 30 分钟；③大肠俞、曲池各 25 分钟；④小肠俞 25 分钟，大横 30 分钟，三阴交 25 分钟；⑤三焦俞 25 分钟，气冲 30 分钟；⑥期门 30 分钟，太冲 25 分钟；⑦心俞、神门各 25 分钟；⑧肝俞 25 分钟，章门 30 分钟；⑨肾俞 30 分钟，然谷 25 分钟。每天上午、下午各灸 1 组，每次灸完加灸神阙和关元各 30 分钟。

灸后情况

8 月 21 日 病情始见好转，大便颜色正常，但量少，多为手指肚大的粪块。食欲和活动情况转好，自认为病渐趋痊愈。

8 月 22 日 大便量突然增多，起初仍有粪块，之后全是赤白脓样物。每天仍照灸 2 组，分上午、下午各 1 组。

二诊（8 月 23 日） 大便昼夜共下 14 次，为脓样物，不思饮食，卧床，不愿活动，手足发凉，脉率 92 次 / 分，胃部和脐周跳动感强，神志不清，夜里 3 点开始温灸心俞、肾俞各 30 分钟以加强心、肾功能，再灸合谷、太冲各 30 分钟以治手足凉（马老按：此为四关穴，不仅能治四肢凉，而且对休克有效），灸完心俞后脉率降到 86 次 / 分；

灸完合谷、太冲，手足返热。

8月24日　下痢7次，手压胃部和脐周已显软，思饮食，每次吃一碗挂面汤，精神状况显好，并说昨天灸心俞时感觉很难受，想要说止灸，但说不出来。见病情好转，今仍灸2组穴。

8月25日　下痢2次，赤白脓样物已无，但仍有粪块，量已少。仍日灸2组穴。

三诊（8月27日）　大便已软，间有粪块少许，但又觉全身发冷，予灸肾俞、大肠俞、天枢和然谷，灸完恶寒症状已消失。

之后病情逐步好转，每天改灸1组穴，至9月3日痊愈。

（二）慢性肠炎

病因　由急性肠炎迁延或反复发作而来，有肠溃疡、肠寄生虫或其他慢性病者可兼患此病。

症状　主要表现为腹痛、腹胀、腹泻，伴有恶心、呕吐、大便稀且混有黏液或脓样物等。

摸诊　指压脐周硬痛，按压左大横和曲池有痛感。

慢性肠炎灸方

灸序	穴名	穴数	灸穴位置	施灸时间
第1次	中脘	1	剑突与脐正中	灸30分钟
	足三里	2	两外膝眼下3寸	各灸30分钟
第2次	水分	1	脐上1寸	灸30分钟
	气海	1	脐下1.5寸	灸30分钟
	天枢	2	脐两旁2寸	各灸30分钟
第3次	胃俞	2	背后第12胸椎棘突下两旁1.5寸	各灸25分钟
	气冲	2	脐下5寸两旁2寸	各灸30分钟
第4次	期门	2	两乳头下4寸	各灸30分钟
	太冲	2	两足大、次趾根往上2寸	各灸25分钟

灸序	穴名	穴数	灸穴位置	施灸时间
第5次	膈俞	2	背后第7胸椎棘突下两旁1.5寸	各灸25分钟
	腹结	2	脐两旁4寸往下1.3寸	各灸30分钟
第6次	肾俞	2	背后第2腰椎棘突下两旁1.5寸	各灸30分钟
	照海	2	两足内踝尖下1寸	各灸25分钟
第7次	关元	1	脐下3寸	灸30分钟
	曲骨	1	脐下5寸（横骨上沿）	灸30分钟
	三阴交	2	两足内踝尖上3寸	各灸25分钟
第8次	大肠俞	2	背后第4腰椎棘突下两旁1.5寸	各灸25分钟
	曲池	2	两肘屈时肘横纹头	各灸30分钟

施灸注意 每天灸1组穴，8天灸完，每次灸完加灸脐30分钟，循环灸治，直到痊愈为止。

临床体会 急性肠炎多因食后受到寒凉而患，许多患者只灸水分、气海和天枢一次即愈。慢性肠炎患者，因肠内积滞日久须多灸时日，待其阻滞疏通当可痊愈。曾治一患病8年的患者，连灸25天痊愈，尤其灸后感觉舒适，这是马氏温灸的优点。

>>> 病案

赵某，男，30岁，天津，1961年7月5日初诊。

病史 从1953年患腹泻，至今未好。

现症 大便溏，日行2～3次，肠鸣，腰酸，消化不良，不敢吃冷食，小腹胀。

摸诊 指压脐周硬痛。

诊断 慢性肠炎。

治疗 1961年7月5日开始用温灸法居家治疗。

灸方 ①中脘、足三里各30分钟；②水分、气海、天枢各30分钟；③关元、曲骨各 30 分钟，三阴交 25 分钟;④肾俞 30 分钟，复溜 25 分钟;⑤大肠俞、曲池各 25 分钟。每天灸 1 组穴，5 天灸完，每次灸完加灸脐 30 分钟，循环灸治，直到痊愈为止。

灸后情况 7 月 31 日来说，灸到现在消化好，进食量增多，能随意食用冷食，大便已正常，每天 1 次。疾病痊愈。

（三）习惯性便秘

病因 多因食用不易消化的食物或收涩性食物，久坐、运动不足、精神压力大、不良的生活习惯易导致便秘的发生，患有糖尿病、胃病、直肠炎、痔疾、肠管狭窄者均易患本病。

症状 每周排便少于 3 次，或排便时感到困难，便完仍觉肠内有宿便，腹部多压重膨满，大便质硬或呈羊粪状，全身营养障碍。患者可伴有多种神经症状，如头痛、头晕、头胀、倦怠、失眠和食欲不振等，并容易患痔疾。

治疗 多活动身体，多吃易消化食物。蔬菜、玉米面能调中开胃，对缓解便秘有益。要少吃辣椒和煎炸食物。可以下方灸治。

习惯性便秘灸方

灸序	穴名	穴数	灸穴位置	施灸时间
第 1 次	中脘	1	剑突与脐正中	灸 30 分钟
	足三里	2	两外膝眼下 3 寸	各灸 30 分钟
第 2 次	下脘	1	脐上 2 寸	灸 30 分钟
	气海	1	脐下 1.5 寸	灸 30 分钟
	天枢	2	脐旁 2 寸	各灸 30 分钟
第 3 次	期门	2	两乳头下 4 寸	各灸 30 分钟
	太冲	2	两足大、次趾根往上 2 寸	各灸 25 分钟
第 4 次	大肠俞	2	背后第 4 腰椎棘突下两旁 1.5 寸	各灸 25 分钟
	曲池	2	两肘屈时肘横纹头	各灸 25 分钟

灸序	穴名	穴数	位置	施灸时间
第5次	左大横	1	脐左4寸	灸30分钟
	承山	2	两膝腘横纹正中与踝关节连线正中	各灸30分钟
第6次	三焦俞	2	背后第1腰椎棘突下两旁1.5寸	各灸25分钟
	支沟	2	两手背腕横纹正中上3寸	各灸25分钟
第7次	肾俞	2	背后第2腰椎棘突下两旁1.5寸	各灸30分钟
	照海	2	两足内踝尖下1寸	各灸25分钟

施灸注意 每天灸1组穴，7天灸完，每次灸完加灸脐30分钟，循环灸治，直到痊愈为止。

临床体会 使用此灸方治好了许多大便秘结的患者。只灸左大横、承山这一组穴对大便秘结即有很好效果。所治患者多是其他病兼患者，故无单独病历。凡肠疾患灸上穴和慢性肠炎灸方穴组，均有效果。

（四）盲肠炎、阑尾炎

急性非特异性盲肠炎临床表现与急性阑尾炎相似，术前诊断多困难，故将二者放在一起讨论。

病因 急性非特异性盲肠炎病因大多未明，饮食、生活习惯、感染等因素均可导致本病发生。急性阑尾炎多由于阑尾腔梗阻导致，阑尾腔内细菌感染、腹泻、便秘等也可诱发急性阑尾炎。

症状 二者病初均有腹痛，无固定点，主要在脐周和上腹部，数小时后疼痛转移至右下腹。阑尾炎患者麦氏点有压痛。患者厌食、恶心、呕吐、轻度发热。急性阑尾炎患者若发生穿孔，体温则进一步升高，可高于38.5℃。

盲肠炎灸方

灸序	穴名	穴数	灸穴位置	施灸时间
第1次	下脘	1	脐上2寸	灸30分钟
	气海	1	脐下1.5寸	灸30分钟
	天枢	2	脐两旁2寸	各灸30分钟
第2次	肘尖	2	俯卧两胳膊肘尖	各灸30分钟
	维道	2	两腋下第11肋骨端（章门穴）往下5.3寸	各灸30分钟
第3次	大肠俞	2	背后第4腰椎棘突下两旁1.5寸	各灸25分钟
	曲池	2	两肘屈时肘横纹头	各灸25分钟
第4次	腹结	2	脐两旁4寸往下1.3寸	各灸30分钟
	三阴交	2	两足内踝尖上3寸	各灸25分钟

施灸注意 每日上午、下午各灸1组，2天灸完，每次灸完加灸脐30分钟，循环灸治，直到痊愈为止。须灸到手压患处不痛方为痊愈，也可多灸患处30分钟。

临床体会 已治急性盲肠炎两人，一人痊愈，一人灸后痛止，自认为痊愈，止灸后继续上班工作，结果化脓，经医院手术治疗才痊愈。又治慢性盲肠炎两人，均痊愈。

>>> 病 案

病案一

张某，男，天津，1969年3月31日初诊。

1969年3月31日来说，患急性盲肠炎去医院治疗，因有高血压，腹部已做过2次手术，医生说不能再进行手术治疗，因此回家静养。回家后疼痛难忍，找来一本《温灸研究与实验》，按照书中治疗盲肠炎的灸方进行灸治后痊愈，特向马老道谢。

编者按 马老手稿中写道："这时正处于困难时期，故未详细记录治疗情况，写至此处心中怅然。"

此病例不是马老亲诊患者，之所以收录书中，只因马老评按中"怅然"两字令后人读之唏嘘不已，潸然泪下。在特殊时期，马老依然心胸豁达，苦心孤诣研究温灸疗法，宁可变卖家产也要为民义务治病。马老见到患者通过温灸取得良好效果而高兴，但也深感怅然。生活的困苦不会让马老"怅然"，让马老"怅然"的是因当时条件有限，如此有效的疗法难以普及推广。这也是今天马氏温灸团队继承马老遗志，推广温灸的缘由。

病案二

丁某，男，40岁，天津，1971年2月22日初诊。

病史 1971年2月21日在工厂工作期间，突然胃痛并呕吐，按胃病治疗无效。去医院检查发现盲肠部疼痛难忍（之前没有痛感），诊断为"急性盲肠炎"，建议手术治疗。患者因恐惧未同意进行手术。辅助检查示白细胞 $1.7 \times 10^9/L$，体温 37.5 ℃。

现症 腹痛难忍，不愿说话，卧床时屈右腿，不愿动转。

诊断 急性盲肠炎。

治疗 1971年2月22日用温灸法居家治疗。

灸方 ①肘尖30分钟，气海30分钟，痛处30分钟；②天枢30分钟，维道（马老按：即患处）30分钟；③大肠俞25分钟，曲池25分钟；④腹结30分钟，痛处30分钟。每天灸1组穴，4天灸完，每次灸完之余热用于灸脐，循环灸治，直到痊愈为止。如灸完仍痛，可再灸①穴组1次。

灸后情况

上午灸完1组穴后痛立止，下午去看他时已能到外屋迎接马老，自己说病已大为好转。2月23日上午去看他说，腹未痛，手压盲肠处觉痛，嘱其每次加灸痛处30分钟。2月25日去看他说，无特殊不适，手压盲肠处微觉痛，大便先硬黑后黄软，自觉痊愈。

灸3天后，自觉痊愈后即上班工作，但之后又复发，体温达42 ℃，前往第一医院治疗，手术时已化脓。

马老评按 早先未用温灸法治疗过盲肠炎，故在1965年写《温灸研究与实验》时，在肠疾患一栏写了四组试灸穴，以备距离医院远的患者灸治。从已治疗的几个病例看，温灸对盲肠炎效果良好。

此病患者自觉痊愈后，应当再继续灸治一段时间，可免疾病复发之虞，功亏一篑实为可惜，希患者注意。

第三节　呼吸系统疾病

《黄帝内经》记载，肺开窍于鼻，主皮毛。如肺发生疾病，则鼻和全身皮毛都要受到影响。肺在味为辛，其精华显露于毫毛上，充实在皮肤上，在色为白，在声为哭，通于秋气。

一、肺炎

病因　本病多因感染革兰氏阳性菌，如肺炎链球菌、金黄色葡萄球菌等引起；感染病毒，如流感病毒、麻疹病毒、巨细胞病毒等也可导致肺炎发生；其他病原体如支原体、衣原体、立克次体感染及寄生虫等亦会导致肺炎发生；肺炎也可并发于麻疹、百日咳等病。

症状　因引起感染的病菌类型不同，肺炎的轻重程度亦不同。临床常表现为发热、咳嗽、咳痰、胸背刺痛、颜面潮红、每分钟脉搏和呼吸次数增加、头痛、全身乏力、食欲不振，有时咳嗽带血，肺部听诊可闻及湿啰音。老人和体弱儿童患肺炎可危及生命，轻症肺炎患者的症状与感冒类似，但持续时间较长。

摸诊　指压身柱、中府、尺泽均有压痛感。

肺炎灸方

灸序	穴名	穴数	灸穴位置	施灸时间
第1次	风门	2	背后第2胸椎棘突下两旁1.5寸	各灸25分钟
	阳陵泉	2	小腿的外侧，腓骨小头前下方凹陷处	各灸25分钟
第2次	肺俞	2	背后第3胸椎棘突下两旁1.5寸	各灸25分钟
	尺泽	2	两胳膊伸直肘横纹外头	各灸25分钟

灸序	穴名	穴数	灸穴位置	施灸时间
第3次	天突	1	胸骨上窝正中	灸30分钟
	膻中	1	两乳头正中	灸30分钟
	列缺	2	两手掌腕横纹外头上1.5寸	各灸25分钟
第4次	中府	2	两肩内侧第1肋骨下（指压痛处）	各灸25分钟
	合谷	2	两手背第1、2掌骨间，当第2掌骨桡侧中点处	各灸25分钟
第5次	膈俞	2	背后第7胸椎棘突下两旁1.5寸	各灸25分钟
	大陵	2	两手掌上腕横纹正中	各灸25分钟
第6次	俞府	2	胸前正中线两旁2寸锁骨下0.5寸	各灸25分钟
	乳根	2	两乳头下1.6寸	各灸25分钟
第7次	巨阙	1	剑突下2寸	灸30分钟
	中脘	1	剑突与脐正中	灸30分钟
	足三里	2	两外膝眼下3寸	各灸30分钟
第8次	肝俞	2	背后第9胸椎棘突下两旁1.5寸	各灸25分钟
	期门	2	两乳头下4寸	各灸30分钟
第9次	心俞	2	背后第5胸椎棘突下两旁1.5寸	各灸25分钟
	神门	2	两手掌腕横纹内头	各灸25分钟
第10次	大椎	1	项后第7颈椎棘突下凹陷处	灸30分钟
	至阳	1	背后第7胸椎棘突下凹陷处	灸30分钟
	支沟	2	两手背腕横纹正中上3寸	各灸25分钟

施灸注意

（1）每天灸1组穴，10天灸完，每次灸完加灸脐30分钟，循环灸治，直到痊愈为止。

（2）若发热灸第1组穴，如灸2次未愈，再灸膈俞、大陵。

（3）如有大便秘结，灸第 1 组穴若无缓解，再灸左大横、承山各 30 分钟。

临床体会　发热者灸后体温渐降，咳嗽日渐好转；痰中带血者灸 1 个循环后症状可消失。本灸方兼治咽喉病及胸膜炎。

>>> 病　案

▌病案一▌

马某，男，41 岁，天津，1961 年 2 月 4 日初诊。

病史　1961 年 1 月至今经常感冒、咳嗽。

现症　发热，体温 39.5 ℃，咳嗽，痰中带血，右肺胀痛，头痛，咽喉痛，面肿，两小腿肿，小便短赤，全身无力。

诊断　急性肺炎。

治疗　1961 年 2 月 4 日用温灸法居家治疗。

灸方　①风门 25 分钟，天突 30 分钟，列缺 20 分钟；②肺俞 25 分钟，尺泽 25 分钟；③风池 25 分钟，阳陵泉 25 分钟；④膈俞 25 分钟，膻中 30 分钟，上脘 30 分钟；⑤肝俞 25 分钟，中府 25 分钟；⑥水分 30 分钟，气海 30 分钟，合谷 25 分钟。每天灸 1 组穴，6 天灸完，每次灸完用余热灸脐，循环灸治，直到痊愈为止。

灸后情况　灸 1 次风门后一小时体温下降 1 ℃。2 月 5 日体温 38 ℃。2 月 16 日体温 36.8 ℃，面肿和腿肿消失。2 月 18 日咳嗽次数减少，痰中带血已少。2 月 19 日痰少已无血，灸至 2 月 22 日痊愈。

▌病案二▌

朱某，女，38 岁，天津，1961 年 4 月 17 日初诊。

病史　1960 年 12 月感冒后低热，经医院检查诊断为"肺炎"，治疗至今未愈。

现症　咳嗽，喉痛，胸背痛，腰痛，头痛，心悸，睡眠差，自汗，盗汗，双手冰凉，四肢无力，体温已正常。

诊断　肺炎。

治疗 1961 年 4 月 17 日开始用温灸法居家治疗。

灸方 ①中脘 30 分钟，足三里 30 分钟；②风门 25 分钟，阳陵泉 25 分钟；③肺俞 25 分钟，尺泽 25 分钟；④天突 30 分钟，中府 25 分钟，膻中 30 分钟；⑤俞府 25 分钟，列缺 25 分钟；⑥肝俞 25 分钟，期门 30 分钟；⑦肾俞 30 分钟，委中 25 分钟；⑧心俞 25 分钟，神门 25 分钟。每天灸 1 组穴，8 天灸完，每次灸完用余热灸脐，循环灸治，直到痊愈为止。

灸后情况 1961 年 4 月 26 日去看她，其喉痛已止，咳嗽减轻，胸背觉轻松。5 月 6 日去看她，其几近痊愈，只有出虚汗未止且右膝痛，加灸膝痛处 30 分钟。5 月 14 日去看她，其病已痊愈。

二、急、慢性支气管炎

（一）急性支气管炎

病因 由感冒、吸入刺激性气体或急性传染病等引起。

症状 以咳嗽、咳痰为主，初期咳痰量少而有黏稠性，如透明黏液，是曰生痰，至病将终，则痰多以如不透明之蜡咳出，此时在胸部听诊可闻笛音、蜂鸣音、鼾音，成人患者热候不定，小儿则略发。自觉喉痒、胸中苦闷。

摸诊 指压身柱、中府、尺泽有压痛感。

急性支气管炎灸方

灸序	穴名	穴数	灸穴位置	施灸时间
第 1 次	风门	2	背后第 2 胸椎棘突下两旁 1.5 寸	各灸 25 分钟
	阳陵泉	2	小腿的外侧，腓骨小头前下方凹陷处	各灸 25 分钟
第 2 次	天突	1	胸骨上窝正中	灸 30 分钟
	膻中	1	两乳头正中	灸 30 分钟
	巨阙	1	剑突下 2 寸	灸 30 分钟
	中脘	1	剑突与脐连线正中	灸 30 分钟

灸序	穴名	穴数	灸穴位置	施灸时间
第3次	肺俞	2	背后第3胸椎棘突下两旁1.5寸	各灸25分钟
	尺泽	2	两胳膊伸直肘横纹外头	各灸25分钟
第4次	中府	2	两肩内侧第1肋骨下（指压痛处）	各灸25分钟
	乳根	2	两乳头下1.6寸	各灸25分钟
第5次	膈俞	2	背后第7胸椎棘突下两旁1.5寸	各灸25分钟
	太渊	2	两手掌腕横纹外头	各灸25分钟

施灸注意

（1）每天灸1组穴，5天灸完，每次灸完加灸脐30分钟，循环灸治，直到痊愈为止。

（2）若大便秘结，先灸左大横、承山各30分钟，待大便通畅后再灸上穴。

（3）体弱、食欲不振者，每穴减10分钟，待进食量增多后再恢复原时间。

马老评按　轻者有时只灸第1次穴即愈。

（二）慢性支气管炎

病因　本病多由各种因素长期刺激而导致。病毒、支原体、细菌等感染是本病发生的重要原因，可由急性支气管炎或其他肺病、心脏病、肾脏疾病等慢性病演变发展而来；大气污染、吸烟、长期吸入刺激性气体等亦可导致此病；患者免疫功能、患者年龄、气候等因素也与本病发生有关。

症状　主要表现为咳嗽，以晨起咳嗽为主；咳痰，一般为白色泡沫样或浆液样痰；伴有喘息、气促，甚者可伴发支气管哮喘。

摸诊　身柱、至阳、膏肓、中府、尺泽、昆仑和太溪均有压痛感。

慢性支气管炎灸方

灸序	穴名	穴数	灸穴位置	施灸时间
第1次	中脘	1	剑突与脐正中	灸30分钟
	足三里	2	两外膝眼下3寸	各灸30分钟

灸序	穴名	穴数	灸穴位置	施灸时间
第2次	天突	1	胸骨上窝正中	灸30分钟
	膻中	1	两乳头正中	灸30分钟
	巨阙	1	剑突下2寸	灸30分钟
	上脘	1	剑突下3寸	灸30分钟
第3次	身柱	1	背后第3胸椎棘突下凹陷处	灸30分钟
	灵台	1	背后第6胸椎棘突下凹陷处	灸30分钟
	太溪	2	两足内踝尖后凹陷处	各灸25分钟
第4次	肺俞	2	背后第3胸椎棘突下两旁1.5寸	各灸25分钟
	尺泽	2	两胳膊伸直肘横纹外头	各灸25分钟
第5次	膏肓	2	背后第4胸椎棘突下两旁3寸	各灸30分钟
	昆仑	2	两足外踝尖后凹陷处	各灸25分钟
第6次	中府	2	两肩内侧第1肋骨下（指压痛处）	各灸25分钟
	太渊	2	两手掌腕横纹外头	各灸25分钟
第7次	大杼	2	背后第1胸椎棘突下两旁1.5寸	各灸25分钟
	乳根	2	两乳头下1.6寸	各灸25分钟
第8次	肝俞	2	背后第9胸椎棘突下两旁1.5寸	各灸25分钟
	期门	2	两乳头下4寸	各灸30分钟
第9次	膈俞	2	背后第7胸椎棘突下两旁1.5寸	各灸25分钟
	不容	2	剑突下2寸两旁2寸	各灸30分钟
第10次	肾俞	2	背后第2腰椎棘突下两旁1.5寸	各灸30分钟
	然谷	2	两足内踝尖下1寸往前2寸	各灸25分钟

施灸注意

（1）每天灸1组穴，10天灸完，每次灸完加灸脐30分钟，循环灸治，直到痊愈为止。

（2）若有感冒症状，先灸风门、阳陵泉各25分钟，待感冒痊愈后再灸上穴。

（3）若大便秘结，先灸左大横、承山各30分钟，待大便通畅后再灸上穴。

（4）体弱、食欲不振者，每穴的施灸时间减少10分钟，待进食量增多后再按上表中穴位的施灸时间进行施灸。

>>> 病　案

病案一

姚某，女，22岁，未婚，天津静海，1960年4月9日初诊。

病史　幼时患咳嗽气喘，近日加重，故来津治疗，经几个医院治疗都未见效果。

现症　咳嗽，夜重昼轻，并有气喘，头晕，目昏，白带多，全身无力。

诊断　慢性支气管炎，带下。

治疗　1960年4月9日开始用温灸法治疗。

灸方　①中脘、足三里各30分钟；②肺俞25分钟，天突、膻中各30分钟；③中府、乳根各25分钟；④风池、昆仑各25分钟；⑤肾俞30分钟，照海25分钟；⑥关元、曲骨各30分钟，三阴交25分钟。另外，感冒时先灸风门、阳陵泉各25分钟。每天灸1组穴，6天灸完，每次灸完加灸脐30分钟，循环灸治，直到痊愈为止。

灸后情况　1960年4月14日，咳嗽气喘均好转，呼吸时无喉鸣，拟回家继续治疗。5月患者来信说，病情大为好转，但一日轻一日重（马老按：这是将痊愈的现象），腰痛和白带异常已消失。12月30日托赵某送信来说已痊愈。共灸8个月。

马老评按　以上治疗气管炎的灸方是1960年我开始专职义务治病时初创，现发展为10次穴灸方，并已治愈患者多人，说明上列10次穴灸方效果良好。

病案二

商某，男，6岁，天津，1965年7月11日初诊。

主诉：咳嗽已2年，时常发病，屡治无效，身体发育不良。

现症　咳嗽气喘，身体发育不良。

诊断 慢性支气管炎。

治疗 1965 年 7 月 11 日由温灸爱好者王某用温灸法为其治疗。

灸方 ①风门、阳陵泉各 15 分钟；②天突、膻中、巨阙各 15 分钟；③肺俞、尺泽各 15 分钟；④大杼、乳根各 15 分钟；⑤身柱、期门各 15 分钟，上脘 20 分钟。每天灸 1 组穴，5 天灸完，每次灸后加灸脐 20 分钟，循环灸治，直到痊愈为止。

灸后情况 9 月 9 日，患儿父亲说患儿灸后咳嗽、气喘均减轻，只在 7 月底复发 1 次且病情较轻，至今未复发。

病案三

路某，男，51 岁，天津，1969 年 8 月 20 日初诊。

病史 患咳喘已 10 年，每到天气炎热时（伏天）发病，轻则数月、重则半年才能恢复，多种方法治疗无效。

现症 1969 年 7 月发病，咳喘每天发作，轻时尚能自由行动，重时行动不便，睡眠差，食欲不振，全身无力，已休假。

诊断 慢性支气管炎。

治疗 1969 年 8 月 20 日用温灸法居家治疗。

灸方 ①中脘 30 分钟，足三里 30 分钟；②天突 25 分钟，膻中 30 分钟，巨阙 30 分钟；③肺俞 25 分钟，尺泽 25 分钟；④膏肓 30 分钟，昆仑 25 分钟；⑤俞府 25 分钟，中府 25 分钟；⑥大杼 25 分钟，乳根 25 分钟；⑦身柱 30 分钟，膈俞 25 分钟，上脘 30 分钟；⑧肝俞 25 分钟，期门 30 分钟；⑨肾俞 30 分钟，太溪 25 分钟。每天灸 1 组穴，9 天灸完，每次灸完用余热灸脐，循环灸治，直到痊愈为止。

灸后情况

8 月 30 日 灸完 1 个循环，咳喘减轻，进食量渐多，自觉体力增加。

9 月 20 日 病情又见好转，胸部觉轻松，咳喘又减轻，睡眠可，饮食可。

10 月 3 日 患者自觉痊愈，已上班工作，体重增加 3.5 kg。嘱其病未除根，要继续灸治。

马老评按 此病须坚持灸治半年或更长时间，待不易感冒或感冒后慢性支气管炎不复发方为痊愈。更要注意的是感冒后速灸风门、阳陵泉，当可使慢性支气管炎不发作。

该患者自 1969 年病愈上班后，自已体会到了温灸不仅能治病，还能强身健体，之后坚持每日灸 1 次，连灸了 2 年，每天工作上下楼自觉腿部有力，从早到晚不觉累。后来时灸时停，6 年疾病未复发。至 1976 年 7 月因地震影响，无法正常饮食、睡眠，再次发病，但病情较轻，直至 1976 年 10 月再次开始温灸治疗。

病案四

云某，男，25 岁，未婚，天津市，1971 年 7 月 6 日初诊。

病史 1970 年 9 月底的一天，工作过劳后吃了两个梨，当晚 11 点觉喉咙不适，随之咳嗽，一夜未入睡，次日晨起发现咽喉哑、痛，第 3 天发生气喘。在某医院治疗 26 天后喘停，但出院 3 天后又喘，再经中西医治疗均无效。两腿自膝以下浮肿已 6 年。

现症 咳嗽气喘，食欲不振，大便每日 3～4 次，睡眠差，两小腿肿，色黑，体重 64.5 kg，全身无力，不能多走路。

诊断 慢性支气管炎，肠炎，小腿肿。

治疗 1971 年 7 月 6 日开始用温灸法居家治疗。

灸方 ①中脘 30 分钟，足三里 30 分钟；②天突 25 分钟，膻中 30 分钟，巨阙 30 分钟；③肺俞 25 分钟，尺泽 25 分钟；④膏肓 30 分钟，昆仑 25 分钟；⑤俞府 25 分钟，中府 25 分钟；⑥大杼 25 分钟，乳根 25 分钟；⑦身柱 30 分钟，膈俞 25 分钟，上脘 30 分钟；⑧肝俞 25 分钟，期门 30 分钟；⑨肾俞 30 分钟，太溪 25 分钟。每天灸 1 组穴，9 天灸完，每次灸完用余热灸脐，循环灸治，直到痊愈为止。

7 月 16 日来说，灸完 9 组穴，咳嗽和气喘大为减轻，大便恢复正常。

二诊（7 月 26 日） 前天感冒发热，速灸风门、阳陵泉，热退。现在仍咳嗽，但不喘。嘱只灸：①天突、膻中、巨阙；②肺俞、尺泽。待咳嗽止后再灸上 9 组穴。

三诊（9 月 23 日） 咳喘已止，食欲佳，现体重 67.5 kg（较灸前增加 3 kg），自觉体力增加，睡眠好，已上班。加治腿肿灸方：由膝下一器挨一器往下灸至踝关节处，每处灸 25 分钟。第 1 天灸气管炎灸方 1 组，第 2 天灸腿肿处，交替循环灸治，直到痊愈为止。

11 月 23 日 病已痊愈，感冒时会咳嗽，灸后即好。仍嘱其巩固灸治，待感冒时支气管炎不再复发方为痊愈。

四诊（12 月 6 日） 近日未咳嗽，但每夜 3 点多稍喘，不严重。嘱其加灸涌泉 50 分钟。

马老评按 之后未再复诊，估计患者已痊愈。

附：哮喘

病因 主要分为遗传和环境两方面。①遗传因素：本病发生多与遗传因素有关。②环境因素：变应原如宠物皮毛、花粉、鱼、虾、药物等可引起哮喘；大气污染、吸烟、运动、肥胖等也是诱发哮喘的因素。

症状 主要表现为反复发作的喘息、气急、胸闷或咳嗽等症状。多数于夜间发作，白天也有发作者，发作时呼气性呼吸困难，肺体膨胀，胸部窘迫，喉头喘鸣，发出笛声及鼾声，患者颜面苍白或带青色，严重者呈端坐呼吸，干咳或咳大量白色泡沫痰，甚至手足冰冷，全身冷汗，脉搏频数。发作持续时间不一，有一两个小时者，有持续数日者，有日发者，有一月数发者，有数月一发者。患者以 10 ～ 20 岁者为多。

摸诊 同慢性支气管炎。

治疗 以慢性支气管炎灸方治疗，在发病时如患者喘息不止、不能说话，可先灸第 3 组灸穴（身柱、灵台和太溪这 1 组穴）。在临床实践中，灸完身柱后患者喘息即止，但之后须用全部灸穴循环施灸一段时间才能根治。

编者按 马氏温灸法对哮喘等呼吸系统疾病效果良好，灸后患者自觉胸部舒畅，咳嗽咳痰次数渐少，轻者 1 个月病情明显好转，严重者须多灸时日，有的 1 年至数年方能完全缓解。

在哮喘发作期，可先灸身柱、灵台、太溪这 1 组穴，许多患者灸后即缓解，之后再用慢性支气管炎灸方循环灸治。

>>> 病 案

裘某，女，18 岁，河北省，1974 年 6 月 4 日初诊。

病史 素有喘病，1974 年 6 月 4 日来津探亲时突然发作。

现症 说话时突然喘息不止，呼吸急迫，两肩抖动不止，只能坐不能卧，不能说话，口干饮水勤。

诊断 哮喘。

治疗 1974 年 6 月 4 日用温灸法治疗。

灸方 身柱、至阳、太溪各 25 分钟，一次灸完。

灸后情况 在身柱穴灸至 10 分钟时，两肩抖动和呼吸急迫缓解，灸至 20 分钟时喘止，能正常说话，全部穴灸完，如常人一般。6 月 5 日予慢性支气管炎灸方，嘱其坚持灸治。

三、肺结核

病因 本病多由肺部感染结核分枝杆菌引起，营养不良、身心过劳、贫血、产褥期等免疫功能低下者以及滥用酒精、药物者易患本病。本病常见于 18 ~ 30 岁的人群。

症状 本病初期多表现为低热，盗汗，咳嗽，咳痰，痰中带血或咯血，胸部微痛，运动时呼吸窘促，贫血，羸瘦，食欲不振，睡眠差，全身倦怠等。患者在早晨体温正常或偏低，在晚上体温可达 38 ℃。疾病发展迅速时，即使早晨体温正常，晚上可升至 39 ~ 40 ℃。

咳嗽、咳痰之症多随病情进展而加重，肺部发生空洞，痰呈脓性或黏液脓性，咯血多在初期，大多数因肺脏空洞而起，患侧胸廓比较狭小，呼吸时收缩亦较微弱，初期叩诊呈浊音，听诊可闻及中到大水泡音；病情进一步发展，肺部叩诊呈鼓音，患者日见羸弱。

摸诊 指压身柱、中府、尺泽均有疼痛，痛轻即病轻，痛重即病重。

肺结核灸方

灸序	穴名	穴数	灸穴位置	施灸时间
第 1 次	天突	1	胸骨上窝正中	灸 30 分钟
	中脘	1	剑突与脐正中	灸 30 分钟
	足三里	2	两外膝眼下 3 寸	各灸 30 分钟

灸序	穴名	穴数	灸穴位置	施灸时间
第2次	肺俞	2	背后第3胸椎棘突下两旁1.5寸	各灸25分钟
	尺泽	2	两胳膊伸直肘横纹外头	各灸25分钟
第3次	中府	2	两肩内侧第1肋骨下（指压痛处）	各灸25分钟
	膻中	1	两乳头正中	灸30分钟
	巨阙	1	剑突下2寸	灸30分钟
第4次	心俞	2	背后第5胸椎棘突下两旁1.5寸	各灸25分钟
	神门	2	两手掌腕横纹内头	各灸25分钟
第5次	膈俞	2	背后第7胸椎棘突下两旁1.5寸	各灸25分钟
	合谷	2	两手背第1、2掌骨间，当第2掌骨桡侧中点处	各灸25分钟
第6次	肝俞	2	背后第9胸椎棘突下两旁1.5寸	各灸25分钟
	期门	2	两乳头下4寸	各灸30分钟
第7次	脾俞	2	背后第11胸椎棘突下两旁1.5寸	各灸25分钟
	三阴交	2	两足内踝尖上3寸	各灸25分钟
第8次	肾俞	2	背后第2腰椎棘突下两旁1.5寸	各灸30分钟
	然谷	2	两足内踝下1寸往前2寸凹陷处	各灸25分钟

施灸注意

（1）每天灸1组穴，8天灸完，每次灸完加灸脐30分钟，循环灸治，直到痊愈为止。

（2）若患感冒，先灸风门、阳陵泉各25分钟，待感冒症状消失后再以上方灸治。

（3）若大便秘结，先灸左大横、承山各30分钟，待大便通畅后再灸上方。

（4）若患肺癌，可再加下列2组穴，共10次，每次灸完加灸肿瘤部位25分钟。

肺癌加穴

灸序	穴名	穴数	灸穴位置	施灸时间
第1次	二白	2	两手掌腕横纹正中上4寸	各灸25分钟
	束骨	2	两足小趾外侧本节后	各灸25分钟
第2次	肘尖	2	两胳膊肘尖	各灸25分钟
	内踝尖	2	两足内踝尖	各灸25分钟

>>> 病 案

病案一

甘某，男，16岁，天津，1960年2月25日初诊。

病史 1959年11月劳累过度且受风后，咳嗽经久未愈，经某结核病医院检查后诊断为"肺结核"（父母均患此病），治疗至今未愈。

现症 咳嗽，喉干，声哑，痰多，右胸痛，食少，眠差，面色黄，身体瘦弱，全身无力，每天下午体温达38.7℃，体重52 kg。

诊断 肺结核。

治疗 1960年2月25日开始用温灸法居家治疗。

灸方 ①中脘、足三里各30分钟；②肺俞、尺泽各25分钟；③天突、膻中各30分钟，中府25分钟；④心俞、神门各25分钟；⑤膈俞、合谷各25分钟；⑥肝俞25分钟，期门30分钟；⑦乳根、照海各25分钟。每天灸1组穴，7天灸完，每次灸完加灸脐30分钟，循环灸治，直到痊愈为止。如有感冒症状，即灸风门、阳陵泉各25分钟。

灸后情况

3月4日 咳嗽减轻，咳痰次数减少，食量增加，睡眠好转。

二诊（3月19日） 胸痛已止，已不吐痰，仍咳嗽，自觉好转，但去结核病医院检查，医生说无变化，只说白细胞计数高。当问医生白细胞计数高应有何症状，医生说发热、身体无力等。当时向医生说现体温37℃，已正常，证明已不发热。患者向马老说明以上情况，马老向其介绍温灸后能使其白细胞增加2～3倍，停灸3天白细胞数量即可恢复正常，嘱患者下次检查时前 3 天不灸，看结果如何。

3 月 27 日　患者 3 天没灸，去医院检查，示肺部病灶缩小，白细胞数量已正常。咳嗽已少，食欲佳，体重 55 kg，较未灸前增加 3 kg，面色红润。

三诊（4 月 30 日）　喉已不干，仍轻微咳嗽。

马老评按　治疗其他肺结核患者时，施灸半月咳嗽即止，该患者为什么已灸 2 个月咳嗽仍未止？当问其父母患过肺结核病否，患者回答说均患过此病，再摸诊其膏肓穴有压痛感，随即加灸膏肓 30 分钟，直到温灸器内艾绒燃完为止。

5 月 30 日　咳嗽已止，灸膏肓穴时自觉体内有响动，连灸 3 天即不响，排下稀便，便内含有未完全消化之物。

随访　9 月初再去结核病医院检查示病已痊愈。

病案二

张某，男，41 岁，天津，1961 年 6 月 30 日初诊。

病史　10 多年前患有胃病。有慢性支气管炎，感冒后无论冬夏都会复发，去年起时有发热。今年 4 月 1 日拍 X 线片检查，提示左肺、右肺浸润型肺结核。

现症　左肺、右肺浸润型肺结核，胸背痛，咳嗽带血，心悸，睡眠差，每天下午低热，血压 90/60 mmHg，左半身无力，痔疮，右睾丸坠痛，有胃病、慢性支气管炎（现未发病），体重 60 kg。

诊断　浸润型肺结核，慢性支气管炎，胃病，低血压，痔疮，右睾丸坠痛，神经衰弱。

治疗　1961 年 6 月 30 日用温灸法居家治疗。

灸方　①中脘 30 分钟，足三里 30 分钟；②肺俞 25 分钟，尺泽 25 分钟；③中府 25 分钟，膻中 30 分钟，巨阙 30 分钟；④左环跳 30 分钟，左阳陵泉 30 分钟，左悬钟 30 分钟；⑤脊中 30 分钟，命门 30 分钟，二白 25 分钟；⑥肾俞 30 分钟，长强 60 分钟。每天灸 1 组穴，6 天灸完，每次灸完用余热灸脐，循环灸治，直到痊愈为止。

二诊（7 月 4 日）　痔疮出血未见好，咳嗽仍带血，加灸：①心俞、通里各 25 分钟；②膈俞 25 分钟，承满 30 分钟；③肝俞 25 分钟，期门 30 分钟。与前穴循环灸治。

三诊（7 月 19 日）　灸中府时背后觉热，虽咳嗽，但有数日痰中已不带血，进食量增多，加灸外陵 30 分钟、关元 30 分钟以治右睾丸坠痛。

四诊（8 月 12 日） 咳嗽已止，精神好，自觉全身逐渐有力，仍有痔疮出血。加灸：①肩髃、曲池各 25 分钟;②风池、囟会、百会、申脉各 20 分钟。连同前穴环跳、阳陵泉、悬钟，两侧全灸以治低血压和左半身无力。

五诊（11 月 21 日） 已在医院行手术治疗痔疮，住院时测血压为 120/80 mmHg，已恢复正常。现体重 62.5 kg，较灸前增加 2.5 kg，无其他不适。加灸天突、身柱、膏肓各 30 分钟以治支气管炎，连同前穴循环灸治。

11 月 29 日 患者来信说病已痊愈。

马老评按 张某用温灸法给自己治好病后，曾向报社推荐宣传温灸疗法。来信照录如下：

我怀着十分感激的心情给您写这封感谢信。我今年 1 月开始发热，一直到 4 月才检查出是浸润型肺结核，经连续注射链霉素和服用异烟肼后均未见效，而且在 6 月份有所发展，咯血，头晕，血压低，虽曾注射仙鹤草止血见效，但医生说血压低没有办法，还会继续降低，最低已到 90/58 mmHg，使我感到苦恼。自从 6 月求助于温灸治疗后，果未出您的预料，不到 1 个月的时间咯血已止，也不发热了，体力日见好转，经复查示，肺部病灶吸收好转。当我于 8 月住院做痔疮手术时，低血压已大愈，使我有信心为恢复健康而奋斗到底。在 9 月份去医院复查时，肺部病灶有显著好转，所以在国庆后已恢复半日工作，这使我心情更加愉快。我的病能在最近几个月恢复如此之快，是与您为病者热心治疗的精神和温灸疗法分不开的，我谨书此致谢外，并报函《天津日报》，望其予以重视推广。附《天津日报》读者来函组函云："我们已把你的信转卫生局，请他们访问研究马少群温灸疗法。"

张某

1961 年 11 月 26 日

病案三

赵某，男，34 岁，军人，1961 年 11 月 25 日初诊（函诊）。

病史 1961 年 11 月患者来信说，1959 年 8 月发病，10 月住院检查发现右肺上部有一个 5 cm×2 cm 的病灶，经治疗后出院。1960 年 9 月检查显示肺部病灶已成空洞。患者失眠严重，自今年 4 月起体重持续下降。

现症 右肺上部空洞，咳嗽痰多，消化不好，失眠严重，体温 37.7 ℃。

诊断 肺结核（已有空洞）。

治疗 1961 年 11 月 25 日用温灸法于当地医院治疗。

灸方 ①中脘 30 分钟，足三里 30 分钟；②肺俞 25 分钟，尺泽 25 分钟；③中府 25 分钟，膻中 30 分钟，巨阙 30 分钟；④心俞 25 分钟，通里 25 分钟；⑤膈俞 25 分钟，合谷 25 分钟；⑥肝俞 25 分钟，期门 30 分钟；⑦肾俞 30 分钟，照海 25 分钟。每天灸 1 组穴，7 天灸完，每次灸完用余热灸脐，循环灸治，直到痊愈为止。

1962 年 2 月 2 日接到 1 月 27 日来信：已灸 11 天，咳嗽和痰均见少，体温由 37.7 ℃ 降为 36.7 ℃，睡眠可。

2 月 23 日接到 2 月 19 日来信：精神已好，睡眠更好，食欲佳，体重增加 1.5 kg（灸前 65 kg，现 66.5 kg），病灶有所吸收。

二诊 4 月 11 日接到 4 月 7 日来信：胃病严重，饮食量少，胃酸过多，肺病未见好转。复信问其原因，并嘱加灸：①胃俞、下脘各 30 分钟；②上脘、天枢各 30 分钟；③章门、气海各 30 分钟。与前穴循环灸治。

4 月 22 日接到 4 月 17 日来信：胃病原因已查清，是所用西药的副作用所致。

6 月 10 日接到 6 月 6 日来信：经检查已证实肺部空洞闭合（共灸 4 个月），病灶明显吸收，各项化验结果均正常。虽因胃有点问题而影响饮食，但现在身体状况良好，准备巩固一段时间后出院。

6 月 17 日来信：准备 6 月 21 日出院，并说医院拟用温灸法试治他人。

8 月 25 日来信：自 6 月 21 日回到部队，因无时间故未再灸治。在这两个月中进行一些体力劳动，虽体重有所下降，但身体状况良好，没有不适感觉。

▌病案四▌

王某，女，25 岁，已婚，天津，1964 年 9 月 22 日初诊。

病史 1963 年患肺结核，经医院治疗后到 10 月病灶已钙化，但咳嗽仍严重，全身无力。1964 年 6 月发现右侧腋下淋巴结如枣大，大腿根部亦有稍小肿大淋巴结。

现症 咳嗽，痰中带血，每次咳嗽时小便自下，胸痛，腰背痛，喉痒，眠差，易做噩梦，食少，形体消瘦，月经 20 天一次，白带量多，每日午后发热至夜里 12 点，体温 37.7 ℃左右，全身无力，易感冒，体重 49.5 kg。现患感冒。

摸诊 身柱、尺泽、少海、三阴交和照海有压痛。

诊断 肺结核，月经不调，带下。

治疗 1964 年 9 月 22 日开始用温灸法居家治疗。

灸方 因患感冒先灸风门、阳陵泉各 25 分钟，待感冒痊愈后灸：①中脘 30 分钟，足三里 30 分钟；②肺俞 25 分钟，尺泽 25 分钟；③中府 25 分钟，膻中 30 分钟，巨阙 30 分钟；④心俞 25 分钟，神门 25 分钟；⑤膈俞 25 分钟，合谷 25 分钟；⑥肝俞 25 分钟，期门 30 分钟。每天灸 1 组穴，6 天灸完，每次灸完用余热灸脐，循环灸治，直到痊愈为止。

二诊（10 月 4 日） 9 月 24 日去医院做肺部 X 线检查，诊断为"浸润型肺结核"，才相信初来时马老用手指检查（摸诊法）后说"肺病又发展了"的话。经温灸治疗后，现在食欲佳，睡眠好，精神也觉好，咳嗽减轻，痰带血已止，午后不发热，腋下淋巴结已缩小。加灸：①关元 30 分钟，三阴交 25 分钟，中极一器药燃完；②肾俞 30 分钟，照海 25 分钟以治月经病。

嘱：病已见好转，可上午、下午各灸 1 组，以增加治疗力度。

三诊（11 月 13 日） 每日仍灸 1 组，胸背痛已止，进食量增多，体重增加，身体发胖，月经周期已正常，但月经量多，白带已少，腋下淋巴结只有杏仁大小，去医院检查示肺病已痊愈，血沉由之前的 78 mm/h 降为 21 mm/h。嘱其坚持温灸一段时间以期巩固疗效。

灸后情况 12 月 28 日来信告知，11 月 30 日病已痊愈，已上班工作，因无时间已止灸，现在体重 59.5 kg，比灸前增加 10 kg。

四、肺出血

病因 本病病因尚不明确，有学者认为其与病毒感染有关。

症状 咯血，血色鲜红，咳嗽，轻者仅痰中带血，颜面潮红，消化不良，易感冒，全身无力。影像学检查显示肺部血管破裂。

182 **摸诊** 指压身柱、中府、尺泽均有疼痛，痛轻即病轻，痛重即病重。

治疗 同肺结核，有感冒者先灸治感冒。

临床体会 只治过一例 29 岁女性患者，温灸 7 天后出血即止。

>>> 病 案

周某，女，29 岁，已婚，天津，1965 年 6 月 8 日初诊。

病史 患肺尖血管破裂出血 5 年，自 1960 年开始有几次大口吐血，之后痰中带血，血色鲜红，经医院检查无结核病，屡治无效。平素易感冒。

现症 痰中带血，消化不良，乏力，颧红。

摸诊 身柱、中府、尺泽有压痛。

诊断 肺出血。

治疗 1965 年 6 月 8 日，由王某边学习温灸边给予治疗。

灸方 ①中脘 30 分钟，足三里 30 分钟；②肺俞 25 分钟，尺泽 25 分钟；③中府 25 分钟，膻中 30 分钟，巨阙 30 分钟；④心俞 25 分钟，神门 25 分钟；⑤膈俞 25 分钟，合谷 25 分钟；⑥肝俞 25 分钟，期门 30 分钟。每天灸 1 组穴，6 天灸完，每次灸完用余热灸脐，循环灸治，直到痊愈为止。

灸后情况 6 月 12 日患者来时说，初灸时头晕，灸到第 3 天头晕好转。6 月 25 日患者来时说，灸到第 7 天痰中已无血，进食量较以前增加，咳嗽减少，颧红色浅。之后未复诊。

五、硅肺

病因 多由长期吸入含有高浓度的二氧化硅粉尘所致（职业病）。

症状 早期一般无症状或症状不明显，随着疾病发展主要表现为呼吸困难，伴有咳嗽、吐泡沫痰、胸背部酸痛发闷，消化不良，全身乏力，失眠，容易感冒，午后低热。

摸诊 指压身柱、中府、尺泽均有疼痛，痛轻即病轻，痛重即病重。

治疗 同肺结核，患感冒者先灸治感冒。

临床体会 只治疗过一例 38 岁男性患者，经温灸治疗 2 年后，患者除胸闷外，其余症状基本消除，可做日常家务。胸闷是吸入过多粉尘所致，马老曾推测，温灸有促进新陈代谢之力，是否温灸日久可将粉尘从肺组织中代谢出来呢？有待后人研究吧！

>>> 病 案

裘某，男，38 岁，天津，1962 年 9 月 29 日初诊。

病史 在石粉厂工作，发现硅肺 1 年余，由某结核病院检查诊断为"硅肺（三期）"。

现症 咳嗽，吐泡沫痰，胸背痛，午后发热 37.5 ℃，消化不良，便溏，日下 3 次，易感冒，乏力，无法长时间行走，由家来诊路上（约 2 km）需休息 2 次。

诊断 硅肺。

治疗 1962 年 9 月 29 日用温灸法居家治疗。

灸方 ①风门 25 分钟，阳陵泉 25 分钟；②中脘 30 分钟，足三里 30 分钟；③肺俞 25 分钟，尺泽 25 分钟；④中府 25 分钟，膻中 30 分钟，巨阙 30 分钟；⑤心俞 25 分钟，神门 25 分钟；⑥膈俞 25 分钟，合谷 25 分钟；⑦肝俞 25 分钟，期门 30 分钟。每天灸 1 组，7 天灸完，每次灸完用其余热灸脐，循环灸治，直到痊愈为止。

二诊（10 月 10 日） 因经常感冒，只灸风门、阳陵泉，至今只患感冒 1 次。嘱其灸其余穴 10 天后再来。

三诊（10 月 22 日） 自 10 月 10 日后，至今未感冒，食量增大，食后胃痛已好转，午后发热已止，但喉痒、咳嗽未见好。加灸天突、乳根各 30 分钟。与前穴循环灸治。

四诊（11 月 7 日） 近期又感冒，咳嗽、喉痒。加灸：①大杼、列缺各 25 分钟；②俞府 25 分钟，涌泉 40 分钟；③膏肓 30 分钟，丰隆 25 分钟。先只灸这 3 组穴，待支气管炎症状减轻再加灸前穴。

五诊（12 月 12 日） 自上次复诊后未再感冒，咳嗽次数明显减少，但仍有喉痒，走路自觉双腿有力。加灸：①肾俞 30 分钟，照海 25 分钟；②关元 30 分钟，三阴交 25 分钟，中极 30 分钟；③下脘、天枢、气海各 30 分钟。与前穴循环灸治。

六诊（1963 年 1 月 24 日） 至今未感冒，腿有力，进食多，睡眠好，精神好，胸痛减轻，说话声音较之前大，但仍喉痒、咳嗽，加灸风池 25 分钟，胸痛处 30 分钟。

七诊（3 月 20 日） 进食多，身体强壮，咳嗽少，自觉几乎痊愈，只胸部胀痛未全消失，嘱多灸痛处。

1964 年 2 月 13 日　去年 12 月 19 日经医院影像学检查，结果与之前相同，但自觉喉痒已消失，咳嗽只有夜间一二声，身体较前强壮，如遇感冒灸风门后即好，不像以前须待几日才痊愈，有时不灸也会自愈，可见体质增强，但仍胸胀，在胸痛时灸痛处即有效。

5 月 4 日　去各处游玩状态如同患病之前，很长时间没有感冒，但过累或疾走时会有气喘，胸微痛。

八诊（1965 年 2 月 2 日）　去年冬天未感冒，饮食可，面容舒展，由家中来诊走路不觉累，但胸仍觉闷，向前弯腰时间长则腰痛，嘱多灸腰痛处，或肾俞、委中，有时可以一天灸 2 组穴。

10 月 15 日　其亲属来时说，前日去看患者，其已能做家务，在其温灸时发现温灸热力不足，查其原因是艾绒中粉末过多导致燃烧火力不够。据了解，患者自开始温灸时就不舍得筛掉艾绒中的粉末，不然效果有可能会更好。

马老评按　患者 1962 年 9 月 29 日开始温灸，至 1965 年 10 月已 3 年，其硅肺症状 1 年前已消失，体力增加，能做家务，只有胸闷症状未全消失，可见温灸对硅肺有良好效果。

六、流行性感冒

病因　因流行性感冒病毒引起，以侵袭呼吸系统为主。本病四季均可发生，但冬、春季发病较多。有慢性基础病者、吸烟者、老人、儿童等易患流行性感冒。

症状　流行性感冒有 1 ~ 7 天的潜伏期，潜伏期内有乏力症状。急性起病，以突然寒战而发热为主要表现，体温可达 38 ~ 40 ℃，持续 1 日或多日。患者还表现为头痛、全身肌肉酸痛、鼻塞、流涕、咽喉疼痛、食欲不振等。

感冒灸方

灸序	穴名	穴数	灸穴位置	施灸时间
第 1 次	风门	2	背后第 2 胸椎棘突下两旁 1.5 寸	各灸 25 分钟
	阳陵泉	2	小腿的外侧，腓骨小头前下方凹陷处	各灸 25 分钟

灸序	穴名	穴数	灸穴位置	施灸时间
第2次	神庭	1	鼻上入发际0.5寸	灸25分钟
	百会	1	头顶正中线与两耳尖连线交点	灸25分钟
	列缺	2	两手掌腕横纹外头上1.5寸	各灸25分钟
第3次	大椎	1	项后第7颈椎棘突下凹陷处	灸30分钟
	命门	1	背后第2腰椎棘突下凹陷处	灸30分钟
	支沟	2	两手背腕横纹正中上3寸	各灸25分钟
第4次	风池	2	低头时两耳后发际凹陷处	各灸25分钟
	悬钟	2	两足外踝尖上3寸	各灸25分钟
第5次	风府	1	项后正中入发际1寸	灸25分钟
	身柱	1	背后第3胸椎棘突下凹陷处	灸25分钟
	合谷	2	两手背第1、2掌骨间，当第2掌骨桡侧中点处	各灸25分钟

施灸注意

（1）每天灸1组穴，5天灸完，每次灸完加灸脐30分钟，循环灸治，直到痊愈为止。

（2）第1组穴风门、阳陵泉，许多人灸1~2次即愈，严重者可5组穴全灸。

临床体会 感冒不同时期或不同症状的施灸有所不同，具体如下。

（1）对感冒初期或有周身酸痛无力、低热等症状的患者，只灸风门、阳陵泉各25分钟，即有良效。可日灸2次，但对小儿患者，宜酌减施灸时间。5岁以内小儿，以每穴灸5~10分钟为度。

灸后患者宜微微汗出，不可过汗，注意防风防寒；体质虚弱、灸后无汗者，可加服姜糖水或红参水。

（2）对头痛者，灸风门、列缺各25分钟，即可缓解疼痛。

（3）对鼻塞、流涕者，灸：①风门、飞扬；②印堂、上星。如患鼻炎，可按鼻炎灸

马氏温灸法全集

方（见第七章）循环灸治。

（4）对发热者，灸风门、支沟，高热者可加灸膈俞、大陵，一般灸 1～2 次即可退热。

（5）对咽痛者，可加灸天突。

（6）对咳嗽者，可加灸：①天突、膻中；②肺俞、尺泽；③中府、乳根，或以急性支气管炎灸方施灸。

（7）对畏寒者，可加灸：①中脘、足三里；②关元、神阙。

（8）对胃肠型感冒者（以恶心、呕吐、泄泻等症状为主），可加灸：①中脘、足三里；②水分、天枢、气海。

（9）对兼肾虚而泄泻者，可加灸肾俞、照海。

（10）对感冒热已退，但热入血室，反有谵语（神志不清，说胡话）者，可加灸期门、太冲。

（11）对大便秘结者，先灸风门、阳陵泉，同时灸左大横、承山，确保大便畅通。

>>> 病 案

▍病案一▍

王某，女，26 岁，已婚，天津，1960 年 9 月 21 日初诊。

病史 1960 年 9 月 20 日起，恶寒，发热，服药后已 1 天未好。

现症 恶寒，发热，体温 39.7 ℃，头痛，神昏，呕吐，不愿说话。

诊断 感冒。

治疗 1960 年 9 月 21 日开始用温灸法居家治疗。

灸方 风门、阳陵泉各 25 分钟，中脘 30 分钟。

灸后情况 灸完 1 小时后，她爱人不放心，带她又去医院。回来说，到医院测体温 38 ℃，并说"灸后体温降得真快"。因在医院用药，未再用温灸法治疗。9 月 22 日早晨说，昨晚服药后，晚上和凌晨各吐一次，现在还头痛。再灸中脘、足三里和神阙，灸完胃里觉有响动，头痛已止，感觉病已痊愈。

马老评按 感冒是许多疾病发生的诱因，不能忽视。凡来求治感冒者，把治感冒灸穴风门、阳陵泉介绍给他。根据患者反馈，大多数患者灸 1 次即有效。如感冒严重者，按感冒灸方循环灸治即可。其他病若有发热症状，亦可按此灸方治疗。

病案二

孙某，女，34岁，天津，1961年4月26日初诊。

病史 10天前患感冒，发热，去医院治疗至今未愈。

现症 体温39 ℃，头痛，咽喉觉堵塞感，胸背痛，两肋胀痛，胃痛，不思饮食，面色红，四肢倦怠，卧床不愿动。大便7天未下，小便色深黄。

诊断 感冒，便秘。

治疗 1961年4月26日晚9点用温灸法居家治疗。

灸方 ①风门、阳陵泉各25分钟，灸完可再灸；②左大横、承山各30分钟，用器内余热灸脐至燃完为止，第2天早晨再灸；③中脘、足三里各30分钟。

灸后情况 因其病情严重，次日早晨马老去患者家中看望，患者说昨晚灸完即睡下，之后全身出汗，今早大便下后全身感觉舒适，体温已正常，面色已不红，觉饿，已喝一碗粥。又灸中脘、足三里，痊愈。

马老评按 患者感冒发热，治疗10余天未好的原因在于没有及时治疗大便秘结。今温灸后，患者出汗（许多人不出汗，但效果相同），次日早晨大便下而热退。由此说明，凡病兼大便秘结者，须先治便秘以使胃肠通畅，其他病才能逐渐好转或痊愈。

第四节　泌尿系统疾病

一、肾脏病系列

肾脏疾患有数种，包括急、慢性肾小球肾炎，肾病综合征等。

《黄帝内经》说，肾藏精，它的精华显露于发，充实在骨髓，在外开窍于耳及二阴，在味为咸。

温灸对急、慢性肾小球肾炎有良好效果。

肾病灸方

灸序	穴名	穴数	灸穴位置	施灸时间
第1次	中脘	1	剑突与脐连线正中	灸30分钟
	足三里	2	两外膝眼下3寸	各灸30分钟
第2次	水分	1	脐上1寸	灸30分钟
	气海	1	脐下1.5寸	灸30分钟
	天枢	2	脐两旁2寸	各灸30分钟
第3次	关元	1	脐下3寸	灸30分钟
	曲骨	1	脐下5寸（横骨上沿）	灸30分钟
	三阴交	2	两足内踝尖上3寸	各灸25分钟
第4次	肾俞	2	背后第2腰椎棘突下两旁1.5寸	各灸30分钟
	照海	2	两足内踝尖下凹陷处	各灸25分钟
第5次	期门	2	两乳头下4寸	各灸30分钟
	太冲	2	两足大、次趾根上2寸	各灸25分钟
第6次	志室	2	背后第2腰椎棘突下两旁3寸	各灸25分钟
	复溜	2	两足内踝尖后上2寸	各灸25分钟
第7次	京门	2	两腋下第12肋头	各灸30分钟
	悬钟	2	两足外踝尖上3寸	各灸25分钟
第8次	大肠俞	2	背后第4腰椎棘突下两旁1.5寸	各灸25分钟
	水道	2	脐下3寸两旁2寸	各灸30分钟
第9次	膈俞	2	背后第7胸椎棘突下两旁1.5寸	各灸25分钟
	膻中	1	两乳头正中（妇女仰卧取穴）	灸30分钟
	巨阙	1	剑突下2寸	灸30分钟

施灸注意

（1）每天灸1组穴，9天灸完，每次灸完加灸脐30分钟，循环灸治，直到痊愈为止。

（2）如大便秘结，先灸左大横、承山各 30 分钟，待大便通畅后再灸上穴。

（3）如患感冒，先灸风门、阳陵泉各 25 分钟，待感冒痊愈后再灸上穴。

（4）体弱、食欲不振者，每穴施灸时间减少 10 分钟，等食欲增强后再按上述施灸时间进行施灸。

（一）肾炎

1. 急性肾小球肾炎

病因 本病常由 β‑溶血性链球菌"致肾炎菌株"感染所致。感冒、各种传染病、膀胱炎、劳累过度出汗后受到风寒侵袭和药物中毒等均可导致本病发生。

症状 本病临床以血尿、蛋白尿、水肿、高血压等为典型表现。患者尿液呈赤色或褐色，或为压榨之肉汁色或完全是血，或呈暗红色，且含蛋白质，用显微镜检查可见大量红细胞和白细胞，此外肾脏上皮细胞及多种管型均能见到。水肿初起于颜面，尤以眼睑为甚，渐波及全身，胸膜腔、腹膜腔也有液体潴留。高血压多为一过性轻、中度高血压。患者排尿异常，情况因人而异，甚者尿量减少或尿闭，亦有数日不排尿者。其他一般症状以无发热者居多，或时发低热，而发高热者甚少，但有恶寒、肾区疼痛、消化不良、全身疲劳、脉搏略快而强。重症时并发支气管炎、肺炎、胸膜炎等，往往伴发呕吐、泄泻、头痛、昏睡、抽搐等症状。

治疗 以肾病 9 次穴灸方治疗。

>>> 病　案

▌病案一▐

张某，男，11 岁，天津，1964 年 12 月 21 日初诊。

病史 在 1964 年 11 月发现眼睑水肿，去医院化验小便诊断为"急性肾小球肾炎"。

现症 腰痛，小便频，蛋白尿，身觉冷，眼睑肿，饮食正常，大便溏，每天 2 次。

摸诊 右京门处硬痛，脐右侧有压痛，脐下痛，肝微大，脾区有压痛。

诊断 急性肾小球肾炎（右肾）。

治疗 1964 年 12 月 21 日用温灸法居家治疗。

灸方 ①中脘、气海、天枢各20分钟；②肾俞、命门各20分钟，关元30分钟；③期门、太冲、照海各20分钟；④肝俞、章门、三阴交各20分钟；⑤大肠俞、水道各20分钟，中极30分钟。每天灸1组穴，5天灸完，每次灸完加灸脐30分钟，循环灸治，直到痊愈为止。

二诊 1965年1月4日其父来时说，患儿小便间隔时间延长，量多，已无蛋白尿，身冷好转，大便日1次，已正常，经医院化验小便示红细胞无（未灸前每高倍镜视野下10个）。检查示肝大消失，但还有压痛，脾区已不痛，京门穴还有硬痛。加灸京门、悬钟各20分钟，同前穴循环灸治。

随访 1月13日其父来时说，患儿经医院化验小便显示病已痊愈。嘱多灸几天以巩固疗效。

病案二

魏某的孙女，7岁，天津，1978年7月8日初诊。

病史 因感冒引起小便色红，经医院化验小便诊断为"急性肾小球肾炎"。

现症 腰痛，小便色红，上下眼睑浮肿。

诊断 急性肾小球肾炎。

治疗 1978年7月8日用温灸法治疗。

灸方 ①中脘、丰隆各灸20分钟；②肾俞20分钟，照海15分钟；③关元、曲骨各20分钟，三阴交15分钟；④下脘、气海、天枢各20分钟；⑤期门20分钟，太冲15分钟；⑥大肠俞15分钟，水道20分钟；⑦京门20分钟，悬钟15分钟。每天灸1组穴，7天灸完，每次灸完加灸脐20分钟，循环灸治，直到痊愈为止。（马老按：因患者年幼，照常规灸量每穴减10分钟。）

灸后情况 1978年7月14日她母亲说，患者灸后小便渐由红色变浅，共灸6天，今去医院检查，经化验尿已恢复正常。

随访 患者是马老的邻居，10月10日见面时其痊愈，没有复发，到1981年5月5日见面时，患者身体发育良好。

2. 慢性肾小球肾炎

病因 大部分起始因素为免疫介导炎症，少数从急性肾炎发展而来。

症状 大多数徐徐而起，以蛋白尿、血尿、高血压、水肿为主要临床表现，伴有不同程度的肾功能减退。实验室检查示尿比重增大，尿沉渣中有多数管型与肾脏上皮细胞等。慢性者危险较少，但体力渐衰，最后可发展为尿毒症或心力衰竭，也可致死亡。

摸诊 指压双侧京门、天枢，哪一侧硬痛即哪一侧肾脏发炎，太溪、照海、三阴交均有压痛感。

治疗 以肾病9次穴灸方治疗。

>>> 病案

▌病案一▌

刘某，女，13岁，天津，1963年11月17日初诊。

病史 1960年发现小便色红，去某医院检查，诊断为"肾炎"，住院治疗未见明显效果。

现症 腰痛，小便色黑红，畏寒，盗汗，消化不良，大便每天1～2次，面部及腿部水肿，扁桃体肿，易感冒，每因感冒而病重。

摸诊 肝脾压痛，脐周硬痛，右侧较重，京门、三阴交和照海均有压痛感。脐右侧和右京门痛重，证明右肾发炎。

诊断 慢性肾小球肾炎，扁桃体炎。

治疗 1963年11月17日开始用温灸法治疗。

灸方 因患者年幼，可以比常规灸穴每穴减少5～10分钟。①中脘、天枢各30分钟；②关元、曲骨各30分钟，三阴交25分钟；③肾俞30分钟，照海25分钟；④大肠俞25分钟，水道30分钟；⑤期门30分钟，太冲25分钟；⑥膈俞25分钟，京门30分钟。每天灸1组穴，6天灸完，每次灸完加灸脐30分钟，循环灸治，直到痊愈为止。若患感冒速灸风门、阳陵泉各25分钟。

二诊（12月18日）患者灸后感觉舒适，至今没有再感冒，腰痛已止，久坐已无痛感，进食量较前增多，面肿和腿肿消失，盗汗好转，小便较前色浅，肝脾打时不痛，但尿常规示仍有蛋白。近日又发生荨麻疹（马老按：估计本身之湿已发出来），加灸：

①曲池、合谷各 25 分钟；②肺俞、尺泽各 25 分钟；③三焦俞、支沟各 25 分钟。同前穴循环灸治。

1964 年 1 月 12 日　荨麻疹痊愈，大、小便均已正常。

2 月 26 日　患儿母亲来时说，患儿现在全身舒适，2 月 24 日在医院检查尿常规显示只有尿蛋白阳性。

灸后情况　4 月 22 日患儿父亲来时说，患儿病已痊愈。

随访　1965 年患儿母亲来时说，患儿自 1964 年 4 月痊愈后，又坚持灸了一段时间，至今没有复发，身体发育良好。1988 年 2 月 25 日再见到患者时，她已成为耳鼻喉科医生，并说自 1964 年痊愈后一直未复发，身体健康。

病案二

姚某，男，16 岁，河北省青县，1964 年 5 月 7 日初诊。

病史　1964 年 5 月由其叔父姚某（军人）带他来说，1960 年 9 月患肾炎，在某医院住院治疗 3 个月后好转出院。到 1961 年 2 月因感冒复发肾炎，且较前严重，治疗至今未好，未忌口。

现症　自觉症状不明显，每隔 7 天全身肿 1 次，服利尿药后 2 ~ 3 天消肿，小便平时色深黄，病重时色红，尿量平时正常，病重时量少，面和腿肿，面色白，消化不良，全身无力，若感冒则病重。

摸诊　左侧京门硬痛，右侧痛轻，脐周硬痛，小腹微痛，三阴交和照海有压痛感。

诊断　慢性肾小球肾炎。

治疗　1964 年 5 月 7 日用通信方式在马老指导下居家温灸治疗。

灸方　①肾俞、照海各 25 分钟；②命门、京门各 25 分钟，中极一器药燃完；③大肠俞、天枢各 25 分钟；④水分、三阴交各 25 分钟，关元一器药燃完；⑤志室、章门各 25 分钟；每天灸 1 组穴，5 天灸完，每次灸完加灸脐 30 分钟，循环灸治，直到痊愈为止。感冒时灸风门、阳陵泉各 25 分钟。

二诊（5 月 16 日）　小便量多，色浅，进食量增多，灸时自觉足心冒凉气，腿觉有力，但大便稍干，每天 1 次，色黑绿。头痛，脐两旁微痛。加灸肝俞 20 分钟，水道 30 分钟，同前穴循环灸治。

三诊（5月24日） 似有感冒，脸肿，腿肿，小便少且色白。嘱灸感冒穴风门、阳陵泉各 25 分钟，待感冒痊愈后再灸前穴。仍有胃硬痛和胀气，加灸：①中脘、足三里各 30 分钟；②期门 30 分钟，太冲 25 分钟；③巨阙、滑肉门、涌泉各 25 分钟；④偏历、阴陵泉、复溜各 20 分钟。同前穴循环灸治。

四诊（6月6日） 患者灸感冒穴后感觉舒适，感冒已痊愈，面肿、腿肿已消，小便量多色白，大便已不干，饮食可。因第二天回原籍，嘱之后通信复诊。

五诊（7月25日） 患者来信说，回家后 1 个多月身体健康，没有发病，大便日行 1～2 次，小便色黄，有时色白，体重比在天津时增加，但近几天两足有麻木感。复函嘱多灸腿部穴位以治疗麻木。

12月27日 患者来信说，从 6 月回家一直坚持灸治，到冬天患了重感冒，灸治感冒穴 4 天效果不佳，因此病发，但不严重，到 12 月 8 日才痊愈，两足麻木感消失，现在仍坚持灸治。复函：冬季天冷容易感冒发病，再加灸肺俞、尺泽各 25 分钟，增强肺部功能以预防感冒。

1965 年 4 月 2 日 患者来信说，从 1964 年 5 月开始温灸，一直到现在效果良好。在冬天只发病 3 次，症状较前已轻，未灸前冬天发病 6～10 次，且病情严重。

7月20日 患者来津说，从 4 月来信后至今未病，有时感冒也未发病，或午前似有感冒但到午后自愈，感觉全身有力，劳动半天也不觉累，但抬重物腰觉不适，自觉病已痊愈。按压脐周和京门均不觉痛，嘱再灸一时期巩固疗效。共灸 1 年零 2 个月。

病案三

路某，男，13 岁，天津，1970 年 1 月 2 日初诊。

病史 患肾炎 2 年，屡治未愈，常患感冒，身体近 1 年未见生长发育。

现症 腰痛，小便色红，有沉淀物，眼睑和腿微肿，畏寒。

摸诊 脐周硬痛，右京门有压痛。

诊断 慢性肾小球肾炎。

治疗 1970 年 1 月 2 日用温灸法治疗。

灸方 ①肾俞、复溜各 25 分钟；②水分、气海、天枢各 25 分钟；③关元 30 分钟，三阴交 25 分钟，中极一器药燃完；④期门 30 分钟，太冲 25 分钟；⑤大肠俞 25 分钟，京门 30 分钟。每天灸 1 组穴，5 天灸完，每次灸完加灸脐 30 分钟，循环灸治，直到痊愈为止。

灸后情况 已连灸 2 个月，1970 年 3 月 5 日去医院检查显示病已痊愈。

随访（1970 年 12 月 25 日） 患者从 3 月病愈至今未发作，这一年长高约 16 cm，发育良好。马老认为，肾主骨，肾有疾则骨不长，以致发育不良，肾痊愈骨即迅速成长，这是近 1 年发育快的原因之一。

（二）肾病综合征（病案）

刘某，男，53 岁，天津，1976 年 1 月 4 日初诊。

病史 患者患肾病综合征已 3 年，治疗至今，病情仍时轻时重，严重时全身水肿，一度出现腹水，前后住院 5 次。除服西药外，已服中药 700 余付，至今未愈。

现症 腰痛，小便量少次数多，尿蛋白(++++)，消化不良，不欲饮水，头晕，恶心，手和小腿抽筋，易感冒，每因感冒导致病情严重，喉痛，动脉粥样硬化，全身无力。

诊断 肾病综合征，动脉粥样硬化，喉痛。

治疗 1976 年 1 月 4 日用温灸法居家治疗。

灸方 （1）治肾病综合征。①中脘 30 分钟，足三里 30 分钟；②肾俞 30 分钟，照海 25 分钟；③命门 30 分钟，天枢 30 分钟，气海 30 分钟；④关元 30 分钟，三阴交 25 分钟，中极 30 分钟；⑤志室 25 分钟，复溜 25 分钟；⑥膈俞 25 分钟，京门 30 分钟；⑦大肠俞 25 分钟，水道 30 分钟；⑧章门 30 分钟，涌泉 30 分钟；⑨期门 30 分钟，悬钟 25 分钟。

（2）治动脉粥样硬化和喉痛。①风门 25 分钟，天突 30 分钟，华盖 30 分钟；②天鼎 25 分钟，合谷 25 分钟;③风池 25 分钟，悬钟 25 分钟;④肺俞 25 分钟，尺泽 25 分钟；⑤神庭 25 分钟，风府 25 分钟，然谷 25 分钟；⑥膈俞 25 分钟，膻中 30 分钟，巨阙 30 分钟；⑦心俞 25 分钟，神门 25 分钟；⑧厥阴俞 25 分钟，少海 25 分钟；⑨天池 25 分钟，间使 25 分钟。

以上 2 组灸方交替灸治，即第 1 天灸（1）方 1 组，第 2 天灸（2）方 1 组，以此类推，每天灸 1 组穴，每次灸完用余热灸脐，循环灸治，直到痊愈为止。如有感冒症状，速灸风门、阳陵泉各 25 分钟。

灸后情况 1976 年 1 月 10 日德厚（编者注：马德厚是马老的侄子）去看望患者，回来后说，患者已灸 6 天，尿蛋白数量减少一半，喉痛症状也见好转，停服中药。

1 月 19 日德厚来说，患者尿蛋白已无，自觉体力增加。

二诊（3 月 9 日） 患者春节后患感冒未及时灸感冒穴致病情严重，尿蛋白（+++），腿肿。嘱其只灸肾病灸方，先灸利水 4 组穴：①水分 60 分钟，水道 30 分钟；②偏历 25 分钟，复溜 25 分钟；③大肠俞 25 分钟，腹结 30 分钟；④小肠俞 25 分钟，阴陵泉 25 分钟。待水肿消失后再按前穴灸治。

三诊（4 月 26 日） 患者症状好转，仍坚持灸治。5 月 3 日来说，尿蛋白（++），尿量已多。下肢还有轻到中度水肿，抬腿困难，眼睑仍肿，食欲佳，已 2 个月未服药，患者有气管炎病史，活动后气喘，加灸肺俞、中府各 25 分钟。

四诊（6 月 15 日） 患者不知由何原因又引起腿肿。嘱其由肾俞往下至臀部一器挨一器灸，膝下内外侧一器挨一器灸至踝关节下，每处灸 25 分钟。

五诊（7 月 6 日） 患者疾病大见好转，并来信叙述灸治详细情况，因有参考价值，兹简列如下：

我的病是肾病综合征，已经三年多，经中西医治疗不见痊愈，前后 5 次住院。医生们都说，这种慢性病现在没有特效药，是不可能痊愈的。听到此话，我当然有心理负担。

现在经过您的热心帮助用温灸法治疗，几个月来已见到效果，尿蛋白由（++++）减到（+），水肿由（+++）减到（+），头晕和耳鸣均有好转，两腿逐渐有力，消化能力增强，腹胀已减，四肢抽筋也大为好转，精神自觉充足，小便近两月已正常，只有大便仍有些干燥。经过这几个月温灸，我有下列几点体会：

（1）在尿蛋白多和全身水肿时，不仅要多灸利水 4 组穴，而且您说的每天加灸 1 组是必要的。我有时上午、下午和晚上 1 天温灸 3 组，将现有的两个温灸器同时使用，效果好！还得多加灸药则效力尤佳。

（2）我一度食欲不振，吃不下饭也不想喝水（马老按：这是胃中水饮太多，因肾脏功能弱不能排出所致）。我饭后稍待一会儿就灸中脘，这样坚持灸治，食量就逐渐恢复和增加，精神也好转了。（马老按：中脘不仅治胃病，还治肾炎，有顺气之效，气行则消化能力加强。腑会中脘能治六腑病。）

（3）由于想消水肿，我每次都灸利水穴，有几天尿量突然增多，我开始头晕、恶心、四肢抽筋，真够难受的（马老按：这是灸利水穴太多，肾脏缺失荣养所致，停灸利水穴，症状即消失。因他服药日久懂得很多，以致增加上述症状）。据西医检查是血内缺氯、钙和钾所致，按过去的办法就得输液补这3种元素。我坚持服补充氯、钙、钾的药，同时加强中脘和腹部穴位的温灸，这样一来病症就逐渐消失了。

下面说明温灸解决了两个矛盾的问题。

（1）吃钙片一般配着鱼肝油丸才易吸收，但我的胆固醇高达740 mg，一直不能吃鱼肝油丸，医生感到很为难。我就多灸中脘、气海和关元等穴，增强了胃肠吸收钙片的能力，再照您指示的多灸抽筋患处，连灸5～6天抽筋就好了。

（2）血内缺少血红蛋白，就多吃精瘦肉、鸡蛋白（蛋黄胆固醇特别高）和豆类及豆制品。这些东西也都是不好消化和不易吸收的，但经灸中脘、气海和关元等穴，已证明有显著提高吸收蛋白的功效，免去了输液水解蛋白的西医补充血红蛋白的做法。

另外，缺钾须吃含钾的食物，如菠菜、黄花菜、菜花、花生、土豆、胡萝卜、芹菜、杏、酸枣干、红枣干、蘑菇干、核桃等。经过加强中脘、气海和关元的温灸，头晕、恶心、嗜睡和耳鸣症状逐渐好转，精神状态也更好了。

当然，血液里缺什么元素，西医采取静脉输液直接补充的办法也是有显著效果的，但是它需要精制药品，适当的医疗器械设备和比较严格的治疗技术要求。但这在我们伟大的祖国幅员辽阔的土地上，不是每个地方都能做到的，很多人只能由食品中自然吸收这些营养成分来弥补身体所受到的损害。

我体会到温灸能促进新陈代谢，增强身体吸收营养的能力，使五脏功能平衡，因此，温灸不仅能治疗疾病，还能使身体健康，并且温灸所需药物资源丰富，费用低廉。总的来说，温灸方法简便易行，患者易于掌握，实有发展价值，望您努力。

我的病用温灸治疗已取得显著效果，对肾病综合征这种顽固的慢性病，我已产生了战胜它的信心。我相信温灸是能让我获得痊愈的，我已下定决心坚持灸治，以便痊愈了早日回到工作岗位，为祖国社会主义建设贡献自己的力量。

1976 年 10 月 26 日患者来信说，其已停止服中西药 3 月余，坚持温灸的结果是症状已基本消失，水肿全部消除，食欲增加，腿觉有力。经天津医学院（现天津医科大学）附属医院检查，除胆固醇仍较高外，10 月 14 日尿常规示尿蛋白（－），镜检未见异物。10 月 19 日又去化验，结果示尿蛋白（－），比重 1.018，其余均已正常。这样的结果使医院的医生都感到惊异。肾病综合征是一般中西医都认为不易治愈的疾病，但是用温灸治疗却得到这样的惊人效果，这已看出温灸具有显著疗效。

编者按 至 1988 年 12 月随访时，该患者的肾病一直没有复发。在近些年的临床实践中，肾病患者比较多，均按肾病灸方增减穴位指导施灸，效果良好。但需要强调的是，患者务必坚持长期灸治，以期取得痊愈功效。曾于 2016 年 10 月遇到一位患肾病综合征的 38 岁女士，居家温灸仅 1 个月即有明显好转，其面色、体力均已如常人，自述走路有力气，各项化验指标均有明显好转，惜因个人家庭原因未能坚持灸治。

二、膀胱病系列

膀胱疾患虽有数种，但马老用同一灸方进行治疗。

膀胱病灸方

灸序	穴名	穴数	灸穴位置	施灸时间
第 1 次	关元	1	脐下 3 寸	灸 30 分钟
	曲骨	1	脐下 5 寸（横骨上沿）	灸 30 分钟
	三阴交	2	两足内踝尖上 3 寸	各灸 25 分钟
第 2 次	膀胱俞	2	背后第 2 骶椎棘突下两旁 1.5 寸	各灸 25 分钟
	水道	2	脐下 3 寸两旁 2 寸	各灸 30 分钟
第 3 次	肾俞	2	背后第 2 腰椎棘突下两旁 1.5 寸	各灸 30 分钟
	复溜	2	两足内踝尖后上 2 寸	各灸 25 分钟
第 4 次	肝俞	2	背后第 9 胸椎棘突下两旁 1.5 寸	各灸 25 分钟
	阴谷	2	两膝后腘横纹内头	各灸 25 分钟

灸序	穴名	穴数	灸穴位置	施灸时间
第5次	二白	2	两手掌腕横纹正中往上4寸	各灸25分钟
	束骨	2	两足小趾外侧本节后	各灸25分钟
第6次	中脘	1	剑突与脐连线正中	灸30分钟
	足三里	2	两外膝眼下3寸	各灸30分钟

施灸注意

（1）每天灸1组穴，6天灸完，每次灸完加灸脐30分钟，循环灸治，直到痊愈为止。

（2）患膀胱结石者，每次灸完加灸关元30分钟，以期不再生新结石。

（3）体温高时先灸风门、阳陵泉各25分钟，热退后再改灸上穴。

（4）大便秘结者，先灸左大横、承山各30分钟，待大便通畅后再灸上穴。

（5）身体瘦弱、食欲不振者，每穴施灸时间减少10分钟，待食欲恢复后，再按上表中穴位的施灸时间进行温灸。

（一）急、慢性膀胱炎

病因　由特异性或非特异性细菌感染引起最为常见，其诱因为下腹部受寒、感冒、外伤、尿潴留、尿道炎症波及膀胱或饮用腐坏的酒类等。

症状　急性者突然发病，临床可见尿频、尿急、尿痛等症状，患者恶寒、发热、头痛、恶心、膀胱区疼痛，严重者可见血尿。慢性者症状与急性者相似，起病慢，无高热，症状反复出现，持续时间长，患者乏力、消瘦。

摸诊　指压关元处有圆形肿块，且有疼痛感。

治疗　以膀胱病6次穴灸方治疗。

>>> 病　案

病案一

裘某，男，29岁，已婚，天津，1960年2月14日初诊。

病史 1958 年夏天吃凉拌菜后腹痛严重，不愿行动，服中药 3 个多月腹痛止，但每隔 1 ~ 2 个月或吃冷食物即发作。1959 年 12 月复发，病情较之前严重，轻时小便色深黄，重时大小便闭，现服中药已 2 个多月，腹痛虽止，但不能下床活动。

现症 小便色黄红，消化不良，食欲不佳，已卧床 3 个月不能坐起。

摸诊 指压胃部和脐两旁均硬痛，脐下小腹坚硬如石，因腹部硬痛而不能坐起。

诊断 慢性膀胱炎，胃病。

治疗 1960 年 2 月 14 日用温灸法居家治疗。

灸方 ①关元 30 分钟，三阴交 30 分钟；②气海 30 分钟，水道 30 分钟；③天枢 30 分钟，中极 30 分钟；④章门 30 分钟，腹结 25 分钟；⑤中脘 30 分钟，足三里 30 分钟；⑥肾俞 30 分钟，然谷 25 分钟；⑦内关 25 分钟，照海 25 分钟。每天灸 1 组穴，7 天灸完，每次灸完用余热灸脐，循环灸治，直到痊愈为止。

灸后情况 当灸完关元时，小腹局部显软，面积有温灸器的底面大。2 月 16 日去看他，腹部凡经灸处普遍显软，已能坐起。2 月 19 日去看他，其腹部全软，小便量多色浅。2 月 25 日去看他，自觉腹内活动，已出虚恭（排气），腹部只有未灸的地方还硬。3 月 2 日去看他，已下床活动，食量增加，觉体力增加，自觉腹内凉气减少，大小便均已正常。3 月 8 日去看他，其症状基本消失，但膝痛，睡眠差。3 月 14 日去看他，腹内已无痛处，腹部全软，已能外出游玩。4 月 30 日去看他，已上班工作，食欲佳，身体健壮。

马老评按 这是初用温灸法治疗膀胱疾病的病例。初学温灸时，《温灸学讲义》中所列的治疗膀胱炎的灸穴很少，只有小腹部 2 穴，背部和下肢各 2 穴，这当然不够全面。

病案二

吴某，女，15 岁，天津，1960 年 11 月 29 日初诊。

病史 1960 年 11 月，生气后胃部胀痛，后逐渐发展至全身水肿，去医院治疗后水肿虽消失，但小腹胀痛。

现症 小腹胀痛，小便色黑红有白沫，胃部胀痛。

摸诊 胃部有硬块，压痛；脐下有圆形硬块，痛甚。

诊断 急性膀胱炎，胃病。

治疗 1960 年 11 月 29 日用温灸法居家治疗。

灸方 ①中脘、水分各 30 分钟，关元一器药燃完；②下脘、神阙各 30 分钟，气海一器药燃完；③天枢 30 分钟，三阴交 25 分钟；④期门 30 分钟，太冲 25 分钟；⑤章门 30 分钟，中极一器内药燃完。每天灸 1 组穴，5 天灸完，每次灸完加灸脐 30 分钟，循环灸治，直到痊愈为止。

灸后情况

12 月 5 日　小便颜色恢复正常，手压脐下圆形硬块已软，不痛。

12 月 13 日　进食量增多，手压胃和脐下硬块均软，不痛。

12 月 30 日　腹部硬块消失，病已痊愈。

病案三

唐某，女，29 岁，兰州，1975 年 1 月 11 日初诊。

病史 1975 年 1 月 5 日由兰州来津旅行结婚，在途中感冒，到津已发热，经灸风门、阳陵泉 25 分钟后热退，但小腹痛，小便色红、量少，由卫生院化验尿常规示红细胞（++++），诊断为"急性泌尿系感染"，经治疗后回家仍觉不适。

现症 小腹痛，小便色红。

摸诊 指压小腹觉硬痛。

诊断 急性膀胱炎。

治疗 1975 年 1 月 11 日开始用温灸法治疗。以膀胱炎灸方治疗。

二诊（1 月 13 日）　诉灸完关元、曲骨、三阴交后，小便颜色由红变浅，手压小腹痛已轻，但还有腹胀、咳嗽，加灸：①期门 30 分钟，太冲 25 分钟；②肺俞、尺泽各 25 分钟。

三诊（1 月 15 日）　手压小腹全软，不痛。仅灸一疗程即痊愈。（马老按：每天灸 2 组穴）

（二）膀胱痉挛

病因 多因中枢神经系统疾病或疝痛性的疾病反射性地引起，尿液长时间滞留、肿瘤、子宫卵巢疾患、肠寄生虫等也是本病的诱因。属于中医"气淋"范畴。

症状 膀胱痉挛为发作性疾患，其发作持续时间由 2 分钟至 30 分钟不等，其痉挛性疼痛自膀胱颈、会阴、尿道延于龟头，甚至波及腿部。当膀胱中存有少量尿液时，患者尿意频数，但小便极为困难，甚至点滴不下，患者自觉排尿困难而剧痛。

治疗 以膀胱病 6 次穴灸方治疗。

（三）膀胱麻痹

病因 多由膀胱周围神经损伤引起，患急性传染病后全身衰弱、膀胱炎、癔症、膀胱癌等也可引发本病。其他如手淫、房劳过度者亦易患此病。属于中医"癃闭""遗溺"范畴。

症状 临床主要表现为尿频、尿急，以及急迫性的尿失禁和尿潴留。

治疗 以膀胱病 6 次穴灸方治疗。

三、尿频（病案）

张某，女，50 岁。

病史 1975 年 2 月间患尿频，夜间睡眠中 1～2 小时 1 次，严重时 15 分钟 1 次，若不睡则无小便，白天睡眠时也如此，没有其他疾病，自觉痛苦，其熟人张某，73 岁，退休，平素爱好温灸，托其来询问治疗方法。

现症 尿频，尤以睡眠时频繁。

诊断 尿频。

灸方 ①关元 30 分钟，三阴交 25 分钟，中极 30 分钟；②肾俞 30 分钟，照海 25 分钟。每天灸 1 组，2 天灸完，每次灸完用余热灸脐，循环灸治，直到痊愈为止。

灸后情况 1975 年 12 月 12 日患者来说，连灸半月，现已痊愈。

第五节　内分泌系统疾病

一、糖尿病

病因 可因遗传因素或环境因素引起胰岛细胞功能障碍，导致胰岛素分泌下降，或者机体对胰岛素不敏感，或二者均有，使得血液中的葡萄糖不能被有效利用和储存。

症状 临床主要表现为多食易饥，多饮，咽干，多尿，夜间尤甚，小便澄清如水且含有大量糖分（马老按：尿比重 1.025～1.045 或以上），体重减轻。此外，伴有全身倦怠，头痛，失眠，皮肤感染，肌肉痉挛，痈疮，性欲减退，另有患者并发白内障、视网膜炎、神经痛、昏睡等症。糖尿病进展过程中，患者会出现多系统损伤，并表现出相关的临床症状。

治疗 以下列糖尿病灸方治疗，倘兼患眼科或外科病等，以糖尿病为主穴，再加各病对应灸方。

糖尿病灸方

灸序	穴名	穴数	灸穴位置	施灸时间
第1次	承浆	1	口唇下正中	灸 30 分钟
	中脘	1	剑突与脐连线正中	灸 30 分钟
	足三里	2	两外膝眼下 3 寸	各灸 30 分钟
第2次	期门	2	两乳头下 4 寸	各灸 30 分钟
	太冲	2	两足大、次趾根上 2 寸	各灸 25 分钟
第3次	下脘	1	脐上 2 寸	灸 30 分钟
	气海	1	脐下 1.5 寸	灸 30 分钟
	天枢	2	脐两旁 2 寸	各灸 30 分钟
第4次	关元	1	脐下 3 寸	灸 30 分钟
	曲骨	1	脐下 5 寸（横骨上沿）	灸 30 分钟
	三阴交	2	两足内踝尖上 3 寸	各灸 25 分钟
第5次	膈俞	2	背后第 7 胸椎棘突下两旁 1.5 寸	各灸 25 分钟
	膻中	1	两乳头正中（妇女仰卧取穴）	灸 30 分钟
	巨阙	1	剑突下 2 寸	灸 30 分钟

灸序	穴名	穴数	灸穴位置	施灸时间
第6次	胃脘下俞	2	背后第8胸椎棘突下两旁1.5寸	各灸25分钟
	阳池	2	两手背腕横纹正中	各灸25分钟
第7次	肝俞	2	背后第9胸椎棘突下两旁1.5寸	各灸25分钟
	章门	2	两臂屈肘夹紧两侧肋骨时肘尖正对处，第11肋的游离端下方	各灸30分钟
第8次	胃俞	2	背后第12胸椎棘突下两旁1.5寸	各灸25分钟
	水道	2	脐下3寸两旁2寸	各灸30分钟
第9次	肾俞	2	背后第2腰椎棘突下两旁1.5寸	各灸30分钟
	然谷	2	两足内踝尖下1寸往前2寸	各灸25分钟
第10次	肺俞	2	背后第3胸椎棘突下两旁1.5寸	各灸25分钟
	尺泽	2	两胳膊伸直肘横纹外头	各灸25分钟

施灸注意

（1）每天灸1组穴，10天灸完，每次灸完加灸脐30分钟，循环灸治，直到痊愈为止。

（2）如失眠、昏睡，可加灸心俞、神门各25分钟。

（3）如皮肤干燥、瘙痒，可加灸曲池、大陵各25分钟。

（4）如有痈疮，可加灸患处25分钟。

（5）如兼患白内障可加眼病灸方与此灸方循环灸治。

（6）如兼患高血压，再加高血压灸方，可预防半身不遂发生。

马老评按 《备急千金要方》记载，初患可灸刺，百日以上则禁灸，如作针大之疮便出水，如水不止必死。这是指直接灸法。

《黄帝内经》记载，心移于肺，患肺消，饮一溲二，死不治。马老曾治疗一例糖尿病兼患肺结核患者，加灸肺结核灸方，治疗后病情好转。

>>> 病案

▌病案一▐

庞某，男，48岁，天津，1965年5月初诊。

病史 其亲属骆某1965年5月来述病，患者进食量大，但身体渐瘦已2个多月，去某医院检查，诊断为"糖尿病"，因患有肺结核，医生说两病用药的药理作用相反，故无法兼治。

现症 进食多，饮水多，便溏，每日大便次数多，夜间小便量多，色白有泡沫，身体瘦弱无力，咳嗽，痰中带血。

诊断 糖尿病，肺结核。

治疗 以糖尿病灸方治疗（兼治肺病）。①承浆、中脘、足三里各30分钟；②下脘、气海、天枢各30分钟；③关元、曲骨各30分钟，三阴交25分钟；④肾俞30分钟，然谷25分钟；⑤肺俞、尺泽各25分钟以急救。每天灸1组穴，5天灸完，每次加灸脐30分钟，循环灸治，直到痊愈为止。

二诊（5月29日） 骆某来说，患者饮食恢复正常，小便也正常，体重和体力都增加，咳嗽和痰中带血均止。去南开医院检查尿糖量一次比一次少，病情大为好转。

三诊（6月17日） 骆某来说，病情比之前又见好转，进食量与病前一样，小便量少，精神好转，体重和体力又增加，医院医生说病情恢复很快。嘱加灸肺结核灸方中未灸的5组穴，即包括糖尿病灸方和肺结核灸方。

9月11日 骆某来信说，经医院化验尿糖量正常，小便量正常，饮食已如未病时，身体胖了，全身有力，肺结核病灶已钙化，病均痊愈。

马老评按 其同事苗某的爱人也曾患糖尿病兼肺结核，同时以此方灸治，现经医院化验检查指标均正常。

▌病案二▐

胡某之父，男，65岁，河北省，1975年8月31日初诊（函诊）。

病史 1975年8月26日来信说，1974年3月经本县医院检查，诊断为糖尿病，1年多来服西药甲苯磺丁脲和苯乙双胍，同时注射胰岛素和服中药等，但均不见效果。

现症 多食多饮，大小便次数多，化验尿葡萄糖（++++），面部和足部都肿，全身无力。

诊断 糖尿病。

治疗 1975 年 8 月 31 日通信嘱其用温灸法居家治疗。

灸方 以糖尿病灸方治疗。

二诊（10 月 1 日） 患者来信说，到现在已灸了半月，病情有所好转，面、足肿均已消失，但小便量还未见少，从晚 8 点到次日早 6 点尿量共有 3 kg 多，尿有甜味和白沫，现仍服甲苯磺丁脲和苯乙双胍每天各 1 片，已服药 1 年多，未见效果。又服偏方楠树叶 6 天，亦无效。复函：每天灸 2 组穴，上午、下午各 1 组，以加强疗效。

三诊（11 月 11 日） 来信说，每天灸 2 组穴感觉舒适，没有发现不良反应。前几天化验尿糖示（+++），原先小便控制不住，有时会尿失禁，现在此症状已消失且小便时间延长，行走时腿部较前有力。复函：病已见好转，仍以前穴灸治。

之后患者未再来信。

二、甲状腺肿

病因 本病主要因为缺碘而引起，但碘摄入过多亦会导致甲状腺肿大。此外，遗传、药物、免疫等也是本病的病因，某些传染病、肺炎、疟疾、精神因素、怀孕也可诱发甲状腺肿。

症状 本病主要症状为甲状腺肿胀，颈部肥大而软，伴有心悸、低热、多汗、食欲亢进、大便次数增多等全身代谢亢进的症状。严重者眼球突出如蛙眼、胀痛，上肢震颤，渐波及全身，时常出汗，精神异常。妇女患者多兼有月经稀少等症状。

摸诊 背后第 2～7、9 胸椎棘突下以及风池和少海有压痛感。

甲状腺病灸方

灸序	穴名	穴数	灸穴位置	施灸时间
第1次	天突	1	胸骨上窝正中	灸30分钟
	中脘	1	剑突与脐连线正中	灸30分钟
	足三里	2	两外膝眼下3寸	各灸30分钟
第2次	膈俞	2	背后第7胸椎棘突下两旁1.5寸	各灸25分钟
	膻中	1	两乳头正中	灸30分钟
	巨阙	1	剑突下2寸	灸30分钟
第3次	期门	2	两乳头下4寸	各灸30分钟
	太冲	2	两足大、次趾根上2寸	各灸25分钟
第4次	肺俞	2	背后第3胸椎棘突下两旁1.5寸	各灸25分钟
	泽前	2	两胳膊肘横纹外头下1寸	各灸25分钟
第5次	关元	1	脐下3寸	灸30分钟
	曲骨	1	脐下5寸（横骨上沿）	灸30分钟
	三阴交	2	两足内踝尖上3寸	各灸25分钟
第6次	心俞	2	背后第5胸椎棘突下两旁1.5寸	各灸25分钟
	神门	2	两手掌腕横纹内头	各灸25分钟
第7次	肝俞	2	背后第9胸椎棘突下两旁1.5寸	各灸25分钟
	章门	2	两臂屈肘夹紧两侧肋骨时肘尖正对处，第11肋的游离端下方	各灸30分钟
第8次	天池	2	两乳头外1寸	各灸25分钟
	少海	2	两胳膊伸直肘横纹内头	各灸25分钟
第9次	天容	2	两耳下0.8寸后0.5寸	各灸25分钟
	手三里	2	两肘屈时外侧肘横纹头下2寸	各灸25分钟

灸序	穴名	穴数	灸穴位置	施灸时间
第 10 次	风池	2	低头时两耳后发际凹陷处	各灸 25 分钟
	阳辅	2	两足外踝尖上 4 寸	各灸 25 分钟
第 11 次	肾俞	2	背后第 2 腰椎棘突下两旁 1.5 寸	各灸 30 分钟
	然谷	2	两足内踝尖下 1 寸往前 2 寸	各灸 25 分钟

施灸注意

（1）每天灸 1 组穴，11 天灸完，每次灸完加灸脐 30 分钟，循环灸治，直到痊愈为止。

（2）发热者，先灸第 10 次穴：风池、阳辅，待热退后再以上穴灸治。

（3）大便秘结者，先灸左大横、承山各 30 分钟，待大便通畅后再以上穴灸治。

（4）对甲状腺结节，可按甲状腺病灸方再加第 12 次穴：二白、束骨各灸 25 分钟。

临床体会　已治数人，均连灸 2 个月左右患者痊愈。该灸方同样适用于甲状腺功能亢进症与甲状腺功能减退症等甲状腺疾病。

>>> 病　案

║病案一║

赵某，女，23 岁，未婚，天津，1973 年 9 月 26 日初诊。

病史　数年前患过甲状腺肿大，曾通过食用海带治好，今年 3 月又发病，再食海带无效。经医院治疗，服药后反觉不适。

现症　喉结下两旁肿胀，憋气，眼胀痛，易怒，两肋胀痛，心悸，嗜睡，易做噩梦，小腹痛，面色红。

诊断　甲状腺肿。

治疗　1973 年 9 月 26 日用温灸法居家治疗。治以甲状腺病灸方。

灸后情况

1973 年 10 月 3 日　已灸 5 天，症状大见好转，精神显好，全身觉舒适。

10月9日　咽喉已觉舒适，无憋气感，无眼球胀痛，视物清亮，颈部觉轻松，睡眠好，面色不红，进食量增加，体力增长。

10月31日　全身舒适如无病，只有颈部还显粗。

11月9日　肿全消，共灸45天痊愈。

病案二

杨某，女，52岁，天津市，1980年2月29日初诊。

病史　于1970年患甲状腺肿，经医院治疗后未愈。

现症　颈部两侧肿，眼球胀痛，易生气着急，胸部有憋气感，心悸，失眠多梦。

诊断　甲状腺肿。

治疗　1980年2月29日用温灸法居家治疗。治以甲状腺病灸方。

灸后情况　1980年3月14日其女儿来说，患者进食量增多，各症状均觉好转。5月4日遇见她说，各症均消失，现已上班工作。

马老评按　《温灸学讲义》载甲状腺肿病名为"拔设笃氏病"，并说医药无效，须手术切除。治此病是根据患者的症状拟穴，即：心悸、睡眠不好，则病在心脏；易生气着急，眼球突出，则病在肝脏；咽喉和胸部憋气，则病在肺脏；食欲不佳，则病在脾脏；妇女患者月经不调，则病在肾脏。通过温灸调整了五脏，故能痊愈。

附：甲状腺切除术后抑郁病案

刘某，41岁，山东，2015年8月12日初诊。

现症　甲状腺切除术后出现烦闷、抑郁、睡眠差。

灸方　①中脘、足三里各30分钟；②天枢、气海、关元各30分钟；③心俞、神门各25分钟；④膈俞25分钟，膻中30分钟，巨阙30分钟；⑤肾俞、照海各25分钟；⑥肝俞25分钟，章门30分钟；⑦期门、太冲各25分钟。

灸后情况

8月20日　已灸1周，睡眠质量大为好转，精神显好。改以甲状腺病灸方继续灸治。

10月20日　心情大好。自称"年轻了四五岁，知道什么是快乐了"。

第六节　神经系统疾病

一、头痛

临床中头痛的部位虽不同，但在温灸时可用同一组灸穴治疗。

病因　头痛病因有数种，原发性头痛一般无确切病因，继发性头痛可因脑血管疾病、感染、外伤，以及全身性疾病、药物中毒、精神因素等引发。

症状　主要表现为前额、巅顶、枕部或头两侧疼痛，其症状为时痛时止，或如物紧箍头部，如锥刺，如烧灼，轻重不同，常导致患者神经过敏或忧郁、工作效率低下、记忆力减退和食欲不振等。

头痛灸方

灸序	穴名	穴数	灸穴位置	施灸时间
第1次	风门	2	背后第2胸椎棘突下两旁1.5寸	各灸25分钟
	列缺	2	两手掌腕横纹外头上1.5寸	各灸25分钟
第2次	神道	1	背后第5胸椎棘突下凹陷处	灸30分钟
	命门	1	背后第2腰椎棘突下凹陷处	灸30分钟
	申脉	2	两足外踝尖下0.5寸	各灸25分钟
第3次	风池	2	低头时两耳后发际凹陷处	各灸25分钟
	合谷	2	两手背第1、2掌骨间，当第2掌骨桡侧中点处	各灸25分钟
第4次	百会	1	头顶正中线与两耳尖连线交点	灸25分钟
	风府	1	项后中间入发际1寸	灸25分钟
	丰隆	2	两足外踝尖上8寸	各灸30分钟

灸序	穴名	穴数	灸穴位置	施灸时间
第5次	中脘	1	剑突与脐连线正中	灸30分钟
	足三里	2	两外膝眼下3寸	各灸30分钟
第6次	上星	1	鼻上正中入发际1寸	灸25分钟
	承浆	1	口唇下正中	灸25分钟
	通里	2	两手掌腕横纹内头往上1寸	各灸25分钟
第7次	头维	2	额角发际向后1.5寸	各灸25分钟
	大陵	2	两手掌腕横纹正中	各灸25分钟

施灸注意

（1）每天灸1组穴，7天灸完，每次灸完加灸脐30分钟，循环灸治，直到痊愈为止。

（2）如大便秘结，先灸左大横、承山各30分钟，待大便通畅再改灸上穴。

（3）通常灸至百会穴后，应头痛止，倘若仍痛乃是经络未通，下次仍可再灸。

临床体会 患者灸后感觉头部轻松舒适，头痛渐止。因感冒而头痛者，灸第1～3组穴，大多数人可痊愈。慢性头痛如病程在5～10年的患者，使用该灸方连续灸1个月可痊愈。该灸方还可用于三叉神经痛的治疗。

>>> 病 案

病案一

鲁某之妹，女，31岁，天津，1977年3月16日初诊。

病史 患头痛已3年，屡治未好。

现症 头痛，眼斜视。

诊断 头痛。

治疗 1977年3月16日用温灸法治疗。治以头痛灸方。

灸后情况 1977年5月20日来时说，已灸2个月，头痛已止，眼斜视也已消失。

病案二

孙某，女，60 岁，天津，1979 年 9 月 25 日初诊。

病史 1979 年 9 月 25 日说，平素常觉腹胀，现在又前额头痛。

现症 前额头痛。

诊断 头痛。

治疗 1979 年 9 月 25 日开始用温灸法治疗。

灸方 ①风池、列缺各灸 25 分钟；②风门、合谷各灸 25 分钟。每天灸 1 组穴，2 天灸完。

灸后情况 灸完 2 组穴，痛虽好转但不明显。改灸神庭、百会、列缺各 25 分钟，灸完头痛立止。

马老评按 在 1979 年 10 月 30 日随访，从 9 月 27 日头痛止后至今未犯。由此看来，前额头痛应重视神庭穴。

二、三叉神经痛

病因 原发性三叉神经痛多因血管搏动性压迫引起。继发性三叉神经痛多因颅内、外各种器质性病变，如颅骨骨膜炎、颅骨肿疡等引起三叉神经的继发性损害。耳鼻炎症、齿痛、癔症等可诱发本病，临床中也有因铅中毒和水银中毒而患本病者。

症状 原发性三叉神经痛表现为分布区域内的反复发作的短暂性呈电击样、刀割样疼痛，持续时间数秒至数十秒。患者可出现出汗、皮温增高、同侧面肌抽搐、面部潮红、流泪、流涎等表现。继发性三叉神经痛发作持续时间较长，常伴有神经麻痹表现，如面部感觉减退，患侧咀嚼肌瘫痪等。

三叉神经痛灸方

灸序	穴名	穴数	灸穴位置	施灸时间
第 1 次	风池	2	低头时两耳后发际凹陷处	各灸 25 分钟
	悬钟	2	两足外踝尖上 3 寸	各灸 25 分钟

灸序	穴名	穴数	灸穴位置	施灸时间
第2次	曲差	2	鼻上入发际0.5寸（神庭）两旁1.5寸	各灸25分钟
	列缺	2	两手掌腕横纹外头上1.5寸	各灸25分钟
第3次	地仓	2	口两角外0.4寸	各灸25分钟
	合谷	2	两手背第1、2掌骨间，当第2掌骨桡侧中点处	各灸25分钟
第4次	神庭	1	鼻上入发际0.5寸	灸30分钟
	承浆	1	口唇下正中	灸30分钟
	冲阳	2	两足踝横纹中央下1.5寸	各灸25分钟
第5次	阳白	2	眉毛正中上1寸	各灸25分钟
	足临泣	2	两足小、次趾中间本节后	各灸25分钟
第6次	颧髎	2	两眼外角下颧骨下沿	各灸25分钟
	手三里	2	两肘屈时外侧肘横纹头下2寸	各灸25分钟
第7次	颊车	2	两耳下0.8寸	各灸25分钟
	足三里	2	两外膝眼下3寸	各灸30分钟

施灸注意

（1）每天灸1组穴，7天灸完，每次灸完加灸脐30分钟，循环灸治，直到痊愈为止。

（2）如果病情严重，再加入头痛灸方，循环灸治即可。

（3）如大便秘结，先灸左大横、承山各30分钟，待大便通畅后再改灸上穴。

>>> 病 案

付某的母亲，女，65岁，河北省，1974年4月初诊。

病史 患右侧面痛已4年，屡治未效，于1974年4月来津治疗。

现症 右侧眼后及右侧面部疼痛，呈持续性疼痛，难以忍受，影响进食。伸右腿时面部也痛，痛时右侧面部肌肉痉挛。胃区有肿块，质硬，消化不良。

诊断 三叉神经痛。

治疗 1974 年 4 月 11 日用温灸法在马老家中治疗。

灸方 先灸头痛灸方，再加三叉神经痛灸方，循环灸治。

灸后情况 灸后感觉右侧面部舒服，5 天后疼痛减轻，消化不良也好转。10 天后疼痛减轻，发作间隔时间延长。灸到 5 月 23 日面痛已止，进食恢复正常，胃区肿块已软，自觉病痊愈。为巩固疗效，回家再灸一段时间。

随访 马老 1975 年 6 月回河北老家探亲，她说经灸痊愈后未再犯。

三、面神经麻痹（口眼㖞斜）

病因 中枢性面神经麻痹多因卒中、肿瘤、颅内感染引起，周围性面神经麻痹则多因感染、外伤、自身免疫反应、中毒、代谢障碍等引起。中医学认为感冒、劳动出汗后受风，风邪侵袭面部，睡眠于当风之处均会导致面神经麻痹。

症状 此病多发于一侧，中枢性面神经麻痹表现为病灶对侧下部面肌瘫痪，周围性面神经麻痹表现为病灶同侧上部及下部面肌瘫痪。主要症状为：面部肌肉麻痹，患侧面部平滑，皱纹少，不能闭眼，口歪向一侧，故不能鼓腮吹气，笑时患侧面部不能运动，其状如戴面具，舌前方 2/3 味觉障碍，口腔分泌唾液功能亦受损，颜面神经痛，额部或发生牵制，或瞬目，眼外眦后或抽动不止等。口眼㖞斜，半身不遂患者多兼患，只灸半身不遂灸穴多可自愈。

治疗 以下列面神经麻痹（口眼㖞斜）灸方治疗。患此病伴半身无力时，亦应加灸半身不遂病灸方。

面神经麻痹（口眼㖞斜）灸方

灸序	穴名	穴数	灸穴位置	施灸时间
第 1 次	地仓	2	口两角外 0.4 寸	各灸 25 分钟
	合谷	2	两手背第 1、2 掌骨间，当第 2 掌骨桡侧中点处	各灸 25 分钟
第 2 次	巨髎	2	鼻孔两旁 0.8 寸	各灸 25 分钟
	列缺	2	两手掌腕横纹外头上 1.5 寸	各灸 25 分钟

灸序	穴名	穴数	灸穴位置	施灸时间
第3次	下关	2	两耳耳屏前1寸凹陷处	各灸25分钟
	冲阳	2	两足踝横纹中央下1.5寸	各灸25分钟
第4次	风池	2	低头时两耳后发际凹陷处	各灸25分钟
	悬钟	2	两足外踝尖上3寸	各灸25分钟
第5次	神庭	1	鼻上正中入发际0.5寸	灸25分钟
	承浆	1	口唇下正中	灸25分钟
	足三里	2	两外膝眼下3寸	各灸30分钟
第6次	瞳子髎	2	两眼外角后0.5寸	各灸25分钟
	手三里	2	两肘屈时外侧肘横纹头下2寸	各灸25分钟

施灸注意

（1）每天灸1组穴，6天灸完，每次灸完加灸脐30分钟，循环灸治，直到痊愈为止。

（2）如有大便秘结，先灸左大横、承山各30分钟，待大便通畅后再改灸上穴。

临床体会 1975年1月治疗一患此病已3年的男青年，各法治疗未效。检查他半身上下肢穴位有压痛，嘱灸半身不遂穴加此病穴，连灸1个月痊愈。该灸方兼治面部各病，一患者眼抽动，他法治疗1年多未效，照上穴灸3天即愈。

>>> 病 案

范某，男，23岁，天津，1974年3月3日初诊。

病史 因受风口眼㖞斜已3年，经治疗未愈。

现症 口眼㖞斜，饮食不便，全身无力。

摸诊 左半身上下肢穴有压痛。

诊断 面神经麻痹。

治疗 1974年3月3日用温灸法治疗。

灸方 ①中脘、足三里各 30 分钟；②环跳、阳陵泉各 25 分钟；③风市、申脉各 25 分钟；④肩髃、曲池各 25 分钟；⑤风池、悬钟 25 分钟；⑥身柱、腰阳关各 30 分钟，三阴交 25 分钟；⑦委中、照海各 25 分钟；⑧百会、哑门、列缺各 25 分钟。每天灸 1 组穴，8 天灸完，每次灸完加灸脐 30 分钟，循环灸治。

二诊 4 月 27 日来信说，以灸方灸 1 个多月后效果明显，只有笑时还显出口㖞，自觉身体有力。复函:病已大为好转，可再加穴治口㖞，①通天、列缺各 25 分钟；②上关、合谷各 25 分钟；③地仓 25 分钟，足三里 30 分钟；④颊车、冲阳各 25 分钟。

灸后情况 1975 年 1 月 5 日来信说，去年 5 月底病已痊愈，又观察半年未复发，身体健康，而且预防了半身不遂的发生。

编者按 近年马氏温灸传承团队在临床中使用此灸方治疗口眼㖞斜多例，无论是患者到工作室灸治还是居家温灸自治，均取得较好效果。刚发病即开始温灸者取效迅速，通常 1 周之内即可见到明显效果。

四、面肌痉挛（病案）

张某，男，14 岁，天津，1974 年 12 月 25 日初诊。

病史 左眼外眦后抽动 1 年余，经针刺治疗无效。

现症 左眼外眦后抽动，呈间歇性。

诊断 面肌痉挛（左眼外眦后抽动）。

治疗 1974 年 12 月 25 日用温灸居家自治。

灸方 ①风池 25 分钟，悬钟 25 分钟；②左瞳子髎 25 分钟，左阳白 25 分钟，左颧髎 25 分钟，丘墟 25 分钟。每天 1 组，2 天灸完，每次灸完用余热灸脐，循环灸治，直到痊愈为止。

灸后情况 1975 年 1 月 8 日来说，连灸 3 天，左眼外眦后抽动已止，但感冒后有时抽动。告之这是由感冒引起，可灸风门 25 分钟，阳陵泉 25 分钟，待感冒痊愈后，再灸前穴，以期巩固疗效，直到痊愈为止。

五、神经衰弱

病因 本病具体病因尚不清楚，但与用脑过度、长期处于紧张和高压状态有关。

症状 临床患者常诉乏力，易疲劳，头重或头痛，注意力不集中，健忘，失眠，易喜易怒，情绪不稳定，常有恐惧心理，心悸，易兴奋，对声音、光刺激或细微的躯体不适特别敏感。

神经衰弱灸方

灸序	穴名	穴数	灸穴位置	施灸时间
第1次	中脘	1	剑突与脐连线正中	灸30分钟
	足三里	2	两外膝眼下3寸	各灸30分钟
第2次	下脘	1	脐上2寸	灸30分钟
	气海	1	脐下1.5寸	灸30分钟
	天枢	2	脐两旁2寸	各灸30分钟
第3次	关元	1	脐下3寸	灸30分钟
	曲骨	1	脐下5寸（横骨上沿）	灸30分钟
	三阴交	2	两足内踝尖上3寸	各灸25分钟
第4次	期门	2	两乳头下4寸	各灸30分钟
	太冲	2	两足大、次趾根上2寸	各灸25分钟
第5次	心俞	2	背后第5胸椎棘突下两旁1.5寸	各灸25分钟
	神门	2	两手掌腕横纹内头	各灸25分钟
第6次	膈俞	2	背后第7胸椎棘突下两旁1.5寸	各灸25分钟
	膻中	1	两乳头正中	灸30分钟
	巨阙	1	剑突下2寸	灸30分钟
第7次	肝俞	2	背后第9胸椎棘突下两旁1.5寸	各灸25分钟
	章门	2	两臂屈肘夹紧两侧肋骨时肘尖正对处，第11肋的游离端下方	各灸30分钟

灸序	穴名	穴数	灸穴位置	施灸时间
第 8 次	风池	2	低头时两耳后发际凹陷处	各灸 25 分钟
	悬钟	2	两足外踝尖上 3 寸	各灸 25 分钟
第 9 次	支正	2	两手背腕横纹外头上 5 寸	各灸 25 分钟
	曲泉	2	两膝屈时内侧横纹头	各灸 25 分钟
第 10 次	肾俞	2	背后第 2 腰椎棘突下两旁 1.5 寸	各灸 30 分钟
	太溪	2	两足内踝尖后凹陷处	各灸 25 分钟
第 11 次	天池	2	两乳头外 1 寸	各灸 25 分钟
	间使	2	两手掌腕横纹正中上 3 寸	各灸 25 分钟
第 12 次	脾俞	2	背后第 11 胸椎棘突下两旁 1.5 寸	各灸 25 分钟
	商丘	2	两足内踝尖前 0.5 寸	各灸 25 分钟

施灸注意

（1）每天灸 1 组穴,12 天灸完,每次灸完加灸脐 30 分钟,循环灸治,直到痊愈为止。

（2）若感冒,先灸风门、阳陵泉各 25 分钟;若大便秘结,先灸左大横、承山各 30 分钟,待症状消失后再灸上穴。

（3）如背后脊柱觉痛,再加灸下穴:

灸序	穴名	穴数	灸穴位置	施灸时间
第 1 次	身柱	1	背后第 3 胸椎棘突下凹陷处	灸 30 分钟
	神道	1	背后第 5 胸椎棘突下凹陷处	灸 30 分钟
	昆仑	2	两足外踝尖后凹陷处	各灸 25 分钟

（4）如经常失眠,可在睡前灸神门、太溪,能使心肾相交,灸完有立即安眠之效。失眠严重者,需暂停循环施灸,改为治疗失眠,待睡眠好转后,再恢复循环施灸。

临床体会 马老用此灸方已治愈了许多人,灸后能调节五脏失衡状态,安定神志,将头部之热下引至足,帮助消化而使体力增加,日久可使患者记忆力恢复。

现代人生活节奏快，生活压力大，失眠情况比较普遍。对于一般性失眠治疗，可灸以下任一组穴：①心俞25分钟，神门25分钟；②神门25分钟，太溪25分钟；③肾俞25分钟，太溪25分钟。严重者只灸大巨30分钟，太溪25分钟，立能入睡，已对多人有效，神门穴也有灸后立即入睡之效。

大巨为治疗心胆气虚型失眠的要穴，太溪为肾经原穴，为治疗老年性失眠、久病失眠的要穴。两穴相配，能益气镇心，安神定志，是马老治疗失眠的常用效穴，尤其适用于居家自灸，不便于取心俞、神门两穴时，可用大巨、太溪替代。

失眠的病因有很多，而心肾不交所致者尤为常见，此时应着重灸心俞、神门，肾俞、涌泉，大巨、太溪。大巨、太溪两穴，可在睡前施灸，待入睡后由家人协助将温灸器移开，以防烫伤。若伴有肝郁现象，需加灸期门、太冲两穴。

临床中常见上热下寒、阴虚火旺、体质较弱者，灸后反而有睡眠不佳的情况，此时需结合患者体质情况进行综合调理，必要时可减少灸量，甚至隔日一灸，结合余热灸脐的同时，灸大巨、太溪。对于有基础疾病的患者，须结合基础疾病调理。

>>> 病　案

病案一

张某，女，14岁，中学生，天津，1960年7月15日初诊。

病史　因读书用脑过度，睡眠差，学习困难，经医院治疗无效。

现症　头晕，目昏，心悸，失眠多梦，记忆力减退，四肢酸困，倦怠乏力。

诊断　神经衰弱。

治疗　1960年7月15日用温灸法居家治疗。

灸方　①中脘30分钟，足三里30分钟；②心俞25分钟，巨阙30分钟，神门20分钟；③风府20分钟，风池20分钟，悬钟25分钟；④肩髃20分钟，天枢20分钟，阳陵泉20分钟；⑤囟会20分钟，百会20分钟，三阴交25分钟。每天灸1组穴，5天灸完，每次灸完用器内余热灸脐，循环灸治，直到痊愈为止。

灸后情况　1960年7月22日来说，已灸7天，现头晕已止，已觉全身有力。8月1日来说，精神好转，自觉各症消失，原来由红十字会第二门诊部检查诊断心功能不全，现在又去检查示功能正常。

病案二

穆某，男，20 岁，中学生，天津，1967 年 1 月 15 日初诊。

病史 自 1966 年患神经衰弱，现在已不能上课，在医院治疗，至今未愈。

现症 头晕、目昏、心悸、失眠、急躁易怒，已不能上课学习，记忆力减退，消化不良，食欲不振。

诊断 神经衰弱。

治疗 1967 年 1 月 15 日用温灸法居家治疗。

灸方 神经衰弱灸方。

灸后情况 1 月 28 日来说，灸后觉舒适，现在睡眠好转，失眠消失，食欲增进。2 月 20 日来说，自觉痊愈，已能看书学习，记忆力恢复。

编者按 穆某退休后曾多次向马老二女儿马德慧女士请教，学习并开展温灸推广工作。

病案三

吕某，女，50 岁，山东，2017 年 2 月 17 日初诊。

病史 长期失眠，下肢浮肿，乏力，倦怠，食欲不振。

摸诊 少海、三阴交、照海有压痛感。

诊断 神经衰弱。

治疗 按神经衰弱灸方灸治。第 1 天灸中脘、足三里后，加灸心俞、神门各 25 分钟，以后以灸方循环灸治。

灸后情况

2 月 20 日　睡眠已明显好转，精神显好，进食增多。

2 月 24 日　下肢浮肿好转。

2 月 27 日　下肢浮肿消失。灸 10 天痊愈。嘱其继续巩固灸治，以期根治。之后经常来诉居家温灸情况。

六、失眠（病案）

牛某，男，43岁，呼和浩特。

马老评按 1974年5月28日患者来津时说，在十年前曾来津求治肝炎，当时我给了他治疗肝炎的灸方，回去后未灸治，后又增失眠之症，病情严重，连续七昼夜不能入睡。此时忽然想起温灸，只灸手足穴位（神门、太溪）即入睡，连灸半年痊愈。今因公来津，特汇报温灸效果。

后于1974年11月5日接到10月24日的来信，整理记录如下：

病史 1964年经医院检查诊断为"慢性肝炎"，休息治疗1年多不见效果。在此期间又增加失眠之症，起初服安眠药，每晚能睡1~2小时，后来服药不见效，最严重时7昼夜不能合眼入睡，到第8天夜里11点，突然想起了温灸。

现症 慢性肝炎，面色发黄，消化不良，腹胀气多，经医院化验肝功示，转氨酶303 IU/L，麝香草酚浊度试验（TTT）5μ，血压150/100 mmHg，失眠严重，连续7昼夜不能入睡。

诊断 慢性肝炎，失眠，高血压。

治疗 1965年6月1日用温灸法自治。

灸方 因背部穴位无人协助，只灸手足部穴：①内关20分钟，三阴交25分钟；②神门20分钟，太溪20分钟；③大陵20分钟，照海20分钟；④通里20分钟，然谷20分钟。每天灸1组，4天灸完，循环灸治。

灸后情况 由夜里11点开始温灸，第1次灸完立即入睡，一直到天明才醒，睡眠6~7个小时，以后每天灸后入睡8~9个小时，有时甚至不愿起床。连灸6个月未停，其间睡眠佳。1965年12月底去医院检查，转氨酶降至125 IU/L，麝香草酚浊度试验降为3μ，血压降至138/90 mmHg，面色变红润，自觉痊愈，止灸。

随访 止灸后每天早晨打太极拳锻炼身体，1966年5月再去医院检查，转氨酶65 IU/L，麝香草酚浊度试验1μ。自此正式上班工作。至今已有8年未复发，身体没有不适感。

马老评按 1974年11月5日复信：你灸的四肢上的4次穴治失眠是很好的。我认为失眠是心、肝、肾功能失调所致，一经调整，心肾相交，即能入睡。温灸不仅能治失眠，还能使身体健康，若再加足三里、悬钟、太冲和神阙则更完备。但是，你没有灸肝经穴，却把肝炎也治好了，这是值得研究的。以我分析，照中医五行说法，水（肾）生木（肝），木生火（心），照此说来，心和肾功能正常后连带肝功能也恢复正常，证明温灸是全身疗法，不仅治病，还能强身。

七、盗汗

病因 中医认为盗汗多因肾阴亏虚，虚热内生，睡眠时卫气乘虚陷入阴中，肌表不固，火旺于外，迫津外出。

症状 每于入睡即大量出汗，白天入睡亦相同，不入睡即不出汗。

盗汗灸方

灸序	穴名	穴数	灸穴位置	施灸时间
第1次	中脘	1	剑突与脐连线正中	灸 30 分钟
	足三里	2	两外膝眼下 3 寸	各灸 30 分钟
第2次	气海	1	脐下 1.5 寸	灸 30 分钟
	中极	1	脐下 4 寸	灸 30 分钟
	委中	2	两腘横纹正中	各灸 25 分钟
第3次	肺俞	2	背后第 3 胸椎棘突下两旁 1.5 寸	各灸 25 分钟
	阴郄	2	两手掌腕横纹内头往上 0.5 寸	各灸 25 分钟
第4次	膈俞	2	背后第 7 胸椎棘突下两旁 1.5 寸	各灸 25 分钟
	间使	2	两手掌腕横纹正中上 3 寸	各灸 25 分钟

施灸注意 每天灸 1 组，每次加灸脐 30 分钟，循环灸治。

临床体会 马老 1963 年通信治疗一位解放军战士患者，据其所在部队卫生室医生来信，灸至第 3 天睡眠时盗汗即止。巩固灸到第 12 天，睡眠正常，精神状态良好，病已痊愈。此后，马老用此灸方治愈了很多盗汗患者。外地也有人尝试用此灸方，均反映效果良好。

222

八、癫痫

病因 本病初发多为 7 ~ 20 岁者，特发性癫痫常与遗传因素有关。继发性癫痫与脑部肿瘤、皮质发育不良、头部外伤、精神刺激、脑血管疾病、寄生虫感染、产伤等有关。

症状 本病按病情分为 3 种，即重症癫痫、轻症癫痫、类似癫痫。

（一）重症癫痫

其病起多有前驱症状，如耳鸣、味觉幻觉等。癫痫发作时，患者突然亡失神识而猝倒，颜面及全身皮肤呈苍白色，强直性痉挛。数秒后，代以间歇性痉挛，眼球转动，口边多泡沫状唾液，且舌现咬伤。当强直性痉挛时期，患者瞳孔散大，至间歇性痉挛时期，则瞳孔缩小，对光反射及瞳孔调节功能全部消失。痉挛发作以后，患者暂时陷于昏睡。癫痫发作持续约 10 秒至 15 分钟，过后则徐徐苏醒，其发作次数不定，有 1 日 1 次或数次者，有每年 2 ~ 3 次者，又有 1 次发作再未见第 2 次发作者。

（二）轻症癫痫

患者谈话或游戏之际突然眩晕或轻度失神，谈话等一时中止，现一时性虚神，其后醒觉，行动如前；或当步行于街路时，突然神识亡失，或入于他人之家，或至非其所欲至之地，后始觉醒。

（三）类似癫痫（或称癫痫样状态）

患者神识亡失，即使犯放火杀人之罪，觉醒后亦不知之，或发强烈的精神兴奋，恐怖惊愕，或运动功能失调，突然走于前方，或旋转如环状而自不知，为疾走性癫痫。又有癫痫性发汗者，此时患者神识亡失，或神识并无变化，而大量出汗。

灸序	穴名	穴数	灸穴位置	施灸时间
第1次	神庭	1	鼻上入发际0.5寸	灸30分钟
	中脘	1	剑突与脐连线正中	灸30分钟
	足三里	2	两外膝眼下3寸	各灸30分钟
第2次	下脘	1	脐上2寸	灸30分钟
	气海	1	脐下1.5寸	灸30分钟
	天枢	2	脐两旁2寸	各灸30分钟
第3次	期门	2	两乳头下4寸	各灸30分钟
	太冲	2	两足大、次趾根上2寸	各灸25分钟
第4次	肝俞	2	背后第9胸椎棘突下两旁1.5寸	各灸25分钟
	章门	2	两臂屈肘夹紧两侧肋骨时肘尖正对处，第11肋的游离端下方	各灸30分钟
第5次	风池	2	低头时两耳后发际凹陷处	各灸25分钟
	悬钟	2	两足外踝尖上3寸	各灸25分钟
第6次	心俞	2	背后第5胸椎棘突下两旁1.5寸	各灸25分钟
	神门	2	两手掌腕横纹内头	各灸25分钟
第7次	身柱	1	背后第3胸椎棘突下凹陷处	灸30分钟
	筋缩	1	背后第9胸椎棘突下凹陷处	灸30分钟
	阳陵泉	2	小腿的外侧，腓骨小头前下方凹陷处	各灸25分钟
第8次	百会	1	头顶正中线与两耳尖连线交点	灸25分钟
	哑门	1	项后正中入发际0.5寸	灸25分钟
	申脉	2	两足外踝尖下0.5寸	各灸25分钟
第9次	肾俞	2	背后第2腰椎棘突下两旁1.5寸	各灸30分钟
	照海	2	两足内踝尖下1寸	各灸25分钟

施灸注意

（1）每天灸 1 组穴，9 天灸完，每次灸完加灸脐 30 分钟，循环灸治，直到痊愈为止。

（2）如感冒，先灸风门、阳陵泉各 25 分钟，待痊愈后再改灸上穴。

（3）如大便秘结，先灸左大横、承山各 30 分钟，待大便通畅后再改灸上穴。

临床体会　轻者温灸效果显著，重者温灸后病情也可好转，但须坚持灸治，方可显效。灸方中的风池、哑门对此病效果明显。

>>> 病　案

▌病案一▌

刘某，女，46 岁，天津，1961 年 4 月 8 日初诊。

病史　1960 年 6 月因生气后晕倒，口吐白沫，失去知觉，之后不定何时亦发作。

现症　头晕，心悸，失眠，项强，易生气着急，惊恐，在每次月经后即发病一次，发病时手足发凉，口渴，头颈强直，失去知觉，稍待即醒。腰痛，月经不调，白带多。

摸诊　肝大一横指，有压痛，左肋下胀气，胃有振水音，脐左侧硬痛，百会、身柱、神道以及任脉和四肢内外侧穴均有压痛。

诊断　癫痫，妇科病。

治疗　1961 年 4 月 8 日开始用温灸法居家治疗。

灸方　除癫痫病灸方外，再加灸：①关元、曲骨各 30 分钟，三阴交 25 分钟；②膈俞 25 分钟，膻中、巨阙各 30 分钟。

该 2 组穴加癫痫病灸方 9 组穴，共 11 组穴，每天灸 1 组，11 天灸完，每次灸完加灸脐 30 分钟，循环灸治，直到症状完全缓解为止。

二诊（4 月 14 日）　头部已不觉沉，但感冒已 4 天，昨日发病 1 次。今加灸风门、阳陵泉各 25 分钟。

灸后情况

4 月 20 日　诉感冒灸 1 次病就好了，胃部觉舒适了，肋下胀已缓解。

4月26日　头晕已止，易着急现象已消失。

5月2日　诉期间发病一次。

5月13日　因忙未灸，又因生气发病3次，但症状已轻，都未晕倒。

5月20日　这几日状态佳，虚恭（排气）次数多。回信说腹部已灸通，病从此能日见好转。

6月1日　右肋下痛止，两肋下不觉胀（马老按：这是肝脏功能好转的表现），腰痛和项强均消失。

6月25日　1个多月没有癫痫发作，心悸止，全身感觉良好。

7月26日　因天气炎热，温灸次数减少，在7月8日生气后癫痫发作1次，症状轻。

9月8日　已2个多月未癫痫发作，肝脏已恢复正常大小，月经正常，白带正常，疾病痊愈。共灸5个月。

随访　1962年2月4日见给她介绍温灸的张某说，患者的癫痫从去年9月到现在未发作过。

病案二

某女，38岁，山东，2016年7月初诊。

病史　患心脏病（左心室假腱索）多年，2011年癫痫第1次发作，去医院治疗，开始服癫痫药，肝功能异常。

现症　心悸，胸闷，胸痛，不能快走。转氨酶高，厌油腻。

诊断　癫痫，心脏病，肝功能异常。

治疗　2016年7月开始用温灸法治疗。

灸方　初期主诉心脏病，故以心脏病9次穴灸方，加灸：①肝俞25分钟，章门30分钟；②风池25分钟，悬钟25分钟。共11组穴，每天灸1组，11天灸完，每次灸完余热灸脐30分钟，循环灸治。

二诊　灸至第3个月，患者自我感觉良好，未发病。加灸哑门20分钟，百会20分钟，申脉25分钟。

2016年11月开始，每周灸3次。

2017年4月，咨询主治医生后癫痫药原剂量减半服用。

2017 年 7 月，癫痫药再减半服用。

2017 年 11 月，检查肝功能仍异常。癫痫一直未发作，停服癫痫药。

2018 年 9 月，因工作上的事情着急，晕厥 1 次，持续时间短。自此改为每日灸 1 组。

2018 年 11 月检查，肝功能恢复正常。心脏虽有左心室假腱索存在，但症状明显减轻。厌油腻症状消失，喜荤食。

随访 至 2020 年 6 月癫痫未复发，经医院头部磁共振检查示未见异常。

·第二章·

外科疾病

第一节　颈淋巴结结核（瘰疬）

病因　本病由结核杆菌感染淋巴结所致，营养不良、体弱者易患此病。瘰疬是中医病名，多因三焦、肝、胆等经风热气毒蕴结而成，肝肾两经气血亏损、虚火内动所致，可分为急性、慢性两类。急性多因外感风热、内蕴痰毒而发；慢性多因气郁、虚损而发。

症状　主要表现为项部耳下肿胀，肿块多少不一，一处一个至数个，或数个聚生一处，皮色不变，质稍硬，表面光滑。病轻者肿块体积小、不痛，病重者肿块体积大、疼痛，破后流脓或脓水。患者并伴有消化不良，易生气着急。如发现咳嗽，则说明病邪已侵入肺脏，可导致肺结核。

瘰疬灸方

灸序	穴名	穴数	灸穴位置	施灸时间
第1次	肝俞	2	背后第9胸椎棘突下两旁1.5寸	各灸30分钟
	阳辅	2	两足外踝尖上4寸	各灸25分钟
第2次	天池	2	两乳头外1寸	各灸25分钟
	少海	2	两胳膊伸直肘横纹内头	各灸25分钟
第3次	颈百劳	2	项后第7颈椎棘突上2寸两旁1寸	各灸25分钟
	肘尖	2	两胳膊肘尖	各灸25分钟
第4次	手三里	2	两肘屈时外侧肘横纹头下2寸	各灸25分钟
	太冲	2	两足大、次趾根上2寸	各灸25分钟
第5次	二白	2	两手掌腕横纹正中上4寸	各灸25分钟
	束骨	2	两足小趾外侧本节后	各灸25分钟

施灸注意

（1）每天灸1组穴，5天灸完，每次灸完加灸脐和患处30分钟，循环灸治，直到痊愈为止。

（2）若肿大淋巴结只分布在颈部轻者，只灸第1组穴即可，严重者须5组穴全灸。

>>> 病 案

刘某，女，26岁，已婚，山东（军人），1963年5月3日初诊（函诊）。

病史 1963年5月3日来信说，1958年右耳下出现2个肿大淋巴结，1961年肿大淋巴结破溃后服中药2个月疮口收敛，1963年2月又出现2个肿大淋巴结。（马老按：该患者还有心脏病，另治。）

现症 右耳下肿大淋巴结大如鸡蛋，原来破溃的肿大淋巴结疮口虽收敛，但未愈合。

诊断 瘰疬。

治疗 1963年5月3日寄去灸方嘱其用温灸法居家治疗。

灸方 ①肝俞、太冲各25分钟；②天池、少海各25分钟；③肿大淋巴结处30分钟，曲池25分钟；④颈百劳、肘尖各25分。每天灸1组，4天灸完，每次灸完加灸脐30分钟，循环灸治，直到痊愈为止。

二诊 6月6日来信说，从5月9日开始每天灸1组，4天后每天灸2组，连续灸10天后，颈部肿大淋巴结见小，至今已消去1/2，现只有1个肿大淋巴结如核桃大。

灸后情况 温灸前10天无不适感，之后出现食欲不振。复函：考虑为温灸过量所致，改为每天灸1组，数日后患者食欲恢复。

11月11日来信说，灸到8月底(因天气炎热停灸1个月)，颈部肿大淋巴结已消失，原先破溃的疮口目前已愈合，身体也比之前强壮了一些。

马老评按 另外有一病例，患者灸肝俞一穴效果很好。患者右耳下有3个肿大淋巴结，核软痛甚，身体虚弱以致不能工作，已休病假。去医院治疗，患者自述医生用注射器在其肿大淋巴结内抽出泡沫状物，经多种方法治疗无效。患者温灸肝俞15天后，肿大淋巴结处痛止，原抽出泡沫的淋巴结已破溃流脓。又加灸肩髃、肘尖和心俞各25分钟。温灸1个月后，先破溃的淋巴结流脓已少，医院能从未破溃的淋巴结中抽出脓。患者体重增加6.3 kg。患者从休病假到治疗后能上夜班，证明温灸后身体强壮。

中医典籍中未见肝俞穴治疗本病的记载，因近肝俞穴内上方有骑竹马穴，能治多种恶疮，故在之后的临床灸治中增加了此穴，可用于治疗腋下、腹股沟等处的淋巴结结核疾病。

第二节　痉挛性斜颈

病因　本病发病机制尚不清楚，可能与基底核、丘脑、前庭神经等神经功能障碍有关。中医认为，本病多因风寒侵袭于颈部一侧，以致一侧肌肉紧张，一侧肌肉松弛而患。

症状　初起时患者感觉颈部一侧紧缩，渐至头部晃动，向一侧歪斜。患病日久，虽用力将头摆正，但松手后仍斜，终至头歪向一侧，口眼亦随之歪斜，两肩一侧向上抬，一侧向下垂，以致身体也随之歪斜。影像学检查示脊椎无病。

痉挛性斜颈灸方

灸序	穴名	穴数	灸穴位置	施灸时间
第1次	风门	2	背后第2胸椎棘突下两旁1.5寸	各灸25分钟
	阳陵泉	2	小腿的外侧，腓骨小头前下方凹陷处	各灸25分钟
第2次	风池	2	低头时两耳后发际凹陷处	各灸25分钟
	悬钟	2	两足外踝尖上3寸	各灸25分钟
第3次	风府	1	项后正中往上入发际1寸	灸25分钟
	大椎	1	项后第7颈椎棘突下凹陷处	灸25分钟
	列缺	2	两手掌腕横纹外头上1.5寸	各灸25分钟
第4次	颊车	2	两耳下0.8寸	各灸25分钟
	合谷	2	两手背第1、2掌骨间，当第2掌骨桡侧中点处	各灸25分钟
第5次	期门	2	两乳头下4寸	各灸30分钟
	太冲	2	两足大、次趾根往上2寸	各灸25分钟

灸序	穴名	穴数	灸穴位置	施灸时间
第 6 次	肩髃	2	两肩头垫平胳膊凹陷处	各灸 25 分钟
	曲池	2	两肘屈时肘横纹头	各灸 25 分钟
第 7 次	身柱	1	背后第 3 胸椎棘突下凹陷处	灸 30 分钟
	筋缩	1	背后第 9 胸椎棘突下凹陷处	灸 30 分钟
	曲泉	2	两膝屈时腘横纹内侧头	各灸 25 分钟
第 8 次	肝俞	2	背后第 9 胸椎棘突下两旁 1.5 寸	各灸 25 分钟
	章门	2	两臂屈肘夹紧两侧肋骨时肘尖正对处，第 11 肋的游离端下方	各灸 30 分钟
第 9 次	天鼎	2	由结喉两旁往后去 3 寸下 1 寸	各灸 25 分钟
	阳池	2	两手背腕横纹正中	各灸 25 分钟

施灸注意 每天灸 1 组穴，9 天灸完，每次灸完加灸脐 30 分钟，循环灸治，直到痊愈为止。

>>> 病 案

焦某，女，24 岁，天津，1978 年 6 月初诊。

病史 因患者本人走路不便，其姐姐来访。患者 1977 年 11 月中旬出现颈部肌肉紧张，头有轻微晃动，后晃动逐渐明显。到 12 月中旬发展到头向右侧晃动不能稳定，12 月底由晃变为抽动，难以用手摆正。1978 年 1 月在总医院脑病科检查示一切正常，诊断为"痉挛性斜颈"，后又到本市及北京等医院治疗，久治无效。病情越发严重。

现症 颈部向右侧抽动，不能回原位，时而强烈抽动，须手托下巴。头歪近 40°，外力不能使其摆正，致颈部变形、嘴斜、眼眉上吊、左肩高而右肩低，身体弯曲。做影像学检查结果示颈椎正常。

诊断 痉挛性斜颈。

治疗 1978 年 6 月 21 日用温灸法居家治疗。

灸方 ①风门、阳陵泉各 25 分钟；②风池、悬钟各 25 分钟；③颊车、合谷各 25 分钟；④风府 25 分钟，大椎、筋缩、神阙各 30 分钟；⑤期门 30 分钟，太冲 25 分钟；⑥肩髃、曲池各 25 分钟。每天灸 1 组，6 天灸完，每次灸完加灸脐 30 分钟，循环灸治。

二诊（7 月 13 日） 患者灸到第 6 天时，颈部肌肉已显松动。至今已灸 20 天，斜颈明显好转，头有时能短时间摆正，头可向前看，左肩见下降。加灸：①心俞、神门各 25 分钟；②肝俞 25 分钟，章门 30 分钟；③关元 30 分钟，三阴交 25 分钟，中极 30 分钟。同前 6 组穴一起循环灸治。

三诊（7 月 20 日） 睡眠时头已正，平时头时正时斜，但间隔时间较一周前延长，面部一侧已出汗（马老按：证明是受风寒所患）。再加灸天鼎、阳陵泉各 25 分钟。

灸后情况 9 月 3 日，患者已痊愈，共灸两个半月。

随访 1979 年 4 月未复发，身体比之前更健康。

第三节 疔　疮

病因 中医认为本病多因肌肤不洁，火毒侵袭，邪热蕴结肌肤；或因嗜食肥甘厚味，脏腑蕴热，毒从内发。《备急千金要方》中曾记载本病，言"秋冬寒毒久结皮中，变作此疾"。西医认为本病多因感染金黄色葡萄球菌所致。

症状 局部表现为红、肿、热、痛，初起呈小结节，后逐渐增大，继而中间变软，出现白色小脓栓。

本病易发于口中、舌上、颊边、四肢等处，色赤黑如珠子，疼痛难忍。《备急千金要方》曰："不即疗之，日夜根长，流入诸脉数道，如箭入身，捉人不得动摇。若不慎口味房室，死不旋踵。经五六日不瘥，眼中见火光，心神昏，口干心烦即死也。"

疔有十三种，初起必先痒后痛，先寒后热，热定则寒，多伴有四肢沉重、头痛、心悸、眼花。若严重时则呕逆，呕逆则难治。本病经验效穴虽多，只二白一穴甚验。

本病病情严重，兹拟 2 次穴灸方如下。

疗疮灸方

灸序	穴名	穴数	灸穴位置	施灸时间
第 1 次	身柱	1	背后第 3 胸椎棘突下凹陷处	灸 30 分钟
	灵台	1	背后第 6 胸椎棘突下凹陷处	灸 30 分钟
	二白	2	两手掌腕横纹正中上 4 寸	各灸 25 分钟
第 2 次	肝俞	2	背后第 9 胸椎棘突下两旁 1.5 寸	各灸 25 分钟
	束骨	2	两足小趾外侧	各灸 25 分钟

施灸注意

（1）每天灸 1 组穴，2 天灸完，每次灸完加灸脐 30 分钟，循环灸治，直到痊愈为止。外加灸患处 25 分钟，不能灸处以温灸器敞盖烟熏。

（2）如疗生口中，加灸合谷 25 分钟，兼治寒热。如发现神昏，加灸心俞 25 分钟。

临床体会 1976 年底，患者杨某左手中指生一疗疮，已化脓，疼痛不已。经付某代治，用温灸器敞盖烟熏患处 30 分钟，感觉舒适，痛止，连熏 4 次痊愈。如果患处能灸，即每处灸 30 分钟，上午、下午各 1 次。

马老评按 有关疗疮的论述，照《病源辞典》摘录如下。

疗者，坚硬有脚，其状若钉，故名，若散肿无脚则曰毒。多生无毫毛处，或关节处，形小根深。生于头项胸背者急，生于手足骨节者较缓。初起如疥如粉刺，或发小疱，或起疙瘩，始则或痒或麻木，后则渐痛，亦有起即痛者。由痒而起者，其毒易四散为重。一疗之外，别生小疮者，名曰应候。四周赤肿而不散漫者，名曰护场。四旁多生小疮者，名曰满天星。生后一二日发寒热如疟，甚则呕吐，烦躁，头晕，眼花，舌硬，口干，手足青黑，心腹胀闷，精神萎顿，语言颠倒。其形大小长圆，其色黄白红紫，或有红丝，无一定形。更有生内者，见寒热头痛等证，而疮形不现，过数日或有一处肿起，即内疗所发之地。又有生于暗处，当于鬓发眼耳口鼻肩下两腋手足甲缝粪门阴户等处寻遍，有无红点小疱之类。大率有疱者，初为白色，由小而大，三四日转成青紫色，疗头溃脓，口外多小疮如蜂窝，四围赤肿，若肿势蔓延，神昏心烦，则转成走黄，若急速之证，有朝发夕死，随发随死者。

初起似疔非疔，或暗疔不知其处，宜以生黄豆嚼之，如嚼后无豆腥气，即是疔疮。或以甑中气垢少许纳口中，身上有一处痛甚者，亦是疔疮。此时可觅患者头上，必有红发，先将红发拔去以泄其毒。

七星赶月疔症状：由一枚渐增至七枚，攒聚四围，形如小疮，或杂一大疮于内。初起恶寒身热，久则壮热，甚则头面肿大，神智昏闷。

治法：检查患者腘窝中有紫黑筋者，用针刺出毒血。头上若有红发生出，宜拔去以泄其毒。其余用药从略。

第四节　痈　疽

病因　本病多因饮食厚味，醇酒炙煿，毒热熏蒸于脏腑，或因六淫侵袭，坐卧湿地，风寒湿邪袭于经络，发散未尽，留壅为患，或饥饱劳役所伤，天行时气所袭，气血失调、荣卫不顺等凝滞成病，或七情郁结、房欲劳伤、元气亏损、邪毒内结，皆可致邪伏筋骨、血肉、经络之间，发动成为痈疽。痈为阳证，疽为阴证。

症状　（1）痈。疮疡形大，初起多发热、寒战，局部红肿热痛，界限分明，以后成脓，破溃后收口较易。

（2）疽。疽分为有头疽和无头疽，本章节所探讨的为有头疽。有头疽初起皮肤上即有粟粒脓头，红、肿、热、痛，易向深部及周围扩散，脓头亦相继增多，溃烂后状如蜂窝。

温灸有清热解毒、增加白细胞数量、消炎止痛等功效，尤其于患处施灸效果更好，灸方如下。

痈疽灸方

灸序	穴名	穴数	灸穴位置	施灸时间
第1次	风门	2	背后第2胸椎棘突下两旁1.5寸	各灸25分钟
	支沟	2	两手背腕横纹正中上3寸	各灸25分钟

灸序	穴名	穴数	灸穴位置	施灸时间
第2次	身柱	1	背后第3胸椎棘突下凹陷处	灸30分钟
	灵台	1	背后第6胸椎棘突下凹陷处	灸30分钟
	二白	2	两手掌腕横纹正中上4寸	各灸25分钟
第3次	心俞	2	背后第5胸椎棘突下两旁1.5寸	各灸25分钟
	少海	2	两胳膊伸直肘横纹内头	各灸25分钟
第4次	肝俞	2	背后第9胸椎棘突下两旁1.5寸	各灸25分钟
	阳辅	2	两足外踝尖上4寸	各灸25分钟
第5次	膈俞	2	背后第7胸椎棘突下两旁1.5寸	各灸25分钟
	束骨	2	两足小趾外侧本节后	各灸25分钟

施灸注意

（1）每天灸1组穴，5天灸完，每次灸完加灸脐30分钟，循环灸治，直到痊愈为止。

（2）每天灸患处30分钟，如疮大，每处灸30分钟，能止痛消肿。如发热，灸第1组穴即可治愈。

（3）其他疮皆可按上述方法施灸并加灸患处30分钟，如疮生在不方便灸处，可用温灸器敞盖烟熏患处，外伤亦可熏。

（4）大便秘结者，先灸左大横、承山各30分钟，待大便正常后再灸上穴。

>>> 病 案

赵某，女，30岁，已婚，天津，1965年9月21日初诊。

病史 腹部和四肢不断生疮，破溃后流脓渐好。

现症 现左手腕和大腿根后侧各1个疮。左手腕疮大3 cm，大腿根后侧疮大6 cm，已有10余日，疮头色红显软将破。

诊断 痈疽。

治疗 1965 年 9 月 21 日用温灸法居家治疗。

灸方 灸患处 30 ~ 60 分钟，每天灸 1 处。

灸后情况 手腕疮灸 2 次痊愈，大腿根后侧疮灸 3 次痊愈。

马老评按 疮头色红显软是已化脓，灸后消失，说明温灸后脓可被吸收。

第五节 股 胫 疽

《黄帝内经》记载股胫疽"发于股胫……其状不甚变，而痛脓搏骨，不急治，三十日死"。《内经知要》认为生于大腿外侧者名附骨疽，生于大腿内侧者名咬骨疽。

病因 本病多由七情不和，忧思愤郁，以致邪凝结于股胫而成。本病多因疮痈等发病护理不当，患者肝肾不足，导致湿热余毒壅盛，留于筋骨，阻塞经络；或因外力损伤导致骨折，复感染邪毒，邪热蕴蒸，导致经络阻塞，血留筋骨为患。

症状 本病起病急，患者寒战，高热，口干，溲赤，便秘。初起患肢疼痛剧烈，继而皮肤微红微热，骨胀。《医宗金鉴》云："初觉寒热往来，如同感冒，随后筋骨疼痛，不热不红，甚则痛如锥刺，筋骨不能屈伸动转，经久阴极生阳，寒郁为热，热甚腐肉为脓，外形肿胖无头，皮色如常，渐透红亮一点。"灸方如下。

股胫疽灸方

灸序	穴名	穴数	灸穴位置	施灸时间
第 1 次	风门	2	背后第 2 胸椎棘突下两旁 1.5 寸	各灸 25 分钟
	二白	2	两手掌腕横纹正中上 4 寸	各灸 25 分钟
第 2 次	肝俞	2	背后第 9 胸椎棘突下两旁 1.5 寸	各灸 25 分钟
	束骨	2	两足小趾外侧本节后	各灸 25 分钟
第 3 次	膈俞	2	背后第 7 胸椎棘突下两旁 1.5 寸	各灸 25 分钟
	血海	2	两膝盖内上角往上 2 寸	各灸 25 分钟
第 4 次	患处	—	疮上	每处灸 30 分钟

马氏温灸法全集

施灸注意

（1）每天灸 1 组穴，4 天灸完，每次灸完加灸脐 30 分钟，循环灸治，直到痊愈为止。

（2）如有大便秘结，灸完第 1 组穴后续灸左大横、承山各 30 分钟。

>>> 病　案

王某，女，11 岁，天津，1974 年 3 月 23 日初诊。

病史　左腿根内侧生 1 疮，由小渐大，长 5 寸，宽 3 寸；高热，住院治疗 10 余日无效，因高热不能行手术，遂出院。

现症　左腿根内侧疮长 5 寸，宽 3 寸，表面平坦，漫肿无头，皮色不变，疼痛难忍。体温 39.6 ℃，白细胞计数 36×10^9/L，不思饮食，不敢行动。

诊断　咬骨疽。

治疗　1974 年 3 月 23 日用温灸法居家治疗。

灸方　①风门、二白各 25 分钟；②肝俞、束骨各 25 分钟；③膈俞、血海各 25 分钟；④疮上每处 30 分钟。前 3 组穴每天灸 1 组，3 天灸完；第 4 组每天灸 1 次。循环灸治，直到痊愈为止。

灸后情况　1974 年 4 月 7 日来说，经灸 5 天，体温正常，疮已明显缩小，原来长 5 寸，现在缩至 1 寸，思饮食，大便原来秘结，灸后随即通畅，并且灸能止痛。再去医院检查，医生原来拟行手术排脓，现在已不用手术，可自行吸收。白细胞计数 16×10^9/L，6 月 12 日患者父亲来信说，共灸 12 天，疮已自行软化消去，现在行动如常。

马老评按　此案证明温灸效力大，能使疮迅速消除。

第六节　血栓闭塞性脉管炎（脱疽）

病因　本病主要由于脾气虚弱，肾阳不足，寒湿之邪入侵而发病。若寒邪久蕴，郁而化热，湿热浸淫，则患趾（指）红肿溃脓。热邪伤阴，病久可致阴血亏虚，肢节失养，干枯萎缩。

症状 《黄帝内经》云："发于足趾，名脱痈。其状赤黑，死不治；不赤黑，不死。不衰，急斩之，不则死矣。"

《医宗金鉴》云："多生足指之间，手指生者间或有之……未发疽之先，烦躁发热，颇类消渴，日久始成此患。初生如粟，黄疱一点，皮色紫黯，犹如煮熟红枣，黑气侵漫，腐烂延开，五指相传，甚则攻于脚面，痛如汤泼火燃，其臭气虽异香难解……斯时血死心败，皮死肺败，筋死肝败，肉死脾败，骨死肾败，此五败证无法治疗。"

临床主要表现为四肢末端坏死，初起趾（指）间怕冷，苍白，麻木，间歇性跛行，继则疼痛剧烈，日久患趾（指）坏死变黑，甚至趾（指）节脱落。

摸诊 悬钟、丘墟、申脉、三阴交、照海有压痛。

脱疽灸方

灸序	穴名	穴数	灸穴位置	施灸时间
第1次	阳陵泉	2	小腿的外侧，腓骨小头前下方凹陷处	各灸25分钟
	曲泉	2	两膝屈时内侧横纹头	各灸25分钟
第2次	悬钟	2	两足外踝尖上3寸	各灸25分钟
	三阴交	2	两足内踝尖上3寸	各灸25分钟
第3次	足三里	2	两外膝眼下3寸	各灸30分钟
	冲阳	2	两足踝横纹中央下1.5寸	各灸25分钟
第4次	申脉	2	两足外踝尖下0.5寸	各灸25分钟
	照海	2	两足内踝尖下1寸	各灸25分钟
第5次	肝俞	2	背后第9胸椎棘突下两旁1.5寸	各灸25分钟
	太冲	2	两足大、次趾根往上2寸	各灸25分钟
第6次	心俞	2	背后第5胸椎棘突下两旁1.5寸	各灸25分钟
	二白	2	两手掌腕横纹正中上4寸	各灸25分钟
第7次	束骨	2	两足小趾外侧本节后	各灸25分钟
	内踝尖	2	两足内踝尖	各灸25分钟

施灸注意

（1）每天灸 1 组穴，7 天灸完，每次灸完加灸脐 30 分钟，循环灸治，直到痊愈为止。

（2）如有手指和足趾破溃等不方便温灸处，用温灸器敞盖烟熏患处 30 分钟。

（3）如有发热，先灸风门 25 分钟，支沟 25 分钟。

（4）如有大便秘结，先灸左大横、承山各 30 分钟。

>>> 病　案

病案一

张某，男，40 岁，天津，1965 年 2 月 14 日初诊。

病史　10 年前春季在稻田种稻时足部受寒，右足大趾疼痛，在医院手术治疗后已愈。后又发现左足趾溃烂，治疗至今未好。（马老的侄儿在此地教学，代问治法。）

现症　左足趾溃烂，足面发黑，疼痛严重。

摸诊　悬钟、丘墟、三阴交和照海有压痛感。

诊断　脱疽。

治疗　1965 年 2 月 14 日开始用温灸法居家治疗。

灸方　①阳陵泉、阴陵泉各 25 分钟；②足三里 30 分钟、曲泉 25 分钟；③悬钟 25 分钟、三阴交 25 分钟；④申脉、照海各 25 分钟；⑤丘墟、太冲各 25 分钟。每天灸 1 组穴，5 天灸完，循环灸治。每次灸后加灸脐 30 分钟。

灸后情况　只灸左腿穴半个月，因农忙止灸。左足溃烂处已见收敛，只剩一小口未愈合，足面皮肤由黑色已变正常肤色。

11 月 7 日马老侄儿来说，因未继续灸治，左足趾 1 个小口至今未愈。在夏天左足已出汗，右足未灸则不出汗。

马老评按　此患者是我用温灸治疗血栓闭塞性脉管炎的第 1 个病例。因患者未坚持灸治，故未痊愈，但已显示出温灸法对于血栓闭塞性脉管炎的良好效果。中医认为此病是受寒热刺激，气血凝滞而成，温灸之热能化瘀通滞，待血脉通畅，病即痊愈。

病案二

岑某，男，48岁，河北省，1975年6月3日初诊。

病史　脚凉，右足大趾肚麻痛已数年，经当地医院检查后诊断为"血栓闭塞性脉管炎"，治疗至今无效。

现症　脚凉，右足大趾肚麻痛，行走时麻痛严重，仅行走0.5 km即麻痛难忍不能再走，无法劳作，并伴有头昏目眩、心悸、眼球突出、全身无力。

诊断　血栓闭塞性脉管炎，甲状腺功能亢进。

治疗　1975年6月3日马老回原籍探亲时教其用温灸法治疗。

灸方　于膝下内外两侧用温灸器一处挨着一处灸至踝骨下及足面，每处25分钟，待麻痛感减轻后再加灸以下穴位：①中脘、足三里各30分钟；②期门30分钟，太冲25分钟；③下脘、天枢各30分钟，气海燃完器内药；④心俞、神门各25分钟；⑤膈俞25分钟，膻中30分钟，巨阙30分钟；⑥厥阴俞、少海各25分钟；⑦天池、间使各25分钟。每天灸1组穴，7天灸完，循环灸治。

1975年7月21日捎来口信，足麻痛好转，眼球突出已缓解。

二诊（8月17日）　来函，病大见好转，原先走路0.5 km则腿足麻痛不能再走，现能走路3 km，虽大趾筋和脚掌还有疼痛，但与之前不同，仍有头晕。加灸：①风池、悬钟各25分钟；②百会、哑门、申脉各25分钟；③肝俞25分钟，章门30分钟。同前穴循环灸治。

灸后情况　1975年11月11日患者同乡来津说患者病已愈，秋天时已能正常在田间劳作。

病案三

于某，男，28岁，山西省（天津知青），1977年9月30日初诊。

病史　1975年冬天蹚水过河后左足血管变硬，每到冬天左足踝关节以下有疼痛感，左足大趾麻。右足大、小趾发凉，右足面血管硬且突出，皮肤如箸。右手中指、无名指指尖呈黑紫色，溃烂流脓水并伴麻痛，无名指较严重，手背1根血管硬，其余血管尚好。因两足麻痛不能走远路，多家医院诊断为"血栓闭塞性脉管炎"，治疗无效，告知其须行手术治疗，本人未同意。此外，患者 1960 年患急性肾小球肾炎，现已转为慢性，化验尿蛋白（++）。

现症　脉管炎，腰痛，大便每日 3、4 次，时而失眠、心悸、盗汗、遗精、胃痛，左手脉搏无法触及。

诊断　血栓闭塞性脉管炎，慢性肾小球肾炎。

治疗　1977 年 9 月 30 日用温灸法居家治疗。

灸方　凡手、足面能灸的部位均灸 25 分钟，并用艾烟熏手指、足趾尖 30 分钟，并灸以下穴位：①二白、束骨各 25 分钟；②肝俞、太冲各 25 分钟；③关元 30 分钟，三阴交 25 分钟，中极 30 分钟;④心俞、神门各 25 分钟;⑤肾俞 30 分钟，照海 25 分钟。每天灸 1 组穴，5 天灸完，每次灸后加灸脐 30 分钟，循环灸治。

灸后情况　1977 年 10 月 5 日，仅灸 6 天手指疼痛即减轻，指尖溃烂好转，右足内侧觉热，突出足面血管已平，触摸血管有硬结。

10 月 11 日　右手指觉痒已 5 天（马老按：这是好转之象），中指尖溃烂处见长肉，无名指指尖溃烂处显平但仍呈黑紫色，已不流脓水。右足小趾已觉热，其余仍凉但已不痛。未灸前行走 0.5 km 后足即麻痛，现可走 1 km，但仍有麻痛感。

10 月 15 日　右手指溃烂处除指尖外已见长出新的皮肤。右足已不痛，只走远路时还觉麻。进食增多，大小便已正常，自觉体力增加，心情愉快。

11 月 26 日　右手中指痊愈，灸后足内侧肿，再灸肿消。

12 月 9 日　灸后足外侧也肿，再灸又消肿，右手无名指指尖只有小米粒大小还未长好，指甲发青色，除拇指外其余四指发凉。左手只有拇指指甲青紫发凉，左足凉轻，右足凉重。

12 月 14 日　熏左手拇指两个半小时，熏后左手拇指肿大一倍，又继续熏 5 个小时，肿消如常（马老按：初熏时血管扩张造成左手拇指肿大，再熏使血管通畅，故肿消。该治疗说明熏和灸对于通行气血有同等效果）。右手无名指已痊愈，原溃烂处已全部愈合，恢复如常。右足在走路时已无痛感，只有在劳累时感觉麻。

1979 年 1 月 25 日，近一年因故未坚持灸治，现仅个别手指、足趾有凉感，足部血管一处仍硬，尚未复原，左手腕脉微弱，其他症状皆消失。

病案四

马某，男，30岁，天津（在石家庄工作），1977年11月20日初诊。

病史 1977年11月20日来访，3年前被木头砸伤左足，大趾受伤重，其余四趾轻，今年7月突然疼痛加重，严重时不能入睡，经本厂医院和天津某医院治疗无效，后又到北京某中医院诊治，被诊断为"血栓闭塞性脉管炎"，治疗2个月后痛轻能入睡，但未痊愈。

现症 左足大趾肿，呈微紫色，五趾凉，大趾底部呈青色，有时痛。

诊断 血栓闭塞性脉管炎。

治疗 1977年11月20日用温灸法居家治疗。

灸方 左足踝关节凡痛处每处灸30分钟，艾烟熏脚趾30分钟以上，每天灸、熏各一次。

灸后情况 1977年11月26日来说，左足大趾底部觉轻松，有胀感，原有青色已消失。

1978年4月7日他母亲来告知，灸和熏到2月7日，患者走路已不痛，肿消，痊愈。已回石家庄工厂工作。

临床体会 温灸有活血解毒、化瘀通滞、促进新陈代谢的功效。对于疑难疾病，不应轻视，也不应放弃。对于急症患者，初患即灸，有治愈的希望；对于病程较长、病情较重的患者，应给予细心照顾，边治疗边观察，必要时随时加穴，以期把病治好。对于此病，照穴灸治和烟熏手足指尖，可起到相同作用。

编者按 近些年马氏温灸法治疗脉管炎7次穴灸方在临床中取得了很好疗效，比较典型的案例是一男性患者，53岁，于2017年3月开始用温灸法治疗血栓闭塞性脉管炎。当时其已患血栓闭塞性脉管炎多年，寻遍各地医院不效，后病情发展严重，左足已呈黑炭状，医院均建议自左腿膝关节处截肢，未应。后慕名温灸，按脱疽7次穴灸方灸治。至2018年11月，左足前脚掌（炭化）与后脚掌连接处已渐有血液渗出，提示经脉气血逐步恢复畅通。至12月，炭化的左足前脚掌整体脱落。后继续巩固灸治，历时两年保住了左腿和半只左脚，生活恢复正常。

第七节　慢性腹膜炎

《温灸学讲义》说，腹膜炎种类甚多，仅载腹水一种，并说其余疾患非温灸所能治疗，故从略。在 1962 年曾遇到并治好慢性腹膜炎患者一人，而且效果很好，这是温灸还有潜力可挖的又一证明。

病因　多由腹膜炎急性期转来，反复的盆腔炎性疾病或术后感染、慢性感染等均可导致本病发生。临床中结核是慢性感染的主要病因。此外，有心脏、肾脏疾患和癌症者也可继发慢性腹膜炎。

症状　主要表现为徐徐发病，腹痛，呕吐，恶寒，发热；触诊可触及大网膜及肠间膜肿胀，叩诊呈浊音，渗出物处呈浊音及波动；望诊可知大抵属结核性，患者形体羸瘦，大便秘结或下痢，食欲不振，贫血貌。

腹膜炎灸方

灸序	穴名	穴数	灸穴位置	施灸时间
第 1 次	中脘	1	剑突与脐正中	灸 30 分钟
	足三里	2	两外膝眼下 3 寸	各灸 30 分钟
第 2 次	下脘	1	脐上 2 寸	灸 30 分钟
	气海	1	脐下 1.5 寸	灸 30 分钟
	天枢	2	脐两旁 2 寸	各灸 30 分钟
第 3 次	期门	2	两乳头下 4 寸	各灸 30 分钟
	太冲	2	两足大、次趾根往上 2 寸	各灸 25 分钟
第 4 次	关元	1	脐下 3 寸	灸 30 分钟
	曲骨	1	脐下 5 寸（横骨上沿）	灸 30 分钟
	三阴交	2	两足内踝尖上 3 寸	各灸 25 分钟

灸序	穴名	穴数	灸穴位置	施灸时间
第5次	膈俞	2	背后第7胸椎棘突下两旁1.5寸	各灸25分钟
	膻中	1	两乳头正中	灸30分钟
	巨阙	1	剑突下2寸	灸30分钟
第6次	脾俞	2	背后第11胸椎棘突下两旁1.5寸	各灸25分钟
	阴陵泉	2	两膝内辅骨（胫骨内侧髁）后下方凹陷处	各灸25分钟
第7次	肝俞	2	背后第9胸椎棘突下两旁1.5寸	各灸25分钟
	章门	2	两臂屈肘夹紧两侧肋骨时肘尖正对处，第11肋的游离端下方	各灸30分钟
第8次	大肠俞	2	背后第4腰椎棘突下两旁1.5寸	各灸25分钟
	腹结	2	脐两旁4寸往下1.3寸	各灸30分钟
第9次	肾俞	2	背后第2腰椎棘突下两旁1.5寸	各灸30分钟
	照海	2	两足内踝尖下1寸	各灸25分钟
第10次	中膂俞	2	背后第3骶椎棘突下两旁1.5寸	各灸25分钟
	血海	2	两膝盖内上角往上2寸	各灸25分钟

施灸注意

（1）每天灸1组穴，10天灸完，每次灸完加灸脐30分钟，循环灸治，直到痊愈为止。此病腹内有肿块，每次灸完穴加灸肿块处30分钟。

（2）初患时有恶寒发热，体温升高，可先灸恶寒发热灸方，待体温降至正常再灸上穴。可治感冒。其他参考前各病灸方。

恶寒发热灸方

灸序	穴名	穴数	灸穴位置	施灸时间
第1次	风门	2	背后第2胸椎棘突下两旁1.5寸	各灸25分钟
	支沟	2	两手背腕横纹正中上3寸	各灸25分钟
第2次	胆俞	2	背后第10胸椎棘突下两旁1.5寸	各灸25分钟
	悬钟	2	两足外踝尖上3寸	各灸25分钟
第3次	大椎	1	项后第7颈椎棘突下凹陷处	灸30分钟
	命门	1	背后第2腰椎棘突下凹陷处	灸30分钟
	大陵	2	两手掌腕横纹正中	各灸25分钟

施灸注意

（1）每天灸1组穴，3天灸完，每次灸完加灸脐30分钟，循环灸治，直到痊愈为止。

（2）凡感冒发热以及其他病导致发热者皆可用此方灸治。

>>> 病　案

唐某，女，23岁，天津，1962年5月16日初诊。

病史 1961年6月患腹痛，伴胸部痛，白天轻夜间重，初患有恶寒发热，现在已无。经医院拍片检查，诊断为"结核性慢性腹膜炎，湿性肋膜炎（有积液）"。10年前患有气管炎，冬天重夏天轻，治疗至今均无效果。

现症 腹痛处有肿块，质硬，胸肋痛，心悸，易做噩梦，睡眠差，易生气着急，胃消化不好，大便每日1次，稍干，痛经，白带多，盗汗等。现气管炎症状较轻。

诊断 慢性结核性腹膜炎，胸膜炎，慢性支气管炎。

治疗 1962年5月16日开始用温灸法治疗。

灸方 以腹膜炎灸方治疗，循环灸治，直到痊愈为止。

灸后情况

5月25日　腹内活动，虚恭（排气）次数增多，白带现在已少，睡眠可。

二诊（6月4日）　腹内仍有活动感，仍出虚恭，白带正常。加灸腹部肿块处，每处30分钟。

三诊（8月15日）　7月去医院检查，腹内肿块消失，腹痛已止，但深呼吸时胸背还有疼痛。嘱多灸背、胸部穴，外加灸痛处30分钟。

1963年1月2日来马老家中，说灸到11月病已痊愈，现在面色红润，身体健康。

第八节　疝　气

病因　因为腹壁缺损或者腹壁组织薄弱，造成腹腔内容物从缺损突出到体表外，从而引起的一系列症状。

症状　主要表现为阵发性腹痛，其痛在脐部延及四周，痛的时间长短不一，患者腹肌多高度紧张。若前屈胸部压其患处则觉轻快，痛甚时则心悸，脉搏异常，呼吸困难，额流冷汗。由粪、尿、凉气、肠中之气郁滞而来者，其痛发于结肠下部，渐及于脐部，则腹部膨满，腹鸣，苦闷，恶心，呕吐，往往由排气而得缓解。

疝气灸方

灸序	穴名	穴数	灸穴位置	施灸时间
第1次	承浆	1	口唇下正中	灸30分钟
	中脘	1	剑突与脐正中	灸30分钟
	足三里	2	两外膝眼下3寸	灸30分钟
第2次	下脘	1	脐上2寸	灸30分钟
	气海	1	脐下1.5寸	灸30分钟
	天枢	2	脐两旁2寸	各灸30分钟
第3次	期门	2	两乳头下4寸	各灸30分钟
	太冲	2	两足大、次趾根往上2寸	各灸25分钟

灸序	穴名	穴数	灸穴位置	施灸时间
第4次	关元	1	脐下3寸	灸30分钟
	曲骨	1	脐下5寸（横骨上沿）	灸30分钟
	三阴交	2	两足内踝上3寸	各灸25分钟
第5次	不容	2	剑突下2寸两旁2寸	各灸30分钟
	腹结	2	脐两旁4寸往下1.3寸	各灸30分钟
第6次	肝俞	2	背后第9胸椎棘突下两旁1.5寸	各灸25分钟
	章门	2	两臂屈肘夹紧两侧肋骨时肘尖正对处，第11肋的游离端下方	各灸30分钟
第7次	膈俞	2	背后第7胸椎棘突下两旁1.5寸	各灸25分钟
	曲泉	2	两膝屈时内侧横纹头	各灸25分钟
第8次	大肠俞	2	背后第4腰椎棘突下两旁1.5寸	各灸25分钟
	曲池	2	两肘屈时肘横纹头	各灸25分钟
第9次	肾俞	2	背后第2腰椎棘突下两旁1.5寸	各灸30分钟
	照海	2	两足内踝尖下1寸	各灸25分钟

施灸注意 每天灸1组穴，9天灸完，每次灸完加灸脐30分钟，循环灸治，直到痊愈为止。

临床体会 此病多由腹内积有气体受到寒凉而发生疼痛，轻者多发于早晨，重者每日数次，甚至痛得不能动转。然而此病是由气滞而患，灸后气滞通开，虚恭（排气）出，疼痛即止。痛久者须多灸时日，以防复发。

马老评按 小肠坠入阴囊者，可灸基础方的同时，用温灸器敞盖熏灸会阴和阴囊各60分钟，每天1次。

>>> 病 案

病案一

左某，男，32 岁，天津，1955 年 4 月 25 日初诊。

病史 患腹痛已有数年，每天早晨四五点发作，经中西医治疗未效。

现症 每天早晨腹痛发作，伴腹胀，以致食欲不振，全身无力。

摸诊 指压脐旁有硬肿块，有压痛感。

诊断 慢性疝气。

治疗 1955 年 4 月 25 日用温灸法治疗。

灸方 ①外陵 30 分钟，腹结 30 分钟；②下脘 30 分钟，气海 30 分钟，天枢 30 分钟；③膻中 30 分钟，中脘 30 分钟，足三里 30 分钟；④期门 30 分钟，太冲 25 分钟；⑤关元 30 分钟，曲骨 30 分钟，三阴交 25 分钟；⑥肾俞 30 分钟，照海 25 分钟；⑦意舍 25 分钟，阴陵泉 25 分钟。

每天灸 1 组，7 天灸完，每次灸完加灸脐 30 分钟，循环灸治，直到痊愈为止。

灸后情况 4 月 27 日说，痛虽未止，但肿块变小，昼夜无特殊不适，早晨仍有腹痛。4 月 30 日说，从 4 月 28 日早晨腹痛减轻，现在腹内肿块已消，夜间出虚恭（排气）20 多次，腹痛已止，但有肠鸣。5 月 2 日说，出虚恭（排气）次数多，腹内已无不适，自觉痊愈，今返塘沽上班。

随访 1956 年 3 月 25 日患者的姑丈于某说，他自痊愈后一直未复发，食欲佳。

病案二

1965 年，一 63 岁患者小肠坠入阴囊多年，时常小腹痛。经温灸爱好者王某协助，用温灸器敞盖烟熏双侧涌泉穴各 30 分钟，熏会阴穴和阴囊各 60 分钟，每天 1 次，共熏 7 天，症状消失。

病案三

1981 年，有一 70 岁老人，患左侧腹股沟斜疝，疝内容物坠入阴囊 3 年，用温灸器每天敞盖熏灸阴囊 60 分钟，连续熏灸两个月，症状消失。

第九节　肛肠疾病

一、直肠炎

病因　本病多因细菌、病毒、原虫等感染引起，异物的机械刺激、肠溃疡、感冒和附近脏器溃疡炎症、长期过度疲劳、情绪激动、手术等也可引发直肠炎。

症状　主要表现为左侧腹部疼痛，肛门下坠感，腹泻，里急后重，黏液便，大便下血，排便时疼痛等。

治疗　以直肠炎、痔疾 10 次穴灸方治疗。

二、痔疾

病因　本病与多种因素有关，多因久坐久立、习惯性便秘、妊娠、肝硬化等引起肛垫内静脉曲张成痔；另有学者认为，排便时，肛垫受力下移，弹性回缩减弱后会发生充血、下移并增生肥大，久之则成痔。

症状　主要表现为肛门内、外结节，时而破溃后出血，生于肛门内者为内痔，生于肛门外者为外痔。早期可无症状，其自觉症状轻重的临床表现不同，轻者表现为肛门瘙痒、紧张、疼痛，发作时可伴有头部充血、头疼、头晕、心悸等，反复发作者会发生贫血，且有时内痔脱出于肛门之外而不能还纳；重者发作时剧痛，痔脱出无法自行回纳，可伴出血。若痔核发生炎症，形成脓肿，穿破肛门外或直肠中而成窄孔时，名为痔瘘。若外痔有裂创，排便时疼痛而出血者名痔裂。

治疗　以直肠炎、痔疾 10 次穴灸方治疗。

直肠炎、痔疾灸方

灸序	穴名	穴数	灸穴位置	施灸时间
第1次	下脘	1	脐上2寸	灸30分钟
	气海	1	脐下1.5寸	灸30分钟
	天枢	2	脐两旁2寸	各灸30分钟
第2次	大肠俞	2	背后第4腰椎棘突下两旁1.5寸	各灸25分钟
	腹结	2	脐两旁4寸往下1.3寸	各灸30分钟
第3次	脊中	1	背后第11胸椎棘突下凹陷处	灸30分钟
	命门	1	背后第2腰椎棘突下凹陷处	灸30分钟
	商丘	2	两足内踝尖前下0.5寸	各灸25分钟
第4次	腰阳关	1	背后第4腰椎棘突下凹陷处	灸30分钟
	腰俞	1	骶管裂孔处	灸30分钟
	承山	2	两膝腘横纹正中与踝关节连线正中	各灸30分钟
第5次	肾俞	2	背后第2腰椎下两旁1.5寸	各灸30分钟
	复溜	2	两足内踝尖后往上2寸	各灸25分钟
第6次	小肠俞	2	背后第1骶椎下两旁1.5寸（平第1骶后孔）	各灸25分钟
	三阴交	2	两足内踝尖上3寸	各灸25分钟
第7次	承扶	2	俯卧大腿后臀横纹正中	各灸30分钟
	二白	2	两手掌腕横纹正中上4寸	各灸25分钟
第8次	肘尖	2	两胳膊肘尖	各灸25分钟
	气冲	2	脐下5寸（横骨上沿）两旁2寸腹股沟	各灸30分钟
第9次	腹哀	2	脐两旁4寸往上3寸	各灸30分钟
	公孙	2	两足内侧大趾本节后1寸	各灸25分钟

灸序	穴名	穴数	灸穴位置	施灸时间
第 10 次	白环俞	2	背后第 4 骶椎下两旁 1.5 寸（平第 4 骶后孔）	各灸 30 分钟
	肛门	1	肛门	温灸器敞盖烟熏，燃完为止

施灸注意

每天灸 1 组，10 天灸完，每天灸完加灸脐 30 分钟，循环灸治，直到痊愈为止。

临床体会

（1）肛肠疾患，尤其是痔疮，是现代常见疾病，近年病例较多。马氏温灸法对痔疾及出血治疗效果良好，一般灸 7 ～ 30 天症状即可消失，温灸能活血消肿，还能润肠通便，亦有因其他疾病兼患者，兼治效果亦佳。

（2）如疼痛，可在用温水清洗肛门后，用温灸器敞盖熏灸肛门 1 ～ 2 小时，疼痛立能减轻。初患病轻者，有的连熏 7 天痊愈；严重者，大便经常下血，烟熏肛门并灸腹哀、公孙。然而此病经常反复，须忌食辛辣食物。坚持灸治，直至用手摸到肛门旁血管肿硬消失，才为痊愈。

（3）对直肠癌，曾治疗晚期患者 3 人，初灸均见到好转，分别在温灸 1 ～ 2 个月时大便排出稠脓血或腐肉状物（或间有大便），但仍有后重感，已开始有食欲，但之后情况不明，终未能见到痊愈。如能早发现，尽早开始并坚持灸治，当可免除手术之苦。

>>> 病 案

王某，女，45 岁，山东，2013 年 5 月初诊。

病史 患痔疮日久。

现症 痔疮，脱肛。

诊断 痔疮。

治疗 2013 年 5 月 2 日以直肠炎、痔疾灸方，日灸 2 组穴。如有上火、头晕等症状，改日灸1组穴。

灸后情况 灸治7天，痊愈。

第十节 肾 结 石

病因 本病是由于某些因素造成尿液中晶体物质浓度升高或溶解度降低，尿液呈过饱和状态，析出结晶并在局部生长、积聚，最后形成结石。结石的形成原因复杂，遗传因素、年龄、种族、环境、嗜食肉类、饮酒过多、代谢异常等均可引起结石。

症状 本病可根据结石的大小、形状、部位及是否感染、梗阻表现为不同的症状。一般临床常表现为腰部疼痛，结石大者多表现为钝痛或隐痛，结石小者可引发肾绞痛，发作时患者面色苍白，恶心呕吐；此外，还可表现为血尿、恶心、呕吐，若合并感染，可表现为畏寒、发热、尿频、尿急、尿痛等。另有患者小便中可见砂石。若结石被破碎或随尿液排出，则疼痛立止。

本病容易复发，还会导致肾盂肾炎、肾积水等并发症。

治疗 以肾病灸方治疗。

第十一节 膀胱结石

病因 本病可因肾脏、输尿管中的结石进入膀胱，或当尿路梗阻时，尿液潴留于膀胱，水分逐渐被吸收，尿液中草酸、磷酸盐、钙等浓度增加，导致结石形成。

症状 大多数患者可无症状。部分患者因结石大小不同而症状各异，但其主症为下腹部疼痛，排尿时疼痛加重，向会阴部放射，男性患者的疼痛延及龟头。患者可出现排尿困难，终末血尿，反复尿路感染。

治疗 以膀胱病灸方治疗。

第十二节 遗 尿

254 　　**病因** 本病与遗传因素、生长发育迟慢、心理因素等相关。一些疾病如泌尿系感染、肾脏疾病、尿崩症、神经系统疾病等也可导致遗尿。

症状　临床主要表现为在睡眠中排尿而不自知。

遗尿灸方

灸序	穴名	穴数	灸穴位置	施灸时间
第1次	气海	1	脐下 1.5 寸	灸 30 分钟
	关元	1	脐下 3 寸	灸 30 分钟
	三阴交	2	两足内踝尖上 3 寸	各灸 25 分钟
第2次	肾俞	2	背后第 2 腰椎棘突下两旁 1.5 寸	各灸 30 分钟
	然谷	2	两足内踝尖下 1 寸往前 2 寸	各灸 25 分钟
第3次	膀胱俞	2	背后第 2 骶椎棘突下两旁 1.5 寸	各灸 25 分钟
	水道	2	脐下 3 寸两旁 2 寸	各灸 30 分钟

施灸注意

（1）每天灸 1 组穴，3 天灸完，每次灸完加灸脐 30 分钟，循环灸治，直到痊愈为止。

（2）小儿 10 岁以下者，每穴减灸 10 分钟。

临床体会　马氏温灸法治疗遗尿效果很好，部分患者只灸气海、关元、三阴交，连灸 5 天效果明显。

>>> 病 案

病案一

刘某，男，12 岁，天津，1962 年 6 月 1 日初诊。

病史　患儿自幼遗尿。

现症　每夜睡眠中排尿而不自知。

诊断　遗尿。

治疗　1962 年 6 月 1 日用温灸法居家治疗。

灸方　气海 30 分钟，三阴交 25 分钟，灸完加灸脐直到器内药燃完。每天灸 1 次，直到痊愈为止。

灸后情况　6 月 19 日来说，患儿连灸 5 天后痊愈。

病案二

李某之子，男，7 岁，成都，1964 年 11 月 4 日初诊（函诊）。

病史　1964 年 11 月 4 日其家人来信说，男孩 7 岁遗尿。

现症　每夜睡眠中排尿而不自知。

诊断　遗尿。

治疗　1964 年 11 月 5 日去信嘱咐用温灸法治疗。

灸方　肾俞 15 分钟，关元 20 分钟，三阴交 15 分钟，灸完加灸脐直到器内药燃完。每天灸 1 次，直到痊愈为止。

灸后情况　1965 年 9 月 21 日来津说，患儿共灸 4 次后痊愈。

病案三

魏某之 2 子，一个 13 岁，一个 8 岁，天津，1965 年 3 月 7 日初诊。

病史　1965 年 3 月 7 日来诊，两个男孩都患遗尿。

现症　两人每夜均遗尿。

诊断　遗尿。

治疗　1965 年 3 月 7 日用温灸法居家灸治。

灸方　肾俞 15 分钟，关元 20 分钟，三阴交 15 分钟，神阙器内药燃完。每天灸 1 次，直到痊愈为止。

灸后情况　3 月 12 日来说，只灸气海和关元各 30 分钟，两人同时灸治，连灸 2 天就痊愈了。

第十三节　静脉曲张

病因　多因静脉壁薄弱，静脉压力增高导致静脉迂曲、扩张。可因久坐久立、妊娠等诱发。

症状 多生于双下肢，临床表现为血管突出皮肤，弯曲如蚯蚓之状，腿部有酸胀感，皮肤色素沉着、脱屑、瘙痒，肢体有针刺、麻木、灼热感等异常感觉，重者可伴行走不便。

治疗 患处每处灸 30 分钟，外加灸脐 30 分钟，每天灸 1 次，直到痊愈为止。

临床 1975 年 4 月青岛一人来信说，小腿静脉曲张，血管瘤大如胡桃，灸患处 30 分钟，每天 1 次，连灸 7 天痊愈。

· 第三章 ·

妇科疾病

病因 妇科疾病的病因有很多，多是由心经、肝经、肾经及任、冲二脉失调而致。

症状 临床很多妇科疾病患者表现为心悸、睡眠不好、多梦、记忆力减退（病位在心脏），急躁易怒、头晕、目昏、两胁胀痛（病位在肝脏），腰痛、手足凉、月经不规律、白带增多（病位在肾脏），小腹痛、有肿块、月经量多或少（病位在任脉），逆气里急（病位在冲脉）。

摸诊 指压任脉由剑突下至横骨（耻骨联合处）均有疼痛感，少海、足三里、三阴交和照海等穴也有压痛感。

治疗 妇科病10次穴灸方。妇科疾病种类较多，虽症状不同，但所涉及脏腑皆同，马氏温灸用同一灸方治疗。（编者注：妇科病灸方原为9次穴，1991年马老将9次穴灸方中的膈俞、通里改为膈俞、膻中、巨阙，将命门、巨阙、曲泉改为命门、腰俞、曲泉，并增加了心俞、通里，最终确定为10次穴，以提高治病疗效。）

妇科病灸方

灸序	穴名	穴数	灸穴位置	施灸时间
第1次	中脘	1	剑突与脐连线正中	灸30分钟
	足三里	2	两外膝眼下3寸	各灸30分钟
第2次	下脘	1	脐上2寸	灸30分钟
	气海	1	脐下1.5寸	灸30分钟
	天枢	2	脐两旁2寸	各灸30分钟
第3次	关元	1	脐下3寸	灸30分钟
	曲骨	1	脐下5寸（横骨上沿）	灸30分钟
	三阴交	2	两足内踝尖上3寸	各灸25分钟
第4次	期门	2	两乳头下4寸	各灸30分钟
	太冲	2	两足大、次趾根上2寸	各灸25分钟
第5次	肾俞	2	背后第2腰椎棘突下两旁1.5寸	各灸30分钟
	照海	2	两足内踝尖下1寸	各灸25分钟

灸序	穴名	穴数	灸穴位置	施灸时间
第6次	膈俞	2	背后第7胸椎棘突下两旁1.5寸	各灸25分钟
	膻中	1	两乳头正中	灸30分钟
	巨阙	1	剑突下2寸	灸30分钟
第7次	肝俞	2	背后第9胸椎棘突下两旁1.5寸	各灸25分钟
	章门	2	两臂屈肘夹紧两侧肋骨时肘尖正对处,第11肋的游离端下方	各灸30分钟
第8次	心俞	2	背后第5胸椎棘突下两旁1.5寸	各灸25分钟
	通里	2	两手掌腕横纹内头上1寸	各灸25分钟
第9次	命门	1	背后第2腰椎棘突下凹陷处	灸30分钟
	腰俞	1	骶管裂孔处	灸30分钟
	曲泉	2	两膝屈时内侧横纹上	各灸25分钟
第10次	志室	2	背后第2腰椎棘突下两旁3寸	各灸25分钟
	归来	2	脐下4寸两旁2寸	各灸30分钟

施灸注意

(1)每天灸1组穴,10天灸完,每次灸完加灸脐30分钟,循环灸治,直到痊愈为止。

(2)身体虚弱、食欲不振者,每穴施灸时间减少10分钟,等食欲正常后,再按上表中穴位的施灸时间进行施灸。

(3)感冒者,先灸风门、阳陵泉各25分钟。

(4)大便秘结者,先灸左大横、承山各30分钟。

临床体会

(1)素体虚弱的妇科病患者,坚持灸治可使病情好转,甚至能使疾病痊愈。

(2)婚后不孕者且合并慢性病甚至卧床不起的部分患者,坚持温灸可使病情好转,并可怀孕生子。

（3）月经来潮时腹痛者，灸关元、三阴交、中极可以止痛；白带量多者，灸7天后经量可明显减少；子宫肌瘤患者连灸3～6个月，子宫肌瘤可消失。

（4）女子14岁以上月经未下者，灸关元、三阴交、曲骨和肾俞、照海，能促进月经初潮。年龄较大而月经未下者，当妇科病灸方全灸，可使疾病痊愈。

第一节　子宫出血（崩漏）

病因　本病多因子宫肌瘤、子宫内膜炎、卵巢炎、卵巢囊肿、输卵管炎等导致。内分泌异常、妊娠、外伤，以及全身性疾病如白血病、血小板减少性紫癜等也可导致子宫出血。

症状　本病主要表现为子宫大量出血，持续数日不止，患者腰痛，带下增多，引起贫血、头晕、耳鸣、心悸、出虚汗、肢冷、全身无力、小腹痛。

治疗　以妇科病10次穴灸方治疗。

>>> 病　案

病案一

姜某，女，39岁，已婚，河北省，1961年9月18日初诊。

病史　月经量过多已有6年，1960年8月较重，住院检查被诊断为"子宫内膜炎"，行刮宫术后仅维持几日，之后时发时止，今年从8月8日发病至8月29日未止，住院治疗至今未愈，医院拟行子宫切除术，未应。

现症　子宫出血不止，腰痛，小腹胀，白带多，小便频数，进食少，大便溏，每日2～3次，头晕，耳鸣，心悸，气短，出虚汗，颜面和四肢浮肿，全身无力，不能走路。

摸诊　指压任脉由剑突下至横骨（耻骨联合处）全痛，脐旁硬痛，由脐下至小腹觉凉，风池和四肢内外侧穴均有压痛感。

诊断　子宫出血，带下，神经衰弱。

治疗　1961年9月18日用温灸法在天津治疗。

灸方　①中脘30分钟，足三里30分钟；②期门30分钟，太冲20分钟；③关元

30 分钟，三阴交 25 分钟；④天枢 30 分钟，中极器内药燃完；⑤肾俞 30 分钟，神阙器内药燃完；⑥命门 30 分钟，血海 30 分钟；⑦章门 30 分钟，气海器内药燃完；⑧膈俞 30 分钟，阴交器内药燃完；⑨曲泉 25 分钟，照海 25 分钟；⑩心俞 25 分钟，通里 25 分钟；⑪肝俞 25 分钟，水道 30 分钟；⑫白环俞 25 分钟，涌泉 40 分钟；⑬阴陵泉 25 分钟，太溪 25 分钟。每天灸 2 组穴，6 天半灸完，每次灸完用余热灸脐，循环灸治，直到痊愈为止（倘有不适即改为每天 1 组）。

灸后情况

9 月 25 日　诉 9 月 19 日出血多又住进医院，打止血针后于 22 日出院，灸后感觉舒适。

10 月 4 日　每天灸 3 组穴，现在虚汗已止，自觉体力增长，能到大门外活动。

10 月 11 日　近几日每天腹痛半小时，但未下血，白带已止。大便每天仍 2 次，但夜间已无，自觉全身有力，行动便利。

10 月 19 日　诉前天小腹痛，连灸腹部穴 6 次痛止。

11 月 1 日　10 月 28 日第 1 天月经量很多，现在已少。此次月经是从 9 月 19 日打止血针后第一次来月经。

二诊（11 月 8 日）　月经已结束，但两乳痛。加灸膺窗、乳根各 25 分钟。

11 月 22 日　月经已来 3 天，量多，现已结束。

12 月 6 日　月经从 12 月 2 日来，现量已少，两乳未痛。

12 月 27 日　全身觉舒适，只腰腹部微痛。

1962 年 1 月 3 日　12 月 28 日来月经，4 天结束，无不适。

1 月 24 日　1 月 22 日来月经，今日量已少，两乳无胀痛。

2 月 12 日　身体强壮，做家务已不觉累。

2 月 19 日　月经还未行，再有 3 天即可恢复 1 个月的月经周期（按以往每次月经周期增加日数来看），腰痛缓解，自觉痊愈。

2 月 25 日　患者来信说自己的病已痊愈，明天要回老家，并说用温灸法给高某的母亲治疗子宫脱垂，按向马老请教的灸方灸治 2 个月后痊愈。

随访　1963 年 7 月患者来信说："1962 年 2 月回家后就回到工作岗位，2～10 月间断复发但病情比以前轻，休息半月或一个月就能继续工作。从 11 月到现在月经正常，每次

4 天就结束了。病已痊愈，感觉自己好像变成一个身强体壮的小伙子。我所教学生有 40 多名，在会考第一次是第一名，第二次是第二名，师生都得到奖品。我深感没有健康的身体是不能做好工作的。"

1964 年 2 月 15 日患者来津时说，自己身体健壮，月经一直正常。

编者按　该病案是马老早期治疗崩漏的病案。用马氏温灸法治疗妇女崩漏不仅仅为了止血，而是对脏腑功能进行整体调理，以期病愈后不再复发。

病案二

某女，38 岁，四川，2020 年 3 月 28 日初诊。

病史　自诉月经已无规律，随时可能因劳累而出血。2012 年因为子宫内膜息肉行清宫术。2013 年 10 月剖宫产生一女孩。2017 年 10 月开始出现血崩，2019 年 3 月出血量大，直至 6 月又血崩 2 次，2019 年 6 月底行诊刮术止血并做内膜病理检查。曾于某医院诊断为"卵巢早衰"，平素有漏尿、尿不尽症状。脚底及脚后跟皮肤容易皲裂已有 10 年余。水样带下已持续 2 年，曾服中药治愈，但反复发作。

现症　2020 年 2 月和 3 月血崩出血量多，导致现在头晕乏力，皮肤偏黄，指甲颜色偏白，命门至八髎、中脘至小腹自觉凉，膝关节及大腿正面畏寒，睡眠差，偶有心悸，水样带下，漏尿，尿不尽。

诊断　子宫出血，水样带下，漏尿，神经衰弱，轻度贫血，卵巢早衰。

治疗　2020 年 3 月 28 日开始居家温灸治疗，至 2020 年 10 月，症状基本消失。患者记录比较详细，撰写的心得体会对广大患者有参考意义，摘录如下。

兜兜转转六年，原来是你在护佑我
——致马氏温灸

作者：回归者

引　言

蓦然回首，原来是你一直在那儿静静地等着我投入你温暖的怀抱，我深深体会到了抓住最后一棵救命稻草的那种绝处逢生之感——有生以来唯一一次。说马氏温灸是我的福星一点也不为过,这就是我现在内心最真实的想法。这话得从2013年说起,当年个子小小的我居然诞下了一个胖女娃——八斤,当时不懂,全家都以为胖娃娃好带且身体壮实,结果月子里就遭遇了一次重创。由于我当时通乳的方法不得当,娃娃吸奶力气又小,反反复复折腾,结果我在月子里严重堵奶并形成了积乳囊肿,不得已只能断奶保乳。当时我在内心对自己说,既然上天让宝贝不能通过喝母乳的方式得到更多母爱,那我以其他方式呵护宝贝健康成长吧。但是,在育儿路上我却接连受创,吃尽了苦头。宝宝两个月大时因呛奶导致支气管炎,在医院采用抗生素治疗了一周;四个月时,宝宝下巴开始出湿疹,持续三个月之久,破皮、流水、结痂,反反复复,看着娃遭罪,我心里真是说不出的滋味;娃九个月时感冒了,那时我第一次接触到了小儿推拿传统疗法。当时,我还花了大几千的学费,去学了两个月的小儿推拿。我的自学中医之路便由此开始。我记得那是2014年冬天,学了两个月小儿推拿的我,不经意间闪出个念头,既然小儿推拿能解决宝贝的问题,那我自己的积乳囊肿是不是也有办法化解呢?于是乎,我开始在天涯、知乎、百度贴吧、豆瓣等论坛进行大量搜索,这次收集信息让我大开眼界,同样走在治疗疾病路上的人太多了,尝试新方法的人也比比皆是,通过综合比较,具有方便操作、相对安全、经济实惠等优势的艾灸被我相中,由此便开始了我的艾灸之路。

第一回合——戛然而止

一向做事严谨的我有了尝试艾灸的想法后,粗粗了解了针灸界的各路大家以及不同的艾灸方法。当时,已知晓了马氏温灸的存在,也买了书,可惜看完书后,觉得循环灸太麻烦,一心想快点治好病的我可没有那么好的耐性这样操作,于是心里给了自己一个很好的台阶,没有灸筒就没法儿温灸,那就用直接灸吧(愚笨的我居然没有想到找一找有没有卖温灸罐的)。但好景不长,灸了不到一个月,我并没有体会到艾灸的舒适感及所谓的艾灸传感,还因为直接灸烟太大了,吃了一肚子艾烟,所以对艾灸的学习和使用戛然而止。

第二回合——初尝甜头

虽然使用艾灸治疗我的乳腺囊肿这个办法无疾而终,但在育儿路上我还是时不时会用艾灸给宝贝调理一下感冒、咳嗽，由于没有专业人士指导，自己摸索着配穴，再加上用的是随身灸灸具，所以效果也肯定打了点折扣。然而，2016年7月初，因为宝贝感冒后咳嗽一直不断，7月中旬带病往返了一趟北京，结果不幸引发了分泌性中耳炎，当时我们当地最厉害的华西医院的医生说："两个月内，如果服用药物不能使耳朵分泌物自行吸收的话，那就只有手术置管了。"听到这个消息后，我蒙了，于是又开始研究艾灸能否治疗孩子的分泌性中耳炎。当时查阅了《马氏温灸法》、《灸绳》（周楣声）、《灸法医鉴》（读书以来看过最厚、最复杂的跨专业图书），以及网上的很多论帖，然后我自己拟了一个6天的灸方，现在回想起来居然用的是循环灸，但实施的是随身灸的方法（居然还是没有想到找温灸罐）。2016年7月底，我开始给宝贝坚持灸了一个半月，9月中旬去医院复查，宝贝的分泌性中耳炎居然痊愈了。在这期间，宝贝在游乐场玩耍，不慎把脚踝扭伤了，因为正值艾灸治疗耳病期间，不知是否有歪打正着的效果，脚一周多点儿就痊愈了。通过这件事，我开始有点儿相信艾灸的神奇了。

第三回合——无疾而终

2017年10月，我的月经开始出问题，推迟了半个月不来，吃了一周中药后好了，之后就没再管。2018年4月再次开始推迟，继续找同一位中医医生诊治，且吃了一个月中药，但这次却没有明显好转。于是，喜欢折腾的我又开始自己想办法解决，把之前囤的各种艾灸书籍大概看了一遍，理出了一个思路——艾灸治疗妇科病有很好的效果，《马氏温灸法》上记载的妇科案例就是直接例证。于是，我又开始了自己的艾灸治病之旅，用的《马氏温灸法》的循环灸配穴，但方法是艾条直接灸，艾灸后的前三个月效果还不错，周期基本规律，经量少，5天结束。从第四个月开始，因经量少，就想在月经期间艾灸是不是可以增加经量（看到很多论坛上的实践者这样说的），于是2018年国庆期间，正值来月经，而且放假有时间，就开始尝试经期施灸。结果这一灸，噩梦开始了，不但经量没增加，反而稀稀拉拉一直不能结束，甚至拖延至25天，上个月月经出血直接延续到下个月月经，对此我又自以为是地采用艾灸止血，结果导致经量大大增加，每月拖延不能自行结束，同时，八髎穴部位明显疼痛，不能弯腰，这种恶性循环持续到2019年2月。最后终于幡然醒悟，我不是医生，我不能给自己治病，我需要医生。至此，自灸自治结束了，转投中医汤药治疗。

第四回合——重新回归

2019年2月开始，我开始接受中医汤药治疗，其间的经历估计此生难忘，换了三个中医医生，卧床两月，急诊两次，诊刮一次。吃中药长达一年不间断，从信心满满到"见血立死"的崩塌心态。每次月经就如受刑，失眠、心悸、心慌是常态（有两次月经期间都需服用安眠药才能入睡），整个家庭氛围凝重。如果您读到这儿，一定会有疑问，既然都这样严重了，为什么不找西医治疗呢？此话在理，当时也咨询了西医医生，医生诊断为卵巢早衰，需服用激素或者内置避孕环进行针对性治疗，调整周期，出血量大时也可止血，必要时行诊刮术进行止血，当然副作用也会随之而来，身材走形是小事，关键是极易反弹，已经见到了很多病友在"启用—暂停—再用"激素路上煎熬着。我不到万不得已不愿意轻易尝试这种人工周期的治疗方式。在中医汤药治疗期间，中医老师给我的结论是我之前的艾灸方法有问题，导致体内郁火瘀积严重，崩漏问题怎么能用火攻呢？需要滋阴降火、益气固摄云云。（术语太专业，还不能完全听懂，我倒是听明白了一句话：艾灸错啦！）然而，执着的我在中医治疗期间仍然坚持不懈地寻找自医之路，不过，这回脑回路居然打开了，在网上搜索马氏温灸灸罐，嘿，你还别说，还真不少，选了一款（后来据马老后人说，网上没有一个是真正的马氏温灸罐）。正是缘此线索机缘巧合地联系上了马老后人孔霞老师，在跟孔老师反复沟通后，孔老师认为我这个疾病之前反复更换治疗方案，艾灸方式确实也不妥，但温灸对妇科疾病的治疗确实效果相当好，可以尝试。犹豫了一个多月，我经历了一月两次大出血，在反复思量后，毅然决定"死马当活马医"，开始用温灸法治疗。2020年3月28日，此生再次难忘的日子，正式开始温灸，灸后28天月经来潮，怀着忐忑心情看情况。惊喜惊喜，居然5天就结束了！经量虽多但不像之前那样血流成河，失眠、心悸、心慌及大便问题亦有所改善，信心倍增。孔老师马上警告我，这只是表象，整个健康问题还需要长时间的灸治方可痊愈。于是，老老实实按照孔老师的灸方操作，随时跟老师反馈问题，确保灸方的应症性，1个月、2个月、3个月，灸至今日，已有8个月。总体来说，一是月经周期相对固定，前6个月是30天周期，近2次月经每月提前5天；二是经量基本上恢复为正常量，没有再出现过超大量的情况；三是失眠、心慌、心悸问题已经基本消失，如偶尔因为其他事情轻微失眠，也能很快调整过来；四是精气神儿恢复了不少，感觉像找到了救命稻草一样；五是平时如果患感冒的话，温灸两天就好，即使咳嗽或发烧，也不用太过担心；六是有时候月经结束的时间会有点拖延，还不能达到原来5天正常结束的规律性，这可能与我整个的自身健康问题或者作息有关，解决这个问题尚需时日。

后　记

——感悟暨警示

兜兜转转几年，缘始缘终，冥冥中自有安排，在经历各种病难后，我几经反思发现，一直以来，我的潜意识当中都有个东西无形中引领着我——艾灸，尤其是我治病的这三年，在自救路上，执着使然，惆怅难免，曲折必然，结局不算糟糕，借此机会跟众多灸友分享几个心得吧，也算是对我自己的警示。其一，艾灸是我们祖先留下来的瑰宝，是经过历史沉淀和时间检验后的宝贵财富。时代在发展，创新艾灸方法是必然，现在有无烟灸、热敏灸、艾艾贴等（我平时喜欢留意收集这些），对于你我而言，需要沉下心来发现和实践，找寻适合自己的灸法至关重要，至少温灸是适合我的。其二，艾灸是传统医术，既为医术，那就有它的医理，不是常人随便取来就能用的。再者，艾灸也秉承了中医治疗的个案性原则，每个人体质、病因、症状等不尽相同，因人而异给予方案治疗方为上策，这一点我是深有体会的，也是吃尽了苦头的。当然，不乏聪明人自己领悟自己治好的，只是我不是其中的幸运儿。其三，艾灸可以自学，但路漫漫其修远兮，在专业老师的带领下可以省时省力，提高自学的效率。我自己是吃了自我琢磨的苦头的。在老师带领下学习温灸，不仅是找个引路人那么简单，更重要的是，你可以找到精神支柱，亦师亦友的关系让我轻松自如。在自学期间，我们家人感冒、发热、腹泻、鼻炎等日常问题，我可以自己拟了温灸方再请老师把关后施灸，效果都不错，至少我家宝贝今年生病不再吃药，她是我温灸路上的忠实粉丝。其四，艾灸治病保健是共识，但是也有它的局限性，如果你有其他如贫血、营养不良等情况，也有必要在温灸基础上结合其他辅助方法，效果才更加明显。我之前就忽略了贫血问题，导致这个问题现在还没有缓解，所以当务之急是要赶紧吃点儿补血的东西。其五，你我虽普通、渺小，但社会责任感使然，好的东西就应当与人分享，我与我的家人享受了温灸福利，性格直爽的我毫不吝啬地向邻居、同事、朋友分享，有人已经走在温灸自救的路上了，撰写此文目的亦在于此。

2020 年 10 月 26 日

附一：妇女阴痒

妇女阴痒灸方

灸序	穴名	穴数	灸穴位置	施灸时间
第 1 次	关元	1	脐下 3 寸	灸 30 分钟
	曲骨	1	脐下 5 寸（横骨上沿）	灸 30 分钟
	三阴交	2	两足内踝上 3 寸	各灸 25 分钟
第 2 次	阴交	1	脐下 1 寸	灸 30 分钟
	中极	1	脐下 4 寸	灸 30 分钟
	阴谷	2	两膝后腘横纹内头	各灸 25 分钟
第 3 次	曲泉	2	两膝屈时内侧横纹头	各灸 25 分钟
	然谷	2	两足内踝下 1 寸往前 2 寸	各灸 25 分钟

施灸注意

（1）每天灸 1 组穴，3 天灸完，每天灸完加灸脐 30 分钟，循环灸治，直到痊愈为止。

（2）阴痒者，可将温灸器敞盖烟熏患处 30 分钟至 1 小时，或垫布灸治 30 分钟至 1 小时。患者先觉痒甚，渐次痒止。

>>> 病 案

魏奶奶，74 岁，天津，1977 年 11 月 2 日初诊。

病史 患阴痒已 50 年，早先轻，到 1976 年病重，服许多药治疗均无效。

现症 严重阴痒。

诊断 阴痒。

治疗 1977 年 11 月 2 日用温灸法居家治疗。

灸方 按妇女阴痒灸方治疗。

灸后情况

1978 年 2 月 17 日　阴痒好转。因此病多由肝经而来，属其再加灸肝经穴，①期门 30 分钟，太冲 25 分钟；②肝俞 25 分钟，章门 30 分钟。同前穴一同循环灸治。

3 月 7 日　阴痒大见好转，阴户下来很多白皮样的东西。嘱其加灸阴部或温灸器敞盖烟熏患处 30 分钟。

5 月 7 日　阴痒又大见好转，白皮样物现在已无，在灸阴部处 5 分钟时痒感严重，但灸到 30 分钟时痒止，并感觉舒适。

5 月 31 日　阴痒已止。共灸 7 个月，使 50 年屡治未好的病得以痊愈。

附二：子宫脱垂

子宫脱垂灸方

灸序	穴名	穴数	灸穴位置	施灸时间
第 1 次	阴交	1	脐下 1 寸	灸 30 分钟
	曲骨	1	脐下 5 寸（横骨上沿）	灸 30 分钟
	太溪	2	两足内踝尖后凹陷处	各灸 25 分钟
第 2 次	曲泉	2	两膝屈时内侧横纹头	各灸 25 分钟
	照海	2	两足内踝尖下 1 寸	各灸 25 分钟

施灸注意

（1）每天灸 1 组穴，2 天灸完，每次灸完加灸脐 30 分钟，循环灸治，直到痊愈为止。

（2）临床实践中也可加灸关元和阴部各 30 分钟。

马老评按　姜某（病案一）1961 年 12 月 15 日为高某的母亲求子宫脱垂灸方，拟用温灸法治疗。这是第一次遇到此病，教其灸：①曲骨 30 分钟，曲泉 25 分钟；②太溪 25 分钟，照海 25 分钟。每天灸 1 次穴，2 天灸完，循环灸治，直到痊愈为止。姜某 1962 年 2 月 25 日来信说，灸治 2 个月后痊愈。此后有其他人按此方灸治，均治愈。

第二节 乳 腺 炎

病因 本病在妇人哺乳期间最多见，多因乳头裂伤、被咬伤等后，继发细菌感染所致。亦有非哺乳期患乳腺炎者，可能与自身免疫性因素、细菌感染、乳房外伤、药物刺激等有关。

症状 表现为乳房红、肿、热、痛，轻症者数日可肿消痊愈，重症者恶寒、高热，肿块破溃后流脓，愈后乳腺有萎缩之象。

治疗 发热者先灸感冒穴（能治各病发热），大便秘结者可续灸大便秘结穴，待热退和大便通畅后再灸下穴。

乳腺炎灸方

灸序	穴名	穴数	灸穴位置	施灸时间
第1次	膺窗	2	两乳头上 1.6 寸	各灸 25 分钟
	乳根	2	两乳头下 1.6 寸	各灸 25 分钟
第2次	肝俞	2	背后第 9 胸椎棘突下两旁 1.5 寸	各灸 25 分钟
	二白	2	两手掌腕横纹正中上 4 寸	各灸 25 分钟

施灸注意 每天灸 1 组穴，2 天灸完，每次先灸患处 30 分钟，按灸方灸完后用余热灸脐，循环灸治，直到痊愈为止。肿块破溃后敷药包扎，仍以上列灸方灸治即能痊愈。

>>> 病 案

病案一

田某，女，37 岁，已婚，1960 年 3 月 29 日初诊。

病史 现在哺乳期内，3 天前觉全身不适，左乳肿胀、疼痛，曾服鹿角粉，无效。

现症 左乳下半部红肿痛甚。

诊断 左侧乳腺炎。

治疗 1960 年 3 月 29 日用温灸法居家治疗。

灸方 ①乳肿处每处 30 分钟，神阙 30 分钟；②肝俞、乳肿处各 30 分钟。循环灸治，直到痊愈为止。

灸后情况 当灸完第 1 次时疼痛立止，乳肿见消，摸诊肿处有如核桃大的硬核。3 月 30 日灸完第 2 次，下午有微痛，视物觉清。3 月 31 日来说，乳内硬核完全消失，痊愈。

病案二

马某，女，31 岁，已婚，1964 年 6 月 22 日初诊。

病史 在哺乳期内，1964 年 6 月 22 日早晨上班时还很好，至午前突然发热，体温为 39℃，注射青霉素后热未退，午后 3 点返家哺乳时发现右乳下肿。

现症 体温为 39.4 ℃，右乳下红肿胀痛，触摸有硬块，腹胀气多。

诊断 右侧乳腺炎。

治疗 1964 年 6 月 22 日用温灸法治疗。予灸风门、阳陵泉各 25 分钟，患处 30 分钟。

灸后情况 灸完 1 小时后测体温为 38.4 ℃，1 小时后又升至 39 ℃。晚上用 2 个温灸器灸风门、阳陵泉各 25 分钟，灸膈俞 25 分钟，右乳患处和中脘、足三里各灸 30 分钟。灸完体温下降。

6 月 23 日 早晨体温又升到 39 ℃，仍用 2 个温灸器灸神庭、百会各 20 分钟，大椎和命门各 30 分钟，大肠俞 25 分钟，右乳肿处 30 分钟，足临泣 20 分钟，灸后 1 小时体温下降 1 ℃。至中午体温又升到 39 ℃，下午 4 点体温降到 38.7 ℃。晚上 8 点用 1 个温灸器灸肝俞、右膺窗、乳根各 25 分钟，右乳肿处又灸 30 分钟，灸完患者感觉舒服。

6月24日　早晨体温37.2 ℃，全身觉好，但右乳仍旧红肿，灸肝俞25分钟、乳肿处1小时，晚上用两个温灸器灸肝俞、膺窗、乳根各25分钟，二白、足临泣各20分钟，灸完全身觉好，可到院中乘凉。

6月25日　早晨体温又升到38.4 ℃，右胳膊往上抬也痛，这可能是因为昨晚在院中着凉，便用2个温灸器灸风门、肝俞各25分钟，乳肿处、中脘各30分钟。到晚8点体温又升到39.5 ℃，用鼻呼吸觉热，即灸肺俞、鱼际、肓门各25分钟，足三里30分钟，灸完全身感觉轻松。

6月26日　早晨8点体温为37.5 ℃，中午体温为37 ℃，乳痛减轻。上午未灸，晚上仍照灸昨晚灸穴。

6月27日　早晨体温为36.1 ℃，乳肿虽未消，但乳汁已较通畅（马老按：用吸乳器吸出，但不能给小儿吃），自觉全身舒适，已思饮食，至中午乳肿处觉痒（马老按：这是好转的迹象）。晚上灸乳肿处四周各30分钟。

6月28日　早晨右乳仍肿痛。晚上再灸乳肿处，痛止。

6月29日　早晨右乳已不痛，于是去上班工作。晚上再灸乳肿处，肿渐消，但腋下淋巴结肿大，不痛。

6月30日　共灸8天痊愈。

附：乳腺增生病案

刘某，女，50岁，山东，2017年5月2日初诊。

病史　3年前乳腺增生，左腋下副乳如鸡蛋大，触摸时疼，左臂疼，胸闷，急躁易怒。

现症　乳腺增生，左腋下副乳如鸡蛋大，触摸疼痛（连带左臂），胸闷，易怒。

诊断　乳腺增生，肝气旺盛。

治疗　2017年5月2日用温灸法治疗。

灸方　①中脘、足三里各30分钟；②心俞、神门各25分钟；③肝俞、肩井各25分钟；④膺窗、乳根各25分钟；⑤天池、间使各25分钟；⑥期门30分钟，太冲25分钟；⑦二白、束骨各25分钟；⑧肾俞、照海各25分钟。每天灸2组穴，4天灸完。每天加灸左腋下副乳处。

灸后情况

5 月 10 日　灸 1 周后，左腋下副乳明显变软缩小，已不易怒。

5 月 21 日　患者自述副乳消失。

7 月 5 日　共灸治 2 个月，痊愈。

第三节　乳汁不足

病因　本病多因乳腺发育不全、身体衰弱、营养不良、情志失调等导致。

症状　产后乳汁不下或分泌过少。

乳汁不足灸方

灸序	穴名	穴数	灸穴位置	施灸时间
第 1 次	乳根	2	两乳头下 1.6 寸	各灸 25 分钟
	膻中	1	两乳头正中	灸 30 分钟
	巨阙	1	剑突下 2 寸	灸 30 分钟
	神阙	1	肚脐	灸 30 分钟

施灸注意　每天灸 1 次，直至乳汁充足为止。

临床体会　通常连灸 5 天乳汁量可增加。

>>> 病　案

闫某，女，28 岁，已婚，天津，1976 年 6 月 18 日初诊。

病史　在 1 个月前产下一女孩，乳汁量少。

现症　乳少、乳稀。

诊断　乳汁不足。

治疗 1976 年 6 月 18 日用温灸法居家治疗。嘱其灸膻中 30 分钟、乳根 25 分钟、神阙 30 分钟以上。每天灸 1 次，直至乳汁充足为止。

灸后情况 1976 年 6 月 25 日患者来时说，连灸 5 天后乳汁量明显增多。

附一：剖宫产后刀口不愈灸法（薛朝军医生实践）

1983 年，天津市中心妇产科医院薛朝军医生给马老来信说，其已由保健室调至外科门诊工作，见到许多妇女剖宫产后刀口久不愈合。另外，也有其他医院转来的同样患者求治，有的患者已患病 1 年多。因为见到患者十分痛苦，却没有好的办法治疗，薛医生特意来信问温灸是否能够治疗？马老当时答复：这是伤科，温灸患处可能有加速愈合的效果。并且要预防此种情况发生，凡妇女剖宫产后即加灸，刀口愈合快，避免发生感染。灸法如下：

（1）剖宫产拆线后，灸患处 30 分钟，加快刀口愈合，防止感染。

（2）刀口久不愈合且无渗出液者，灸患处 30 分钟，可消炎止痛，每天 1 次，直到痊愈为止。

（3）刀口有渗出液者，涂药加垫布灸 30 分钟，每天 1 次，直到痊愈为止。

（4）其他如有子宫疾患者，加灸关元、曲骨各 30 分钟，三阴交 25 分钟。

灸后情况 1985 年 7 月 14 日，薛医生来信汇报，在（天津市中心妇产科医院）门诊做中医外科已有两年多，温灸已见到良好效果。初步总结本院和院外转来的剖宫产及顺产患者 700 多人次，轻者刀口愈合后仍肿痛及刀口有渗出者，连灸 5 ～ 10 天痊愈；严重者如侧切伤口裂开者，在灸 15 ～ 30 天后完全愈合。这其中有患病 1 年多，屡治不愈的患者，用温灸解除了痛苦。故温灸受到很多人的欢迎。

附二：其他妇科疾病病案

病案一

裴某，女，25 岁，已婚，天津，1960 年 7 月 7 日初诊。

病史 患月经病、带下过多已 3 年，经服药治疗无效。

现症 月经不调，经期腹痛，白带过多，头晕，心悸，盗汗，睡眠差，做噩梦，两胁胀，急躁易怒，消化不好，吃饭少，身体瘦弱，全身无力。

摸诊 指压任脉由剑突下至横骨（耻骨联合处）压痛，两胁胀痛（肝脾未及），脐两旁硬痛，足三里、三阴交和照海均有压痛。

诊断 月经不调，带下过多，胃病，神经衰弱。

治疗 1960 年 7 月 7 日用温灸法居家治疗。

灸方 ①中脘 30 分钟，足三里 30 分钟；②期门 30 分钟，太冲 20 分钟；③关元 30 分钟，三阴交 30 分钟；④天枢 30 分钟，中极 30 分钟；⑤肾俞 30 分钟，照海 20 分钟；⑥心俞 25 分钟，通里 20 分钟；⑦肝俞 30 分钟，巨阙 30 分钟。每天灸 1 组穴，7 天灸完，每次灸完用余热灸脐，循环灸治，直到痊愈为止。

灸后情况

7 月 22 日 进食增多，自觉腹内活动。

10 月 30 日 连灸 2 个月，病已痊愈。

随访 1961 年 8 月生一男孩，温灸前未生育过。（马老按：灸后痊愈即能生育。）

病案二

沈某，女，17 岁，河北省，1960 年 8 月 22 日初诊。

病史 1958 年 8 月患经期腹痛后未行月经。到 1960 年 2 月又来一次月经，至今未行。在家服药 1 年多无效，因此来津治疗。

现症 月经闭止已半年，腰痛，白带多，胃胀，不思饮食，两胁胀，小腹胀，头晕，耳鸣，心悸，眠差，做噩梦，易惊恐，急躁易怒，大便日 2 次，小便色黄量少，排尿时痛，下午发热，全身无力。

摸诊 指压腹部任脉从剑突下至脐下硬痛，脐两旁硬块 2 寸大，腿内侧穴有压痛。

诊断 闭经，带下过多，胃病，积聚，神经衰弱。

治疗 1960 年 8 月 22 日用温灸法在津治疗。

灸方 ①中脘 30 分钟，足三里 30 分钟；②期门 30 分钟，太冲 20 分钟；③肾俞 30 分钟，照海 20 分钟；④关元 30 分钟，三阴交 25 分钟，中极器内药燃完；⑤下脘 30 分钟，天枢 30 分钟，阴交器内药燃完；⑥心俞 25 分钟，神门 25 分钟；⑦膈俞 25

分钟,巨阙30分钟,水泉20分钟;⑧肝俞25分钟,气冲30分钟。每天灸1组穴,8天灸完,每次灸完用余热灸脐,循环灸治,直到痊愈为止。

灸后情况

8月24日　进食量增加,精神好转。

二诊(8月27日)　食欲增进,体力增加,腹部除病块外均已显软。加灸三焦俞(双侧)各30分钟,用余热灸脐旁病块,直到器内药燃尽为止。每日灸2组,即上午、下午各灸1组。

9月4日　上腹已无病块,脐下和脐右病块显软,腰痛消失,大小便正常。

9月16日　体重增加0.75 kg,愿意劳动。

9月18日　腹部全软,脐右侧病块显软小。

9月30日　自觉病已痊愈,要求回家(其表兄魏某陪伴)。回家后捎来口信,由天津坐火车到沧县时因没有汽车,便同表兄步行回家,由沧县早晨起身,晚8点到家,步行55 km也没有觉累。

随访　1961年5月5日来信说,现在月经已正常。灸后第一次月经来潮量少色暗,第二次月经量、色均恢复正常。现在月经每月来潮一次。

马老评按　在同一时期,1960年6月19日治疗一例30岁女性李某(河北省河间人),其患月经闭止8个月,并伴腰痛、头晕、腹胀气。经过温灸治疗,12月30日托人带来口信,患者病已痊愈。后来收到口信说1963年5月生一男孩。

病案三

张某,女,43岁,山东,2017年1月12日初诊。

病史　2016年3月流产后月经量少,3个月后月经全无,至今已停经5个月,其间去医院服药治疗,未见明显效果。

诊断　闭经,乳腺增生。

治疗　2017年1月12日开始用温灸法进行治疗。

灸方　按妇科病10次穴灸方治疗。

灸后情况　灸10天后因春节停灸12天,于春节后2月7日继续灸治。

2月11日　灸4天来月经,但量少,1天即完。

3月1日　再次来月经，量仍少。

3月18日　间隔15天又来月经，量较前稍大，仍不是很多。自此自己增加信心，坚持灸治。

二诊（3月28日）　因同时患有乳腺增生，加灸：①肝俞25分钟，肩井25分钟；②膺窗25分钟，乳根25分钟；③天池25分钟，二白25分钟。同妇科病10次穴灸方一同循环灸治。

5月6日　温灸3个月，月经恢复正常，乳腺增生消失。患者本人为了要二胎，继续温灸3个月，于2017年底怀孕，顺利生一男孩。

临床体会　月经是女性重要的生理现象。倘若月经不按时而至，或过多，或过少，或兼患其他疾患，均有可能导致不孕。实践中按妇科病灸方治疗时，愈后巩固灸治可促进怀孕。比如1963年，河北省一患者，25岁，结婚5年未孕，患月经不调、腹胀、腿痛等。经温灸治疗3个多月，病愈。嘱其继续灸治，可促进怀孕。后于1964年7月生一女孩，再后几年又生一男孩。2016年，山东省一患者，28岁，婚后半年未孕，月经不调，有时甚至全无。经温灸治以妇科病10次穴灸方，灸15天后来月经，2个月后怀孕，生一女孩。

病案四

魏某，女，36岁，已婚，天津，1965年3月4日初诊。

病史　小腹痛已有半年多，腰痛，去医院检查，诊断为"子宫内膜炎、子宫糜烂、子宫颈炎、附件炎"，已休病假。

现症　头晕，心悸，眠差，腰痛，小腹痛，月经不调，量少，白带多，消化不良，便溏，每天2~3次，小便频、色黄。

摸诊　肝大压痛，任脉由剑突下至横骨（耻骨联合处）压痛，脐两旁硬痛，小腹两侧压痛，足三里、三阴交、照海等均压痛。

诊断　子宫内膜炎，带下病，月经不调，肠炎。

治疗　1965年3月4日用温灸法居家治疗。

灸方　①中脘30分钟，足三里30分钟；②期门30分钟，太冲25分钟；③下脘30分钟，天枢30分钟，气海器内药燃完；④关元30分钟，三阴交25分钟，中极器内药燃完；⑤肾俞 30 分钟，照海 25 分钟；⑥大肠俞 25 分钟，曲池 25 分钟；⑦肝俞 25 分钟，章门 30 分钟；⑧脾俞 25 分钟，大陵 25 分钟。每天灸 1 组穴，8 天灸完，每次灸完用余热灸脐，循环灸治，直到痊愈为止。

灸后情况

3 月 10 日　灸完第 1～4 组穴后觉舒适，进食量增加，大便已正常，只有腰腿疲乏、酸痛。

3 月 19 日　去中心妇产科医院检查，子宫内膜炎痊愈。医生十分惊讶痊愈速度，患者当时没有说是用温灸治的（马老按：应当告诉医生是用温灸治的，以便使医生知道此种高效方法）。

3 月 30 日　患者来说，病已痊愈。

病案五

王某，女，36 岁，已婚，天津，1972 年 12 月 29 日初诊。

病史　身体素弱，怀孕后今年春天流产，右小腹疼痛，畏寒，怕累。最近消化不良，恶心，脐周围硬痛已有 1 个月，现在窜到右上腹痛，并引起后腰及右侧上下肢痛，到此时下腹痛则时轻时重。12 月 24 日去医院检查，附件有压痛，诊断为"附件增厚"。

现症　月经不调有血块，白带多，小腹右侧痛，心悸，眠差，做噩梦，食欲不振，大便溏，每天两次，右手怕凉，两膝痛，肩腋下和大腿根处有如黄豆大结核（早先颈部有淋巴结结核，经医院用直接灸法灸委中下 1 寸，连灸数次已消失），脐右边有硬块疼痛。

诊断　右侧卵巢炎，月经病，白带多，淋巴结结核。

治疗　1972 年 12 月 29 日用温灸法居家治疗。

灸方　①中脘 30 分钟，足三里 30 分钟；②下脘 30 分钟，天枢 30 分钟，气海器内药燃完；③关元 30 分钟，三阴交 25 分钟，中极器内药燃完；④期门 30 分钟，太冲 25 分钟；⑤归来 30 分钟，曲泉 25 分钟；⑥肾俞 30 分钟，然谷 25 分钟；⑦肝俞 25 分钟，章门 30 分钟；⑧膈俞 30 分钟，巨阙 30 分钟，大陵 20 分钟；⑨天池 25 分钟，少海 25 分钟；⑩心俞 25 分钟，神门 25 分钟；⑪风池 25 分钟，阳辅 25 分钟。每天灸 1 组穴，

11 天灸完，每次灸完用余热灸脐，循环灸后，直到痊愈为止。每天点燃温灸器时用烟熏右手指尖。

灸后情况

1973 年 1 月 6 日　腹痛好转，但右耳下又有 1 个肿大淋巴结，初起有痛感，现痛止。告其不用管它，灸方中已兼治疗。

1 月 13 日　右耳下肿大淋巴结已变软小，灸肾俞穴觉好受，但腹部仍有时痛。

1 月 17 日　腹痛好转，肿大淋巴结又变软小，进食量增加。

1 月 19 日　进食量又有所增加，面部见长肉，结核软小，睡眠可，噩梦止，右小腹近日未痛，但右天枢穴和盲肠处有压痛（曾切除盲肠）。灸痛处 30 分钟能止痛化瘀。又说前天来月经，但量少、有血块且腹痛、腰难受。答：月经在初通时腹有痛，须待下次经期腹不痛，即证明通开。

4 月 2 日　病已痊愈，面部见长肉，身体感觉健壮，现已怀孕 1 个月。嘱她多灸一段时间以巩固疗效。

随访　1974 年 1 月 25 日（春节）来说，去年 10 月 21 日生一重 4 kg 的男孩，全家高兴。自己身体健壮。

编者按　从临床效果上看，马氏温灸对各类妇科疾病的治疗都具有良好疗效，妇科病多与心、肝、肾脏及任、冲二脉相关，治疗时一是需要整体调理，二是需要一个较长时期的调理。患者不要刚见到效果就认为病已痊愈，一定要到达规范疗程，并巩固一段时间，以期根治，不再复发。以下 2 个病案，供对比参考，希望对患者有所启发。

病案六

甲女士，48 岁，自 30 多岁开始月经量极少，一般 2 天即结束；剖宫产后气血虚弱，下午下肢浮肿；睡眠质量差，醒后困乏。曾尝试用多种艾灸和中药方法调理，未效。

2019 年 6 月 10 日开始进行温灸治疗。先治睡眠，失眠好转后再治以妇科病 10 次穴灸方。因工作繁忙，无法连续每天灸治（一般隔天或隔 2 天灸治 1 组），考虑到之前做过其他艾灸调理，故每次灸 2 组穴位。

灸后情况

6月18日　已灸3次，自述昨晚睡眠质量高。

7月28日　睡眠已好转，嗜睡，疲劳。腿肿已消。7月的月经量仍无大变化。8月的月经量较以前明显增多，基本恢复正常，继续灸治一段时间以巩固疗效。

2020年5月　身体状况一直正常。

病案七

乙女士，42岁，月经闭止3个多月，右下腹部有硬块，失眠，乳腺、甲状腺有结节。三阴交压痛。

2019年7月26日开始温灸治疗。治以妇科病10次穴灸方加失眠灸方。

灸后情况

共灸4次，8月2日来月经后即停灸，到9月份月经又停。嘱其应坚持灸治一个时期，以期痊愈。但患者难以坚持，治疗效果欠佳。

· 第四章 ·

儿科疾病

第一节 百日咳

病因 本病多由感染百日咳杆菌引起。

症状 主要表现为痉挛性咳嗽，伴有鸡鸣样吸气性吼声。患儿可伴发呼吸暂停、睡眠困难、气胸、尿失禁、惊厥等症状。

百日咳灸方

灸序	穴名	穴数	灸穴位置	施灸时间
第1次	风门	2	背后第2胸椎棘突下两旁1.5寸	各灸15分钟
	天突	1	胸骨上窝正中（如不便改灸膻中，即灸两乳头正中）	灸20分钟
	鸠尾	1	剑突下0.5寸	灸20分钟
第2次	肺俞	2	背后第3胸椎棘突下两旁1.5寸	各灸15分钟
	尺泽	2	两胳膊伸直肘横纹外头	各灸15分钟
第3次	肝俞	2	背后第9胸椎棘突下两旁1.5寸	各灸15分钟
	期门	2	两乳头下4寸	各灸20分钟
第4次	胃俞	2	背后第12胸椎棘突下两旁1.5寸	各灸15分钟
	商丘	2	两足内踝尖前下0.5寸	各灸15分钟

施灸注意

（1）每天灸1组穴，4天灸完，每次灸完加灸中脘和脐各20分钟，循环灸治，直到痊愈为止。

（2）小儿5岁以内者，每穴灸5~10分钟；5~10岁者，每穴灸10~15分钟；10~15岁者，每穴灸15~20分钟；15岁以上者，按成人常规灸量。

（3）大便秘结数日未下者，先灸左大横20分钟（右边穴不灸）、承山20分钟，待大便通畅后，再改用上穴灸治。发热者可用第1组穴灸治。

284

临床体会 灸后患儿有舒适感，普遍愿意配合灸治。

附：小儿肺炎病案

某幼女，1 岁 6 个月，山东，2018 年 12 月 31 日初诊。

病史 感冒引起肺炎，表现为咳嗽，气管有响声，发热，体温 38 ℃。

诊断 肺炎。

治疗 2018 年 12 月 31 日用温灸法治疗。

灸方 12 月 31 日下午灸大椎（身柱、风门同灸）5 分钟、神阙 10 分钟。然后嘱其回家自灸。如到第 2 天下午施灸时未排大便，则先灸神阙、左大横。

灸后情况

2019 年 1 月 1 日　早晨热退，上午排大便，下午咳嗽后排出一大口白痰。下午灸身柱、膻中各 5 分钟，神阙 10 分钟。晚上 10：00 患儿仍咳嗽，再次灸身柱、天突各 5 分钟，神阙 7 分钟。灸身柱后患儿出汗。

1 月 2 日　下午继续灸身柱、膻中、神阙各 5 分钟。晚上发现尿液浑浊，因饮水太少所致，嘱其多饮水，当晚小便 10 余次，现在尿液已正常。

1 月 3 日　早晨咳嗽，排大口痰。上午到卫生室听诊只有右肺下部稍有声音。下午灸身柱、天突、膻中、右乳根、神阙各 5 分钟。晚上鼻子不通，灸印堂、合谷各 5 分钟。灸后体温、大小便均已正常。

1 月 4 日　灸肺俞、尺泽、神阙各 5 分钟。

1 月 5 日　灸身柱、膻中、神阙各 5 分钟，患儿痊愈。

第二节　小儿急惊风（小儿惊厥）

病因 中医学认为本病病因多因外感六淫、疫毒之邪所致，偶为暴受惊恐所致。

症状 疾病急骤，患儿发热、昏迷、抽搐，热极发作时则出现强直性痉挛，目睛上视。

急惊风灸方

灸序	穴名	穴数	灸穴位置	施灸时间
第1次	筋缩	1	背后第9胸椎棘突下凹陷处	灸15分钟
	命门	1	背后第2腰椎棘突下凹陷处	灸15分钟
	中脘	1	剑突与脐连线正中	灸20分钟
	神阙	1	肚脐	灸20分钟

施灸注意 每天灸1次，直到痊愈为止。如病情严重，每天可多灸1次，每穴均灸20分钟。

临床体会 马老第一次遇到此类患者是在1975年6月，某6个月小儿患急惊风，去医院治疗未起效，回来时已奄奄一息。照上穴进行温灸治疗，患儿立即苏醒。温灸任、督二脉穴位，对此病立即有效。

第三节 水 痘

病因 本病是由水痘－带状疱疹病毒感染引起。

症状 患者初起发热、流涕、咳嗽，最初起红色斑疹、丘疹，数小时后斑疹、丘疹会变成充满液体的疱疹，疱疹呈椭圆形，大小不一，周围有红晕，常伴瘙痒。

水痘灸方

灸序	穴名	穴数	灸穴位置	施灸时间
第1次	风门	2	背后第2胸椎棘突下两旁1.5寸	各灸15分钟
	大陵	2	两手掌腕横纹正中	各灸15分钟
	中脘	1	剑突与脐连线正中	灸20分钟
第2次	肺俞	2	背后第3胸椎棘突下两旁1.5寸	各灸15分钟
	曲池	2	两肘屈肘肘横纹头	各灸15分钟

施灸注意 每天灸 1 组穴，2 天灸完，每次灸完加灸脐 20 分钟，循环灸治，直到痊愈为止。

临床体会 1973 年 4 月有一位老工人带着 5 岁的孙子来说，患儿发热，腹部和四肢起水痘，去医院治疗未见效果，问马老是否可医治。马老说还未治过此病，既无其他办法，可以试治，结果只灸 3 天，患儿即痊愈。

1984 年 4 月 21 日又治天津南市 1 个一岁半男孩，患儿全身起水痘如绿豆大，瘙痒，每夜哭啼不止，嘱家属灸曲池、大陵各 20 分钟，灸 3 天后患儿痊愈。

第四节　小儿荨麻疹

病因 本病多由病毒、细菌、肠道寄生虫感染引起，药物、食品、花粉等过敏也是小儿患荨麻疹的原因。

症状 主要表现为皮肤出现红斑、风团，发作形式多样，风团的大小和形态不一，多伴瘙痒。

荨麻疹灸方

灸序	穴名	穴数	灸穴位置	施灸时间
第 1 次	风门	2	背后第 2 胸椎棘突下两旁 1.5 寸	各灸 15 分钟
	合谷	2	两手背第 1、2 掌骨间，当第 2 掌骨桡侧中点处	各灸 15 分钟
第 2 次	曲池	2	两肘屈时肘横纹头	各灸 15 分钟
	大陵	2	两手掌腕横纹正中	各灸 15 分钟
第 3 次	肺俞	2	背后第 3 胸椎棘突下两旁 1.5 寸	各灸 15 分钟
	尺泽	2	两胳膊伸直肘横纹外头	各灸 15 分钟
第 4 次	下脘	1	脐上 2 寸	灸 20 分钟
	气海	1	脐下 1.5 寸	灸 20 分钟
	天枢	2	脐两旁 2 寸	各灸 20 分钟

施灸注意 每天灸 1 组穴，4 天灸完，每天灸完加灸脐 20 分钟，直到痊愈为止。

临床体会 1981 年 9 月 1 日治一邻居 7 岁女孩，患儿 8 月初开始患荨麻疹，曾去医院治疗近 1 个月，无效，后用温灸法治疗，灸 3 天即痊愈。

第五节　脊髓灰质炎

病因 本病俗称小儿麻痹症，是由感染脊髓灰质炎病毒引起的。

症状 初起时患儿高热，体温 39 ~ 40 ℃，头痛，食欲不振，呕吐，继之颈背、四肢疼痛，活动或变换体位时疼痛加重。同时有多汗、皮肤发红、烦躁不安等兴奋状态和脑膜刺激征阳性等神经系统体征。起病后 2 ~ 7 天或第 2 次发热后 1 ~ 2 天出现不对称性肌群无力或弛缓性瘫痪，瘫痪程度随发热而加重，热退后瘫痪不再进展。一般在瘫痪后 1 ~ 2 周，瘫痪从肢体远端开始恢复，持续数周至数月，一般患儿 8 个月内可完全恢复，严重者需 6 ~ 18 个月或更长时间才能恢复。若患者受累肌肉出现萎缩，神经功能不能恢复，可造成受累肢体畸形。

摸诊 腰椎（多在第 4 腰椎上下）完全塌陷者，两下肢无力；腰椎一侧塌陷者，其一侧下肢无力；如两上肢均无力，病在颈椎和胸椎。

治疗 1961 年初治此病时，马老是以半身不遂灸方治疗，但灸后见效缓慢，之后改为灸患处，灸位很快即见明显效果。此病虽症状在一侧，其实两侧均有病，只是轻重不同而已，其主要根源是在督脉，故治疗时不仅要灸四肢，还要重点灸督脉。特别是病程久者，须坚持多灸时日，否则患儿会因留下后遗症而终身残疾。

灸方

（1）上肢患病：由两肩起一器挨一器向下灸到手背；内侧由胳膊肘横纹起，向下一器挨一器灸到手心；项后由颈椎起，一器挨一器向下灸到第 8 胸椎。

（2）下肢患病：外侧由两髋关节起一器挨一器向下灸至外踝下；内侧由膝部向下一器挨一器灸到内踝下；背腰部由第 8 胸椎起一器挨一器灸到尾骨。

（3）施灸时间：5 岁以下者每处灸 15 分钟，5 岁以上、10 岁以下者每处灸 20 分钟，10 岁以上者每处灸 25 分钟。

灸完上肢、下肢和督脉后，加灸中脘、神阙、关元各 20 分钟。

施灸注意

（1）以上灸法不是一次全灸完，5岁以下者每次合计灸1小时，5岁以上、10岁以下者每次合计灸90分钟，10岁以上者每次合计灸2小时。第1天灸左侧，第2天灸右侧，第3天灸督脉，第4天灸腹部，循环灸治，直到痊愈为止。注意在给小儿施灸时，应用布包裹温灸器以防患儿烫伤。

（2）如发热，先灸风门、阳陵泉；如大便干燥，先灸左大横、承山。每穴施灸时间参照上列不同年龄段的灸治时间。

临床体会 马老治疗6名此病患者，其中病程短者，灸1个月症状改善，病程长达2年者，灸3个月症状改善。其中一位病程为11年的患者，连灸2年，原肌肉萎缩已恢复，原来患者只能脚尖着地，现已能将足掌放平，并且走路和上下楼时已不觉累。

>>> 病 案

病案一

胡某，男，5岁，山东省，1963年2月5日初诊（函诊）。

病史 1963年2月5日来信说，1961年10月患儿在江西九江市因病在某保健院治疗，出院前一天患儿发热一昼夜，双腿、足疼痛，且不能动转，经检查被诊断为"小儿麻痹症"，用各种方法治疗，两足已不痛，但不能走路。去年随父母来烟台生活后继续治疗，收效甚微。

现症 两腿不能走路，肌肉萎缩、发凉，右腿重，左腿能提起活动，腰部脊柱弯曲，消化不良。

诊断 脊髓灰质炎。

治疗 1963年2月5日复信嘱用温灸法治疗。

灸方 两腿由髋关节往下一器挨一器灸到踝关节下（内外侧全灸），背后由第8胸椎开始一器挨一器灸到尾骨，每处灸15分钟，每天灸1组，合计灸1小时为止，外加灸中脘、神阙、关元各20分钟，如胳膊无力，也按照此灸法循环灸治，直到痊愈为止。嘱其灸1个月来信说明灸后情况，也可以按半身不遂灸方治疗。

灸后情况 1963 年 4 月 15 日患者来信说，起初按半身不遂灸方治疗，未见效果，之后改由髋关节向下一器挨一器灸治，效果明显。灸治 1 周后，患者进食量增加，右足恢复较快，肌肉逐渐生长；灸治 2 周后，患者行动较前灵活，能弯腿拾物；灸治 3 周后，患者行动较前更灵活，其他未见明显变化。现在情况：①足部发热，但持续时间短，每灸完 1 次能保持 2～3 小时，之后仍凉；②脊背外形虽较过去好转，但仍不能正；③右侧腹部明显臌胀；④下肢酸软，只能扶凳行走。复函：灸时间长了之后，下肢经络已通，双足即不凉，腰曲恢复正常后估计能自由行动。腹部臌胀处可加灸 20 分钟。

之后患者未来信。

病案二

赵某，女，4 岁，天津市，1965 年 7 月 5 日初诊。

病史 1 岁时患脊髓灰质炎，四肢不能活动，经扎针和服药治疗 2 年后，左下肢能走路，但右下肢无力、伸不直，两上肢有力。

现症 右下肢无力且伸不直，比左下肢细，腰椎向左侧弯曲，饮食正常，大便日行 6～7 次。

诊断 脊髓灰质炎，肠炎。

治疗 1965 年 7 月 5 日由王向南医生协助用温灸法居家治疗。

灸方 右下肢由髋关节往下一器挨一器灸到踝关节下（内外侧全灸），10 天后加背后第 8 胸椎至尾骨，一器挨一器灸治，每处 15 分钟，每天灸一器（编者注：此处指的是小号马氏温灸器）药，每次加灸脐 30 分钟，循环灸治，直到痊愈为止。

灸后情况

1965 年 7 月 18 日　其父同王医生说，患儿右腿已能屈伸。

8 月 1 日　王医生来时说，患儿能自己走路，右下肢可随意屈伸了。

10 月 24 日　王医生来时说，患儿现在自己能跑步且不会跌倒，能自己起床，肠炎亦已痊愈。

病案三

陈某，男，6 岁，湖北省，1965 年 8 月 5 日初诊。

病史 患儿 1 岁时患脊髓灰质炎，治疗 5 年未效。

现症 腰部脊柱弯曲，两下肢发育不良，左下肢稍有力，能活动，右下肢无力，右足不能全部落地，足大趾跷起。不能站立，饮食和大小便均正常。

摸诊 背后第 3 ~ 7 胸椎压痛，第 7 胸椎以下椎体压痛轻，风池、曲池压痛。

诊断 脊髓灰质炎。

治疗 1965 年 8 月 5 日回黄冈后用温灸法治疗。

灸方 两腿由髋关节往下一器挨一器灸到踝关节下（内外侧全灸），7 天后加灸背后脊椎，由第 1 胸椎至尾骨一器挨一器灸治，加灸风池、肩髃、曲池各 15 分钟，每日以一温灸器药灸完为止，外加灸脐 20 分钟，循环灸治。

灸后情况

1965 年 10 月 25 日　从黄州中学来信说，从 8 月 15 日离津回黄州后灸到现在，现已不用拐棍，将手按在膝盖可以自由行走。患儿现大腿不能抬高，膝关节不能自由弯曲，但能小幅度活动。复函：可将温灸器敞盖烟熏膝后腘横纹 15 分钟，再每天活动膝关节，日久膝关节即能随意活动。

1966 年 6 月 10 日　患儿母亲来信说，患儿已能行走，身体可站直，并附照片 1 张，从外表已看不出患儿腿有病。1967 年 8 月患儿母亲来信说，患儿已能自行去学校。

病案四

黄某，男，13 岁，天津市，1973 年 10 月 25 日初诊。

病史 患者 1 岁时患脊髓灰质炎，屡治未好。

现症 左下肢无力，走路觉累，左脚掌不能着地，只能脚尖着地跛行。

诊断 脊髓灰质炎。

治疗 1973 年 10 月 25 日用温灸法居家治疗。

灸方 两腿由髋关节往下一器挨一器灸到踝关节下（内外侧全灸），背后从第 8 胸椎一器挨一器灸到尾骨，每处灸 20 分钟，外加灸脐 30 分钟，循环灸治，直到痊愈为止。

灸后情况 灸治数月后左下肢逐渐有力。1975 年 12 月 6 日患者哥哥来访时说，患者一直坚持灸治，希望不留残疾。现已灸 2 年，左脚掌已能着地，上下楼和走远路时不觉累。

第六节　流行性腮腺炎（痄腮）

病因　中医学认为本病多因内有积热而发。西医学认为本病因感染腮腺炎病毒所致。本病易发于儿童和青少年。

症状　本病潜伏期有 8～30 天，大多数患者没有明显的前驱期症状。发病时主要表现为耳下一侧或两侧肿痛，体温升高，咀嚼困难，严重时化脓，初患时兼有发热。

流行性腮腺炎（痄腮）灸方

灸序	穴名	穴数	灸穴位置	施灸时间
第 1 次	风池	2	低头时两耳后发际凹陷处	各灸 20 分钟
	听会	2	两耳耳屏前凹陷处	各灸 20 分钟
	大迎	2	两耳下颊车往前 1.3 寸凹陷处	各灸 20 分钟

施灸注意

（1）每天灸 1 次，每次灸完加灸脐 20 分钟，直到痊愈为止。

（2）若发热灸风池可治，倘灸后热未退，再灸风门和阳陵泉。

（3）有大便秘结者加灸左大横、承山。

临床体会　热退后，通常灸 1 次即愈。

·第五章·

骨伤科疾病

第一节　关节类疾病

关节类疾病是现在比较常见的疾病，病因虽然大同小异，但病情轻重却大不相同。轻者只有关节疼痛，重者关节肿大、化脓，终至关节强直，行动不便，最严重者全身关节强直，身体不能活动。

各种关节类疾病的治疗方法均是在临床实践中积累而来的，效果都很明显。关节类疾病与高血压和半身不遂取穴相同。

高血压、半身不遂及关节炎灸方

灸序	穴名	穴数	灸穴位置	施灸时间
第1次	承浆	1	口唇下正中	灸30分钟
	中脘	1	剑突与脐连线正中	灸30分钟
	足三里	2	两外膝眼下3寸	各灸30分钟
第2次	环跳	2	侧卧屈腿股骨大转子与骶骨裂孔外1/3处	各灸25分钟
	阳陵泉	2	小腿的外侧，腓骨小头前下方凹陷处	各灸25分钟
第3次	风市	2	直立时两手贴腿中指尖处	各灸25分钟
	申脉	2	两足外踝尖下0.5寸	各灸25分钟
第4次	肩髃	2	两肩头垫平胳膊凹陷处	各灸25分钟
	曲池	2	两肘屈时肘横纹头	各灸25分钟
第5次	风池	2	低头时两耳后发际凹陷处	各灸25分钟
	悬钟	2	两足外踝尖上3寸	各灸25分钟
第6次	身柱	1	背后第3胸椎棘突下凹陷处	灸30分钟
	腰阳关	1	背后第4腰椎棘突下凹陷处	灸30分钟
	三阴交	2	两足内踝尖上3寸	各灸25分钟

灸序	穴名	穴数	灸穴位置	施灸时间
第7次	委中	2	两膝后腘横纹正中	各灸25分钟
	照海	2	两足内踝尖下1寸	各灸25分钟
第8次	百会	1	头顶正中线与两耳尖连线交点	灸25分钟
	哑门	1	项后中间入发际0.5寸	灸25分钟
	列缺	2	两手掌腕横纹外头上1.5寸	各灸25分钟

施灸注意

（1）每天灸1组穴，8天灸完，每次灸完加灸脐30分钟，循环灸治，直到痊愈为止。但第8组穴须在灸完前7组穴20天后再灸，以免因腿部穴未灸通而出现口干、头晕等症。若出现上述症状，停灸即好。

（2）若关节疼痛，每次灸完加灸痛处25分钟，止痛效果良好。痛处多者可分几天灸治，以防因温灸过量致身体不适。1个月后可以每天上午、下午各灸1组穴。

（3）如感冒发热，先灸风门、阳陵泉各25分钟，待感冒痊愈后再改灸上方。

（4）若大便秘结，先灸左大横、承山各30分钟。待大便通畅后再改灸上方。

（5）病重、食欲不振者，每穴的施灸时间减少10分钟，待食欲恢复后，再按上表中穴位的施灸时间进行施灸。

一、关节痛

病因 本病病因复杂，韧带损伤、关节滑膜炎、自身免疫系统疾病均可引起本病发生，多由感冒、淋雨、水中作业、外伤、坐卧湿地或劳动后汗出受到风寒侵袭等诱发。

症状 主要表现为全身或局部关节疼痛，多为颈椎、腰背、肩肘、髋膝、腕踝等处，日久能发展到全身关节，患处皮色不变，仅自觉疼痛，轻者微痛，重者行动不便，每因感冒、季节交替、风雨天气等导致疼痛加重，关节活动时有摩擦音。

摸诊 指压百会、风池、曲池、风市、悬钟、申脉、足三里、三阴交、照海以及身柱均有压痛感，痛重则病重，痛轻则病轻。

治疗 以高血压、半身不遂及关节炎 8 次穴灸方灸治。痛轻者，每次灸完加灸痛处 25 分钟；痛重者，先灸痛处 25 分钟，待痛减后再用关节炎 8 次穴灸方治疗，直到痊愈为止。痛处多者可分多日灸治，以防因温灸过量致身体不适。灸 1 个月后可以每天上午、下午各灸 1 组穴。

>>> 病 案

病案一

皮某，男，27 岁，已婚，天津，1963 年 4 月 18 日初诊。

病史 1963 年 4 月患者来时说，在参加抗美援朝战争时期，因在潮湿地睡觉，故患严重腰痛，曾经在苏联医院住院治疗 2 次并好转，出院时医生嘱须预防感冒，以防复发。之后每逢感冒、季节交替和气候变化即疼痛严重，平常痛轻。现患者已转业到橡胶一厂工作。

现症 第 2 腰椎疼痛，全身无力，胃部有硬块，消化不良，头觉热但两足凉，心悸，做噩梦，大便秘结，呈羊粪状、色黑，有痔疮，偶便血，脊柱和全身关节虽痛，但没有腰痛严重。

摸诊 背后第 3 ~ 7、第 10 ~ 12 胸椎棘突和第 1 ~ 2 腰椎棘突下有压痛，第 2 腰椎显肿，四肢内外侧穴有压痛。

诊断 关节痛，胃病，神经衰弱，痔疮。

治疗 1963 年 4 月 18 日用温灸法居家治疗。

灸方 先治大便秘结和痔疮便血。①左大横、承山各 30 分钟（大便正常后止灸）；②肾俞 30 分钟，照海 25 分钟；③命门、腰阳关各 30 分钟，二白 25 分钟；④中脘、足三里各 30 分钟；⑤下脘、气海、天枢各 30 分钟；⑥关元、曲骨各 30 分钟，三阴交 25 分钟；⑦期门 30 分钟，太冲 25 分钟；⑧风池、悬钟各 25 分钟；⑨心俞、神门各 25 分钟；⑩曲池、阳辅各 25 分钟；⑪背后从第 3 胸椎棘突向下凡痛处即灸 30 分钟。每天灸 1 组穴，每次灸完加灸脐 30 分钟，循环灸治，直到痊愈为止。灸 1 个循环后改为每天上午、下午各灸 1 组。

二诊（4月27日） 在灸左大横、承山3天后大便秘结症状消失，痔便血亦止，胃部也觉舒适，肿块已软不觉痛，腰椎痛减轻，即使阴天亦无不适，自觉胳膊有力，并说因灸后觉舒适，近几天每天灸4组穴，无不适。嘱其为了安全，还是每天灸2组为好。

三诊（5月2日） 每天灸3组穴，睡眠佳，背和腰椎不痛，但还觉发木，脐周硬块已软，自觉全身有力。曾劳动半天未觉关节痛，自觉愿意劳动。曾向厂里保健医生要求上班，未得应允，嘱其多灸几天以期巩固。

6月22日来信说："除腰还有痛感外，其余各病痊愈。"

10月22日来信说："您给我来信二次问病情况，因工作忙未能及时答复，现在自觉病已痊愈，经过医院影像学检查，已证明无问题，所以医生应允我上班工作。"

病案二

苏某，女，28岁，已婚，天津，1964年3月23日初诊。

病史 自产后患四肢关节痛数年，皮色不变，不肿只痛，外观没有变化，因疼痛严重不能工作，故辞职在家休养。

现症 腰痛（第4腰椎旁），四肢关节痛，右半身无力，测血压高压180 mmHg，低压不明（编者注：收缩压180 mmHg，舒张压不明），胃部有硬块，伴腹胀，左肋胀，小腹胀，白带多，后背痛，头晕，心悸，失眠。

摸诊 身柱和四肢内外侧穴均压痛，胃部按之硬痛。

诊断 关节痛，高血压，胃病，带下，神经衰弱。

治疗 1964年3月23日开始用温灸法居家治疗。

灸方 按高血压、半身不遂及关节炎灸方灸治，加灸：①心俞、神门各25分钟；②期门30分钟，太冲25分钟；③肝俞25分钟，章门30分钟；④下脘、气海、天枢各30分钟。每天灸1组穴，12天灸完，每次灸完交替灸脐和关元30分钟（第1天灸脐，第2天灸关元，以此类推），循环灸治，直到痊愈为止。

灸后情况

4月11日 其爱人惠某来说，患者灸后全身关节痛渐趋好转，其间曾患感冒，灸风门、阳陵泉2次即愈，未引起关节痛（马老按：早先感冒时全身关节痛），之前阴天时手不能拿针，现在已能做针线活，进食增多，面部显胖。

4月19日　血压已正常。连续4日阴天，身体未觉不适。

5月17日　全身关节时痛时止。嘱这是病情好转的表现，每天可以上午、下午各灸1组，能加速痊愈。

7月21日　患者症状全部消失。

病案三

郭某，男，42岁，天津，1983年9月30日初诊。

病史　1983年2月患腰酸痛，双膝无力，尤以左腿为重，屡治无效。

现症　腰酸痛，右腿膝下至脚掌无力，若膝重则脚轻，若脚重则膝轻。

诊断　关节痛。

治疗　1983年9月30日用温灸法居家治疗。

灸方　高血压8次穴灸方加灸痛处25分钟。

灸后情况　1983年12月15日患者来时说，温灸1个疗程后，症状减轻，但后觉不如初灸时效果明显，除灸穴外每晚灸右腿，连灸两个半月症状消失，并觉右腿较之前有力。

临床体会　马老治疗关节痛的病例很多，效果明显，本病越早治疗越容易治愈。马老自1934年初学温灸，用温灸法为同事治疗关节痛，至今我们已治愈大量关节疾病患者，临床实践证明，初患即灸显效较快，患病日久者恢复较慢。

二、关节炎

病因　不同类型的关节炎病因各不相同，但均与吸烟、高嘌呤饮食、年龄、性别、遗传等因素有关。

症状　主要表现为关节疼痛、肿胀或畸形、僵硬、活动受限，以及有骨摩擦音、肌肉萎缩等。膝关节肿大有积液者，名浆液性关节炎；膝关节红肿化脓者，名化脓性关节炎；亦有时肿时消的关节炎，时而发生在上肢时而转到下肢者，名游走性关节炎。症状可保持多年不变，但随时间推移可恶化，严重者影响日常活动。

摸诊　指压百会、风池、曲池、风市、悬钟、申脉、足三里、三阴交、照海以及身柱均有压痛感，痛重则病重，痛轻则病轻。

治疗 以高血压、半身不遂及关节炎 8 次穴灸方灸治。关节痛严重时，先灸痛处 25 分钟，待痛减后加灸高血压、半身不遂及关节炎 8 次穴，另外再加下列 3 次穴，一起循环治疗。

严重关节炎加穴

灸序	穴名	穴数	灸穴位置	施灸时间
第 1 次	肾俞	2	背后第 2 腰椎棘突下两旁 1.5 寸	各灸 30 分钟
	太溪	2	两足内踝尖后凹陷处	各灸 25 分钟
第 2 次	大杼	2	背后第 1 胸椎棘突下两旁 1.5 寸	各灸 25 分钟
	飞扬	2	两膝腘横纹至踝关节正中向外斜下 1 寸	各灸 30 分钟
第 3 次	胆俞	2	背后第 10 胸椎棘突下两旁 1.5 寸	各灸 25 分钟
	阳辅	2	两足外踝尖上 4 寸	各灸 25 分钟

>>> 病 案

病案一

李某，男，44 岁，天津，1959 年 11 月 21 日初诊。

病史 1959 年因工作单位派遣从事挖海河工作，右膝受伤痊愈后仍痛，在医院治疗 6 个月无效，11 月初右膝肿痛，再去某医院检查诊断为"增生性关节炎"，并在膝肿处用注射器抽积液 2 次，但之后仍有积液。

现症 右膝内侧肿痛，内有液体波动，自觉腿沉，头晕，血压 190/110 mmHg。

诊断 滑膜炎，高血压。

治疗 1959 年 11 月 21 日用温灸法治疗。因腿沉重走路不便，先灸右膝肿处，每处灸 30 分钟。

灸后情况 灸右膝 4 周后立觉膝部轻松，稍待一会儿即又觉发沉，这是由于膝内积液，嘱其以后不要再抽积液。

11月24日 去医院进行红外线治疗，贴膏药，回家后在膏药旁边灸。

11月28日 右膝觉轻松不沉。

12月3日 右膝积液不再出现，去医院检查，医生说病情好转。

12月8日 只有贴膏药处还痛，揭去膏药，灸右膝。

12月11日 再去医院，医生抽积液1次，并说须行手术治疗，让回家等通知。马老建议暂不手术，可用温灸法将其治愈。

12月19日 右膝肿已消。12月21日接到医院的住院通知，准备手术。12月24日又出院，因住院部主任说此病不能行手术，只可慢慢治疗。此时测血压恢复正常。由此患者才相信温灸有效。

12月31日 又加灸大杼、肝俞各25分钟，这时右膝肿见消，做蹲起动作时膝不痛，证明积液减少。

1960年1月2日 右膝屈伸已灵活，但仍觉胀，又加灸腰阳关、风市、阳陵泉、委中各25分钟。

1月8日 仅抽积液处还痛，其他处痛止。又去医院检查，示消肿明显，但还有积液。此时患者进食增多，自觉腿有力。

1月28日 再经医院检查，症状消失、血压正常，医生准其正常工作。后患者来信如下：

（前略）我患关节炎在医院治疗期间，蒙您函召用温灸治疗，彼时我对温灸还没有信心，经过住院4天检查，结果医生说不能动手术，只可静养，再测血压已正常，才对温灸有了信心。经过温灸后日见好转，现在病愈已上班工作。请释锦念。

李 某

1960年1月28日

病案二

李某，女，60岁，天津，1960年9月29日初诊。

病史 4年前感冒后出现全身关节痛，之后关节渐肿起，每逢季节交替或天气变化时关节疼痛加重。

现症 全身关节痛，右肩不能上抬，右手四指关节和左手食指肿胀，不能伸直，两手腕和两足踝均肿痛，小腿肌肉痉挛，足凉，腰痛，头晕，眼斜视，心悸，行路困难，不能迈大步。

诊断 关节炎。

治疗 1960 年 9 月 29 日用温灸法居家治疗。

灸方 ①中脘、足三里各 30 分钟；②胆俞、飞扬各 25 分钟；③风池、悬钟各 25 分钟；④肾俞 30 分钟，太溪 25 分钟。每天灸 1 组，4 天灸完，每次灸完加灸脐和关元各 30 分钟，循环灸治。4 天后再加灸关节痛处每处 30 分钟，即第 1 天灸加穴，第 2 天灸痛处（因患者不识字，故告其此简单灸法）。

灸后情况

10 月 16 日 右足踝痛已轻，阴天无不适。

11 月 4 日 从 10 月 22 日足部开始返热，小腿肌肉痉挛已止。现腰痛已好，自觉腿长劲，腕、踝关节较前活动自如。

1961 年 1 月 19 日 踝关节肿已消失，行走便利。

3 月 5 日 右臂能抬高，右手能梳头，头晕止，目视已正（异病同治之效）。

5 月 16 日 各关节肿全消，走路比以前快，自觉两腿有力，已觉全身无病。共灸 7 个月，全身关节痛和四肢关节肿痊愈。

随访 1963 年 3 月 9 日患者来马老家说，关节炎从痊愈后再未发病，现身体健康。

病案三

李某，女，58 岁，天津，1966 年 11 月 15 日初诊。

病史 老伴王某 1966 年 11 月 15 日来时说，患者 1965 年 11 月患腰痛，病情较轻，1966 年 6 月病情发展至行动困难，但还能做轻工作，10 月底腰痛严重，经某医院影像学检查，诊断为"第 2～4/5 腰椎增生性关节炎"，11 月 15 日无法下床活动，起坐困难。又发现右腿根有 3 个核桃大的淋巴结；左腿根有 1 个淋巴结如大枣，诊断为淋巴结结核。

现症 腰痛，两腿痛，右腿根 3 个淋巴结如核桃大，左腿根 1 个淋巴结如大枣。

诊断 退行性骨关节病，淋巴结结核。

治疗 1966 年 11 月 15 日用温灸法居家治疗。

灸方 以关节炎 7 次穴灸方（第 8 组穴不灸）加严重关节炎 3 次穴加穴，再加灸治疗淋巴结结核的4组穴：①肝俞、太冲各25分钟；②天池、少海各25分钟；③颈百劳、肘尖各25分钟；④手三里、大腿根肿大淋巴结处各30分钟。共14组穴，每天灸1组，14天灸完，每次灸完加灸脐30分钟，循环灸治，直到痊愈为止。温灸半个月后改每天上午、下午各灸1组，能增强疗效。

灸后情况

12月25日　淋巴结结核消失。又用1个大温灸器（椭圆形）每天灸肾俞或脊椎痛处30～40分钟，另用小温灸器灸四肢穴。

1967年2月28日　腰痛减轻，已能下床活动。

1968年2月3日　来信说，灸到去年秋天，腰腿痛均止，现在去购物走路1.5 km腰腿不痛，病已痊愈，而且自觉灸后全身有力，为了保健仍每天灸1组。共灸9个月。

病案四

于某，男，20岁，未婚，天津，1974年12月27日初诊。

病史　腰椎痛已1年余，屡治无效，已休病假。

现症　腰痛严重，不能走路，来诊时路程虽近但需骑自行车，第4～5腰椎痛，现腰背已弯曲。大便秘结，色黑。

诊断　腰椎关节炎。

治疗　1974年12月27日用温灸法居家治疗。

灸方　①腰痛处各30分钟，委中25分钟；②灸腰痛处两旁各30分钟，承山30分钟。循环灸治，每次灸完加灸脐30分钟，待痛减后再加灸关节炎8次穴灸方。

二诊（1975年1月8日）　患者已灸10天，疼痛减轻。嘱其加灸：①环跳、阳陵泉各25分钟；②风市、申脉各25分钟；③风池、悬钟各25分钟；④足三里30分钟，三阴交25分钟；⑤身柱、筋缩各30分钟，照海25分钟。

三诊（1月18日）　患者腰时痛时好，但近日痛又重。经询问，知其未灸腿部穴，嘱其加腿部穴继续灸治。

灸后情况

1月26日　自觉腿部沉，感觉似有虫爬，并觉返热，大便已由黑变为黄色。告之这是上下将通的好转迹象。

5月1日　腰痛大为好转，现在能走路到南开公园，再到百货公司，来回约4 km 路程。身体能站直，但脊椎仍有微弯和轻微痛，此时已上班工作。嘱其多灸腰弯处和痛处。

7月12日　病已痊愈。

随访　1977年2月18日患者来时说，从去年7月地震时至今未复发，身体较患病之前更健康。1985年之后马老与患者经常见面，一直未复发。

马老评按

（1）灸后身体发痒和出湿疹，这说明风、湿、毒邪气已由皮肤发出来，是病情好转的现象。

（2）上述病案表明，温灸对各种关节炎均有良好效果，故应当大力宣传温灸疗法，以期为患者解除痛苦。

病案五

姚某，男，63岁，天津，1983年9月10日初诊。

病史　上、下肢关节肿20年，屡治未好。

现症　两手指关节肿，两膝关节肿大，全身无力。

诊断　关节炎。

治疗　1983年9月10日用温灸法居家治疗。

灸方　以关节炎灸方治疗，每日加灸关节肿处30分钟。

二诊（11月19日）　已灸70天，两膝肿消失，能走路2 km且关节不痛，进食增加，体力增加，上肢缓解进度慢。嘱每天用温灸器敞盖烟熏手指60分钟。

三诊（1984年1月6日）　搬重物上楼时两膝不痛且不觉费力，但手指弯曲不能伸直，右臂麻未缓解。嘱由肩到手一器挨一器全灸。

灸后情况

2月24日　手指已觉能活动，两膝肿消后未复发。

5月9日　上月摔倒致膝肿，连灸5天已愈，只手指未愈，但已见皱纹。

随访　1985年3月20日在路上遇见患者，其称连灸半年疾病痊愈。

病案六

刘某，女，52 岁，天津，1983 年 10 月 8 日初诊。

病史 从 1973 年开始出现两膝关节肿痛，局部有红点。1975 年在某医院检查，诊断为"系统性红斑狼疮"，住院治疗半年后病情好转出院。但到 1981 年时出现膝关节肿痛，膝下仍有红斑，经扎针、服药、贴膏药未见明显效果。

现症 膝关节活动困难，不能蹲下，手指痉挛，不能拿物，在季节交替和天气变化时疼痛更甚。10 月 6 日在民族医院胸透检查提示肺部有阴影，咳嗽痰多，易生气着急。

诊断 关节炎，肺病，系统性红斑狼疮。

治疗 1983 年 10 月 8 日用温灸法居家治疗。

灸方 关节炎灸方加灸膝肿处每处 30 分钟灸治，再加肺结核灸方，①肺俞、尺泽各 25 分钟；②膈俞 25 分钟，膻中、巨阙各 30 分钟；③中府、合谷各 25 分钟；④心俞、神门各 25 分钟；⑤肝俞 25 分钟，期门 30 分钟；⑥脾俞、三阴交各 25 分钟；⑦肾俞 30 分钟，照海 25 分钟。与关节炎灸方交替灸治，即第 1 天灸关节炎灸方 1 组穴，第 2 天灸肺结核灸方 1 组穴，循环灸治，直到痊愈为止。（马老按：肺病灸方原有中脘、足三里，因关节炎灸方已有，故可只灸 1 组）。

灸后情况

10 月 29 日 膝痛减轻，自觉腿有力，天气变化时难受减轻，膝下红斑消失，咳嗽气喘好转，食欲增强。

11 月 10 日 已灸 1 个月，膝关节肿明显好转，肿处大部分已消，膝关节已能活动，上厕所时能蹲下。右手拿物时痉挛现象消失，仅左膝还痛（马老按：嘱多灸痛处）。因之前主要关注关节炎的治疗，肺病穴灸量较少，近日咳嗽和咳痰加重，嘱多灸肺病穴。

11 月 19 日 咳嗽已止，饭量增多，精力较前旺盛，仅左膝痛，但已能自主行走。

12 月 15 日 各病症状消失。共灸 2 个月 7 天。

病案七

李某，男，81 岁，天津（1973 年曾用温灸法治疗中风不语）。

病史 1983 年 11 月 11 日来信说，春节上街购物时摔倒，两膝跪地，当时膝部未见红肿，故未注意。半年后左膝内侧出现肿痛。7 月去中医院治疗，经影像学检查，诊断为膝关节增生骨刺，因膝关节周围有积液，故疼痛，服中药和贴膏药不见效果。在医院骨科使用封闭疗法，每周注射 1 次，病情逐渐好转，第 3 周注射后痛已消失，改为红外线照射治疗。之后双侧膝关节都出现积液，无法穿鞋袜，疼痛异常以致无法站立。再去医院治疗，抽出两针管积液后膝痛消失。患者 8 月 17 日上午抽积液，但 8 月 20 日复发，经检查，体温 38～39 ℃，虽服用诸多贵重药物 3 个月，但热不退，食欲大减。11 月 4 日转到天津医院治疗，诊为注射时病菌侵入所致，再经红霉素注射治疗 26 天，体温不降。

现症 发热，膝关节肿痛，膝关节积液。

诊断 滑膜炎。

治疗 膝关节腔有积液为滑膜产生的渗出性炎性反应，若在摔倒后即温灸患处 30 分钟，可预防此病发生。现在可按照关节炎 8 次穴灸方治疗，外加灸膝肿处每处 30 分钟，不仅痛止，且积液渐消失。若发热不退，可灸：①风门 25 分钟，阳陵泉 25 分钟；②大椎 30 分钟，命门 30 分钟，支沟 25 分钟；③百会 25 分钟，神庭 25 分钟，合谷 25 分钟；④膈俞 25 分钟，大陵 25 分钟。

二诊（1984 年 2 月 7 日） 由天津医院住院部骨科病房来信说，病有反复，未能彻底消除，改服日本进口药螺旋霉素，已稍见好转。复函：必须坚持温灸，以防疾病发展。因温灸能增加白细胞数量、杀菌、抗感染，可按照高血压、半身不遂及关节炎 8 次穴灸方加灸膝肿处，再加灸：①胆俞、阳辅各 25 分钟；②大杼 25 分钟，飞扬 30 分钟。

三诊（3 月 25 日） 已出院回家，以上次来信所说方法灸治自觉好转，虽仍有痛，但持续时间短，膝肿处见消，较在医院时，走路时自觉腿有力，但坐时尚不能立即站起走路。复函：病已好转，每天灸 1 组穴，加灸膝肿处 2 次。

4 月 19 日 患者来信说，从出院后温灸甚好，能外出走路 1 km，并能做家务。

7 月 5 日 患者亲自前来说，左膝肿已消失，腿屈伸时已不痛，起立时亦不痛，走路正常，症状消失。

马老评按 1974 年美国《纽约时报》载，风湿性关节炎使美国 500 万～800 万人行动不便。温灸对关节炎效果良好，惜未能引起重视，应大力推广温灸，以期为患者增加一种治疗方法。

三、强直性脊柱炎

病因　本病病因尚不明确，可能与遗传、感染、环境、免疫等因素有关。

症状　本病初起时表现为腰骶部钝痛、晨僵，活动后减轻。随病情发展脊柱渐趋强直，不能前后俯仰，四肢活动受限，出现相应部位疼痛或脊柱畸形，生活不能自理，夜间痛甚，以致不能安眠，病情再发展则致全身关节融合。

灸方　从背后脊柱患处由上到下，一器接一器灸到尾骨尖，每天连灸2器，配腿部关节炎1组穴，即第1天，足三里各25分钟；第2天，环跳各25分钟；第3天，阳陵泉各25分钟；第4天，风市各25分钟；第5天，申脉各25分钟；第6天，悬钟各25分钟；第7天，三阴交各25分钟；第8天，委中各25分钟；第9天，照海各25分钟，循环灸治，直到症状全部消失为止。

>>> 病　案

崔某，男，28岁，未婚，天津，1964年4月25日初诊。

病史　从1952年开始出现髋关节疼痛，行动不便，后来治愈，但1955年复发，治愈后到1959年又复发，伴有腰痛加重，颞颌关节紊乱，张合口不便，口不能嚼物，经住院治疗后症状减轻。后患者去平山县疗养院进行温泉疗养，病情好转，能做轻工作。去年春天又发病，且病情严重，住进某医院治疗，抽血化验检查诊断为"关节炎（严重）"，再经X线检查，提示"T7～9及腰椎以下融合"。曾用多种疗法如蜂蜇患处及服用进口药，但均无效果。

现症　项强不能转动，脊椎融合不能俯仰，双侧上肢不能上抬，两腿大腿根痛，头晕，颞颌关节紊乱致口张合不便，睡眠差，不欲饮食，大便3～4天行1次，色黑，如关节痛轻则大便每天1次，小便色黄。夜间关节痛，天天服止痛药，自行坐起费力，无法自行穿袜。因疼痛不愿活动。

摸诊　背后脊椎从第3胸椎棘突以下全痛、肿粗，第10胸椎肿大，四肢内外侧穴均压痛，腹部任脉和脐周均硬痛。

诊断　强直性脊柱炎，颞颌关节紊乱。

治疗　1964 年 4 月 25 日用温灸法居家治疗。

灸方　用关节炎灸方 7 组穴（第 8 组穴不灸），加灸：①下脘、气海、天枢各 30 分钟；②颊车、飞扬各 25 分钟；③大杼、阳辅各 25 分钟。连关节炎灸方共 10 组穴，每天灸 1 组穴，10 天灸完，每次灸完加灸脐 30 分钟，循环灸治，直到痊愈为止。另外，背后脊椎由颈椎起至长强，一器挨一器施灸，每处 30 分钟，每次以一器药燃完为止，与上述灸方交替灸治，即第 1 天灸上述灸方 1 组，第 2 天灸脊椎 1 次。

灸后情况

5 月 7 日　进食量增加，前天已停服止痛药，现又觉痛，故继续服药。嘱每天上午、下午各灸一次。

二诊（5 月 19 日）　灸后自觉脊柱舒适，进食量又增加，但张合口仍不便，脊柱活动仍受限，嘱加灸颊车和夹脊各 25 分钟，灸夹脊时由上至下。大便秘结，嘱加灸 1 次左大横、承山各 30 分钟。

三诊（5 月 30 日）　大便下白色脓物后恢复正常。项强好转，自觉脊椎可活动，灸完背部觉痒，灸后痛止但有反复。这是好转的征象。颞颌关节紊乱虽未愈，但已能嚼食物。再加灸期门 30 分钟，太冲 25 分钟。

6 月 12 日　张合口已正常，能大口吃菜且不痛。近几天天气不好，全身觉痛，吃止痛药致胃痛，已改注射止痛针。大便 2 日行 1 次，色黄。

6 月 27 日　项背脊椎、髋关节均可活动，右侧比左侧好，脊椎肿见消，项部已能左右活动，进食量增大，大小便均正常，自觉体力增加，能去公园游玩，但仍需打止痛针。

7 月 11 日　项和脊椎活动更灵活，第 10 胸椎肿将愈，两肩能抬平，夜间不怕冷，全身已出汗（马老按：这说明全身经络已通畅）。手按任脉由胃下至关元硬肿块处无痛感。去公园游玩走路时比之前更有力。但因之前服药致高血压，前天测血压 180/110 mmHg，现已停服。嘱患者用关节炎灸方治高血压。

7 月 26 日　患者步行至马老家中，证明其体力增加。患者说近来状态佳，手臂能抬高，咀嚼食物不觉累，脊柱已能正常活动，右腿觉胀，足心出汗，外出走动比较多。记忆力增强。止痛针已隔日打 1 次，关节已不痛。

四诊（9月11日）　前日测血压已正常，第10胸椎肿虽全消，但尚能看出比正常微大，因服止痛药起皮疹3处。嘱灸曲池穴。

五诊（10月16日）　皮疹已愈。因国庆节期间着凉，消化不良，脐周硬块又出现疼痛。嘱灸：①下脘、气海、天枢各30分钟；②肝俞25分钟，章门30分钟。

六诊（1965年1月15日）　天冷，全身关节不适，消化不良，大便色黑。加灸：①左大横、承山各30分钟；②大肠俞、曲池各25分钟；③三焦俞25分钟，天枢30分钟。用一大温灸器灸背腹部更佳。

10月31日　灸到5月1日，背部已能前后俯仰，生活全能自理，走路自然，脚出汗，全身不怕冷，进食量增加，大口嚼物不费力，自觉痊愈。至5月1日止灸，共灸1年。

随访　7月起正式上班，已能骑自行车，无不适感。嘱患者因其病史已有13年，现在虽症状消失，但应巩固再灸一时期，以防复发。

附：腰椎间盘突出症（病案）

王某，女，40岁，山东，2009年4月初诊。

病史　因多年前摔伤致腰椎间盘突出，第4～5腰椎间盘突出0.7cm，曾遍寻各种中西医办法治疗，效果不佳。现不能翻身下床，生活不能自理。

治疗　2009年4月，指导其居家温灸，以高血压、半身不遂及关节炎灸方施灸，每天加灸腰椎患处1个小时。

灸后情况　灸2周后能自主下床，1个月后生活能自理，坚持灸了1年半自觉痊愈。嘱其到医院复查，患者自觉已治愈，之后停灸。后因做家务不慎累及腰，有痛感，又持续温灸半年后症状消失，自称每天能穿高跟鞋上班，至今10余年未复发。2020年8月15日随访，一切正常。

第二节　骨　结　核

病因　中医认为本病因肾脏亏损、身体虚弱、外受风湿而患。西医认为感染结核杆菌是本病的根本原因。

　症状　主要表现为关节功能障碍，关节局部肿胀，初起时疼痛不明显，病情发展后会压迫其邻近神经根引起疼痛，骨和关节被破坏，患病部位出现畸形。患者可伴有低热、倦怠、盗汗、食欲不振等症状。

骨结核灸方

灸序	穴名	穴数	灸穴位置	施灸时间
第1次	中脘	1	剑突与脐连线正中	灸30分钟
	足三里	2	两外膝眼下3寸	各灸30分钟
第2次	期门	2	两乳头下4寸	各灸30分钟
	太冲	2	两足大、次趾根往上2寸	各灸25分钟
第3次	关元	1	脐下3寸	灸30分钟
	曲骨	1	脐下5寸（横骨上沿）	灸30分钟
	三阴交	2	两足内踝尖上3寸	各灸25分钟
第4次	身柱	1	背后第3胸椎棘突下凹陷处	灸30分钟
	筋缩	1	背后第9胸椎棘突下凹陷处	灸30分钟
	二白	2	两手掌腕横纹正中上4寸	各灸25分钟
第5次	大杼	2	背后第1胸椎棘突下两旁1.5寸	各灸25分钟
	束骨	2	两足小趾外侧本节后	各灸25分钟
第6次	心俞	2	背后第5胸椎棘突下两旁1.5寸	各灸25分钟
	神门	2	两手掌腕横纹内头	各灸25分钟
第7次	肝俞	2	背后第9胸椎棘突下两旁1.5寸	各灸25分钟
	悬钟	2	两足外踝尖上3寸	各灸25分钟
第8次	肾俞	2	背后第2腰椎棘突下两旁1.5寸	各灸30分钟
	然谷	2	两足内踝尖下1寸往前2寸	各灸25分钟

施灸注意

（1）每天灸1组穴，8天灸完，每次灸完加灸脐30分钟，循环灸治，直到痊愈为止。再参考前各病灸方施灸。

（2）每天灸完加灸患处 30 分钟，轻者只灸患处即愈，患处破溃后可灸四周或敷药后灸 30 分钟。

>>> 病 案

病案一

申某，女，37 岁，已婚，天津，1964 年 9 月 5 日初诊。

病史　1952 年开始患四肢关节痛，膝和手指关节肿痛。1958 年开始腰痛。去医院进行影像学检查，诊断为"第 1、第 2、第 4 腰椎结核"，现佩戴钢架。1964 年 7 月复查，病情发展，须卧石膏床，现在正等床位。今由友人介绍前来求温灸治疗。

现症　腰痛，四肢关节痛，阴天和季节交替、气候变化时疼痛加重，胸闷，咽喉有异物感，胃胀且有振水音，两胁胀，左侧胁胀明显，下腹两侧有气块，睡眠差，做噩梦，心悸，头晕，月经不调，经色浅，白带多，有内痔，便血，大便秘结，3～4 天行 1 次，小便色黄。

摸诊　第 1～7 及第 10 胸椎棘突压痛，腰椎指压不痛，但弯腰不便，指压少海等四肢关节处穴位均痛。

诊断　第 1、第 2、第 4 腰椎结核，关节炎，风湿性心脏病，月经不调，内痔便秘。

治疗　1964 年 9 月 5 日起用温灸法居家治疗。

灸方　先治大便秘结，左大横、承山各灸 30 分钟，兼治痔疮便血。待大便通畅后再灸骨结核灸方，外加下穴（马老按：除用骨结核灸方外，加灸治心脏病和妇科病穴位，与骨结核灸方相重之穴，可以照灸）：①下脘、气海、天枢各 30 分钟；②膈俞 25 分钟，膻中、巨阙各 30 分钟；③关元、曲骨各 30 分钟，三阴交 25 分钟；④期门 30 分钟，太冲 25 分钟；⑤心俞、神门各 25 分钟；⑥肝俞、章门各 25 分钟。

1 个月后，再加灸脊柱，由大椎从上往下一器挨一器灸到长强处，每处 25 分钟，分 2 天灸完。

灸后情况

9 月 19 日　腹内活动，有肠鸣音，每天出虚恭（排气）3～4 个，消化较之前好转，灸后便血已消失（马老按：未灸前每 7 天 1 次），大便已通畅，每天 1 次。现走路比以前快，之前颈部不能俯仰，现在已能随意活动。胸背部感觉轻松，喉觉异物感已好转。

10月6日　已灸1个月，每天灸3～4次，未觉不适（马老按：灸1个月后，每天灸2组，分上午、下午为宜）。虚恭（排气）仍有，脐上硬痛块已软，盲肠处病块灸后觉痛（马老按：这是因肠中积气循结肠上行，一旦通畅，痛即止），自觉腰部有力，能扫地，走路已不觉累，月经不调缓解。病情大见好转，再加灸腹部痛处30分钟。自灸后未便血，因灸穴中已有治痔穴和止血穴。为了将痔根治，每天用温灸器敞盖熏灸肛门30分钟，时间可稍长，以温热为宜。

11月14日　灸后一直未患感冒，不畏寒，不用佩戴钢架。

11月19日　前天外出坐无轨电车受颠簸，腰肿痛，小便色红，到家后急灸腰肿痛处，连灸数次，已愈。

1965年1月8日　前天因绊脚往前跑几步而未摔倒，腰和心脏均未有不适。这证明各病均大为好转。测脉搏72次/分。

1965年1月12日来谢函，因对温灸治疗慢性病有参考价值，故简要摘录于下：

我被病魔纠缠了16年之久，在这漫长的岁月里，我一直沉浸在愁闷和治病苦海中，与病魔挣扎、作斗争。现在被您挽救出来，使我重新走上了健康大道。兹把我的患病经历和温灸病愈恢复情况向您汇报如下。

我今年37岁，自21岁（1949年）时起就开始患风湿性关节炎，经过1年治疗，不仅未愈反而发展为风湿性心脏病。1950—1951年，我总是打针或服中药，另外还请大夫推拿治疗。我当时住的楼房，一听见楼板响就吓得要命，断气似的难受。到1957年又开始不定期地低热，病一来随时可能威胁生命。我住进新华医院两个半月之久，只有低热治愈了，其余未好转。1958年因腰痛严重，去人民医院检查，诊断为"第1、2、4腰椎结核"，因有心脏病不能动手术，只可使用封闭疗法，打了100多瓶链霉素，配了一个2kg重的钢架子每天卡在腰部，后来就离不开了，如果摘去这个钢架腰就支持不住，戴着这个钢架走路、办事要1小时休息1次。每年须去医院检查1次。1964年复查时，大夫说病有发展，让躺石膏床休养治疗。在等病床的时候经华某介绍了温灸法，于1964年9月初求您治疗，您说骨结核还没有治过，先灸几个穴看，如在10天有效再作研究。回家后按照穴位灸治10天后觉好转，第2次去您处，又告知几处穴位，说照灸3个星期有可能脱掉这个钢架子。我当时听了又高兴又怀疑，认为天津市这么多大医院全没有治好我的病，怎么这样一个小温灸器，3个星期的灸治就能让我不戴这个钢架子了呢？虽然怀疑，但为了与病魔作斗争，我还是继续灸治。经过1个月的治疗，果然不用戴钢架子了，怀疑的想法这才消失，也增强了我对治疗腰病的信心。后又加治胃病和心脏病等灸穴。经过4个月的温灸治疗，腹部原有一长条的大硬带也变软了，食欲增加，各病均有好转，钢架子已脱去3个月之久，现在走起路来腿也有劲了，有一天领着孩子去劝业场，来回走了4个多小时也没有觉累，中间也没有休息，同时在家里之前不能做的事现在都能做了，前段时间在胡同里绊了一跤，往前跑了几步没有摔倒，腰也没痛，心脏也没有不适，现在证明跑步也行了，温灸使我真的脱离了苦海。我家里人给温灸器起了一个名字叫"万宝神罐"。

天津市和平区 申某

1965年1月11日

病案二

某男，22岁，未婚，1969年7月5日初诊。

病史 曾患骨结核和遗精。右侧髋关节摔伤后发展成为骨结核，经医院治疗后，在髋骨下生出一疮，手术后伤口不愈合。

现症 右侧髋骨下如鸡蛋大一疮，在医院行手术后伤口不愈合，且流水，行动不便，身体瘦弱。

诊断 右腿骨结核。

治疗 1969年7月5日用温灸法治疗。

灸方 ①伤口四周每处25分钟；②肝俞、二白各25分钟；③环跳、阳陵泉各25分钟；④大杼、悬钟各25分钟。每天灸1组穴，4天灸完，每次灸完用余热灸脐，循环灸治，直到痊愈为止。

灸后情况 灸2个月病情虽见好转，但未大好。马老认为他正在壮年应当好得快，实际正好相反，便问他有否遗精，回答说有。这就是因患遗精使痊愈速度慢。故再加遗精灸方：①中脘、足三里各30分钟；②命门、关元各30分钟，三阴交25分钟；③肾俞30分钟，然谷25分钟；④志室、曲泉各25分钟；⑤心俞、神门各25分钟。同前穴循环灸治，连灸半年，临床症状基本消失，并且自觉身体健康。

随访 1977 年 1 月见他说，已结婚，且育有一 2 岁男孩。

第三节 筋 膜 炎

病因 中医认为本病多因感受风寒湿邪而患。西医认为本病与长期肌肉劳损有关，也与受寒、创伤、免疫因素等相关。

症状 此病多发生于斜方肌（背上部）、三角肌（肩外部）、胸锁乳突肌（颈两旁）、肋间肌和腰肌。主要表现为患处疼痛，肌肉紧张或痉挛，肌肉麻木、无力，运动障碍。

筋膜炎灸方

灸序	穴名	穴数	灸穴位置	施灸时间
第 1 次	风门	2	背后第 2 胸椎棘突下两旁 1.5 寸	各灸 25 分钟
	阳陵泉	2	小腿的外侧，腓骨小头前下方凹陷处	各灸 25 分钟
第 2 次	期门	2	两乳头下 4 寸	各灸 30 分钟
	太冲	2	两足大、次趾根上 2 寸	各灸 25 分钟
第 3 次	肝俞	2	背后第 9 胸椎棘突下两旁 1.5 寸	各灸 25 分钟
	章门	2	两臂屈肘夹紧两侧肋骨时肘尖正对处，第 11 肋的游离端下方	各灸 30 分钟
第 4 次	大杼	2	背后第 1 胸椎棘突下两旁 1.5 寸	各灸 25 分钟
	曲泉	2	两膝屈时内侧横纹头	各灸 25 分钟

施灸注意

（1）每天灸 1 组穴，4 天灸完，每次灸完加灸脐 30 分钟，循环灸治，直到痊愈为止。

（2）筋肿起处每处灸 25 分钟，能止痛消肿。倘若患处面积较大，可与灸穴错开时间灸治，上午、下午各 1 组。

>>> 病 案

病案一

李某，男，41 岁，天津，1956 年 12 月 21 日初诊。

病史 右腋下肋部之筋疼痛，已有 1 个多月，曾去诊所治疗无效。

现症 右臂高举，右腋下肋部之筋突出皮肤，状如树枝，粗如筷子，由腋下至侧腹疼痛。

诊断 筋膜炎。

治疗 1956 年 12 月 21 日用温灸法居家治疗。

灸方 ①风门、阳陵泉各 25 分钟；②期门、章门各灸 30 分钟；③患处 30 分钟。每天灸 1 组，3 天灸完，循环灸治，直到痊愈为止。

灸后情况 连灸 3 天觉舒适。12 月 26 日疼痛减轻，筋肿已消，右臂上举时筋与皮肤平。1957 年 1 月 23 日痛止，病已痊愈。共灸 1 个月。

病案二

韩某，男，67 岁，天津，1983 年 4 月 6 日初诊。

病史 半年前颈部右侧筋突出，长 3 寸，疼痛，右臂不适已 2 年，两膝凉。

现症 颈部右侧筋突出，长 3 寸，状如筷子，疼痛，关节轻微痛。

诊断 颈部筋膜炎，关节痛（轻）。

治疗 1983 年 4 月 6 日用温灸法居家治疗。

灸方 ①期门 30 分钟，曲泉 25 分钟；②风门、阳陵泉各 25 分钟；③风池、丘墟各 25 分钟；④颈部筋肿处、合谷各 25 分钟；⑤肝俞 25 分钟，命门、腰阳关各 30 分钟；⑥肩髃、曲池各 25 分钟；⑦肾俞 30 分钟，照海 25 分钟。每天灸 1 组，7 天灸完，每次灸完加灸脐 30 分钟，循环灸治，直到痊愈为止。

灸后情况 1983 年 4 月 13 日患者来时说，灸后右半身觉轻松，颈部舒适，行动自如。6 月 5 日来时说，颈部筋膜炎痊愈。

第六章

皮肤科疾病

第一节 丹 毒

马老初学温灸时，《温灸学讲义》将炎症列为温灸禁忌证，故未载治疗方法。兹按病理学所述炎症之症状概括如下，以供参考。

炎症旧称焮冲，临床表现复杂，可由于组织受到多种刺激引发，或因霉菌感染而生，初起时其部位充血，而血行甚速，以后渐缓，其血中之液分是由白细胞管壁渗出，称为渗出物，内含有水、盐类、蛋白质等。炎症主要表现为局部皮肤肿起而呈赤色，皮温高而感疼痛，患者多全身发热。若是慢性炎症，症状则较轻微，但病情顽固，痊愈速度较慢。

《医药顾问》载："丹者，人身忽起焮赤如丹涂之状，或发手足和腹上如手掌大，皆风热恶毒所为，重者也有疽之类，不急治则痛不可堪，久乃坏烂，出脓血数升。若发于节间便发四肢，毒入肠则杀人，小儿得之最忌。并有水丹，遍身起泡，透露黄色，恍如水在皮肤中，此虽小疾能令人死，须当速治不可忽也。"

又见《千金要方》，"扁鹊曰：灸肝脾二俞，主治丹毒"。

丹毒是以局部突然皮肤鲜红成片，色如涂丹，灼热肿胀，迅速蔓延为主要表现的急性感染性疾病。多因素体血分有热，外受火毒，热毒蕴结，郁阻肌肤而发；或由于皮肤黏膜破伤，毒邪侵入而致。

病因 多因风湿热结于皮肤而患。

症状 皮肤突然起赤色一片，小者 1 寸，大者 5 ~ 6 寸，突出皮肤 1 分，发热疼痛，初起时，患者发热和大便秘结。发于四肢者轻，游走向下发展则易治；发于头面和胸背者重；若由四肢走入胸背和头面者，难治。

治疗 如有发热者先灸风门、支沟各 25 分钟。大便秘结者先灸左大横（右穴不灸）、承山各 30 分钟，待大便通畅后再用丹毒灸方，即每日灸患处，每处 25 分钟，1 次灸完，每天分上午、下午各灸 1 次，直到痊愈为止。慢性者须多灸一段时间。

临床体会 1964 年 6 月和 1981 年 5 月各治一患丹毒的妇女，温灸 3 天即愈。丹毒发生在头面和胸背者，灸患处未愈者再加下穴。

丹毒灸方

灸序	穴名	穴数	灸穴位置	施灸时间
第1次	肺俞	2	背后第3胸椎棘突下两旁1.5寸	各灸25分钟
	曲池	2	两肘屈时横纹头	各灸25分钟
第2次	膈俞	2	背后第7胸椎棘突下两旁1.5寸	各灸25分钟
	大陵	2	两手掌腕横纹正中	各灸25分钟
第3次	肝俞	2	背后第9胸椎棘突下两旁1.5寸	各灸25分钟
	支沟	2	两手背腕横纹正中上3寸	各灸25分钟
第4次	脾俞	2	背后第11胸椎棘突下两旁1.5寸	各灸25分钟
	三阴交	2	两足内踝尖上3寸	各灸25分钟

施灸注意 每天上午灸1组穴，4天灸完，每次灸完加灸脐30分钟，下午灸患处每处25分钟，循环灸治，直到痊愈为止。

附：马老述自创温灸治疗炎症方法经过

1935年，我在泊镇永华火柴厂工作时，五月间麦熟收完后骑自行车向西去各地区交易家（经销商）视察火柴销售情况。行到深泽县交易家时，左膝内侧皮肤发红，自觉肿痛，大2寸，突出皮肤1分，局部发热。去澡堂洗澡时用热水烫洗红肿处感觉舒适，当即尽量多烫而使红肿消失。待行至河间市，住在义成磨坊时，又发现皮肤红肿热痛，面积比前增大，已有3寸。我当时带着温灸器，因《温灸学讲义》未载治法，不会自用。随即去河间医院求治，任英厚医生给予了热心治疗。此时已有大便秘结和发热，于是多喝白开水，后身体出汗而热退。晚上服泻药，次日大便亦通畅。但炎症不仅未愈，反而面积扩大向内踝下行，已增大至长6寸，宽3寸。用热敷法连治5天未见效。

这时我向任医生要求用药，他说："此病名'蜂窝织炎'，现在无药治疗，只可用热敷法使其消失，否则在皮下化脓更无法治疗。"我问："热敷法只是用热水敷患处，以使血管扩张，血行旺盛，让白细胞吞噬病菌，对否？"他说："是！"当时我即要求出院，任医生说病情万一严重了怎么办，我说有温灸能增加白细胞数量，能消炎。早先我不知道治疗炎症的方法，经过咱俩研究后，使我明白了治疗方法。

出院后，我用温灸法每处灸 25 分钟，把患处灸完后，红肿立即消失。想不到住医院 5 天治不好的蜂窝织炎，温灸 2 个小时立即痊愈了。

由此证明，温灸治炎症虽是以热治热，但灸后活血和消炎力量强，因此用于治疗炎症是没有禁忌的。

第二节 风 疹

病因 多由肝脾二经湿热，外受风邪侵于皮肤，郁于肺经而患。

症状 主要表现为遍身生如小米粒大之疮，伴瘙痒难忍，抓破渗液、渗血，日轻夜重，解衣睡眠时更甚。

风疹灸方

灸序	穴名	穴数	灸穴位置	施灸时间
第 1 次	曲池	2	两肘屈时横纹头	各灸 25 分钟
	大陵	2	两手掌腕横纹正中	各灸 25 分钟

施灸注意 每天灸 1 次，每次灸完用器内余热灸脐，直到痊愈为止。

临床体会 急性者灸后恢复快；某患者患病 10 年左右，灸后 4 天痒减，连灸 1 个月痊愈。

第三节 荨 麻 疹

病因 西医认为本病病因复杂，可因食物及食物添加剂、吸入物、药物、物理因素如机械刺激、昆虫叮咬、精神因素、遗传因素等诱发。中医认为本病多因胃肠有积热，外受风寒侵袭而患。

症状 主要表现为皮肤出现风团，常先有皮肤瘙痒，随后出现风团，皮肤刺痒，抓后起扁平如指肚大的皮疹，堆积成片，其起虽快，其好亦速。慢性者时好时犯，或因日久不愈导致全身无力等。

急性荨麻疹灸方

灸序	穴名	穴数	灸穴位置	施灸时间
第1次	风门	2	背后第2胸椎棘突下两旁1.5寸	各灸25分钟
	支沟	2	两手背腕横纹正中上3寸	各灸25分钟
第2次	肺俞	2	背后第3胸椎棘突下两旁1.5寸	各灸25分钟
	曲池	2	两肘屈时横纹头	各灸25分钟
第3次	膈俞	2	背后第7胸椎棘突下两旁1.5寸	各灸25分钟
	大陵	2	两手掌腕横纹正中	各灸25分钟
第4次	大肠俞	2	背后第4腰椎棘突下两旁1.5寸	各灸25分钟
	合谷	2	两手背第1、2掌骨间，当第2掌骨桡侧中点处	各灸25分钟

施灸注意

（1）每天灸1组穴，4天灸完，每次灸完加灸脐30分钟，循环灸治，直到痊愈为止。再参考前各病灸方施灸。

（2）病轻者，只灸支沟、曲池、大陵、合谷即可，若未愈再灸上方。

（3）如慢性者久治不愈，可再加下穴。

慢性荨麻疹灸方

灸序	穴名	穴数	灸穴位置	施灸时间
第1次	中脘	1	剑突与脐连线正中	灸30分钟
	足三里	2	两外膝眼下3寸	各灸30分钟

灸序	穴名	穴数	灸穴位置	施灸时间
第2次	下脘	1	脐上2寸	灸30分钟
	气海	1	脐下1.5寸	灸30分钟
	天枢	2	脐两旁2寸	各灸30分钟
第3次	期门	2	两乳头下4寸	各灸30分钟
	太冲	2	两足大、次趾根往上2寸	各灸25分钟
第4次	关元	1	脐下3寸	灸30分钟
	曲骨	1	脐下5寸（横骨上沿）	灸30分钟
	三阴交	2	两足内踝尖上3寸	各灸25分钟
第5次	三焦俞	2	背后第1腰椎棘突下两旁1.5寸	各灸25分钟
	支沟	2	两手背腕横纹正中上3寸	各灸25分钟
第6次	肝俞	2	背后第9胸椎棘突下两旁1.5寸	各灸25分钟
	章门	2	两臂屈肘夹紧两侧肋骨时肘尖正对处，第11肋的游离端下方	各灸30分钟
第7次	脾俞	2	背后第11胸椎棘突下两旁1.5寸	各灸25分钟
	不容	2	剑突下2寸两旁2寸	各灸30分钟
第8次	肾俞	2	背后第2腰椎棘突下两旁1.5寸	各灸30分钟
	复溜	2	两足内踝尖后往上2寸	各灸25分钟

施灸注意

（1）每天灸1组穴，8天灸完，每次灸完加灸脐30分钟，循环灸治，直到痊愈为止。

（2）灸完慢性荨麻疹8次穴灸方再加急性荨麻疹4次穴灸方，循环灸治，直到痊愈为止。

临床体会　急性者发作后即灸效果较好，通常数次即愈。慢性者如果灸后排出黑色大便或黏液性物或水泻几次，说明肠中积滞已通开，大多连灸1个月即可痊愈。

马氏温灸法全集

>>> **病 案**

某男性，42 岁，1960 年 2 月 27 日初诊。

病史 1959 年 7 月患荨麻疹，由肩部和臀部起则轻，由面部和手部起则重，荨麻疹痊愈后出现腰部酸痛，去医院检查示无异常，已休假半年多未愈。

现症 荨麻疹时好时发，发病时全身起红疹，呈片状，刺痒难忍，越用手抓则起得越多，消化不良，口干，大便每天 1 次，但量少，小便短赤，全身无力，易患感冒。

摸诊 胃部胀满，有振水音，右肋下不适，脐左侧有硬块。

诊断 荨麻疹（胃肠有积滞）。

治疗 1960 年 2 月 27 日用温灸法治疗。

灸方 荨麻疹灸方两方全灸。先用慢性荨麻疹加穴灸方灸治。

灸后情况

3 月 1 日 灸后每天大便下 2 次，下黏性物，大便颜色异常，已出虚恭（排气），口渴已止（马老按：温灸可促进新陈代谢）。

3 月 6 日 大便每天 2 次，为含有泡沫的溏便，疹痒已减轻。

3 月 8 日 下黑色便 1 次，水泻 3 次，腹内觉舒畅。告之腹内积滞已通，从今起病情可日见好转。

3 月 10 日 大便每天 1 次，质稠，出虚恭（排气）次数多，腹内更觉舒畅，精神佳，身觉有力，疹痒已止，但小便色仍黄。告之大便已正常，小便亦将恢复正常，可多灸关元 1 组穴，能泻膀胱之热。

3 月 14 日 进食增大，体力又增加，大小便均已正常。

3 月 20 日 病已痊愈。

第四节 剥脱性皮炎

1968 年，一剥脱性皮炎患者前来求马老诊治，马老之前未曾治过此病，亦无资料可参考，因马老当年所学《温灸学讲义》中将炎症列为温灸禁忌证。今将该病案列出，供读者参考。

冯某，男，40岁，天津，1968年5月20日初诊。

病史 1966年患癃闭，经住院治疗后痊愈，之后出现面部、下肢肿，皮肤起癣脱皮，发热，被诊断为"剥脱性皮炎"，在某医院治疗8个月未愈，出院时仍发热。

现症 面肿严重，下肢肿，左侧胸部、肘窝、手掌和腘窝等处起癣脱皮、瘙痒，失眠，易怒，纳呆，大小便不正常，心悸，脉搏100次/分钟，已忌食鱼、咸物、酒等，仍发热。

诊断 剥脱性皮炎。

治疗 1968年5月20日用温灸法居家治疗。

灸方 ①中脘、足三里各30分钟；②关元30分钟，三阴交25分钟，中极器内药燃完；③肾俞30分钟，复溜25分钟；④期门30分钟，太冲25分钟；⑤膈俞、大陵各25分钟；⑥肺俞、曲池各25分钟；⑦脾俞、血海各25分钟；⑧大肠俞25分钟，天枢30分钟；⑨三焦俞、阳池各25分钟；⑩肝俞25分钟，章门30分钟；⑪心俞、神门各25分钟；⑫中府、太渊各25分钟。每天灸1组穴，12天灸完，每次灸后加灸脐30分钟，循环灸治。如有发热，先灸风门、阳陵泉各25分钟，热退后按以上灸方灸治。因皮肤破损而不能灸处，用温灸器敞盖烟熏20分钟。

灸后情况 灸后半个月出现腹痛，后持续1个月排出黏性黄大便。

二诊（7月8日） 温灸近50天，大便已正常，面肿消失，下肢肿好转，面部皮肤已有光泽。精神佳，手掌灸后脱皮即痊愈，只有左侧胸部有一块皮肤显硬，腘窝处皮肤显硬、厚且痒，已无渗液。灸处出痒疹，之后自愈。原先须服用中药及西药安眠药，灸后停服，睡眠佳，心悸症状缓解。现脉搏85次/分钟。嘱坚持灸治以期巩固。

随访 1970年10月1日患者来信说，其从1966年4月患剥脱性皮炎，住院8个月，采用中西医各种疗法治疗未能根治。自1968年5月起用温灸治疗，经过1年多的灸治，到1969年底病已痊愈。

马老评按 剥脱性皮炎的病因与荨麻疹有相同之处，常因胃肠功能失调，又外受风寒侵袭而患。临床实践中常见温灸后排下异常大便，病情即见好转，这就证明了此病与胃肠积滞有关，但其病根在肾脏。《黄帝内经》说："肾为胃之关，关门不利，故胃气不转。"胃传导功能异常连带大便异常，肠有积滞则产生内热，容易受外来风寒侵袭而引发各种疾病。肺与大肠相表里，肺主皮毛，容易发生皮肤病；肾主水，肾功能失调则能引起水肿；肝主疏泄，肝功能失调则使气逆上行，病情进一步发展。凡痒疮皆属心脏；脾主消化，消化功能正常才能帮助其余四脏正常运转。故按此思路拟了上列灸穴，使患者数年之病渐渐痊愈，同时患者身体也更健康。

第五节　银　屑　病

病因　本病多因风湿热邪阻滞肌肤或颈项多汗，硬领摩擦等所致；或病久耗伤阴液，营血不足，血虚生风生燥，肌肤失养而成。

症状　皮肤生癣，坚硬如牛皮，面积大小不一，小者宽 2 ~ 3 寸，大者宽 3 ~ 4 寸，长 7 ~ 8 寸，甚至全身多处生癣，刺痒难忍。

治疗　先止痒，灸患处每处 30 分钟，上午、下午各灸 1 组。如癣片多，每次以一温灸器药燃完为止。待症状减轻后，再加下穴灸治。

银屑病灸方

灸序	穴名	穴数	灸穴位置	施灸时间
第 1 次	肺俞	2	背后第 3 胸椎棘突下两旁 1.5 寸	各灸 25 分钟
	曲池	2	两肘屈时横纹头	各灸 25 分钟
第 2 次	膈俞	2	背后第 7 胸椎棘突下两旁 1.5 寸	各灸 25 分钟
	大陵	2	两手掌腕横纹正中	各灸 25 分钟
第 3 次	脾俞	2	背后第 11 胸椎棘突下两旁 1.5 寸	各灸 25 分钟
	血海	2	两膝盖内上角往上 2 寸	各灸 25 分钟
第 4 次	肾俞	2	背后第 2 腰椎棘突下两旁 1.5 寸	各灸 30 分钟
	然谷	2	两足内踝尖下 1 寸往前 2 寸	各灸 25 分钟

灸序	穴名	穴数	灸穴位置	施灸时间
第5次	关元	1	脐下 3 寸	灸 30 分钟
	曲骨	1	脐下 5 寸（横骨上沿）	灸 30 分钟
	三阴交	2	两足内踝尖上 3 寸	各灸 25 分钟
第6次	三焦俞	2	背后第 1 腰椎棘突下两旁 1.5 寸	各灸 25 分钟
	支沟	2	两手背腕横纹正中上 3 寸	各灸 25 分钟

施灸注意

（1）每天灸 1 组穴，6 天灸完，每次灸完加灸脐 30 分钟，循环灸治，直到痊愈为止。

（2）所患面积小者，只灸患处亦能见到效果，面积大者需将上穴全部灸完。

（3）如是湿癣，可用温灸器敞盖烟熏患处。

>>> 病 案

病案一

刘某，男，49 岁，1960 年 12 月 11 日初诊。

病史 左腿患银屑病 15 年，每日刺痒难忍，须去医院进行红外线照射治疗后方能止痒。

现症 左下肢膝内下侧患银屑病，长 8 寸，宽 3 寸，皮肤紫黑，肿起 1 分厚，状如牛颈之皮，刺痒难忍。

诊断 银屑病。

治疗 1960 年 12 月 11 日用温灸法治疗。

灸方 曲池、血海各 25 分钟；患处全灸，每处 30 分钟。每天灸 1 ～ 2 次。

灸后情况

1961 年 11 月 3 日　王某（患者同事，马老邻居）说，患者灸后刺痒感减轻，连灸 3 天就无须去医院进行红外线照射治疗，灸到现在已近 1 年，皮肤已平，但若数日不灸会起水疱。

1962年5月5日　王某捎来口信说，患者现在已无刺痒感，数日不灸也不起水疱，为巩固疗效，仍继续灸治。

随访　1963年3月5日王某捎来口信说，患者去年一个冬天未灸，至今未复发。

病案二

李某，男，49岁，天津，1965年9月20日初诊。

病史　两手掌腕横纹以上生银屑病已3年多，刺痒难忍，经医院治疗无效，皮损面积越来越大。

现症　两手掌腕横纹上生银屑病一处，长3寸，宽2寸，皮肤肿起坚硬，刺痒难忍。

诊断　银屑病。

治疗　1965年9月20日经张树仁（张、李二人同向老中医程价三学医）介绍用温灸法治疗。灸患处，每处灸30分钟，1次全灸完，每天灸1～2次，直到痊愈为止。

灸后情况　1965年11月1日张某来时说，灸3天后刺痒感减轻，之后皮损处渐生新皮，现在已基本痊愈。许多老中医见之都称为奇迹。

第六节　湿疹、疥疮

病因　湿疹病因复杂，内因如慢性消化系统疾病、精神紧张、失眠、过度疲劳、情绪变化、内分泌失调、感染、新陈代谢障碍等，外因如生活环境、气候、食物等均可引起湿疹。疥疮是由疥螨寄生在人体皮肤引起的。

症状　湿疹的症状为皮肤出现多数密集的粟粒大小的丘疹、丘疱疹或小水疱，基底潮红，逐渐融合成片，由于搔抓，丘疹、丘疱疹或水疱顶端呈明显的点状渗出及小糜烂面，边缘不清。疥疮的症状为红色丘疹、丘疱疹、小水疱、隧道、结节，奇痒难耐，影响睡眠。

治疗　按如下灸方治疗。轻症者只灸曲池、大陵即有效。

灸序	穴名	穴数	灸穴位置	施灸时间
第 1 次	肺俞	2	背后第 3 胸椎棘突下两旁 1.5 寸	各灸 25 分钟
	曲池	2	两肘屈时横纹头	各灸 25 分钟
第 2 次	膈俞	2	背后第 7 胸椎棘突下两旁 1.5 寸	各灸 25 分钟
	大陵	2	两手掌腕横纹正中	各灸 25 分钟
第 3 次	肝俞	2	背后第 9 胸椎棘突下两旁 1.5 寸	各灸 25 分钟
	太冲	2	两足大、次趾根上 2 寸	各灸 25 分钟
第 4 次	脾俞	2	背后第 11 胸椎棘突下两旁 1.5 寸	各灸 25 分钟
	三阴交	2	两足内踝尖上 3 寸	各灸 25 分钟
第 5 次	肾俞	2	背后第 2 腰椎棘突下两旁 1.5 寸	各灸 30 分钟
	复溜	2	太溪穴（内踝尖与跟腱之间凹陷处）上 2 寸	各灸 25 分钟

施灸注意

每天灸 1 组，5 天灸完，每次灸完用余热灸脐，循环灸治。

>>> 病 案

病案一

王某，女，52 岁，天津，1973 年 4 月 22 日初诊。

病史 1971 年 6 月患湿疹，温灸曲池、大陵各 25 分钟，连灸 4 天痊愈。半年前再次发病，去医院治疗未效。

现症 两手掌及下肢有诸多水泡，双侧小腿后侧有脓疮，刺痒难忍。

诊断 湿疹。

治疗 1973 年 4 月 22 日开始用温灸法治疗。

灸方 ①曲池、大陵各 25 分钟；②劳宫、三阴交各 25 分钟。每天 1 组穴，2 天灸

灸后情况 1973 年 5 月 5 日告知马老，初灸大陵时刺痒难忍，第 2 次即不痒。灸至今日已半月，现两手掌脱皮，其他处已不再生新疹。至 5 月 17 日手掌全部脱皮后痊愈。5 月 20 日，因吃蒜薹和香椿，两手掌又起湿疹、小水疱，仍按前穴灸治，加灸肺俞、尺泽各 25 分钟，灸后痊愈，未复发。

病案二

孙某，女，42 岁，山东，2014 年 5 月初诊。

病史 患湿疹多年，每于春夏之交手起水疱，遍寻中药治疗，但不见效果。

治疗 2014 年 5 月用温灸法治疗。

灸方 以湿疹 5 次穴灸方灸治。

灸后情况 灸 2 周后痊愈，之后一直未复发。

病案三

郝某，男，53 岁，北京，2019 年 9 月 23 日初诊。

病史 患者 10 年前无明显诱因双足底出现大片湿疹，右足较重，可见明显的小水疱，瘙痒剧烈。间断给予药膏涂抹治疗后好转，停药后病情反复，一直间断治疗至今。最近 1 月加重。

现症 面色晦暗，自觉乏力，腹部胀满；双足底部丘疹和水疱密集成片，边缘弥散不清，局部溃烂，有液体渗出。睡眠差，纳可。舌体胖大，苔白腻，脉滑数。小便黄，大便溏，日行 2 ~ 3 次。

诊断 湿疹（脾虚湿盛型）。

治疗 2019 年 9 月 23 日于北京朝阳中西医结合急救中心温灸治疗。

灸方 ①肺俞、曲池各 25 分钟；②膈俞、大陵各 25 分钟；②肝俞、太冲各 25 分钟；④脾俞、三阴交各 25 分钟；⑤肾俞、复溜各 25 分钟；⑥大肠俞、天枢各 25 分钟。每天 1 组穴，每次加灸患处 30 分钟，循环灸治。

灸后情况

9 月 26 日 自述瘙痒剧烈，此为排毒反应。

10 月 17 日　国庆期间因饮酒，未灸。患者面色较前明显有光泽，舌红，苔白腻，脉滑数。腹部胀满明显减轻，大便成形，日 1 次。双足湿疹处无液体渗出，左侧湿疹皮损处已结痂，右侧湿疹皮损处有新鲜皮肤长出，睡眠明显好转，但湿疹瘙痒感减轻不明显。调整灸方为：①肺俞、曲池各 25 分钟；②膈俞、大陵各 25 分钟；③劳宫、尺泽各 25 分钟；④血海、三阴交各 25 分钟。每天灸 2 组穴，每次加灸患处 30 分钟，循环灸治。

11 月 10 日　患者精神好，面色红润有光泽，自述近来疲劳感消失。纳可，睡眠好，舌红，苔白，脉滑数，二便正常。双足湿疹处的结痂已完全消退，新鲜皮肤发红、光滑，瘙痒感未完全消除。

12 月 11 日　患者面色红润有光泽，自述近来精力充沛。双足皮肤肤色正常，光滑，无瘙痒感。纳可，眠可，舌红，苔白，脉滑数，二便正常。

调整灸方为常规灸方，加灸心俞、神门各 25 分钟，共 6 组穴循环灸治，每天 1 组，每天灸患处 30 分钟，以期巩固调理。

临床体会

（1）温灸治疗湿疹甚效，轻症者只灸曲池、大陵即可。

（2）温灸治疗期间，患者应注意规律生活。病案二的患者是一位女教师，治疗期间患者饮食、起居比较规律，未饮酒、熬夜，故虽病程较长但仍快速取效。

附：治疗黄水疮

（1）以湿疹、疥疮 5 次穴灸方治疗。

（2）用敞盖温灸器点燃艾绒烟熏患处 30 分钟，每天 1～2 次，直到痊愈为止。

第七节　白塞综合征（狐惑）

病因　本病病因尚不明确，可能与遗传因素、病原体感染有关。中医认为本病是因感染虫毒，湿热不化而致。

症状　主要表现为复发性口腔和生殖器溃疡、眼炎、皮肤病变，患者还伴有全身系统的病变。

临床体会 本病中医名"狐惑",西医名"白塞综合征",属于皮肤科疾病。马老认为,本病由肝经而来。肝经之脉起于足大趾甲外角大敦穴,循下肢内侧上行入阴正中,左右相交环绕阴器上抵小腹,会于曲骨、中极、关元,分左右上行,循章门至期门处。其支者由期门上贯膈(因行深处故无穴),循胸部入咽喉,经面部上行与督脉相会于百会。狐惑之病正循肝经由阴部与咽喉发出,调理肝经及相关经络,病即迅速而愈。

>>> 病 案

邢某,女,26岁,已婚,天津,1983年4月1日初诊。

病史 自1977年开始经常出现口腔溃疡,反复发作,平素手足凉,有时出汗。1980年夏发现阴部溃疡,在某医院被诊断为"白塞综合征",经治疗,症状消失,后有反复,并出现肛裂。

现症 阴部溃疡,流脓样物,阴痒,肛门裂痛,口腔溃疡,易生气着急,心悸,睡眠多梦,易感冒,感冒时体温常达38.5 ℃以上,纳差,大便秘结,小便黄,全身无力,工作时手抖。

诊断 白塞综合征。

治疗 1983年4月1日开始用温灸法治疗。

灸方 ①关元、中极各30分钟,三阴交25分钟;②期门30分钟,太冲25分钟;③命门、巨阙各30分钟,曲泉25分钟。每天用温灸器敞盖烟熏阴部溃疡处和肛裂处30分钟。

灸后情况

1983年4月23日 温灸3天后,口腔溃疡基本痊愈,仅舌尖还有一点溃疡,阴道流出白脓物,走路时觉下肢有力。后以妇科病灸方循环灸治,1个月后症状消失。

第八节 发 际 疮

病因 本病多因内郁湿热，受风火外袭而患。

症状 多发于项后发际，患者先觉刺痒，后生如粟米形之疮，或大如红枣，顶白肉赤，质坚硬，痛痒明显，破溃流水。亦有浸淫发内者，轻者时好时发，重者日久不愈。

治疗 轻者只灸患处即愈，重者以发际疮灸方治疗。

发际疮灸方

灸序	穴名	穴数	灸穴位置	施灸时间
第1次	风池	2	低头时两耳后发际凹陷处	各灸 25 分钟
	悬钟	2	两足外踝尖上 3 寸	各灸 25 分钟
第2次	曲池	2	屈肘时肘横纹头处	各灸 25 分钟
	大陵	2	两手掌腕横纹正中	各灸 25 分钟

施灸注意

（1）每天灸 1 组穴，2 天灸完，循环灸治，直到痊愈为止。

（2）每次先灸患处 25 分钟，可止痒、痛，之后再灸上穴。

>>> 病 案

沈某，男，27 岁，河北省，1975 年 7 月 23 日初诊。

主诉 项后发际生疮，量多，屡治不愈。

现症 项后发际生疮，大者如大枣，疮上有孔，小者如小米粒，数量多，刺痒、疼痛。

诊断 发际疮。

治疗 1975 年 7 月 23 日用温灸法治疗。

灸方 患处每处灸 30 分钟，每日灸 1 次。

灸后情况 施灸时患者觉舒适，刺痒，但无疼痛感，故每次灸治均超时，连灸 10 天痊愈。

第九节 腋 臭

《黄帝内经·金匮真言论》说，五脏功能失调则各有臭味发出，心脏失调为焦臭，肝脏失调为臊臭，脾脏失调为香臭，肺脏失调为腥臭，肾脏失调为腐臭。腋臭为心脏功能失调发出的臭味，多由肝经湿热上冲心脏而来。

病因 本病发病机制尚不明确，可能与遗传因素、腋窝部的大汗腺有关。天气炎热时、剧烈运动后出汗较多，味道可加重。

症状 腋下一侧或两侧汗出增多、色黄，有臭味。轻者味小，重者味大，臭不可闻，冬季汗虽少，但其味不止。

治疗 腋窝患处灸 30 分钟，严重者加灸太冲 25 分钟，每天 1 次，直到治愈为止。

临床体会 连灸 3～4 天，患者汗出可减少，臭味渐止，坚持灸治一段时间以防复发。

第十节 鹅 掌 风

病因 中医认为本病多因人体气血不足，虫邪乘虚侵袭，使风湿诸邪凝聚皮肤，气血不能荣润，皮肤失养所致，还可因虫毒沾染引发。

症状 初起多发于一侧手指间或鱼际处，皮损为边界明显的红斑脱屑，整个手掌坚硬且厚，皮肤干燥、破裂，皮肤出现水疱或糜烂，可自觉瘙痒或无痒感。

治疗 灸患处 30 分钟。无法施灸处，用温灸器敞盖烟熏 30 分钟，每天 1 次，直到痊愈为止。

第十一节 灰 指 甲

病因 本病多由皮肤癣菌侵犯甲床导致。

症状　主要表现为患者甲板浑浊、增厚、分离、变色、萎缩，甚至脱落、翘起，表面凹凸不平。

治疗　温灸器敞盖烟熏患处30分钟，每天1次，直到痊愈为止。

第十二节　酒　渣　鼻

《黄帝内经》说：肺开窍于鼻，鼻尖属脾，两旁属胃，胃是脾之腑，在五脏相生即土（脾）生金（肺）。

病因　中医认为本病多因胃中积热上蒸于肺，若复感风寒，遂致血凝于鼻尖，而成此病。西医认为本病病因尚不明确，毛囊虫及局部反复感染是发病的重要因素，嗜烟酒、食刺激性食物、消化道功能紊乱、内分泌功能失调、精神刺激、日晒、受寒、受风等均可诱发和加重本病。

症状　好发于鼻尖和鼻翼部，常对称分布，皮损表现为红斑、毛细血管扩张和有炎症的毛囊丘疹及脓疱。

酒渣鼻灸方

灸序	穴名	穴数	灸穴位置	施灸时间
第1次	中脘	1	剑突与脐连线正中	灸30分钟
	足三里	2	两外膝眼下3寸	各灸30分钟
第2次	下脘	1	脐上2寸	灸30分钟
	天枢	2	脐两旁2寸	各灸30分钟
	气海	1	脐下1.5寸	灸30分钟
第3次	期门	2	两乳头下4寸	各灸30分钟
	太冲	2	两足大、次趾根往上2寸	各灸25分钟
第4次	膈俞	2	背后第7胸椎棘突下两旁1.5寸	各灸25分钟
	膻中	1	两乳头正中	灸30分钟
	巨阙	1	剑突下2寸	灸30分钟

灸序	穴名	穴数	灸穴位置	施灸时间
第5次	胃俞	2	背后第12胸椎棘突下两旁1.5寸	各灸25分钟
	三阴交	2	两足内踝尖上3寸	各灸25分钟
第6次	肺俞	2	背后第3胸椎棘突下两旁1.5寸	各灸25分钟
	太渊	2	两手掌腕横纹外头	各灸25分钟
第7次	风池	2	低头时两耳后发际凹陷处	各灸25分钟
	悬钟	2	两足外踝尖上3寸	各灸25分钟
第8次	曲差	2	鼻上入发际0.5寸两旁1.5寸	各灸25分钟
	飞扬	2	两膝腘横纹至踝关节正中向外斜下1寸	各灸30分钟
第9次	耳和髎	2	两耳前锐发下动脉处	各灸25分钟
	合谷	2	两手背第1、2掌骨间，当第2掌骨桡侧中点处	各灸25分钟
第10次	肾俞	2	背后第2腰椎棘突下两旁1.5寸	各灸30分钟
	照海	2	两足内踝尖下1寸	各灸25分钟

施灸注意

（1）每天灸1组穴，10天灸完，每次灸完加灸脐30分钟，循环灸治，直到痊愈为止。

（2）如有大便秘结，先灸左大横、承山各30分钟，待大便通畅后再改灸上穴。

第七章

五官科疾病

第一节　齿　痛

病因　本病多因牙周炎、牙龈炎、龋齿等导致。

症状　主要表现为齿痛，牙龈肿胀，咀嚼困难，口渴口臭，或时痛时止，遇冷热刺激痛、面颊部肿胀等。但其轻重程度大有不同。轻者感觉上齿或下齿有疼痛感，时痛时止；重者痛剧烈，使人坐立不安，饮食受阻，精神紧张。

《黄帝内经》云："当有所犯大寒，内至骨髓，髓者以脑为主，脑逆，故令头痛，齿亦痛。"

治疗　以下列齿痛7次穴灸方治疗。初患齿痛时，患者若对冷热感觉灵敏，这是因牙釉质被蚀有孔洞，可去口腔医院进行修补治疗。

齿痛灸方

灸序	穴名	穴数	灸穴位置	施灸时间
第1次	大迎	2	两耳下颊车往前1.3寸凹陷处	各灸25分钟
	合谷	2	两手背第1、2掌骨间，当第2掌骨桡侧中点处	各灸25分钟
第2次	下关	2	两耳柱前1寸凹陷处	各灸25分钟
	足三里	2	两外膝眼下3寸	各灸30分钟
第3次	地仓	2	两口角外0.4寸	各灸25分钟
	冲阳	2	两足踝横纹中央下1.5寸	各灸25分钟
第4次	风池	2	低头时两耳后发际凹陷处	各灸25分钟
	悬钟	2	两足外踝尖上3寸	各灸25分钟
第5次	厥阴俞	2	背后第4胸椎棘突下两旁1.5寸	各灸25分钟
	少海	2	两胳膊伸直肘横纹内头	各灸25分钟
第6次	巨髎	2	鼻孔两旁0.8寸	各灸25分钟
	复溜	2	两足内踝尖后上2寸	各灸25分钟

灸序	穴名	穴数	灸穴位置	施灸时间
第7次	角孙	2	两耳尖上入发际	各灸 25 分钟
	阳谷	2	两手背腕横纹外头	各灸 25 分钟

施灸注意

（1）每天灸 1 组穴，7 天灸完，每次灸完加灸脐 30 分钟，循环灸治，直到痊愈为止。

（2）若疼痛严重，先灸痛处穴以止痛，亦可 1 日灸 2 组穴。

（3）齿痛日久缠绵不愈者，加灸肾俞、太溪各 30 分钟，与上方一同循环灸治。

（4）有牙龈萎缩者，加灸脾俞、三阴交各 25 分钟，与上方一同循环灸治。

（5）感冒者先灸风门、阳陵泉各 25 分钟。

（6）大便秘结者先灸左大横、承山各 30 分钟。

>>> 病 案

▍病案一▍

路某，男，51 岁，天津，1969 年 10 月 15 日初诊。

现症 左侧下牙疼痛严重，进食受阻。

诊断 下齿痛。

治疗 1969 年 10 月 15 日用温灸法治疗。

灸方 下关、合谷各 25 分钟。

灸后情况 灸左侧下关后感觉舒适，灸时延长至 1 小时，再灸左侧合谷 1 小时，灸完疼痛立止。

▍病案二▍

孙某，女，56 岁，天津，1975 年 2 月 1 日初诊。

病史 10 天前突患下齿痛，疼痛波及半侧面部，曾服药 10 余天未愈。

现症 下齿痛波及半侧面部，以致进食受阻。

诊断　齿痛。

治疗　1975 年 2 月 1 日用温灸法治疗。

灸方　下关、大迎、合谷各灸 25 分钟。

灸后情况　灸完疼痛未止。怀疑其可能是受风寒引起齿痛。2 月 2 日改灸风池、列缺、合谷各 25 分钟，灸完即感觉舒适，灸 3 天后痊愈。

临床体会　这个患者的情况与《黄帝内经》所载的因受风寒所患的"头痛与齿痛"相符合，只灸齿痛穴未见好转，但加灸风池和列缺而痊愈，说明是风寒侵袭导致齿痛。这也提示我们施灸时要根据病情灵活调整穴位。另有一患者马某，在 1969 年 9 月 12 日来时说，患齿痛，痛如锥刺，灸患侧中泉穴 30 分钟，疼痛立止，牙龈肿胀亦消失。

马老评按　中泉为经外奇穴，穴位在阳溪、阳池之间，不治齿痛，疑是否灸到阳溪穴所致。

第二节　鼻　炎

病因　病毒、细菌、变应原、各种理化因子均可引起鼻炎发生，受凉、吸入尘埃、吸烟过多、药物中毒、营养缺乏导致免疫力下降时也可诱发鼻炎。

症状　临床表现为突然鼻塞、鼻痒、打喷嚏、流涕，患者嗅觉下降，可伴有头痛、头晕、食欲不振、乏力、记忆力减退、失眠等。

鼻炎灸方

灸序	穴名	穴数	灸穴位置	施灸时间
第 1 次	风池	2	低头时两耳后发际凹陷处	各灸 25 分钟
	悬钟	2	两足外踝尖上 3 寸	各灸 25 分钟
第 2 次	风门	2	背后第 2 胸椎棘突下两旁 1.5 寸	各灸 25 分钟
	飞扬	2	两膝腘横纹至踝关节正中向外斜下 1 寸	各灸 30 分钟

灸序	穴名	穴数	灸穴位置	施灸时间
第3次	神庭	1	鼻上入发际0.5寸	灸25分钟
	囟会	1	神庭穴上1.5寸	灸25分钟
	合谷	2	两手背第1、2掌骨间，当第2掌骨桡侧中点处	各灸25分钟
第4次	曲差	2	神庭穴两旁1.5寸	各灸25分钟
	昆仑	2	两足外踝尖后凹陷处	各灸25分钟
第5次	巨髎	2	鼻孔两旁0.8寸	各灸25分钟
	足三里	2	两外膝眼下3寸	各灸30分钟
第6次	肺俞	2	背后第3胸椎棘突下两旁1.5寸	各灸25分钟
	太渊	2	两手掌腕横纹外头	各灸25分钟

施灸注意

每天灸1组穴，6天灸完，每次灸完加灸脐30分钟，循环灸治，直到痊愈为止。

临床体会 临床中鼻炎患者较多，有的只灸风门、飞扬1组穴，数年之病1次见效，灸2次后鼻塞可通，但须多灸时日才能痊愈。

>>> 病 案

某女，48岁，山东，2020年9月7日初诊。

病史 患鼻炎8年，反复发作，经治疗时有缓解，但停药又犯，每年秋季加重。曾用多种方法，如服用中西药物、注射鼻炎针等治疗，均未见效。

现症 2020年8月底鼻炎加重，每天打喷嚏、流涕不断，且打喷嚏过多导致肌肉酸痛，服用各种药物效果不佳。同时伴有胃脘胀满。

诊断 鼻炎。

治疗 2020年9月7日开始用温灸法进行治疗。

灸方 ①风门、飞扬各25分钟；②风池、悬钟各25分钟；③中脘、巨髎、足三里各25分钟；④期门、太冲各25分钟。每天灸1次，4天灸完，每次灸完用温灸器余热灸脐30分钟。

灸后情况 前2天温灸时患者出现流涕不止的现象。灸至第3天，患者胃胀症状减轻，打喷嚏次数减少，肌肉酸疼感减轻，全身感觉轻松。灸至第5天，患者流涕停止，但在吹到凉风时打喷嚏仍加重。

孔霞老师点评 根据患者症状，先予以缓解流涕、喷嚏和胃脘胀满的灸方。在施灸的第1天和第2天，患者出现流鼻涕加重的情况，这是灸后排病反应，无须担心，继续灸治，症状通常很快减轻。

二诊 请教孔老师调整灸方：①风门、飞扬各25分钟；②风池、悬钟各25分钟；③神庭、囟会、合谷各25分钟；④中脘、巨髎、足三里各25分钟；⑤曲差、昆仑各25分钟；⑥关元、曲骨各30分钟，三阴交25分钟；⑦期门、太冲各25分钟；⑧肾俞、照海各25分钟；⑨肺俞、太渊各25分钟。每天灸1次，9天灸完，每次灸完用温灸器余热灸脐30分钟。

三诊 灸至第10天，患者胃脘胀满缓解。继续按二诊灸方灸治1个循环，鼻炎完全缓解。此后予以巩固性调理，灸方如下。①中脘、足三里各25分钟；②肺俞、尺泽各25分钟；③神庭、囟会、合谷各25分钟。每天灸1次，3天灸完，每次灸完用温灸器余热灸脐30分钟。

编者按 鼻炎，尤其是过敏性鼻炎，发病率高、致病原因复杂、复发率高，甚至引发哮喘及其他疾病。但是，目前并没有很好的治疗方法，中药调理具有一定优势，但大多需要长期服用，这对患者来说本身就是一个"挑战"。

马少群先生让我们看到了灸法治疗鼻炎的潜能。马老在数十年的临床实践中，发现风门、飞扬这组穴对各种鼻炎极其有效，并且认为治疗鼻炎离不开对肺、脾、肝、肾的调理，在整体观念指导下拟定的灸方，可获得良好的疗效。

第三节 鼻 衄

病因 中医认为肝火、胃火、风热犯肺、肾精亏虚等可导致鼻衄。外伤、思虑过度、血友病、白血病等亦可导致本病发生。妇女月经期间亦可能发生鼻衄，为代偿性月经。

症状 患者多为一侧鼻腔出血，也有两侧鼻腔同时出血者，而出血量不同。如为鼻黏膜出血，则无其他异状，若为头痛、脑病或因心神不宁而致者，发作时则出血量必多，甚至出现贫血症状，表现为颜面苍白、头痛、眩晕、耳鸣、全身倦怠，有时失神。

鼻衄灸方

灸序	穴名	穴数	灸穴位置	施灸时间
第1次	上星	1	鼻上入发际1寸	灸25分钟
	哑门	1	项后正中入发际0.5寸	灸25分钟
	合谷	2	两手背第1、2掌骨间，当第2掌骨桡侧中点处	各灸25分钟
第2次	大椎	1	项后第7颈椎棘突下凹陷处	灸30分钟
	身柱	1	背后第3胸椎棘突下凹陷处	灸30分钟
	郄门	2	两手掌腕横纹正中上5寸	各灸25分钟
第3次	风门	2	背后第2胸椎棘突下两旁1.5寸	各灸25分钟
	飞扬	2	两膝腘横纹至踝关节正中向外斜下1寸	各灸30分钟
第4次	风池	2	低头时两耳后发际凹陷处	各灸25分钟
	悬钟	2	两足外踝尖上3寸	各灸25分钟
第5次	心俞	2	背后第5胸椎棘突下两旁1.5寸	各灸25分钟
	神门	2	两手掌腕横纹内头	各灸25分钟
第6次	劳宫	2	两手掌掌心正中间	各灸25分钟
	曲泉	2	两膝屈时腘横纹头	各灸25分钟
第7次	曲差	2	鼻上入发际0.5寸两旁1.5寸	各灸25分钟
	昆仑	2	两足外踝尖后凹陷处	各灸25分钟

施灸注意

（1）每天灸1组穴，7天灸完，每次灸完加灸脐30分钟，循环灸治，直到痊愈为止。

（2）感冒者先灸风门、阳陵泉各25分钟。大便秘结者先灸左大横、承山各30分钟。

（3）对于肝阳上亢引起的鼻衄，可灸涌泉30～60分钟，灸1～2次即愈。

第四节　耳鸣、耳聋

病因　耳鸣可由于血管性疾病、听力受损、头颈部外伤、中耳堵塞、颞下颌关节紊乱等原因引起。耳聋分为先天性耳聋和后天性耳聋，先天性耳聋与遗传、母亲分娩时的感染有关，后天性耳聋与年龄、噪声污染等有关。

症状　耳鸣患者自觉耳内有蝉鸣声、嗡嗡声、搏动声等多种声音，单耳或双耳都可出现，日久不愈能致耳聋。耳聋患者因听力损伤的程度不同，其表现也不同，轻者能听到大声音，小声音听不清，重者大声音也听不见或听不清楚。

耳鸣、耳聋灸方

灸序	穴名	穴数	灸穴位置	施灸时间
第1次	中脘	1	剑突与脐连线正中	灸30分钟
	足三里	2	两外膝眼下3寸	各灸30分钟
第2次	期门	2	两乳头下4寸	各灸30分钟
	太冲	2	两足大、次趾根上2寸	各灸25分钟
第3次	风池	2	低头时两耳后发际凹陷处	各灸25分钟
	悬钟	2	两足外踝尖上3寸	各灸25分钟
第4次	听会	2	两耳耳屏凹陷处	各灸25分钟
	合谷	2	两手背第1、2掌骨间，当第2掌骨桡侧中点处	各灸25分钟

灸序	穴名	穴数	灸穴位置	施灸时间
第 5 次	肾俞	2	背后第 2 腰椎棘突下两旁 1.5 寸	各灸 30 分钟
	照海	2	两足内踝尖下 1 寸	各灸 25 分钟
第 6 次	天容	2	两耳下 0.8 寸后 0.5 寸	各灸 25 分钟
	阳谷	2	两手背腕横纹外头	各灸 25 分钟
第 7 次	头窍阴	2	两耳后完骨上沿	各灸 25 分钟
	外关	2	两手背腕横纹正中上 2 寸	各灸 25 分钟
第 8 次	心俞	2	背后第 5 胸椎棘突下两旁 1.5 寸	各灸 25 分钟
	神门	2	两手掌腕横纹内头	各灸 25 分钟
第 9 次	肝俞	2	背后第 9 胸椎棘突下两旁 1.5 寸	各灸 25 分钟
	章门	2	两臂屈肘夹紧两侧肋骨时肘尖正对处，第 11 肋的游离端下方	各灸 30 分钟

施灸注意

每天灸 1 组穴，9 天灸完，每次灸完加灸脐 30 分钟，循环灸治，直到痊愈为止。

第五节　中　耳　炎

病因　多因病原体感染、咽鼓管功能障碍等引发，吸烟过度、耳道异物、感冒、免疫力降低等是中耳炎的诱发因素。

症状　可表现为耳痛、耳道流水或流脓，听力下降，耳鸣。若感染还可导致全身症状，如高热、呕吐、腹泻等。

中耳炎灸方

灸序	穴名	穴数	灸穴位置	施灸时间
第1次	风池	2	低头时两耳后发际凹陷处	各灸 25 分钟
	悬钟	2	两足外踝尖上 3 寸	各灸 25 分钟
第2次	听会	2	两耳耳屏凹陷处	各灸 25 分钟
	合谷	2	两手背第 1、2 掌骨间，当第 2 掌骨桡侧中点处	各灸 25 分钟
第3次	天容	2	两耳下 0.8 寸后 0.5 寸	各灸 25 分钟
	阳谷	2	两手背腕横纹外头	各灸 25 分钟
第4次	头窍阴	2	两耳后完骨上沿	各灸 25 分钟
	外关	2	两手背腕横纹正中上 2 寸	各灸 25 分钟
第5次	肾俞	2	背后第 2 腰椎棘突下两旁 1.5 寸	各灸 30 分钟
	束骨	2	两足小趾外侧本节后	各灸 25 分钟

施灸注意

每天灸 1 组穴，5 天灸完，每次灸完加灸脐 30 分钟，循环灸治，直到痊愈为止。

第六节　咽喉疾病

一、咽炎

病因　急性咽炎多因病毒、细菌感染，空气干燥或粉尘等环境因素刺激引发；慢性咽炎多由急性咽炎反复发作、迁延不愈而来，烟酒、食物刺激及粉尘等不良环境影响、扁桃体炎、牙周炎等亦可引发慢性咽炎。精神紧张者及教师等群体易患本病。

症状　急性者表现为咽部灼热、发痒、干燥不适，患处黏膜潮红肿胀，吞咽时感觉疼痛，可伴有发热、畏寒等全身症状。慢性者咽部干燥、发痒、有异物感、分泌物不易咳出，各症感觉轻微，全身症状不明显，每日晨起有刺激性干咳，伴有恶心、干呕。

二、喉炎

病因　喉炎有急性、慢性2种。急性喉炎多因感冒而患，或因吸入有害气体和粉尘、外伤等而患；慢性喉炎多因急性喉炎反复发作、迁延不愈而来，吸烟过多、过度发音、咽部慢性炎症、胃酸反流等也可导致本病。

症状　成人患急性喉炎时主要表现为喉部有灼热瘙痒感，患者声音变得粗糙、嘶哑，咳嗽，咳痰，吞咽时觉疼痛，常发生于感冒后，可伴有鼻塞、流涕、咽痛、发热、畏寒、乏力等症状。小儿患急性喉炎表现为声音嘶哑、犬吠样咳嗽、吸气性喉喘鸣和吸气性呼吸困难。

慢性者喉咙干涩发痒、疼痛，声音嘶哑，咳嗽频发，咳黏稠之痰，觉头重及有轻度身体违和感。

咽炎和喉炎这两种病虽病位很近，但其症状稍有不同，温灸治疗时系取同穴，其中第7组穴兼治嘶哑失声。

咽喉炎灸方

灸序	穴名	穴数	灸穴位置	施灸时间
第1次	风门	2	背后第2胸椎棘突下两旁1.5寸	各灸25分钟
	天突	1	胸骨上窝正中	灸30分钟
	华盖	1	天突下2寸	灸30分钟
第2次	天鼎	2	结喉两旁3寸往下1寸	各灸25分钟
	合谷	2	两手背第1、2掌骨间，当第2掌骨桡侧中点处	各灸25分钟
第3次	风池	2	低头时两耳后发际凹陷处	各灸25分钟
	悬钟	2	两足外踝尖上3寸	各灸25分钟
第4次	风府	1	项后正中入发际1寸	灸25分钟
	身柱	1	背后第3胸椎棘突下凹陷处	灸25分钟
	然谷	2	两足内踝尖下1寸往前2寸	各灸25分钟

灸序	穴名	穴数	灸穴位置	施灸时间
第5次	膈俞	2	背后第7胸椎棘突下两旁1.5寸	各灸25分钟
	膻中	1	两乳头正中	灸30分钟
	巨阙	1	剑突下2寸	灸30分钟
第6次	肺俞	2	背后第3胸椎棘突下两旁1.5寸	各灸25分钟
	尺泽	2	两胳膊伸直肘横纹外头	各灸25分钟
第7次	颊车	2	两耳下0.8寸	各灸25分钟
	孔最	2	两手掌腕横纹外头上7寸	各灸25分钟

施灸注意

（1）每天灸1组穴，7天灸完，每次灸完加灸脐30分钟，循环灸治，直到痊愈为止。

（2）若大便秘结，先灸左大横、承山各30分钟，待大便通畅后再改灸上穴。

（3）若患感冒，可先灸第1组穴，然后再参考其他各病灸方施灸。

>>> 病　案

▌病案一

编者注　马老在72岁时（1974年11月下旬）患咽炎，自觉轻恶寒兼微热，现以病案形式将其治疗过程整理如下。

现症　咽部感觉不适，咽干，咳嗽，吐痰初为涕状，后为脓样黄痰，由鼻吸气后吐出，大如弹丸，咳嗽时由肺中所出痰量较少，证明痰在咽部，说话声音变为鼻音。

诊断　咽炎。

治疗　1974年11月22日用温灸法治疗。

灸方　①风门25分钟，昆仑25分钟；②风池25分钟，悬钟25分钟；③神庭25分钟，印堂25分钟，然谷25分钟；④肺俞25分钟，尺泽25分钟；⑤百会25分钟，风府25分钟，飞扬25分钟；⑥膈俞25分钟，膻中30分钟，巨阙30分钟；⑦天鼎25

分钟，合谷 25 分钟。每天灸 1 组，7 天灸完，每次灸完用余热灸脐，循环灸治，直到痊愈为止。

灸后情况 因马老长期温灸，对温灸适应度较高，故每天用 2 个温灸器同时灸 2 组穴（马老按：初患者日灸 1 组为宜）。灸后吐痰痛快，咳嗽、咽干渐止，连灸 7 天痊愈。将愈时稀痰变为黄色黏痰，如弹丸大，之后痰逐渐减少，但内含血块，最后鼻衄而愈。

临床体会 急性者可照方温灸穴位；慢性者需灸治较长时间，但灸后通常即觉舒适，干咳可减少，坚持温灸效果较好。

病案二

王某，男，14 岁，天津，1957 年 2 月 18 日初诊。

病史 患者 8 岁时患干咳，多家医院检查示肺部正常，因查不出何病其父甚为苦恼。马老建议其去耳鼻喉科检查（病可能在咽喉）。医院医生经过检查诊断其为"慢性喉炎"，并告知患者家属此病无药治疗。

现症 喉部觉痒，干咳连声不断，睡觉时也不止，喉结部显粗，咽部黏膜红肿，两颧色鲜红，说话声音嘶哑，身体发育不良。

诊断 慢性喉炎。

治疗 1957 年 2 月 18 日用温灸法于马老家中治疗。

灸方 ①风池、合谷各 15 分钟、膻中 20 分钟；②天鼎 15 分钟，天突 20 分钟，照海 15 分钟；③哑门、肺俞、尺泽各 15 分钟；④大杼、中府各 15 分钟，巨阙 20 分钟；⑤膈俞、然谷各 15 分钟，中脘 20 分钟。每天灸 1 组穴，5 天灸完，每次灸完加灸脐 30 分钟，循环灸治，直到痊愈为止。

灸后情况 灸完风池患者感觉舒适。2 月 21 日干咳时间间隔稍长。2 月 23 日灸完哑门穴，觉喉部轻松。灸到 2 月 25 日，干咳由未灸前连声不断到 1 分钟咳嗽 2 次。2 月 28 日，觉喉痒。3 月 1 日至 3 月 7 日未来灸治。3 月 8 日至 3 月 12 日干咳声音已小。3 月 14 日干咳 1 分钟 1 次。鼻生疮，觉热。

3 月 25 日患流行性感冒，灸神庭、百会、阳陵泉各 15 分钟（马老按：此时还未发现风门可治感冒）。3 月 27 日患者说感冒已愈。

4 月 3 日至 4 月 23 日未来灸治。4 月 26 日干咳 2 分钟 1 次。4 月 29 日至 5 月 9 日未来灸治。5 月 13 日至 6 月底未来灸治。7 月 6 日至 7 月 14 日未来灸治。7 月 15 日至 8 月 5 日干咳五分钟 1 次。

后续分别在 8 月 13 日、10 月 13 日、11 月 3 日各来灸治 1 次。这时白天干咳已止，只在夜间干咳，但声音已轻。两颧红色已消失，证明肺部热邪已祛除。

12 月 1 日又灸 1 次，患者说病已痊愈。共灸 65 天。

三、扁桃体炎

病因 本病多因感染、免疫力低下或邻近器官的急性炎症而发。猩红热、麻疹、流行性感冒等也可引发扁桃体炎。

症状 急性者表现为恶寒、发热、咽干、咽痒或咽痛，继之扁桃体红肿，吞咽困难。严重者两侧扁桃体肿大，阻碍饮食与呼吸，可有呕吐、昏睡、食欲不振、全身酸痛等症状。慢性者多有急性扁桃体炎反复发作史，可无急性者之症状，仅一侧或两侧的扁桃体微肿，吞咽时微痛，或有痉挛性呛咳。可伴随咳嗽、咳痰、流涕等症状。

扁桃体炎灸方

灸序	穴名	穴数	灸穴位置	施灸时间
第 1 次	风门	2	背后第 2 胸椎棘突下两旁 1.5 寸	各灸 25 分钟
	合谷	2	两手背第 1、2 掌骨间，当第 2 掌骨桡侧中点处	各灸 25 分钟
第 2 次	天鼎	2	结喉两旁 3 寸下 1 寸	各灸 25 分钟
	曲池	2	两肘屈肘横纹头	各灸 25 分钟
第 3 次	风池	2	低头时两耳后发际凹陷处	各灸 25 分钟
	悬钟	2	两足外踝尖上 3 寸	各灸 25 分钟
第 4 次	天突	1	胸骨上窝正中	灸 30 分钟
	华盖	1	天突下 2 寸	灸 30 分钟
	大陵	2	两手掌腕横纹正中	各灸 25 分钟

灸序	穴名	穴数	灸穴位置	施灸时间
第5次	颊车	2	两耳下 0.8 寸	各灸 25 分钟
	孔最	2	两手掌腕横纹外头上 7 寸	各灸 25 分钟

施灸注意

（1）每天灸 1 组穴，5 天灸完，每次灸完加灸脐 30 分钟，循环灸治，直到痊愈为止。

（2）若大便秘结，先灸左大横、承山各 30 分钟，待大便通畅后再改灸上穴。

（3）第 1 组穴可治发热。

>>> **病 案**

杨某，男，16 岁，天津，1960 年 3 月 23 日初诊。

病史 3 天前患感冒，发热，头痛，扁桃体肿痛，食欲不振。

现症 感冒，发热，头痛，扁桃体肿痛，食欲不振，大便秘结，小便黄。

诊断 急性扁桃体炎。

治疗 1960 年 3 月 23 日用温灸法居家治疗。

灸方 风门、合谷、列缺各 20 分钟，每天 1 次，直到痊愈为止，每次灸完用余热灸脐。

灸后情况 灸 1 次疼痛即减轻，热已退。又灸 2 次痊愈。

第七节 眼部疾病

中医认为眼和五脏密切相关：上下眼睑属脾，内外眦属心，白睛属肺，瞳仁属肾，瞳仁外黑圈属肝。马老以此为思路拟定出治病灸方。1963 年马老第一次尝试用温灸法治疗眼病，取得了初步效果。此后马老在实践中不断深入研究，最终创造出可治疗各种眼病的 10 次穴灸方。

在近年的临床实践中，很多中老年人常灸风池、百会，以此作为眼睛保健的方法，此方法对老花眼、视力模糊保健效果甚好。百会穴适合于长期使用温灸的人士日常保健之用，初用温灸者慎灸，慢性病和老年病患者须在身体下部灸通后再灸此穴。

眼病灸方

灸序	穴名	穴数	灸穴位置	施灸时间
第1次	上星	1	鼻上入发际1寸	灸30分钟
	中脘	1	剑突与脐连线正中	灸30分钟
	足三里	2	两外膝眼下3寸	各灸30分钟
第2次	瞳子髎	2	两眼外角后0.5寸	各灸25分钟
	丘墟	2	两足外踝尖前下0.5寸	各灸25分钟
第3次	期门	2	两乳头下4寸	各灸30分钟
	太冲	2	两足大、次趾根上2寸	各灸25分钟
第4次	巨髎	2	两鼻孔外0.8寸	各灸25分钟
	合谷	2	两手背第1、2掌骨间，当第2掌骨桡侧中点处	各灸25分钟
第5次	肝俞	2	背后第9胸椎棘突下两旁1.5寸	各灸25分钟
	大陵	2	两手掌腕横纹正中	各灸25分钟
第6次	头临泣	2	两瞳仁正上入发际0.5寸	各灸25分钟
	光明	2	两足外踝上5寸	各灸25分钟
第7次	风池	2	低头时两耳后发际凹陷处	各灸25分钟
	外关	2	两手背腕横纹正中上2寸	各灸25分钟
第8次	攒竹	2	两眼眉内头	各灸25分钟
	太渊	2	两手掌腕横纹外头	各灸25分钟
第9次	心俞	2	背后第5胸椎棘突下两旁1.5寸	各灸25分钟
	通里	2	两手掌腕横纹内头上1寸	各灸25分钟

灸序	穴名	穴数	灸穴位置	施灸时间
第 10 次	肾俞	2	背后第 2 腰椎棘突下两旁 1.5 寸	各灸 30 分钟
	复溜	2	两足内踝尖后上 2 寸	各灸 25 分钟

施灸注意

（1）每天灸 1 组穴，10 天灸完，每次灸完加灸脐 30 分钟，循环灸治，直到痊愈为止。

（2）10 岁以下小儿，每穴施灸时间减少 10 分钟。

一、角膜炎、白翳

病因

（1）角膜炎：细菌、病毒、真菌等感染角膜可引起本病，自身免疫性疾病和类风湿性关节炎患者可出现角膜炎，邻近组织炎症如结膜炎、巩膜炎、虹膜炎也可诱发本病。

（2）白翳：中医病名，是角膜炎病变后留下的瘢痕。

症状

（1）角膜炎：角膜浑浊，流泪畏光，眼部疼痛、眼睑痉挛等为其主要症状，伴有不同程度的视力下降、视物模糊。

（2）白翳：白翳发生在瞳仁则遮住瞳仁，轻者有透光处，故能视物，重者白翳完全遮住瞳仁，故不能视物。

治疗　以眼病 10 次穴灸方治疗。

二、巩膜炎、白内障

病因

（1）巩膜炎：病因不明确，可因自身免疫性疾病引起。全身性的炎症通常是本病的发病因素。

（2）白内障：老化、遗传、局部营养障碍、外伤、中毒、辐射等均可引起本病。

症状

（1）巩膜炎：表现为眼部不适或疼痛，伴有不同程度的视力下降，眼压轻微升高。

（2）白内障：主要表现为视物浑浊、模糊，色觉改变，患者感到眼前有朦胧感等。

摸诊 用手指压按百会、风池、眼四周、足三里、丘墟和复溜均压痛。

治疗 以眼病 10 次穴灸方治疗。

三、结膜炎

病因 病原微生物感染、光或各种化学物质的刺激均可成为致病因素。

症状 主要表现为结膜充血，患者眼睛发红、干涩、刺痒、疼痛、有异物感，眼球微痛，泪液及分泌物增多。

治疗 以结膜炎 4 次穴灸方治疗。

结膜炎灸方

灸序	穴名	穴数	灸穴位置	施灸时间
第1次	上星	1	鼻上入发际 1 寸	灸 30 分钟
	中脘	1	剑突与脐连线正中	灸 30 分钟
	足三里	2	两外膝眼下 3 寸	各灸 30 分钟
第2次	风池	2	低头时两耳后发际凹陷处	各灸 25 分钟
	大陵	2	两手掌腕横纹正中	各灸 25 分钟
第3次	瞳子髎	2	两眼外角后 0.5 寸	各灸 25 分钟
	丘墟	2	两足外踝尖前下 0.5 寸	各灸 25 分钟
第4次	巨髎	2	鼻孔两旁 0.8 寸	各灸 25 分钟
	合谷	2	两手背第 1、2 掌骨间，当第 2 掌骨桡侧中点处	各灸 25 分钟

施灸注意

每天灸 1 组穴，4 天灸完，每次灸完加灸脐 30 分钟，循环灸治，直到痊愈为止。

四、青光眼

马老按 曾经治疗一患者，自述先左眼视物不清，3 个月后右眼视物不清，去医院检查被诊断为"青光眼"，经手术治疗未效，且患者异常不适。以眼病 10 次穴灸方治疗，4 个月后症状消失。

五、泪腺炎

马老按 曾治一例 11 岁儿童。该患童于 1975 年 6 月右眼内眦肿如大枣，去医院检查被诊断为"泪腺炎"，经手术治疗未效。1976 年 1 月用温灸法治疗。灸方：①上星、印堂、少海各 20 分钟；②阳白、丘墟各 20 分钟；③四白、合谷各 20 分钟；④肝俞、命门、太冲各 20 分钟；⑤心俞、大陵各 20 分钟。每天灸 1 组穴，5 天灸完，每次灸完加灸脐 30 分钟，循环灸治。连灸 2 个月后痊愈。

六、睑腺炎（麦粒肿）

马老按 睑腺炎病情虽轻，但患者亦感不适。已用温灸治愈数人。灸患处 30 分钟，有 3 人 1 次灸完即痊愈；嘱一患者灸支正穴 25 分钟，灸 1 次即消肿，次日又灸 1 次痊愈。

>>> 病 案

▌病案一▐

贾某，女，42 岁，天津，1965 年 2 月 17 日初诊。

病史 患者自幼易患眼病，数年前眼球发红，屡治不效。

现症 右眼球发红，黑睛上见白翳，眼球浑浊，畏光流泪，视物不清，头胀痛，急躁易怒。

摸诊 眼四周、风池、合谷、丘墟均压痛。

诊断 角膜炎，白翳。

治疗 1965 年 2 月 17 日用温灸法治疗。

灸方 ①中脘、足三里各 30 分钟；②期门 30 分钟，太冲 25 分钟；③肝俞 25 分钟，命门 30 分钟，丘墟 25 分钟；④风池、合谷各 25 分钟。每天灸 1 组穴，4 天灸完，每次灸完加灸脐 30 分钟，循环灸治，直到痊愈为止。

二诊（2 月 28 日） 灸到第 3 天眼球不红，现在屋内视物已清楚，但还不能直视灯光和太阳反光处。嘱加灸：右侧丝竹空、阳白、攒竹各 20 分钟，双侧中渚 25 分钟，同前穴一起循环灸治。

随访 1965 年 8 月 23 日其女刘某来信说，患者病已痊愈。

病案二

范某，女，69 岁，天津，1978 年 7 月 19 日初诊。

病史 其子王某来说，患者 1 个月前左眼视物不清，素日急躁易怒，去某医院检查被诊断为"白内障"，治疗无效。

现症 左眼瞳仁有黑色角膜薄翳。

诊断 白内障，左眼瞳仁有黑色角膜薄翳。

治疗 1978 年 7 月 19 日用温灸法治疗。

灸方 ①中脘 30 分钟，足三里 30 分钟；②期门 30 分钟，太冲 25 分钟；③肝俞 25 分钟，命门 30 分钟，丘墟 20 分钟；④头临泣 20 分钟，巨髎 20 分钟，关元 30 分钟；⑤风池 25 分钟，上星 25 分钟，合谷 20 分钟；⑥第 4 颈椎两旁 1 寸 20 分钟，丝竹空 20 分钟，光明 20 分钟；⑦肾俞 30 分钟，照海 25 分钟。每天灸 1 组穴，7 天灸完，每次灸完用余热灸脐，循环灸治，直到痊愈为止。

二诊（1978 年 8 月 1 日） 患者来时说，灸后觉舒适，个别穴位灸后觉痒。嘱其仍照原穴灸治。

三诊（8 月 15 日） 患者来时说，眼觉轻松，视物已明显清楚，进食量增多，情绪平稳，但身起风疹，觉刺痒，加灸曲池、大陵各 25 分钟。

随访 1979 年 4 月 22 日其子来信说："我母亲去年夏天患眼病，经多方治疗无效，蒙您治疗已大见好。温灸可谓世界独树一帜，为患者解除痛苦。"

附：其他眼病病案

周某的女儿，7岁，北京，1963年4月13日初诊（函诊）。

病史 1963年4月13日来信：由1961年从上海来北京后，身体逐渐消瘦，一年前自觉视物不清，上个月去医院检查，诊断为"散光"，医生说无法治疗。不知温灸能治否？复函：温灸还未治过此病，但为她学习着想，今拟穴试灸，是否有效果请来信。

现症 散光300度，并有头痛（马老按：头痛可能由视物不清所致）。

诊断 眼散光。

治疗 1963年4月13日去信指导用温灸法居家治疗。

灸方 颈四椎旁、肝俞、命门、合谷、光明各灸15分钟，1天灸完，每天灸1次，直到症状消除为止。

灸后情况 1963年9月23日来信说，在4月底开始温灸治疗，因她住托儿所，每星期日回家灸1次，共灸7个星期日（计7次）。据孩子说，灸后觉舒适，之后因天热止灸，患儿说视力有好转。现在是一年级小学生，坐在后排也能看清楚黑板上的字，对学习没有影响，最近也没有头痛，症状全部消除。

编者按 这是马老初创眼病灸方的第1个病例。

第八章

男科疾病

第一节　前列腺炎

病因　多因感染病原体导致，不规律的性生活、久坐、酗酒、食辛辣食物等是本病的诱发因素。

症状　急性者发病突然，表现为疼痛，伴随排尿异常、发热。慢性者临床表现较多，多为骨盆区疼痛，尿频，尿痛，尿道分泌物异常，性功能障碍，精神障碍，心理障碍等。

摸诊　有诊查条件的，可将手指伸入肛门内，进行前列腺指诊。

前列腺炎灸方

灸序	穴名	穴数	灸穴位置	施灸时间
第1次	关元	1	脐下3寸	灸30分钟
	曲骨	1	脐下5寸（横骨上沿）	灸30分钟
	三阴交	2	两足内踝灸上3寸	各灸25分钟
第2次	肾俞	2	背后第2腰椎棘突下两旁1.5寸	各灸30分钟
	照海	2	两足内踝尖下1寸	各灸25分钟
第3次	期门	2	两乳头下4寸	各灸30分钟
	太冲	2	两足大、次趾根往上2寸	各灸25分钟
第4次	志室	2	肾俞两旁1.5寸	各灸25分钟
	阴交	1	脐下1寸	灸30分钟
	中极	1	脐下4寸	灸30分钟
第5次	命门	1	背后第2腰椎棘突下凹陷处	灸30分钟
	腰俞	1	骶管裂孔处	灸30分钟
	曲泉	2	屈膝时两膝内侧腘横纹头	各灸25分钟

灸序	穴名	穴数	灸穴位置	施灸时间
第6次	小肠俞	2	背后第1骶椎棘突下两旁1.5寸	各灸25分钟
	归来	2	脐下4寸两旁2寸	各灸30分钟
第7次	章门	2	两臂屈肘夹紧两侧肋骨时肘尖正对处，第11肋的游离端下方	各灸30分钟
	然谷	2	两足内踝下1寸往前去2寸	各灸25分钟
第8次	二白	2	两手掌腕横纹正中上4寸	各灸25分钟
	束骨	2	两足小趾外侧本节后凹陷处	各灸25分钟
第9次	中脘	1	剑突与脐连线正中	灸30分钟
	足三里	2	两外膝眼下3寸	各灸30分钟

施灸注意 每天灸1组穴，9天灸完，每次灸完加灸脐30分钟，循环灸治，直到痊愈为止。

临床体会 温灸有消炎、利尿、止痛的作用，故灸后患者感觉舒适。温灸已治愈数名前列腺炎患者，其中最严重者为一位71岁的老人，详情见病案。

编者按 《温灸学讲义》未载前列腺炎及其治疗灸穴。1962年山东驻军军医闫兴锐因其同事患前列腺炎，向马老请教温灸治疗方法。马老根据其描述的症状，拟定灸方并尝试为其灸治，疗效很好。自此马老逐步研究出治疗前列腺炎的9次穴灸方，此灸方亦可用于前列腺增生。

>>> 病 案

陈某，男，71岁，天津，1974年3月10日初诊。

病史 1974年3月患者来时说，上个月小腹胀痛，有时小便中带血，去医院检查被诊断为"前列腺炎"，前列腺大如鹅蛋，以致排尿困难，医生说无特效药治疗。

现症 前列腺肿大如鹅蛋，小腹胀痛，排尿困难，带导尿管，小便频、量少、有时带血。

诊断 前列腺炎。

治疗 1974 年 3 月 10 日用温灸法居家治疗。

灸方 ①中脘 30 分钟，足三里 30 分钟，曲骨 30 分钟；②关元 30 分钟，三阴交 30 分钟，中极 30 分钟；③肾俞 30 分钟，然谷 25 分钟；④命门 30 分钟，腰俞 30 分钟，曲泉 25 分钟；⑤志室 25 分钟，束骨 25 分钟；⑥二白 25 分钟，阴谷 25 分钟；⑦小肠俞 25 分钟，归来 30 分钟；⑧肝俞 25 分钟，章门 30 分钟。每天灸 1 组，8 天灸完，每次灸完用余热灸脐，循环灸治，直到痊愈为止。

1974 年 3 月 13 日患者家人来时说，患者灸后小便量多，觉舒适。

二诊（3 月 5 日） 患者已灸 6 天，自觉舒适，前天导尿管随排尿自动脱落，从此小便可随意排出，证明前列腺炎症已消，但因觉渴，饮水勤，因此小便半小时至 1 小时 1 次，尿中已无血。告之待灸后肾脏强壮即不渴，小便亦即减少。加灸三焦俞、阳池各 25 分钟。同前穴一同灸治。

三诊（3 月 19 日） 患者小便间隔时间延长，白天 2 小时 1 次，夜间 1 小时 1 次，觉全身舒适，但大便每天 3 ~ 4 次，排便不顺畅，量少。加灸下脘、天枢、气海、左大横各 30 分钟。

3 月 22 日 患者小便间隔时间延长到 3 小时 1 次，小便浑浊，今早大便量多。

3 月 30 日 患者去医院检查，显示前列腺已缩小，还有鸡蛋大，昨天大便 3 次，小便白天 2 ~ 3 小时 1 次，夜间 1 小时 1 次，间隔时间长，小便浑浊，其余未觉异常。

四诊（4 月 27 日） 患者已灸 50 天，小便 2 ~ 3 小时 1 次，没有沉淀，去医院检查，显示前列腺又缩小，觉体力增加，面色有光亮，但走路时还自觉腿力不足。加灸两膝下 4 个膝眼各 25 分钟。之后告知病已痊愈。

随访 1976 年 10 月 31 日在马路上遇到患者，其说前列腺炎痊愈后至今未复发，现在身体健康。

第二节 遗 精

病因 本病多因不规律的性生活、神经衰弱等而患，尿道炎、前列腺炎等也可导致遗精。健康男子 2 周或 1 个月遗精 1 次则不是病。

症状 每夜或隔夜睡眠时遗精1～2次，患者自觉身体疲劳，头痛，眩晕，耳鸣，心悸，失眠，记忆力减退。严重时可引起早泄和阳痿。

遗精灸方

灸序	穴名	穴数	灸穴位置	施灸时间
第1次	中脘	1	剑突与脐连线正中	灸30分钟
	足三里	2	两外膝眼下3寸	各灸30分钟
第2次	关元	1	脐下3寸	灸30分钟
	曲骨	1	脐下5寸（横骨上沿）	灸30分钟
	三阴交	2	两足内踝尖上3寸	各灸25分钟
第3次	期门	2	两乳头下4寸	各灸30分钟
	太冲	2	两足大、次趾根往上2寸	各灸25分钟
第4次	肾俞	2	背后第2腰椎棘突下两旁1.5寸	各灸30分钟
	然谷	2	两足内踝尖下1寸往前2寸	各灸25分钟
第5次	神道	1	背后第5胸椎棘突下凹陷处	灸30分钟
	命门	1	背后第2腰椎棘突下凹陷处	灸30分钟
	阴谷	2	两膝腘横纹内头	各灸25分钟
第6次	志室	2	背后第2腰椎棘突下两旁3寸	各灸25分钟
	归来	2	脐下4寸两旁2寸	各灸30分钟
第7次	心俞	2	背后第5胸椎棘突下两旁1.5寸	各灸25分钟
	神门	2	两手掌腕横纹内头	各灸25分钟
第8次	肝俞	2	背后第9胸椎棘突下两旁1.5寸	各灸25分钟
	章门	2	两臂屈肘夹紧两侧肋骨时肘尖正对处，第11肋的游离端下方	各灸30分钟
第9次	膏肓	2	背后第4胸椎棘突下两旁3寸	各灸30分钟
	曲泉	2	两膝屈时内侧横纹头	各灸25分钟

施灸注意

（1）每天灸1组穴，9天灸完，每次灸完加灸脐30分钟，循环灸治，直到痊愈为止。

（2）由房劳和手淫所致者，须制止此类行为，否则不能痊愈。

临床体会　遗精主要是肾气不固导致的，病变主要在心、肝、肾。温灸不仅可治遗精，兼治阳痿和淋证。

编者按　本病患者以年轻人居多。现代年轻人工作繁忙，长期熬夜、加班，精神压力大，对此病影响很大。2019年曾有一年轻人患遗精、早泄，指导其居家温灸治疗，灸治2个循环病情即好转，由原来每周遗精1～2次减少到1～2周多遗精1次。继续灸治2个月，时而好转，时而加重。经询问，是因其工作压力大、精神紧张所致。该患者长期加班，每天工作至晚10点之后，几乎没有休息日，经常出差，灸治时间也不能保证。嘱其需要协调好工作与休息，生活起居要有规律，否则会影响疗效。

>>> 病　案

病案一

李某，男，28岁，已婚，驻山东某部队，1962年10月26日初诊（函诊）。

病史　1962年10月患者来信说，患遗精和神经衰弱，长期治疗无效。

现症　遗精，失眠，消化不良，全身无力。

诊断　遗精，神经衰弱。

治疗　1962年10月26日用温灸法居家治疗。

灸方　①中脘30分钟，足三里30分钟；②大巨30分钟，太溪25分钟；③心俞25分钟，神门25分钟；④风池25分钟，鸠尾30分钟，关元30分钟；⑤肾俞30分钟，照海20分钟；⑥志室25分钟，三阴交30分钟；⑦囟会20分钟，百会20分钟，天枢30分钟。每天灸1组穴，7天灸完，每次灸完用余热灸脐，循环灸治，直到痊愈为止。

二诊（11月22日）　患者来信说，灸至半个月，情况好转，进食量增多，遗精次数减少，睡眠质量好转，感觉温灸效果明显，但仍多梦。复信嘱其加灸曲泉、然谷各25分钟，同前穴循环灸治。

12月25日　患者来信说，睡眠基本正常，遗精次数又减少，做梦次数也减少了，体重增加了 1.75 kg。

1963 年 4 月 22 日　患者来信说，病基本痊愈。

1964 年 2 月 2 日　患者来信说，自 1963 年 5 月痊愈止灸以来，神经衰弱基本痊愈，工作累时遗精还有反复，但不严重，因此未治疗。

随访　1964 年 12 月 13 日患者来信说，已转业到南京工作，从停灸后一直未复发，现在身体健康。

▍病案二

丁某，男，16 岁，学生，天津，1972 年 8 月 20 日初诊。

病史　自觉心悸，遗精严重，伴气喘。

现症　心悸严重，失眠多梦，腰痛，遗精，白天趴在桌上休息也会遗精，急躁易怒，易出汗，大便秘结，小便黄，身体瘦弱，容易感冒，脉搏 90 次 / 分。

诊断　心脏病，遗精。

治疗　1972 年 8 月 20 日用温灸法居家治疗。

灸方　①中脘 30 分钟，足三里 30 分钟；②命门 30 分钟，天枢 30 分钟，气海 30 分钟；③关元 30 分钟，三阴交 25 分钟，中极 30 分钟；④期门 30 分钟，太冲 20 分钟；⑤肾俞 25 分钟，然谷 25 分钟；⑥心俞 20 分钟，神门 20 分钟，巨阙 30 分钟；⑦膈俞 25 分钟，膻中 30 分钟，大陵 20 分钟；⑧肝俞 25 分钟，章门 30 分钟；⑨脾俞 25 分钟，归来 30 分钟；⑩志室 20 分钟，阴谷 20 分钟，曲泉 20 分钟；⑪天池 20 分钟，少海 20 分钟，间使 20 分钟。每天灸 1 组穴，11 天灸完，每次灸完用余热灸脐，循环灸治，直到痊愈为止。

灸后情况

9 月 1 日　已灸完 1 个疗程，自灸后觉舒适，灸时即能睡着，10 天没有遗精。

9 月 27 日　已 30 余天没有遗精，体重增加 0.5 kg，精神状态良好，面色较以前好，心悸也有好转。

1973 年 1 月 26 日　病已痊愈，精神状态好，体重和体力均增加，已 100 天没有遗精。心悸明显好转，心脏搏动时左侧胸部可见跳动，如核桃大。嘱其继续温灸一段时期，以防复发。

第三节 睾丸炎

病因 本病多因感染细菌、病毒、衣原体等引起。

症状 主要表现为高热，寒战，睾丸肿大、疼痛，疼痛可放射至阴囊、同侧腹股沟及下腹部。

睾丸炎灸方

灸序	穴名	穴数	灸穴位置	施灸时间
第1次	关元	1	脐下3寸	灸30分钟
	曲骨	1	脐下5寸（横骨上沿）	灸30分钟
	三阴交	2	两足内踝尖上3寸	各灸25分钟
第2次	气冲	2	脐下5寸两旁2寸动脉处	各灸30分钟
	足三里	2	两外膝眼下3寸	各灸30分钟
第3次	曲泉	2	两膝屈时内侧横纹头	各灸25分钟
	蠡沟	2	两足内踝尖上5寸（胫骨内侧）	各灸25分钟
第4次	胞肓	2	背后第2骶椎棘突下两旁3寸	各灸25分钟
	然谷	2	两足内踝尖下1寸往前2寸	各灸25分钟
第5次	合阳	2	两膝后腘横纹正中下2寸	各灸25分钟
	太冲	2	两足大、次趾根往上2寸	各灸25分钟

施灸注意

（1）每天灸1组穴，5天灸完，每次灸完加灸脐30分钟，循环灸治，直到痊愈为止。

（2）如感冒，先灸风门、阳陵泉各25分钟，待感冒痊愈后再灸上穴。

临床体会 轻者只灸1～2次病就可痊愈。严重者可增加单次灸穴，也可灸患处（注意及时垫布防烫伤）30分钟，可起到消炎止痛的作用。

>>> 病 案

耿某，男，13岁，河北省，1965年12月16日初诊（函诊）。

病史 1965年12月15日患者来信说，患左侧睾丸炎。

现症 左侧睾丸疼痛不能触及。

诊断 睾丸炎。

治疗 1965年12月16日去信嘱其用温灸法居家治疗。

灸方 ①关元、曲骨各灸30分钟，三阴交25分钟；②归来、足三里各30分钟；③复溜、然谷各25分钟。每天灸1组穴，3天灸完，每次灸完加灸脐30分钟，循环灸治，直到痊愈为止。

灸后情况 1966年1月15日患者来信说，连灸6天后疾病痊愈，至今未复发。

附：阴茎海绵体硬结病案

1967年7月13日内蒙古呼和浩特一患者来信说，1965年春节突然发现阴茎海绵体硬结，在阴茎前半部内中生有如红枣大的硬结，初起有痛，不久引起阳痿、早泄。经当地医院用放射疗法、泼尼松封闭疗法以及吃中药龟龄集、保真种玉丸等中西医方法，全无效果。

1967年7月13日给他寄去灸方，嘱其用温灸法治疗，灸方如下：①肾俞30分钟，照海20分钟；②关元30分钟，三阴交25分钟，中极30分钟；③志室30分钟，曲骨30分钟；④章门30分钟，曲泉25分钟；⑤命门、腰俞各30分钟，阴谷20分钟；⑥小肠俞25分钟，归来30分钟。每天灸1组穴，6天灸完，每次灸完加灸脐30分钟，循环灸治，直到痊愈为止。

1967年8月25日接到来信说，经过1个多月治疗，阴茎硬结消失。仍有阳痿及阴囊湿冷。复信嘱其隔日用温灸器敞盖烟熏涌泉和阴囊各30分钟。12月7日来信告知阴茎海绵体硬结痊愈，因工作常出差未再灸治。

第九章

肿　瘤

在几十年的实践中，马老逐步摸索出各种肿瘤的治疗方法，有关治疗经验和心得散载于马老各时期的书稿和笔记中。现将马老对于治疗各种肿瘤的研究和实践经验整理如下，供参考使用。

第一节　胃　　癌

病因　胃病伴有的慢性炎症、胃黏膜上皮化生或非典型增生，在幽门螺旋杆菌感染、不健康饮食、不良环境等因素的作用下，逐渐转变成胃癌。

症状　早期患者可无症状，少数患者有饱胀不适等症状。进展期患者可出现上腹痛、体重下降，晚期患者可出现贫血、厌食、身体消瘦。

胃癌（包括其他胃病）灸方

灸序	穴名	穴数	灸穴位置	施灸时间
第1次	中脘	1	剑突与脐连线正中	灸30分钟
	足三里	2	两外膝眼下3寸	各灸30分钟
第2次	下脘	1	脐上2寸	灸30分钟
	气海	1	脐下1.5寸	灸30分钟
	天枢	2	脐两旁2寸	各灸30分钟
第3次	期门	2	两乳头下4寸	各灸30分钟
	太冲	2	两足大、次趾根上2寸	各灸25分钟
第4次	膈俞	2	背后第7胸椎棘突下两旁1.5寸	各灸25分钟
	膻中	1	两乳头正中	灸30分钟
	巨阙	1	剑突下2寸	灸30分钟
第5次	乳根	2	两乳头下1.6寸	各灸25分钟
	大陵	2	两手掌腕横纹正中	各灸25分钟
第6次	胃俞	2	背后第12胸椎棘突下两旁1.5寸	各灸25分钟
	不容	2	剑突下2寸两旁2寸	各灸30分钟

灸序	穴名	穴数	灸穴位置	施灸时间
第7次	肝俞	2	背后第9胸椎棘突下两旁1.5寸	各灸25分钟
	章门	2	两臂屈肘夹紧两侧肋骨时肘尖正对处，第11肋的游离端下方	各灸30分钟
第8次	二白	2	两手掌腕横纹正中上4寸	各灸25分钟
	束骨	2	两足小趾外侧本节后	各灸25分钟
第9次	脾俞	2	背后第11胸椎棘突下两旁1.5寸	各灸25分钟
	三阴交	2	两足内踝尖上3寸	各灸25分钟
第10次	肾俞	2	背后第2腰椎棘突下两旁1.5寸	各灸30分钟
	照海	2	两足内踝尖下1寸	各灸25分钟

施灸注意

（1）每天灸1组穴，10天灸完，每次灸完加灸脐和肿瘤处各30分钟，循环灸治。

（2）身体瘦弱、食欲不振者，每穴施灸时间减少10分钟，待饮食恢复后，再按上表中穴位的施灸时间进行施灸。

（3）大便秘结者，先灸左大横、承山各30分钟。

>>> 病 案

1977年5月通信治疗一北京68岁的妇女，其1976年患贫血，血红蛋白5 g/L，经过治疗升为9 g/L。11月因吃小豆粥致胃痛、腹泻，经服中药治疗后缓解，继服西药维持，但身体渐消瘦，呈贫血病容。1977年4月去医院做胃肠造影检查显示，胃窦部充盈缺损，表面形成溃疡，有钡剂残留，诊断为"胃窦部癌"。她女婿来信求治，故复信告之用胃癌灸方灸治。

灸后情况 1977年6月23日患者女婿来信说，照方灸后病情有好转，饮食后胃不痛，精神显好。症状已消失。

二诊（1978年2月27日） 患者女婿来信说，患者仍照方灸治，但24日腹部出现紫斑，牙、舌苔也见黑色，可能是血中热毒发泄于表。复函：腹部起紫斑为热毒泄出，是好现象，但是牙和舌苔显黑色是内热表现，可灸：①膈俞、大陵各 25 分钟；②大椎、命门各 30 分钟，太溪 25 分钟；③二白、束骨各 25 分钟；④肝俞 25 分钟，章门 30 分钟；⑤肺俞、曲池各 25 分钟。待紫斑和内热消除后，再改灸前穴。

三诊（3 月 7 日） 患者女婿来信说，患者有肠鸣，腹稍痛，大便次数多，小便时也下大便，大便呈细条状。复函：肠鸣和大便次数多，一因肠中积滞已除，二因受寒，可灸①下脘、气海、天枢各 30 分钟；②大肠俞、曲池各 25 分钟；③肾俞 30 分钟，照海 25 分钟；④关元、曲骨各 30 分钟，三阴交 25 分钟；⑤三焦俞、中脘、左阳池各 25 分钟；⑥胃俞 25 分钟，气冲 30 分钟。

3 月 13 日 患者女婿来信说，患者腹部紫斑左侧多右侧少，已开始褪色，牙齿黑色也褪下大半，舌苔黑色已全消失，大便已由干变软。

3 月 28 日 患者女婿来信说，腹部紫斑、牙齿与舌苔黑色已褪去 7 天。

四诊（5 月 8 日） 患者女婿来信说，患者近 10 天痰多，每天约吐痰 300 mL，内含痰块大者如豆，小者如小米粒，感觉腹一痛就吐一口痰，饮食和体质如故。复函：可灸①膈俞 25 分钟，膻中、巨阙各 30 分钟；②胃俞 25 分钟，不容 30 分钟；③脾俞、三阴交各 25 分钟；④中脘、足三里各 30 分钟；⑤肺俞、尺泽各 25 分钟；⑥膏肓 30 分钟，太溪 25 分钟；⑦期门 30 分钟，太冲 25 分钟。

5 月 16 日 患者女婿来信说，患者痰多现象已消失，整体情况良好。

8 月 13 日 患者女婿来信说，患者症状全部消失已有 1 个月余。

9 月 24 日 患者女婿来信说，患者于 9 月 8 日上午 11 点突发心肌梗死，抢救无效，1 小时后死亡。

马老评按 早先患者女婿来信没有说过患者心脏有病。由此看来，凡久病患者应注意心脏等其他脏器，如有问题，应加相应穴位，统筹拟方治疗。

第二节 食 管 癌

病因 本病病因复杂，与吃过烫、霉变食物，吸烟、饮酒过多和摄入亚硝酸铵类化合物等有关，有一定的遗传易感性。

症状 患者早期无明显症状，在进食时有哽咽感，胸骨后有异物感。中晚期患者有进行性吞咽困难、持续性胸骨后疼痛或背痛、身体消瘦等症状，严重者出现恶病质。

食管癌灸方

灸序	穴名	穴数	灸穴位置	施灸时间
第1次	中脘	1	剑突与脐连线正中	灸30分钟
	足三里	2	两外膝眼下3寸	各灸30分钟
第2次	下脘	1	脐上2寸	灸30分钟
	气海	1	脐下1.5寸	灸30分钟
	天枢	2	脐两旁2寸	各灸30分钟
第3次	期门	2	两乳头下4寸	各灸30分钟
	太冲	2	两足大、次趾根往上2寸	各灸25分钟
第4次	天突	1	胸骨上窝正中	灸30分钟
	紫宫	1	天突下3.6寸	灸30分钟
	膻中	1	两乳头正中	灸30分钟
	巨阙	1	剑突下2寸	灸30分钟
第5次	心俞	2	背后第5胸椎棘突下两旁1.5寸	各灸25分钟
	支正	2	两手背腕横纹外头上5寸	各灸25分钟
第6次	膈俞	2	背后第7胸椎棘突下两旁1.5寸	各灸25分钟
	二白	2	两手掌腕横纹正中上4寸	各灸25分钟
第7次	肝俞	2	背后第9胸椎棘突下两旁1.5寸	各灸25分钟
	束骨	2	两足外侧小趾本节后1寸	各灸25分钟
第8次	胃俞	2	背后第12胸椎棘突下两旁1.5寸	各灸25分钟
	不容	2	剑突下2寸两旁2寸	各灸30分钟
第9次	乳根	2	两乳头下1.6寸	各灸25分钟
	公孙	2	两足内侧大趾本节后1寸	各灸25分钟

施灸注意

（1）每天灸1组穴，9天灸完，每次灸完加灸脐30分钟，循环灸治。

（2）如大便秘结，先灸左大横、承山各30分钟。

临床体会　食管癌患者初患即灸有良好效果，部分吞咽困难者，灸1个疗程即能咽下稀的食物，如粥、挂面、牛奶等，但食管完全堵塞者，中西医结合治疗。灸时宜忌食猪肉，亦忌急躁易怒。

>>> 病　案

崔某，女，64岁，天津，1962年12月8日初诊。

病史　吞咽困难已4年，食物经过食管时须饮水才能慢慢下去，近20天症状加重，在中医院做X线检查被诊断为"食管癌"。

现症　吞咽困难，呕吐，胃有振水音，头晕，后背发沉，左上肢和双下肢均麻胀，大便秘结，现服药后大便已通畅，小便色黄。

按诊　胃部有硬块，肝微大、有压痛，脐周有硬块且疼痛。

诊断　食管癌，胃病。

治疗　1962年12月8日用温灸法居家治疗。

灸方　食管癌灸方。

灸后情况

12月26日　灸后患者觉胃部舒适，已能咽下稀食，大便正常。

1963年2月5日　胃部硬块已软，吃流食时可咽下。

6月22日　胃部硬块已经明显变软，但手压时还觉跳动，吞咽食物已不困难，能正常饮食，但还未敢食硬食物，脐周仍有硬块。嘱多灸食管肿瘤处和脐周硬块。

随访　1964年4月9日，为了解食管癌灸后效果随访去她家，见面时患者面容舒展，自述咽下食物时微觉不适，但已能食鱼、肉等食物，胃部硬块已小，手压无跳动感。

第三节　子宫肌瘤

病因　本病病因未明，或与遗传、性激素水平等有关。

症状　部分患者无症状，仅在体检时被发现。临床可表现为月经量增多，月经持续时间延长，阴道分泌物增多，下腹部不适，若肿瘤压迫周围器官组织，患者可出现尿频、尿急、便秘等症状。

子宫肌瘤灸方

灸序	穴名	穴数	灸穴位置	施灸时间
第1次	中脘	1	剑突与脐连线正中	灸 30 分钟
	足三里	2	两外膝眼下 3 寸	各灸 30 分钟
第2次	下脘	1	脐上 2 寸	灸 30 分钟
	气海	1	脐下 1.5 寸	灸 30 分钟
	天枢	2	脐两旁 2 寸	各灸 30 分钟
第3次	关元	1	脐下 3 寸	灸 30 分钟
	曲骨	1	脐下 5 寸（横骨上沿）	灸 30 分钟
	三阴交	2	两足内踝尖上 3 寸	各灸 25 分钟
第4次	期门	2	两乳头下 4 寸	各灸 30 分钟
	太冲	2	两足大、次趾根上 2 寸	各灸 25 分钟
第5次	膈俞	2	背后第 7 胸椎棘突下两旁 1.5 寸	各灸 25 分钟
	膻中	1	两乳头正中	灸 30 分钟
	巨阙	1	剑突下 2 寸	灸 30 分钟
第6次	肝俞	2	背后第 9 胸椎棘突下两旁 1.5 寸	各灸 25 分钟
	章门	2	两臂屈肘夹紧两侧肋骨时肘尖正对处，第 11 肋的游离端下方	各灸 30 分钟

灸序	穴名	穴数	灸穴位置	施灸时间
第7次	肾俞	2	背后第2腰椎棘突下两旁1.5寸	各灸30分钟
	然谷	2	两足内踝尖下1寸前去2寸	各灸25分钟
第8次	命门	1	背后第2腰椎棘突下凹陷处	灸30分钟
	腰俞	1	骶管裂孔处	灸30分钟
	曲泉	2	两膝屈时内侧横纹头	各灸25分钟
第9次	二白	2	两手掌腕横纹正中上4寸	各灸25分钟
	束骨	2	两足小趾外侧本节后	各灸25分钟
第10次	志室	2	肾俞穴两旁1.5寸	各灸25分钟
	归来	2	脐下4寸两旁2寸	各灸30分钟

施灸注意

（1）每天灸1组穴，10天灸完，每次灸完加灸脐和肿瘤处30分钟，循环灸治。

（2）感冒或发热者，先灸风门、阳陵泉各25分钟，待感冒痊愈后再灸上穴。

（3）大便秘结者，先灸左大横、承山各30分钟，待大便通畅后再灸上穴。

（4）身体瘦弱、食欲不振者，每穴施灸时间减少10分钟，待食欲恢复后，再按上表中穴位的施灸时间进行施灸。

临床体会 子宫肌瘤患者的症状多在灸后2~6个月内消失，未见复发者，可谓已痊愈。近年来利用温灸治疗包括子宫肌瘤在内的各类妇科疾病的患者很多，治疗效果良好，可免除部分患者手术之苦。

>>> 病 案

病案一

谢某，女，33岁，已婚，天津，1960年10月23日初诊。

病史 患者早先有月经病，结婚7年未生育，1960年10月去医院检查被诊断为"子宫肌瘤"，肌瘤如手指肚大，拟手术切除，患者未同意。

现症 子宫肌瘤大如手指肚，月经量过多，白带多，胃部觉灼痛，头晕，心悸，睡眠差，两胁胀，小腹痛，背痛，腰痛，右小腹部有肿块，约大3寸。患者易生气，小便黄、浑浊。

诊断 子宫肌瘤，月经病，卵巢炎，神经衰弱，腰痛。

治疗 1960年10月23日开始用温灸法治疗。

灸方 ①中脘30分钟，足三里30分钟；②期门30分钟，太冲20分钟；③肾俞30分钟，照海20分钟；④关元30分钟，三阴交25分钟，中极器内药燃完；⑤命门30分钟，右腿根病块60分钟；⑥水道30分钟，水泉25分钟；⑦膈俞25分钟，气海器内药燃完；⑧肝俞25分钟，章门30分钟。每天灸1组穴，8天灸完，每次灸完用余热灸脐，循环灸治，直到痊愈为止。每天加灸右小腹肿块30分钟。

灸后情况

11月9日 灸到现在自觉腹内活动。

11月15日 患者11月13日来月经，与上次月经相隔10余天。

11月27日 灸后白带量多，不灸量即少。回复患者，这是好现象。

12月28日 右小腹肿块已软，自觉腹内有气，窜痛，其余如腰痛、月经量大、白带多等症状已消失。

1961年1月14日 右小腹肿块消失，全身舒适。患者来述，已痊愈。

病案二

黄某，女，成年，天津，1977年11月25日初诊。

病史 1977年11月22日患者来信说，1974年发现子宫壁上长一肌瘤如鸡蛋大，经过温灸和口服中药（未坚持）治疗2年，病情未发展，在去年地震时（1976年7月28日）停灸。今年8月月经持续半个月仍不止，因怕子宫肌瘤症状发作又服中药，但从9月19日至10月6日月经仍不止，查血红蛋白为6.5 g/dL（12～15 g/dL为正常），又行刮宫术。10月27日月经停止，但因血红蛋白一直低而未上班，服中药后月经20～21天一次，身体虚弱。

诊断 子宫肌瘤。

治疗 1977 年 11 月 25 日去信嘱其用温灸法居家治疗。治以子宫肌瘤 10 次穴灸方。

灸后情况

1978 年 3 月 6 日 患者来信说，灸到现在已取得良好效果，主要表现为：①消化功能好转，进食量增多，自觉体力增加；②面色红润，血红蛋白由 6.5 g/dL 增到 9.6 g/dL，白细胞计数由 4×10⁹/L 增至 7.2×10⁹/L，红细胞计数由 1.98×10¹²/L 增至 2.98×10¹²/L，血小板计数由 22×10⁹/L 降到 18×10⁹/L；③子宫肌瘤缩小为直径 3 cm。

二诊（3 月 1 日） 患者来信说，已上半天班，但月经量多。最近肛门旁出现一个硬疙瘩，有痛感，灸后缩小但之后又长出来，并有脱肛症状，下睑缘长一小血瘤疙瘩。乳头胀痛，月经来后乳头胀痛则止。复函：病已好转，妇科病灸方就治月经，不用再加穴；痔疮症状可先灸百会 25 分钟，再坐灸肛门 30 ～ 60 分钟，可治脱肛（马老按：坐灸时将温灸器内层小圆桶点燃，然后将其放在砖上，将温灸器外筒倒扣在上边，垫布坐在其上灸治）。睑腺炎即麦粒肿，也叫柱眼，可灸支正 25 分钟。

5 月 12 日 患者来信说，现已正常上班，月经周期不正常，分别为 26 天、33 天或 52 天，每次月经量多、色红，有黑色血块，照妇科病灸方灸后症状缓解。复函：月经量多、周期紊乱主要是由于灸后把积滞通开导致的暂时症状，之后就会恢复。

5 月 26 日 患者来信说，5 月 25 日去中心妇产科医院检查示子宫肌瘤已消失。

病案三

李某，女，36 岁，已婚，天津，1978 年 9 月 23 日初诊。

病史 结婚半年后开始腰痛、小腹痛，小腹全天持续性胀痛，左侧较重，小便浑浊呈米粥状，胃痛，恶心，大便不正常，全身无力。去某医院检查，发现子宫壁有数个肌瘤，一个大如胡桃，一个如大枣，其余如黄豆大，被诊断为"多发性子宫肌瘤"。

诊断 子宫肌瘤。

治疗 1978 年 9 月 23 日用温灸法居家治疗。按子宫肌瘤灸方循环灸治。

灸后情况

10 月 5 日 其妹来说，灸到现在，患者小腹疼痛上午减轻，下午依旧（原来是全天痛），腿原来无力，现逐渐有力，腹胀、胃痛、恶心均减轻，小便原浑浊，现已转清。灸肾俞、关元、天枢等穴均起痒疹，现已转轻，但腰和小腹觉下坠。患者求愈心切，同时用四个温灸器日灸 2 组穴，至今已灸两个疗程也无不适。马老说，初灸应日灸 1 组穴，以防不耐受，可仍照原穴灸治每次加肿瘤处 30 分钟。

10 月 11 日　胃痛已止，进食量增加，自觉体力增加，左侧腹部时痛时止，腰痛已减轻，大便正常。

11 月 19 日　患者未休病假，精神状态良好，因进食量增加，全身有力，故可同学生们一起跑步。患者用六个温灸器同时灸，没有不适。

12 月 24 日　腹痛减轻，饮食可，大便正常，工作虽累但无不适。

1979 年 1 月 17 日　其妹来说，患者年底带领学生上街劳动未觉不适，小腹虽还有时痛，但较前轻，并感觉疼痛位置向下移动。

4 月 20 日　其妹来说患者腹痛已止。

5 月 1 日　患者腹痛在半月前已止，现在无不适。

9 月 13 日　其妹来说，患者去医院检查，医生告知其病已好转。

11 月 11 日　患者觉全身舒适，工作状态完全恢复。

随访　1981 年 2 月 24 日，患者说去年曾怀孕，因过度劳累致小产，嘱仍照灸穴治疗以使身体强健。

病案四

李某，女，42 岁，山东，2016 年 7 月初诊。

病史　体检查出子宫肌瘤，直径大约 1.5 cm。

诊断　子宫肌瘤。

治疗　2016 年 7 月开始使用温灸法治疗。

灸方　按子宫肌瘤灸方循环灸治，直到痊愈为止。

灸后情况

灸治 1 个月后，再次检查示子宫肌瘤消失。

附一：宫颈癌病案

赵某，女，65 岁，河北省献县，1975 年 6 月 2 日初诊。

病史　其老伴说，10 年前就经常腹痛，1974 年 10 月子宫出血。今年 3 月 27 日在北京某医院检查，确诊为"子宫颈癌Ⅲ级"，肿瘤大小如鸡蛋，医生说无法治疗。因患者未亲自来，故未检查。

诊断 子宫颈癌Ⅲ级。

治疗 1975年6月2日予灸方嘱其回家用温灸法治疗。治以妇科病9次穴灸方加肿瘤2次穴灸方（见下），共11组穴。（编者注：当时妇科病灸方是9组穴，1991年，马老将妇科病灸方改为10组穴。）

肿瘤2次穴

灸序	穴名	穴数	灸穴位置	施灸时间
第1次	二白	2	两手掌腕横纹正中往上4寸	各灸25分钟
	束骨	2	两足小趾外侧本节后	各灸25分钟
第2次	肘尖	2	两胳膊肘尖（俯卧肉薄防烫伤）	各灸25分钟
	内踝尖	2	两足内踝骨尖（肉薄防烫伤）	各灸25分钟

灸后情况

8月24日 患者来信说，灸到现在病情大为好转，饮食日渐增加，精神状态好，自觉有希望治愈。

10月15日 患者来信说，已灸4个月，去医院检查，子宫颈癌症状消失，并自觉各病痊愈。

随访 1978年6月30日，患者介绍耿某来治病时转告说，她身体状况良好。

附二：子宫癌病案

王某，女，成年，河北省，1979年7月。

病史 两年前因患子宫癌来天津经医院手术切除。不到2年其病复发，于1979年5月来天津经医院检查，子宫肿瘤大如茶杯。患者并有胃病不欲饮食，半身麻木酸痛，手臂不能上举，还有心脏病。去数医院均说无法治疗。今由其妹妹领来求治。

诊断 子宫癌，心脏病，关节炎。

治疗 1979年7月由付某用温灸法治疗。按妇科病9组穴加肿瘤2组穴，再加灸

①心俞、神门各 25 分钟；②天池、间使各 25 分钟。共 13 组。每天灸 1 组穴，13 天灸完，每次加灸子宫癌处和关节痛处各 30 分钟，循环灸治。

灸后情况 在天津连灸 2 个月，子宫癌和心脏病都得到好转，回定兴县家后又灸了 2 个月，症状消除。

随访 1981 年 1 月 28 日付某送来病历，据患者妹妹说，患者现身体健康，未见复发症状。

第四节 膀 胱 癌

病因 本病病因尚不明确，接触化学物质（如芳香胺类物质）、吸烟、不良饮食习惯、慢性感染、盆腔放疗等均可导致本病发生。

症状 临床表现为无痛性肉眼血尿，可伴有尿频、尿急、尿痛、排尿困难等症状。若肿瘤转移，可引起累及器官的相关症状。

治疗 发热时先灸风门、阳陵泉各 25 分钟，待热退后再以下列灸方治疗。

膀胱癌灸方

灸序	穴名	穴数	灸穴位置	施灸时间
第 1 次	承浆	1	口唇下正中	灸 30 分钟
	中脘	1	剑突与脐连线正中	灸 30 分钟
	足三里	2	两外膝眼下 3 寸	各灸 30 分钟
第 2 次	关元	1	脐下 3 寸	灸 30 分钟
	曲骨	1	脐下 5 寸（横骨上沿）	灸 30 分钟
	三阴交	2	两足内踝尖上 3 寸	各灸 25 分钟
第 3 次	膀胱俞	2	背后第 2 骶椎棘突下两旁 1.5 寸	各灸 25 分钟
	水道	2	脐下 3 寸两旁 2 寸	各灸 30 分钟
第 4 次	期门	2	两乳头下 4 寸	各灸 30 分钟
	曲泉	2	两膝屈时内侧横纹头	各灸 25 分钟

灸序	穴名	穴数	灸穴位置	施灸时间
第5次	肝俞	2	背后第9胸椎棘突下两旁1.5寸	各灸25分钟
	阴谷	2	两膝腘横纹内头	各灸25分钟
第6次	二白	2	两手掌腕横纹正中上4寸	各灸25分钟
	束骨	2	两足外侧小趾本节后	各灸25分钟
第7次	肾俞	2	背后第2腰椎棘突下两旁1.5寸	各灸30分钟
	复溜	2	两足内踝尖后上2寸	各灸25分钟

施灸注意

（1）每天灸1组穴，7天灸完，每次灸完加灸患处和脐各30分钟，循环灸治。

（2）大便秘结者先灸左大横、承山各30分钟。

临床体会　在1980年5月治一例70岁老人患者，其膀胱肿瘤大如鸡蛋，以膀胱癌7次穴灸方灸治两个循环，患者病情好转，因已预先向医院求治，此时医院通知须住院做手术，故止灸。但患者在手术后身体情况较差，出院后续灸又见好转，1981年1月25日患者来信说身体状况尚好。

第五节　直　肠　癌

病因　本病病因尚不明确，多由腺瘤性息肉演变而来，不良生活方式、遗传因素、年龄因素、消化道疾病、不健康饮食等与本病的发生有关。

症状　早期患者一般无明显症状，进展期表现为便意频繁，排便习惯改变，排便前肛门有下坠感，里急后重，大便表面带血及黏液，可伴有腹痛、腹胀、肠鸣音亢进等症状。

治疗　马老早期治疗直肠癌时使用的是直肠炎、痔疮10次穴灸方，后改为使用直肠癌8次穴灸方。

直肠癌灸方

灸序	穴名	穴数	灸穴位置	施灸时间
第1次	孔最	2	两胳膊伸直肘横纹外头下5寸	各灸25分钟
	商丘	2	两足内踝尖前下0.5寸	各灸25分钟
第2次	脊中	1	背后第11胸椎棘突下凹陷处	灸30分钟
	命门	1	背后第2腰椎棘突下凹陷处	灸30分钟
	二白	2	两手掌腕横纹正中上4寸	各灸25分钟
第3次	下脘	1	脐上2寸	灸30分钟
	气海	1	脐下1.5寸	灸30分钟
	天枢	2	脐两旁2寸	各灸30分钟
第4次	腹结	2	脐两旁4寸往下1.3寸	各灸30分钟
	承山	2	膝后腘横纹正中与踝关节连线正中	各灸30分钟
第5次	大肠俞	2	背后第4腰椎棘突下两旁1.5寸	各灸25分钟
	肘尖	2	两胳膊肘尖	各灸25分钟
第6次	膻中	1	两乳头正中	灸30分钟
	巨阙	1	剑突下2寸	灸30分钟
	大陵	2	两手掌腕横纹正中	各灸25分钟
第7次	腰俞	1	骶管裂孔处	灸30分钟
	长强	1	尾骨下沿	灸30分钟
	束骨	2	两足小趾外侧本节后	各灸25分钟
第8次	肾俞	2	背后第2腰椎棘突下两旁1.5寸	各灸30分钟
	复溜	2	两足内踝尖后上2寸	各灸25分钟

施灸注意

（1）每天灸1组穴，8天灸完，每次灸完加灸脐30分钟，循环灸治。

（2）温灸器敞盖烟熏肛门60分钟，每日1次。

临床体会 1979 年 1 月，一例 74 岁直肠癌女患者，肿瘤大如鸡蛋，患者脱肛、便血。灸到 20 天脱肛好转，大便正常。春节前后未灸。1979 年 3 月 19 日患者来时说，大便下血已少。3 月 31 日患者来时说，便血大为好转，只大便带血丝，灸到 10 月症状明显好转。1980 年 3 月 14 日又为一例 50 岁患直肠癌的妇女进行治疗。该患者已做了人工肛门，但疼痛严重，无法入睡。经温灸后，痛止，已能安睡。灸到 5 月 14 日，患者已无疼痛症状。

第六节 乳 腺 癌

病因 本病病因未明。雌激素水平与乳腺癌发病有直接关系，营养过剩、肥胖、高脂饮食、饮酒过度等会增加患乳腺癌的风险。

症状 早期症状不明显，患者常有乳房肿块、乳房皮肤异常、乳头溢液、乳头凹陷等症状。中晚期患者会出现恶病质的表现，表现为食欲不振、厌食、消瘦、乏力等。

乳腺癌灸方

灸序	穴名	穴数	灸穴位置	施灸时间
第 1 次	中脘	1	剑突与脐正中	灸 30 分钟
	足三里	2	两外膝眼下 3 寸	各灸 30 分钟
第 2 次	膺窗	2	两乳头上 1.6 寸	各灸 25 分钟
	乳根	2	两乳头下 1.6 寸	各灸 25 分钟
第 3 次	天池	2	两乳头外 1 寸	各灸 25 分钟
	二白	2	两手掌腕横纹正中上 4 寸	各灸 25 分钟
第 4 次	肝俞	2	背后第 9 胸椎棘突下两旁 1.5 寸	各灸 25 分钟
	束骨	2	两足小趾外侧本节后	各灸 25 分钟
第 5 次	膈俞	2	背后第 7 胸椎棘突下两旁 1.5 寸	各灸 25 分钟
	膻中	1	两乳头正中	灸 30 分钟
	巨阙	1	剑突下 2 寸	灸 30 分钟

灸序	穴名	穴数	灸穴位置	施灸时间
第6次	心俞	2	背后第5胸椎棘突下两旁1.5寸	各灸25分钟
	少海	2	两肘横纹内头	各灸25分钟
第7次	支正	2	两手背腕横纹外头上5寸	各灸25分钟
	商丘	2	两足内踝尖前下0.5寸	各灸25分钟
第8次	肘尖	2	两胳膊肘尖	各灸25分钟
	内踝尖	2	两足内踝尖	各灸25分钟

施灸注意

（1）每天灸1组穴，8天灸完，每次灸完加灸患处和脐30分钟，循环灸治。

（2）如大便秘结，先灸左大横、承山各30分钟，待大便通畅后止灸。

>>> 病　案

孙奶奶，75岁，天津，1974年2月27日初诊。

病史　左乳头下生一肿瘤，初起如大枣，半年后长到3寸大，破溃后疮口形如喇叭花状，边缘卷起，中部流水，每隔十天出血，出血量约有一碗（编者注：约300 mL），不痛，食欲不振，易着急，睡眠差，小便量少，全身不适，喜卧床，有时发热。患者平素喜食煎炸食物。

诊断　乳腺癌。

治疗　1974年2月27日开始用温灸法居家治疗。

灸方　①中脘、足三里各30分钟；②风门、肝俞、二白各15分钟；③膺窗、三阴交各15分钟，关元20分钟；④膈俞、束骨各15分钟；⑤期门30分钟，太冲25分钟。每天灸1组，5天灸完，每次灸完加灸脐30分钟，循环灸治。因患者进食量少，故从第2组穴开始，每穴施灸时间减少10分钟。

灸后情况

3月5日　患者诉灸后感觉舒适，破溃处出水较多，灸风门后热已退，现已思饮食，但还未敢多食，大便每天1次。

二诊（3月14日）　已能在床上坐起，饭量增加，精神显好，睡眠好，患处仍出水多，从灸后没有出血。嘱加灸支正、商丘各25分钟。

三诊（3月23日）　患者已能下床在屋内活动，睡眠可，患处仍出水。因吃元宵致消化不良，大便溏，每日2次。嘱加灸：①下脘、天枢、气海各30分钟；②肾俞30分钟，照海25分钟。

四诊（4月2日）　患者大便已正常，饭量较前又有增加，面容舒展，患处仍未出血，在换药时已带血丝。医院原因其病重不给药治疗，现在又给药治疗。嘱将原来灸15分钟的穴增加10分钟，以加强效力。

5月1日　肿瘤已缩小，但疮口仍出水，去医院检查，医生说病情已好转。

5月25日　肿瘤缩小1寸，还有2寸大，边缘已薄，病虽见好转，但因家中无人协助施灸，现已止灸。

编者按　肿瘤是慢性疾病，需长期温灸调理。本病例好转后未能坚持温灸，比较遗憾。

附：其他乳腺肿瘤病案

▌病案一▐

李某，女，11岁，河南省，1976年5月10日初诊（函诊）。

病史　其姨母万某在1976年5月由北京来信说：从一岁半发现右乳上生一瘤，呈圆饼形，内包几个核。1973年5月来北京某医院检查，诊断为"淋巴瘤"，据医生说没有保守疗法，只有手术切除，但以后还可能复发。

现症　右乳上瘤长1.5寸，大如鸡蛋，今年春节后逐渐发展，边缘不规则，胀痛。

诊断　右乳房淋巴瘤。

治疗　1976年5月10日寄去灸方用温灸法居家治疗。

灸方　①膺窗、乳根各20分钟；②肝俞、束骨各20分钟；③膈俞、二白各20

分钟；④心俞、少海各 20 分钟；⑤天池、膻中、支正各 20 分钟；⑥肘尖、内踝尖各 20 分钟。每天灸 1 次，6 天灸完，每次先灸痛处 30 分钟，循环灸治，直到症状消失为止。

灸后情况

1976 年 6 月 10 日　其母来信说，从 5 月 20 日开始温灸已 18 天，肿瘤处原胀痛，现在痛感已消失，并感觉舒适，瘤体已见缩小，患处觉痒，并有渗液。

7 月 20 日　来信说，初灸时肿瘤内积液多，灸后很快消失，几个硬核都见软。

8 月 28 日　来信说，肿瘤已基本消失，但吃辣椒则有反复，现已忌食辛辣。

马老评按　患者患淋巴瘤已有 10 年，连灸 3 个月症状消除，证明温灸对此病效果良好。施灸时间因患者年龄小故每穴减灸 5 分钟。

▌病案二▐

刘某的外甥女，24 岁，北京，1978 年 2 月 13 日初诊。

病史　刘某住天津市南开区，1978 年 2 月 13 日向笔者说，其外甥女 2 年前患左乳腺肿瘤，如大枣大，经医院手术切除后，不久又生出如核桃大的肿瘤，再行手术切除后又生出来。曾经放射线照射治疗无效。

现症　左乳房乳腺肿瘤如核桃大。

诊断　乳腺肿瘤。

治疗　1978 年 2 月 13 日寄去灸方用温灸方及温灸器于北京治疗。

灸方　①膺窗、乳根各 25 分钟；②肝俞、束骨各 25 分钟；③膈俞、二白各 25 分钟；④心俞、少海各 25 分钟；⑤天池、膻中、支正各 25 分钟；⑥肘尖、内踝尖各 25 分钟。每天灸 1 组穴，6 天灸完，每次穴灸完加灸脐 30 分钟，循环灸治，直到肿瘤消失为止。每次先灸患处 30 分钟。

灸后情况　1978 年 5 月 13 日刘某说，患者连灸 2 个月，肿瘤已消失。1978 年 7 月 16 日又说，他弟弟去北京看外甥女，患者乳腺肿瘤未复发。

第七节 肺 癌

病因 本病病因未明，与吸烟、职业暴露、空气污染、电离辐射、饮食、遗传、饮酒日久等因素有关。

症状 临床表现为咳嗽、痰中带血或咯血、喘鸣、胸痛、胸部憋闷、声音嘶哑、发热等。

摸诊 按压身柱、中府、尺泽均有痛感。

肺癌灸方

灸序	穴名	穴数	灸穴位置	施灸时间
第1次	中脘	1	剑突与脐连线正中	灸30分钟
	足三里	2	两外膝眼下3寸	各灸30分钟
第2次	下脘	1	脐上2寸	灸30分钟
	气海	1	脐下1.5寸	灸30分钟
	天枢	2	脐两旁2寸	各灸30分钟
第3次	肺俞	2	背后第3胸椎棘突下两旁1.5寸	各灸25分钟
	尺泽	2	两胳膊伸直肘横纹外头	各灸25分钟
第4次	中府	2	两肩内侧第1肋骨下（指压痛处）	各灸25分钟
	合谷	2	两手背第1、2掌骨间，当第2掌骨桡侧中点处	各灸25分钟
第5次	膈俞	2	背后第7胸椎棘突下两旁1.5寸	各灸25分钟
	膻中	1	两乳头正中	灸30分钟
	巨阙	1	剑突下2寸	灸30分钟
第6次	心俞	2	背后第5胸椎棘突下两旁1.5寸	各灸25分钟
	神门	2	两手掌腕横纹内头	各灸25分钟

灸序	穴名	穴数	灸穴位置	施灸时间
第7次	肝俞	2	背后第9胸椎棘突下两旁1.5寸	各灸25分钟
	期门	2	两乳头下4寸	各灸30分钟
第8次	脾俞	2	背后第11胸椎棘突两旁1.5寸	各灸25分钟
	三阴交	2	两足内踝尖上3寸	各灸25分钟
第9次	二白	2	两手掌腕横纹正中间上4寸	各灸25分钟
	束骨	2	两足小趾外侧本节后	各灸25分钟

施灸注意

（1）每天灸1组穴，9天灸完，每次灸完加灸脐30分钟，循环灸治。

（2）胸部患处每次加灸30分钟，如扩散到缺盆或其他位置，再加灸扩散处30分钟。

临床体会 1975年9月为一位55岁的男性患者治疗，该患者素喜饮酒、吸烟，发现时已患病3个多月。患者右肺上部有1个大如核桃的肿瘤，右缺盆处有1个大如鸡蛋的肿瘤，左缺盆处有1个大如玉米粒的肿瘤。患者原服中药治疗，因服药困难改为打针，因不见效才来求温灸治疗。以上灸方灸治1个月，原憋气等症状消失，左缺盆处小的肿瘤消失，右缺盆处大的肿块皮软，能摸清硬核，体重增加6 kg，身体状况良好。但此时患者嫌温灸费事，改服中药治疗，后来癌细胞扩散，病情加重，右缺盆处肿瘤大3寸，两腋下、大腿根部、脊柱、腰部等处均有癌细胞扩散，呼吸困难。患者于1976年4月死亡。此患者用温灸法治疗已初步显效，惜患者止灸，未获全功。

附一：肿瘤放化疗副作用调理病案

某女，38岁，山东，2017年3月2日初诊。

病史 2016年夏发现肺部有肿瘤，肿瘤大小3 cm×2 cm，并已转移到颈部，服用靶向药物并化疗1年，因药物副作用引起严重失眠、食欲不振、腹泻。

现症 肺癌化疗致严重失眠、食欲不振、腹泻。此时肺部肿瘤大小未有变化，颈部转移已基本消失。

治疗 2017年3月2日用温灸法治疗。

灸方 ①中脘30分钟，足三里30分钟；②气海30分钟，关元30分钟；③心俞25分钟，神门25分钟，涌泉30分钟；④肝俞25分钟，章门30分钟；⑤期门30分钟，太冲25分钟。每天灸1组穴，循环灸治，每次灸完用余热灸脐。

灸后情况 灸4天后睡眠好转，1周后睡眠正常，但仍食欲不振、腹泻。

二诊（3月9日） 加灸：①膏肓、昆仑各25分钟；②肘尖、内踝尖各25分钟。因白细胞减少，加灸大椎25分钟、血海25分钟。每天灸1组，每次灸完用余热灸脐，循环灸治。

9月1日 患者胃肠道反应症状明显减轻，肠胃功能基本恢复正常，偶有副作用发生，但不影响进食。

灸后情况 2017年7月做CT检查，显示肺部肿瘤范围缩小。2017年11月再次做CT检查，显示肺部肿瘤已缩小至0.9 cm×0.5 cm，呈条索状。

编者按 对于肿瘤，靶向药、放化疗已经成为现代医学最为重要的治疗方法之一。但是靶向药、放化疗的严重不良反应和治疗一段时间之后的耐药性，一直是困扰肿瘤治疗的难题。

从这个病例来看，温灸对于靶向药、放化疗的不良反应确有良好的治疗效果。同时，温灸也能提高患者自身免疫力，可起到"减毒增效"的作用。近年来，乳腺癌、肺癌、胃癌、白血病化疗患者配合温灸调理，效果很好，本病例只是其中之一。

附二：肿瘤术后淋巴水肿病案

某女，32岁，2019年10月15日初诊。

病史 患者乳腺癌术后化疗第一周期后出现右侧上肢水肿，夜间加重，经常规治疗后效果不明显，遂来求诊。

现症 右侧上肢水肿明显，按之无凹陷，有轻度压痛，停经2个月左右，手脚冰凉，眠差，食用水果后腹泻、腹痛，二便调，口服化疗药中。

治疗 先予灸局部和做适应性调理。初期先缓解局部水肿，为"急则治其标"。同时，灸开门穴（中脘、足三里）配合进行调理，以缓解手脚凉、睡眠差、腹泻等症状。

灸方 ①肩髃、曲池、三焦经局部各25分钟；②肩外俞、天宗、小臂三焦经局部各 25 分钟；③心俞、神门、右侧手腕正背面各 25 分钟；④肘尖、二白各 25 分钟；⑤中脘、足三里各 25 分钟；⑥肝俞、太冲各 25 分钟；⑦气海、关元、三阴交各 25 分钟。每次灸完用温灸器余热灸脐及右侧上肢水肿局部。

二诊 按初诊灸方循环灸至 2019 年 11 月 28 日，患者面色红润。几日前开始自汗较严重，出汗 3 ~ 4 次 / 日，衣被常被浸湿，口苦。考虑到患者年轻且已基本适应温灸疗法，故加大每天的灸量。

灸方 ①中脘、足三里、下脘、天枢、气海各 25 分钟；②关元、曲骨、三阴交、肩外俞、右天宗、支正各 25 分钟；③期门、太冲、肩髃、曲池各 25 分钟；④肾俞、照海、大陵、阳池各 25 分钟；⑤膈俞、膻中、巨阙、心俞、神门各 25 分钟；⑥肝俞、二白、章门、血海、三阴交各 25 分钟；⑦命门、腰俞、曲泉、志室、归来各 25 分钟；⑧肘尖、束骨（患侧）、天池、少海各 25 分钟；⑨水分、中极、水道、偏历、复溜各 25 分钟；⑩大肠俞、腹结、肺俞、阴郄各 25 分钟。每次灸完用温灸器余热灸脐，并交替灸肿处。

三诊 按二诊灸方循环灸至 2019 年 12 月 10 日，患者右侧上肢水肿明显减轻，按之柔软，脾胃舒适。夜间汗出严重，常浸湿衣被，影响睡眠，醒后需 1 小时后才能再入睡。患者夜间仍睡眠不安，汗出，纳可，便溏，一日 3 ~ 4 次，未见其他明显不适。考虑体内湿气外排，故而便溏。灸至 2019 年 12 月 17 日，患者夜间汗出后不适感稍有减轻，大便正常。现患者头痛、疲乏，其余无明显不适，考虑灸量略大，请示孔老师后，从 2019 年 12 月 18 日开始，改为 2 天灸 1 组。灸方简化为：①膈俞、膻中、巨阙、关元、曲骨、三阴交各 25 分钟；②肾俞、照海、肺俞、阴郄各 25 分钟；③风门、阳陵泉、心俞、神门各 25 分钟。每次灸后用温灸器余热灸脐，并交替灸肿处。

四诊 按三诊灸方循环灸至 2020 年 1 月 10 日，患者右侧上肢水肿基本消退，食欲大增。患者夜间汗出，偶尔头痛、疲乏，其余无明显不适。嘱咐患者控制饮食，并恢复二诊灸方。

灸后情况 灸至 2020 年 1 月 20 日，患者右侧上肢无水肿，汗出减少，体力有所恢复，坐地铁来医院也不觉得疲劳，食欲大增，其余无明显不适。继续按以上灸方灸至 2020 年 6 月，患者精神状态佳，右上肢未再肿胀，无汗出，可以做简单家务。纳可，眠可，二便调，月经正常。现改为每周就诊 1 次，以维持疗效。

治疗前后对比照片

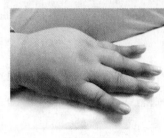 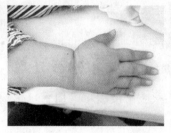 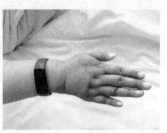

治疗前照片   治疗后照片

附三：脂肪瘤病案

曹某，女，43 岁，天津，1975 年 10 月 30 日初诊。

病史　1975 年 3 月右肘下内侧长 1 个疙瘩，大如鸡蛋，肘上内侧长 1 个稍小的疙瘩，右侧上肢肿胀，但不痛，经南开医院诊断为"脂肪瘤"，治疗后右侧上肢肿消，但肿瘤仍在。

现症　右肘下内侧长肿瘤 1 个，大如鸡蛋，肘上内侧长肿瘤 1 个，稍小，上肢转动不便。

诊断　脂肪瘤。

治疗　1975 年 10 月 30 日用温灸法居家治疗。

灸方　二白 25 分钟，束骨 25 分钟，肿瘤处各 30 分钟，脐 30 分钟，每天 1 次灸完。

灸后情况

1975 年 11 月 11 日　患者上肢能随意转动，感觉轻快、有力，肘上内侧肿瘤已缩小至如枣大。

11 月 26 日　肘下肿瘤也缩小至如枣大。

11 月 29 日　肘下肿瘤已消失，肘上肿瘤如小指肚大。

12 月 13 日　肘上、下肿瘤全部消失，患者痊愈。

随访　12 年后 1987 年春天见到患者说，痊愈后一直很好，未复发。

马老评按　脂肪瘤、皮脂腺瘤在临床中很常见，部分患者温灸几日即可消失，无须手术切除。1979 年 6 月 24 日原北京军区总医院杨津惠医生来信报告，有一患者右耳前部患皮脂腺瘤，大小约 3 mm×4 mm，突起约 2 mm，在患处温灸 10 天痊愈。

·第十章·

血 液 病

马老初学温灸时，《温灸学讲义》未载血液病的治疗方法，马老是在实践中摸索出了血液病的治疗方法。

用温灸法治疗贫血和白血病时可使用同一灸方。

血液病灸方

灸序	穴名	穴数	灸穴位置	施灸时间
第1次	中脘	1	剑突与脐连线正中	灸 30 分钟
	足三里	2	两外膝眼下 3 寸	各灸 30 分钟
第2次	下脘	1	脐上 2 寸	灸 30 分钟
	气海	1	脐下 1.5 寸	灸 30 分钟
	天枢	2	脐旁 2 寸	各灸 30 分钟
第3次	关元	1	脐下 2 寸	灸 30 分钟
	曲骨	1	脐下 5 寸（横骨上沿）	灸 30 分钟
	三阴交	2	两足内踝尖上 3 寸	各灸 25 分钟
第4次	期门	2	两乳头下 4 寸	各灸 30 分钟
	太冲	2	两足大、次趾根上 2 寸	各灸 25 分钟
第5次	心俞	2	背后第 5 胸椎棘突下两旁 1.5 寸	各灸 25 分钟
	神门	2	两手掌腕横纹内头	各灸 25 分钟
第6次	膈俞	2	背后第 7 胸椎棘突下两旁 1.5 寸	各灸 25 分钟
	膻中	1	两乳头正中	灸 30 分钟
	巨阙	1	剑突下 2 寸	灸 30 分钟
第7次	肝俞	2	背后第 9 胸椎棘突下旁开 1.5 寸	各灸 25 分钟
	章门	2	两臂屈肘夹紧两侧肋骨时肘尖正对处，第 11 肋的游离端下方	各灸 30 分钟
第8次	脾俞	2	背后第 11 胸椎棘突下两旁 1.5 寸	各灸 25 分钟
	不容	2	剑突下 2 寸两旁 2 寸	各灸 30 分钟

灸序	穴名	穴数	灸穴位置	施灸时间
第9次	三焦俞	2	背后第1腰椎棘突下两旁1.5寸	各灸25分钟
	支沟	2	两手背腕横纹正中往上3寸	各灸25分钟
第10次	身柱	1	背后第3胸椎棘突下凹陷处	灸30分钟
	命门	1	背后第2腰椎棘突下凹陷处	灸30分钟
	昆仑	2	两足外踝尖与跟腱之间凹陷处	各灸25分钟
第11次	风池	2	低头时两耳后发际凹陷处	各灸25分钟
	悬钟	2	两足外踝尖上3寸	各灸25分钟
第12次	肾俞	2	背后第2腰椎棘突下两旁1.5寸	各灸30分钟
	照海	2	两足内踝尖下1寸	各灸25分钟

施灸注意

（1）每天灸1组穴，循环灸治，12天灸完，每次灸完加灸脐30分钟。

（2）10岁以内小儿每穴施灸时间减少10分钟，且将足三里改为丰隆。

（3）如有发热，先灸风门、阳陵泉各25分钟，风池、支沟各25分钟，待热退后再灸上穴。

（4）大便秘结者，先灸左大横、承山各30分钟，待大便通畅后再灸上穴。

第一节　贫　血

病因　本病多继发于多种疾病，因红细胞生成不足、红细胞破坏多或失血导致。

症状　临床主要表现为皮肤黏膜苍白，患者头晕，耳鸣，晕厥，倦怠，注意力不集中，呼吸、心率加快，腹部不适，消化不良，大便秘结等。

摸诊　用手指按压背后第1～11胸椎棘突有压痛感，胃部和脐周按之硬痛，两胁下压痛，足三里、三阴交、照海和少海等穴均有压痛感。

治疗　以血液病灸方治疗。

>>> 病 案

病案一

孙某，男，13岁，天津，1962年8月28日初诊。

病史 1961年8月开始面色黄，3～4天吐一次食物和水，去某医院检查，被诊断为"再生障碍性贫血"，治疗无效。

现症 胃部胀满，呕吐，喜饮凉水，头晕，心悸，睡眠差，腹痛（多发生在夜间和受凉时），面色黄白，疲乏，小便黄，大便秘结，呈羊粪状，体温经常为38.5℃。

摸诊 胃部硬痛，两胁胀，肝、脾未能扪及，脐左侧有3寸长条形硬块，手按时硬块活动，背后第3～7胸椎棘突压痛，第10～12胸椎、第1～2腰椎棘突稍肿，但无压痛，两腿内外侧穴位均有压痛感，扪左乳头下跳动感强。

诊断 胃病，再生障碍性贫血，神经衰弱。

治疗 1962年8月28日用温灸法居家治疗。

灸方 因大便秘结，先灸左大横、承山各30分钟，待大便通畅后，再予灸：①中脘、天枢各30分钟；②期门30分钟，太冲25分钟；③三焦俞20分钟，水分30分钟，气海30分钟；④脾俞、三阴交各25分钟；⑤肝俞25分钟，巨阙、关元各30分钟；⑥章门30分钟，间使25分钟；⑦心俞、神门各25分钟；⑧膈俞、内关各25分钟；⑨肾俞30分钟，照海25分钟。每天灸1组穴，9天灸完，每次灸后加灸脐30分钟，循环灸治，直到痊愈为止。

灸后情况

9月9日 胃部已软，灸后未呕吐，曾下蛔虫1条。灸左大横、承山后，大便通畅，食欲增强，腹痛已止，出虚恭（排气）次数减少，睡眠已好，自觉全身有力。

9月23日 脐周硬块消失，胃部亦软，食欲更增强，不饮凉水了，眼结膜已显粉红色，脊椎肿胀现象好转，体温正常，可每天外出活动。

10月21日 面肿已消，玩耍时不觉累，但跑动时心脏不适，检查肝、脾均正常。

1963年3月17日 其母亲来时说，患儿症状消失，春节后已上学。

病案二

王某，男，11 岁，天津，1964 年 7 月 15 日初诊。

病史 1964 年 7 月其父来时说，患儿于 1963 年秋天患病，进食渐少，面色发白，身上有出血点，腹痛，经常发热，全身无力。经某医院检查，诊断为蛔虫病，治疗 1 月余未见效果，之后医生怀疑是血液病，遂转到某医院，经化验诊断为"再生障碍性贫血"，当时血红蛋白只有 6 g/dL，经过治疗未见效果，之后血红蛋白减少到 1 g/dL，只能靠输血维持。医生告之，估计不超过 1 个月会有生命危险。家长正准备放弃治疗之时，听闻河北区一男孩用温灸法治愈此病，故来求治。

现症 腹痛，胃部有硬块，进食少，面色黄白，全身无力，化验显示红细胞过少。

诊断 胃病，再生障碍性贫血。

治疗 1964 年 7 月 15 日用温灸法居家治疗。

灸方 ①中脘 30 分钟，丰隆 30 分钟；②期门 30 分钟，太冲 25 分钟；③下脘 30 分钟，气海 30 分钟，天枢 30 分钟；④膈俞 25 分钟，巨阙 30 分钟，关元 30 分钟；⑤脾俞 25 分钟，三阴交 25 分钟；⑥肝俞 25 分钟，章门 30 分钟；⑦心俞 25 分钟，神门 25 分钟；⑧大椎 30 分钟，身柱 30 分钟，内关 25 分钟；⑨三焦俞 25 分钟，曲池 25 分钟；⑩肾俞 30 分钟，照海 25 分钟。每天灸 1 组穴，10 天灸完，每次灸后加灸脐 30 分钟，循环灸治，直到痊愈为止。如进食量过少，每穴施灸时间减少 10 分钟，待进食量增加后再按上述施灸时间进行施灸。

灸后情况

8 月 20 日 其父来时说，患儿腹痛止，进食量增多，自觉体力增加，耳朵显红血丝，输血间隔时间延长。

1971 年 7 月 21 日 其父来信说，灸了 1 年后患儿的病痊愈。当时因故未能及时来信说明，现想到原以为无法治疗的病用温灸法治疗却取得了良好疗效，特来信补叙灸后情况。患儿灸到 1965 年秋天时，去 259 医院化验，血红细胞达 12 ～ 13g/dL，此后停止输血，患儿身体情况恢复正常。

随访 1975 年 3 月 20 日，王某来马老家中告诉其已经 22 岁，自病愈后身体一直很好，现已在手表元件厂工作。1988 年 7 月，听说马老在医院担任顾问，特地前来看望。

1989 年 7 月 3 日其叔王某来求诊时告诉马老，侄子身体非常健康。

马老评按　温灸治疗再生障碍性贫血效果很好，值得医者深入研究。

第二节　白　血　病

病因　本病病因尚不明确，与病毒感染、免疫功能异常、电离辐射、接触苯及含苯有机溶剂、遗传、不良生活习惯等因素有关。

症状　急性白血病患者可突然出现高热、贫血、出血，伴有淋巴结和脾肿大，骨骼、关节疼痛等。慢性白血病患者病情进展缓慢，可出现面色苍白、淋巴结和脾肿大、贫血、食欲减退、消瘦、低热、盗汗等症状。

摸诊　方法同贫血，但患者脊椎压痛较明显。

治疗　以血液病灸方灸治。

>>> 病　案

吴某，男，10 岁，天津，1963 年 3 月 17 日初诊。

病史　1963 年 2 月经某医院检查，白细胞数量过多，红细胞数量过少，诊断为"白血病"（化验单未带），医生告之无法治疗。

现症　进食多，消化快，大便日下 1 ~ 2 次，内含未消化食物，面色苍白，全身无力。

摸诊　胃部压痛，脐两旁硬痛，肝、脾压痛，身柱和腿内外侧穴位均压痛。

诊断　胃病，白血病。

治疗　1963 年 3 月 17 日用温灸法居家治疗。

灸方　①中脘 30 分钟，关元 30 分钟；②期门 30 分钟，太冲 25 分钟；③肝俞 25 分钟，章门 30 分钟；④脾俞 25 分钟，三阴交 25 分钟；⑤大肠俞 25 分钟，天枢 30 分钟；⑥身柱 30 分钟，三焦俞 25 分钟，内关 20 分钟。每天灸 1 组穴，6 天灸完，每次灸后加灸脐 30 分钟，循环灸治。如发热，即灸风门、阳陵泉各25 分钟。

灸后情况

4月23日　患儿来时说，进食正常，自觉体力增加，面色显红色，口唇变红。检查胃部已软，仍微胀，肝、脾无压痛，脐旁轻微压痛，大便仍有未消化食物。嘱其继续灸治。

1963年5月5日　患儿介绍邻人来治病，带来口信：病已好转。

附：血小板减少病案

杨某，男，50岁，天津，1973年12月13日初诊。

病史　素患有血小板减少症，发病时牙龈出血，四肢有小米粒样出血点。服药后十余年未有出血症状，但血小板数量过少。近日又出现出血症状，去医院治疗未有效果。

现症　牙龈出血，两前臂、两膝以下均有小米粒样出血点，卧床部位出现瘀血。

诊断　血小板减少症。

治疗　1973年12月13日用温灸法居家治疗。

灸方　①中脘、足三里各30分钟；②劳宫、涌泉各30分钟；③期门30分钟，太冲25分钟；④下脘、天枢、气海各30分钟；⑤心俞、神门各25分钟；⑥膈俞25分钟，巨阙、关元各30分钟；⑦肝俞25分钟，章门30分钟；⑧肺俞、曲池各25分钟；⑨脾俞、三阴交各25分钟；⑩大椎、身柱各30分钟，大陵25分钟；⑪风池、悬钟各25分钟；⑫肾俞30分钟，照海25分钟。每天灸1组穴，12天灸完，每次灸后加灸脐30分钟，循环灸治。

灸后情况

1974年1月5日　患者来信说，灸完2个循环，牙龈出血已止，四肢出血点完全消失，现四肢无力，伴有痔疮出血和下肢肿，嘱加灸：①四个膝眼各30分钟；②命门、长强各30分钟，二白25分钟；③腹哀30分钟，商丘25分钟；④小温灸器敞盖熏灸肛门（一器药燃完）。之后未有来信。

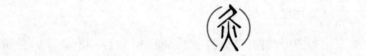

· 第十一章 ·

急症与急救

第一节　外伤和烧（烫）伤

（1）闭合性外伤者：红肿疼痛，筋骨未断者，可灸患处每处 30 分钟，每天上午、下午各灸 1 次，以愈合为止。轻者灸 1 次即愈。筋骨断者则接好后在患处施灸 25 分钟，能消肿止痛，促进愈合。

（2）开放性外伤者：用温灸器敞盖烟熏患处，能止血止痛，促进愈合，并能预防和治疗感染。

（3）关节扭伤：灸患处 30 分钟，可消肿止痛，预防关节功能损伤发生。

（4）烧伤：曾有一人烧伤腿部，已感染，患处流水经久不愈，疮口大如拇指肚。用温灸器敞盖烟熏患处，每天 1 次，4 天痊愈。

（5）烫伤：马老的夫人曾于 1980 年 1 月 28 日不慎被新熬出的粥烫伤左手腕内侧和手背大指处，伤口约 5 寸长、3 寸宽，当即洗去粥，涂上橘皮水，疼痛立止，白天不断涂橘皮水未觉痛。1 月 29 日早起时发现，烫伤处完全肿起，大指处起水疱如大枣，其他处水疱小，于是将大水疱挑破，继续涂橘皮水，并垫纱布施以温灸 2 小时，早、中、晚各灸 1 次，肿见消。至 1 月 31 日早起又见反复，怀疑喝鸡汤所致，仍继续灸，又见好转。共灸 10 天，患处脱皮后痊愈。

临床体会　从以上内容来看，温灸是以热治病，但是它的热不仅能治寒凉，而且对烧伤和烫伤也有效果。温灸不仅可消炎止痛，而且还有促进伤口愈合的功能。

附橘皮水制法：将鲜橘皮切碎放入瓶中，密封，置阴凉处，经过伏天自化成水。可适量外用，治疗烧（烫）伤。此为马老经验方。

附：外伤断指病案二则

>>> 病　案

病案一

魏某，女，22 岁，天津市，1978 年 4 月 11 日初诊。

病史 1978 年 3 月 20 日患者工作时右手中指末节自指甲根部被机器轧掉，就诊于天津几家医院，均被告知须把中指远节指骨残端切除再缝合，患者未应。1978 年 4 月 11 日由其爷爷领来询问温灸能否治疗。

现症 创面整齐，有渗出，拍片显示远节指骨部分缺如，手指肿胀、疼痛。

诊断 手指离断。

治疗 1978 年 4 月 11 日开始用温灸法治疗。

灸方 二白、大陵、劳宫、阳池、合谷、手背各灸 25 分钟，1 次灸完，每天灸 1 次。另用温灸器敞盖熏灸右手指尖伤处和指肚 30 分钟。

灸后情况

4 月 16 日　伤指尖已无渗液，手指肿稍消，灸二白时起痒疹（马老按：风气外达）。

4 月 23 日　伤指尖长出新肉，手指肿消至末节。

5 月 4 日　指尖又长出新肉，指甲长出 0.1 寸（3 ~ 4 mm），手指肿基本消。

5 月 18 日　指端新肉已长好，指甲长出 0.2 寸。

6 月 9 日　右手中指和指甲完全长好，已恢复原状，历时 2 个月。

马老评按 从断指再生病例来看，温灸有促进身体修补之功能，值得深入研究。

病案二

王某，男，26 岁，天津。

1979 年 4 月 1 日，工作时左手中指指尖自指甲根部不慎被机器轧掉，皮肉未断，指甲已无。嘱其照前例灸方用温灸法治疗，历时 2 个月，指甲长出，完全愈合。

几年后，王某的同事也被机器轧断手指指尖，经医院切除末节后缝合，疼痛难忍，后用温灸法治疗迅速止痛。另有孙某也是同样情况，指尖被轧断，去医院切除末节残端后缝合再灸，有止痛速愈之效。后两例患者，均未保住手指末端。

第二节　温灸急救

在数十年的临床实践中，马老多次使用温灸疗法参与急危重症的抢救工作，得出以下经验，可供中西医急救的同时，配合温灸治疗。

1. 脑出血

治疗 用多个温灸器同时灸神阙、中脘和足三里，持续灸治，直到患者能睁眼、说话为止。灸前向患者说明，觉烫时用手示意，此时患者虽不能说，但耳尚能听，随时加垫布片以防烫伤。之后以半身不遂灸方治疗。

2. 心绞痛和心肌梗死

治疗 可灸左乳头四周 1 寸处各 25 分钟，用另一个温灸器灸脐，直到痛止。之后以心脏病灸方治疗。

3. 急性心力衰竭

治疗 用一个温灸器灸脐，用另一个温灸器灸：①中脘、足三里各 30 分钟；②心俞、神门各 25 分钟，待症状缓解后再以心脏病灸方治疗。

4. 晕厥

治疗 可灸四关穴，即合谷、太冲各 25 分钟，加灸脐 30 分钟。之后以肝病灸方治疗，1 ~ 2 个月可痊愈。

5. 胃出血（胃溃疡出血）

治疗 可灸：①中脘、足三里各 30 分钟；②不容、大陵各 30 分钟。待血止后以胃病灸方治疗。

6. 肺出血

治疗 可灸肺俞、太渊各 25 分钟，待血止后以肺结核灸方治疗。

7. 哮喘（急性发作）

治疗 可灸身柱、灵台各 30 分钟，能立即止喘。之后以慢性支气管炎灸方治疗。

8. 脉绝

治疗 可灸复溜和神阙各 30 分钟，待脉象正常后以心脏病灸方治疗。

9. 毒虫咬伤

治疗 可灸患处 30 ~ 60 分钟，待伤口破溃后改用温灸器敞盖烟熏。

10. 溺水

治疗 可用一个温灸器持续灸脐，用另一个温灸器灸天池、间使各 25 分钟。灸时要随时观察热度并垫布，以防烫伤。

11. 严重水肿

治疗　若心脏病、肝硬化腹水和肾炎腹水等病灸利水穴不见效，可再加背后腰间督脉及两旁 1.5 寸和 3 寸的膀胱经（例如命门、肾俞、志室）共五行，一器挨一器由命门灸到尾闾，每处灸 30 分钟；腹部任脉和左右 2 寸的胃经共三行，一器挨一器由脐灸至横骨（耻骨联合处），每处灸 30 分钟；两膝内侧一器挨一器由膝灸到内踝尖下，每处灸 30 分钟。以上穴位均能利水，间隔时间灸治即可避免一次灸量过大。

马少群®温灸

下 篇

马氏温灸法
常用穴位

· 第一章 ·

头　部

神 庭

位置：鼻上入发际 0.5 寸。

经脉：督脉。

主治：前额神经痛，眩晕，急性鼻炎，呕吐，泪腺炎。

施灸体位：坐位或卧位。

文献记载：

《针灸聚英》：主登高而歌，弃衣而走，角弓反长，吐舌，癫疾风痫，戴目上视不识人，头风目眩，鼻出清涕不止，目泪出，惊悸不得安寝，呕吐烦满，寒热头痛，喘渴。

《针灸大成》：目痛、目肿、目翳，针神庭、上星、囟会、前顶，翳者可使立退，肿者可使立消。

《针灸学辞典》：迎风流泪，鼻衄，疟疾。

上 星

位置：鼻上入发际 1 寸（神庭穴后 0.5寸）。

经脉：督脉。

主治：颜面充血，前额神经痛，鼻息肉，鼻塞，鼻衄，角膜白翳，眼球充血，间歇热。

施灸体位：坐位或卧位。

文献记载：

《针灸聚英》：头风，头皮肿，热病汗不出，目眩，目睛痛，不能远视。

《针灸学辞典》：头痛，眩晕，鼻炎，鼻渊，鼻衄，热病，疟疾，癫狂，癫痫，结膜炎。

马老按：眼病常用灸穴，灸后眼睛视物明亮。

囟 会

位置：鼻上入发际 2 寸（上星穴后 1 寸）。

经脉：督脉。

主治：短暂性脑缺血发作性头痛，眩晕，颜面苍白和充血，衄血，多眠症。

施灸体位：坐位或卧位。

文献记载：

《针灸聚英》：脑虚冷，饮酒过多，脑痛如破，头皮肿，生白屑，鼻塞不闻香臭，颜青目眩，惊悸，目戴上不识人。

《针灸学辞典》：鼻渊，鼻痔，癫疾。

马老按：小儿 7 岁以下慎灸。

百 会

位置：头顶正中线与两耳尖连线交点。

经脉：督脉。

主治：头痛，头晕，中风，神经衰弱，短暂性脑缺血发作，癫痫，鼻息肉，脱肛，痔疾。

施灸体位：坐位或卧位。

文献记载：

《针灸聚英》：头风，言语蹇涩，口噤不开，半身不遂，心烦闷，惊悸，健忘，忘前失后，心神恍惚，无心力，疟疾，青风，心风，角弓反张，羊鸣，多哭，语言不择，发时即死，汗出而呕，吐沫，饮酒面赤，脑重鼻塞，百病皆治。

《中国针灸学》：百日咳，小儿瘛疯。

《针灸学辞典》：目眩，晕厥，耳鸣，阴挺，精神分裂症，高低血压，休克。

马老按：本穴为治高血压、半身不遂及关节炎之要穴，可降高血压之高压和低压。慢性病患者多为上热下寒体质，一般应在灸身体中下部穴位一个月后再灸头部穴位，以避免出现头晕、口干等反应。

风　府

位置：项后正中入发际 1 寸。

经脉：督脉。

主治：头痛，颈项神经痛，衄血，咽喉炎，中风，精神病，黄疸。

施灸体位：俯卧。

文献记载：

《针灸聚英》：舌缓不语，振寒，汗出身重，目妄视，头中百病。

《中国针灸学》：全身强直，感冒，热性病，头痛眩晕。

《针灸集成》：风池风府寻得到，伤寒百病一时消，阳明二日寻风府。

《针灸学辞典》：癫狂，痫症，半身不遂。

马老按：用于流行性感冒。

哑　门

位置：项后正中入发际 0.5 寸。

经脉：督脉。

主治：舌骨肌麻痹，舌下软瘤（重舌），咽喉炎，脑卒中，脑膜炎，衄血，脊髓炎。

施灸体位：俯卧。

文献记载：

《针灸聚英》：诸阳热气盛，寒热风哑，脊强反折，瘛疭癫疾，头痛汗不出。

《针灸集成》：颈项强急不语，中风，尸厥，暴死不省人事。

《针灸学辞典》：喑哑失语，聋哑，大脑发育不全，脑性瘫痪。

马老按：哑门穴一直被列为禁灸穴，但实践证明，温灸哑门治疗关节炎、头皮发麻、头重、半身不遂、中风不语等效果良好，还可降高血压之低压，高血压头重者温灸该穴后症状可消失。

攒　竹

位置：两眉内头。

经脉：足太阳膀胱经。

主治：角膜白翳，夜盲，视力减退，泪液过多，眩晕，前额神经痛。

施灸体位：仰卧。

文献记载：

《针灸聚英》：瞳子痒，眼中赤痛，眼睑瞤动，颊面痛，不得卧，风眩，尸厥癫邪，神狂鬼魅，喷嚏。

《针灸学辞典》：胬肉攀睛，鼻塞，鼻衄，结膜炎，泪囊炎，近视，视神经炎，视神经萎缩，面神经麻痹。

马老按：治眼病效果良好。

曲　差

位置：神庭两旁 1.5 寸。

经脉：足太阳膀胱经。

主治：头痛，面神经痛及麻痹，颅顶部之掀冲，心脏肥大，视力减退，衄血，鼻塞，鼻息肉，鼻疮。

施灸体位：坐位或卧位。

文献记载：

《针灸聚英》：目不明，鼽衄，鼻塞，鼻疮，心烦满，汗不出，头顶痛，项肿，身体烦热。

通 天

位置：曲差向后去4寸。

经脉：足太阳膀胱经。

主治：鼻炎，鼻塞，鼻疮，衄血，口㖞，颅顶部痉挛，三叉神经痛，慢性支气管炎。

施灸体位：坐位。

文献记载：

《针灸聚英》：瘿气，暂起僵仆，鼻窒，鼻多清涕，头晕，尸厥，项痛重。

玉 枕

位置：通天后3寸。

经脉：足太阳膀胱经。

主治：眼球神经痛，颜面神经痛，头痛，眩晕，近视，嗅觉减退，多汗症。

施灸体位：俯卧。

文献记载：

《针灸聚英》：内连系急，失枕，风眩，鼻窒不闻。

《中国针灸学》：脑充血。

《针灸学辞典》：项强，癫痫。

天 柱

位置：哑门两旁1.3寸。

经脉：足太阳膀胱经。

主治：头痛，项后痉挛，咽喉炎，鼻塞，嗅觉减退，衄血。

施灸体位：俯卧。

文献记载：

《针灸聚英》：头旋脑痛，头风，脑重如脱，项如拔，项强不可回顾。

《中国针灸学》：脑病，后头及肩胛肌之痉挛，神经衰弱，癔症。

《针灸学辞典》：视力减退，癫痫，热病，小儿惊痫。

阳 白

位置：眉毛正中上1寸。

经脉：足少阳胆经。

主治：眼球疼痛，夜盲，三叉神经痛，面神经麻痹及面肌痉挛。

施灸体位：仰卧。

文献记载：

《针灸聚英》：目上视，远视䀮䀮，目痛目眵，背腠寒栗，重衣不得温。

《中国针灸学》：眼病，呕吐。

《针灸学辞典》：头、目昏痛，颈项强急，眼睑润动，迎风流泪，外眦疼痛，胬肉攀睛。

头 临 泣

位置：目瞳之上入发际0.5寸（实与曲差很近）。

经脉：足少阳胆经。

主治：角膜白翳，泪液过多，外眦充血，癫痫，鼻蓄脓症，脑出血，中风。

施灸体位：坐位或卧位。

文献记载：

《针灸聚英》：目眩，枕骨合颅痛，恶寒鼻塞，惊痫，反视。

目 窗

位置：头临泣后1寸。

经脉：足少阳胆经。

主治：眼球充血，眩晕，视力减退，颜面浮肿，头痛，鼻蓄脓症，恶寒发热。

施灸体位：坐位或卧位。

文献记载：

《中国针灸学》：青盲翳膜，上齿龋痛。

《针灸学辞典》：目外眦痛，惊痫。

脑 空

位置：风池上2寸，平耳尖。

经脉：足少阳胆经。

主治：肺结核，斜方肌痉挛，颈项部痉挛，心悸亢进。

施灸体位：侧卧或俯卧。

文献记载：

《针灸聚英》：劳疾羸瘦，体热，头重、痛不可忍，目瞑心悸，发即为癫风，引目眇，鼻痛。曹操患头风，发即心乱目眩，华佗针脑空立愈。

《中国针灸学》：恶寒发热，偏头痛或左或右，痛连目齿。

《针灸学辞典》：耳鸣，眩晕，鼽鼻，枕大神经痛，精神分裂症。

风 池

位置：低头时两耳后发际凹陷处。

经脉：足少阳胆经。

主治：间歇热，头痛，眩晕，衄血，欠伸，眼球充血，泪液过多，视力减退，颈项部诸筋痉挛，咽喉炎，半身不遂，神经衰弱，迷走神经痛，副神经麻痹。

施灸体位：侧卧或俯卧。

文献记载：

《针灸聚英》：洒淅寒热，伤寒温病汗不出，目眩苦，偏正头痛，疟疾，颈项如拔，痛不得回顾，目内眦赤痛，气发耳塞，腰背俱痛，腰伛偻引颈筋无力不收，大风中风，气塞涎上不语，昏危，瘿气。

《中国针灸学》：一切脑疾患，眼疾患，耳鼻疾患，咽喉疾患。

《针灸学辞典》：青盲内障，鼽衄，鼻渊，耳鸣，癫狂，中风昏迷，痫症，感冒，鼻炎，枕大神经痛，视神经萎缩，近视，电光性眼疾，高血压。

马老按：治偏头痛兼齿痛，目疾，鼻流清涕，配悬钟治眩晕，可降高血压之高压（收缩压）。风池、哑门治癫痫效果明显。

瞳 子 髎

位置：目外眦后（眼外角旁）0.5寸。

经脉：足少阳胆经。

主治：耳道炎，耳鸣，耳聋，面神经

麻痹,下颚脱臼。

施灸体位:侧卧或仰卧。

文献记载:

《针灸聚英》:目痒,翳膜白,青盲无见,远视晾晾,赤痛泪出多眵膜,内眦痒,头痛,喉闭。

《中国针灸学》:一切眼病,角膜炎,视网膜炎,眼球充血,三叉神经痛,面神经麻痹及面肌痉挛。

《针灸学辞典》:目赤肿痛,迎风流泪,青盲目翳,视力减退,口眼㖞斜,视神经萎缩,近视,夜盲症,结膜炎。

听 会

位置:两耳前凹陷中,张口取穴。

经脉:足少阳胆经。

主治:耳道炎,耳鸣,耳聋,颜面神经麻痹,下颌脱臼,齿痛,恶寒。

施灸体位:侧卧。

文献记载:

《针灸聚英》:牙车脱臼,相离一二寸,牙车急,不得嚼物,狂走瘛疭,恍惚不乐,中风口㖞斜,手足不随。

《中国针灸学》:半身不遂。

《针灸学辞典》:头痛,腮肿,癫疾,呕吐,聋哑,流行性腮腺炎,下颌关节炎。

上关(客主人)

位置:两耳前起骨上廉(眼外角与耳的中间颧骨上沿),张口取穴。

经脉:足少阳胆经。

主治:偏头痛,眩晕,耳聋,耳鸣,口眼㖞斜,中风,青盲,齿神经痛,口角诸肌痉挛。

施灸体位:侧卧。

文献记载:

《针灸聚英》:唇吻强,睊目晾晾,恶风寒,牙齿龋,口噤,嚼物鸣痛,瘛疭沫出,寒热,痉引骨痛。

《中国针灸学》:耳道炎,小儿搐搦。

《针灸学辞典》:目眩,头痛,惊痫,中耳炎,三叉神经痛。

率 谷

位置:两耳上入发际 1.5 寸。

经脉:足少阳胆经。

主治:颅顶部疼痛,后头部及项部痉挛。

施灸体位:侧卧。

文献记载:

《针灸聚英》:痰气膈痛,脑两角强痛,头重,醉后酒风,皮肤肿,胃寒,烦闷呕吐。

《中国针灸学》:偏头痛,咳嗽咳痰,宿醉烦渴,小儿搐搦。

《针灸学辞典》:目眩,眼疾,耳鸣,小儿急慢惊风。

头 窍 阴

位置:两耳后乳突之后上部(完骨上边)。

经脉:足少阳胆经。

主治:脑膜炎,脑卒中,三叉神经痛,四肢痉挛,耳鸣,耳聋,痈疽。

施灸体位：侧卧或俯卧。

文献记载：

《针灸聚英》：四肢转筋，目痛，头项颔痛引耳嘈嘈，耳鸣无所闻，舌本出血，骨劳，痈疽发厉，手足烦热，汗不出，舌强胁痛，咳逆喉痹，口中恶苦。

《针灸学辞典》：头痛，目眩，目翳，多泪，鼻塞，中风不省人事，小儿惊痫反视。

完 骨

位置： 两耳后乳突之下端凹陷处。

经脉： 足少阳胆经。

主治： 颜面浮肿，口唇肌肉萎缩，言语不正，牙龈炎，中风。

施灸体位： 侧卧或俯卧。

文献记载：

《针灸聚英》：足痿失履不收，牙车急，颊肿，颈项痛，头风，耳后痛，烦心，小便赤黄，喉痹，齿龋，口眼㖞斜，癫疾。

《中国针灸学》：扁桃体炎，不能言语，偏头痛，中耳炎，不眠。

《针灸学辞典》：流行性腮腺炎，齿痛。

本 神

位置： 鼻上入发际神庭两旁3寸。

经脉： 足少阳胆经。

主治： 脑卒中，眩晕，颈项部痉挛，癫痫。

施灸体位： 坐位或卧位。

文献记载：

《针灸聚英》：惊痫吐涎沫，目眩，胸相引不得转侧，偏风。

《中国针灸学》：小儿搐搦。

《针灸学辞典》：头痛，目眩，胸胁痛，中风不省人事。

四 白

位置： 瞳孔直下1寸。

经脉： 足阳明胃经。

主治： 目赤肿痛，目翳，迎风流泪，面痛，面肌抽搐，口眼㖞斜，头痛，眩晕等。

施灸体位： 仰卧。

巨 髎

位置： 鼻孔两旁0.8寸（瞳孔直下与鼻翼下缘平齐处）。

经脉： 足阳明胃经。

主治： 面神经痛及麻痹，角膜炎，青光眼，青盲，近视，鼻蓄脓症，牙齿神经痛，唇颊部㖞冲。

施灸体位： 仰卧。

文献记载：

《针灸聚英》：瘈疭，口㖞僻，目障无见，远视䀮䀮，翳覆瞳子，面风鼻颊肿，痛痛，招摇视胆，脚气膝肿。

《中国针灸学》：三叉神经痛，青光眼，白膜翳。

《针灸学辞典》：目赤痛，齿痛，鼻塞，鼻衄，鼻炎，眼睑𥆧动，口眼㖞斜。

地 仓

位置： 口角外0.4寸（瞳孔直下嘴角

外）。

经脉：足阳明胃经。

主治：面神经痛及麻痹，不能远视，言语不能。

施灸体位：仰卧。

文献记载：

《针灸聚英》：偏风口㖞，目不得闭，脚肿，失音不语，饮水不收，水浆漏落，眼睭动不止，瞳子痒，昏夜无见。

《中国针灸学》：三叉神经痛，口裂诸肌痉挛。

《针灸学辞典》：目赤痛，齿痛，鼻塞，鼻衄，鼻炎，眼睑睭动，口眼㖞斜。

马老按：治口眼㖞斜。

大 迎

位置：两耳下曲颊前 1.3 寸凹陷处（闭口鼓气时下颌前下方沟形陷处，面动脉搏动处）。

经脉：足阳明胃经。

主治：口㖞，口噤不开，唇吻痉挛，下齿痛，颈部肌肉痉挛，眼球痉挛，腮腺炎。

施灸体位：仰卧或侧卧。

文献记载：

《针灸聚英》：风痉口喑哑，颊肿牙痛，寒热，颈痛瘰疬，舌强舌缓不收，不能言，目痛不得闭。

《中国针灸学》：颜面痉挛，唇吻痉挛，间歇热。

马老按：治腮腺炎。

颊 车

位置：两耳下 0.8 寸曲颊端（上下牙咬紧时咬肌隆起处）。

经脉：足阳明胃经。

主治：面神经痛及麻痹，嘶哑失声，颔颊炎，颈部诸筋痉挛或收缩，回顾不能，半身或全身不遂，咀嚼不能。

施灸体位：侧卧。

文献记载：

《针灸聚英》：中风牙关不开，口噤不语，牙关痛，牙不可嚼物，口眼㖞。

《针灸学辞典》：齿痛，颊肿，面肿，下颌关节炎，三叉神经痛。

下 关

位置：颧骨弓之下沿（耳屏前 1 寸）。

经脉：足阳明胃经。

主治：下颌脱臼，齿神经痛，面神经麻痹，欠伸，眩晕，耳鸣，耳聋。

施灸体位：侧卧。

文献记载：

《针灸聚英》：偏风口眼㖞斜，耳痛脓汁出。

《针灸学辞典》：口噤，下颌关节炎，三叉神经痛，腮腺炎。

马老按：治上齿痛。

头 维

位置：额角发际向后 1.5 寸。

经脉：足阳明胃经。

主治：脑充血，前额神经痛，脓漏眼，视力缺乏，泪液过多，面神经麻痹。

施灸体位：坐位或卧位。

文献记载：

《针灸聚英》：头痛如破，目痛如脱，目瞤，目风泪出，偏风。

《针灸学辞典》：眩晕，喘逆烦满，血管性头痛，精神分裂症。

马老按：治头脑昏沉，目视不明。

天 牖

位置：天柱与天容二穴之间（乳突后下方，胸锁乳突肌后缘，平下颌角）。

经脉：手少阳三焦经。

主治：颈项部痉挛，咽喉炎，耳鸣，耳聋，眼球充血，颜面浮肿。

施灸体位：侧卧。

文献记载：

《针灸聚英》：目不明，夜梦颠倒，面青黄无颜色，目中痛。

《中国针灸学》：胸锁乳突肌及夹板肌之痉挛，瘰疬。

《针灸学辞典》：头痛，目眩，鼻塞，鼻衄，项强。

角 孙

位置：两耳尖上入发际。

经脉：手少阳三焦经。

主治：角膜白翳，牙龈炎，唇吻强硬，口内炎，突目。

施灸体位：侧卧。

文献记载：

《针灸聚英》：牙齿不能嚼物，龋齿，头项强。

《针灸学辞典》：耳部红肿，目赤肿痛，结膜炎，视神经炎，腮腺炎。

耳 门

位置：耳屏上缺口处稍前，张口凹陷处。

经脉：手少阳三焦经。

主治：耳鸣，耳聋，耳疮，耳道炎，上齿痛，唇吻强硬。

施灸体位：侧卧。

文献记载：

《针灸学辞典》：眩晕，颈颔痛，下颌关节炎。

丝 竹 空

位置：两眉后凹陷处。

经脉：手少阳三焦经。

主治：眼球充血，角膜白翳，头痛，眩晕，倒毛内刺，面神经麻痹，小儿搐搦。

施灸体位：仰卧。

文献记载：

《针灸聚英》：视物昹昹不明，恶风寒，风痫，目戴上，不识人，发狂吐涎沫，发即无时。

《中国针灸学》：砂眼，倒睫毛。

天 容

位置：耳下曲颊后（下颌角后缘凹陷中）。

经脉：手太阳小肠经。

主治：胸膜炎，颈项部神经痛，耳鸣，耳聋，舌下软瘤，牙龈炎，胸背神经痉挛，瘿瘤，回顾不能。

施灸体位：侧卧。

文献记载：

《针灸聚英》：不能言，呕逆吐沫，瘿颈项痛，胸痛胸满不得息。

《针灸学辞典》：喉痹，咽梗，颊肿，咳嗽气喘，肩痛不举。

天 窗

位置：天容穴下 1 寸。

经脉：手太阳小肠经。

主治：半身不遂，颊颔炎，颈部及肩胛部痉挛，耳鸣，耳聋。

施灸体位：侧卧。

文献记载：

《针灸聚英》：痔漏，颈痛，肩胛引项不得回顾，齿噤，中风。

《中国针灸学》：斜颈。

《针灸学辞典》：头痛，颊肿，喉痛，暴喑，乳蛾，口噤，瘿肿。

颧 髎

位置：面颧骨下凹陷处（眼外角直下颧骨下沿）。

经脉：手太阳小肠经。

主治：口㖞，面赤，面神经麻痹或痉挛，上齿神经痛。

施灸体位：侧卧。

文献记载：

《针灸聚英》：眼睏动不止，颊肿齿痛。

《中国针灸学》：三叉神经痛。

听 宫

位置：耳屏前，张口凹陷处。

经脉：手太阳小肠经。

主治：耳鸣，耳聋，耳道炎，嘶哑失声（喑不能言）。

施灸体位：侧卧。

文献记载：

《针灸聚英》：失音，癫疾，心腹满，聤耳如物塞无闻。

《针灸学辞典》：齿痛，聋哑，耳源性眩晕，面神经麻痹，下颔关节炎。

天 鼎

位置：颈下结喉两旁 3 寸下 1 寸。

经脉：手阳明大肠经。

主治：扁桃体炎，咽喉炎，舌骨筋麻痹。

施灸体位：仰卧。

文献记载：

《针灸聚英》：喉痹嗌肿，不得息，饮食不下，喉鸣。

《中国针灸学》：咽下困难。

《针灸学辞典》：暴喑，气哽，瘰疬，瘿气。

马老按：治舌麻痹。

扶 突

位置：喉结两旁 3 寸。

经脉：手阳明大肠经。

主治：咳嗽，气喘，唾液分泌过多，急性舌骨诸筋麻痹。

施灸体位：仰卧。

文献记载：

《针灸聚英》：上气，咽引喘息，喉中如水鸡声，暴喑气哽。

《中国针灸学》：胸锁乳突肌麻痹。

《针灸学辞典》：咽喉肿痛，瘿肿，瘰疬，吞咽困难。

承　浆

位置：口唇下正中。

经脉：任脉。

主治：中风，面神经麻痹，颜面浮肿，糖尿病，齿神经痛，癫痫。

施灸体位：仰卧。

文献记载：

《针灸聚英》：半身不遂，口眼㖞斜，面肿消渴，口齿疳蚀生疮，暴喑不能言。

《难经》：任之为病，其内苦结，男子为七疝，女子为瘕聚。

《中国针灸学》：男子疝气，女子瘕聚，头顶强痛，小便赤黄。

《针灸学辞典》：龈肿，流涎，衄血，口噤，消渴暴饮，舌强，癫狂，口腔溃疡。

天　突

位置：胸骨上窝正中。

经脉：任脉。

主治：颜面充血，喘息，声带痉挛，咽喉炎，扁桃体炎，急性舌骨肌麻痹，呕吐，良性肿瘤，肠寄生虫病。

施灸体位：仰卧。

文献记载：

《针灸聚英》：面皮热，上气咳逆，气暴喘，咽肿咽冷，声破，颈肿，喉中生疮，喉猜猜，咯脓血，喑不能言，身寒热，颈肿，哮喘，喉中鸣，嗡嗡如水鸡声，胸中气梗，夹舌缝青脉，舌下急，心与背相控而痛，五噎，黄疸，醋心，多唾，呕吐。

《中国针灸学》：甲状腺肥大，支气管炎，咳嗽，百日咳。

《针灸学辞典》：咳嗽吐脓血，喉痹，暴喑。

马老按：治食管肿瘤，舌麻痹。

睛　明

位置：眼内角稍上方凹陷处。

经脉：足太阳膀胱经。

主治：目赤肿痛，夜盲，目翳，迎风流泪，目视不明，眩晕等。

施灸体位：仰卧。

印　堂

位置：两眉头连线的中点。

经脉：经外奇穴。

主治：头痛，眩晕，失眠，鼻渊，衄血，小儿惊风。

施灸体位：仰卧。

第二章

胸　腹　部

华 盖

位置：天突下 2 寸。

经脉：任脉。

主治：喘息，气管炎，胸膜炎，肺充血，扁桃体炎，咽喉炎，声门肌痉挛。

施灸体位：仰卧。

文献记载：

《针灸聚英》：喘急上气，咳逆哮嗽，喉痹咽肿，水浆不下，胃中有积。

紫 宫

位置：华盖下 1.6 寸。

经脉：任脉。

主治：胸膜炎，食管狭窄，肺充血，肺结核，气管炎，胃出血。

施灸体位：仰卧。

文献记载：

《针灸聚英》：胸胁支满，胸膺骨痛，饮食不下，呕逆上气，烦心，咳逆吐血，唾如白胶。

《针灸学辞典》：咳嗽，气喘，呃逆，喉痹咽塞。

膻 中

位置：胸骨两乳头中点。

经脉：任脉。

主治：胸膜神经痛，气管炎，食管癌，乳闭，小儿吐乳。

施灸体位：仰卧。

文献记载：

《针灸聚英》：上气，短气，咳逆，噎

气，膈气，喉鸣喘嗽，不下食，胸中如塞，心胸痛，风痛，咳嗽，肺痈唾脓，呕吐涎沫，妇人乳汁少。

《中国针灸学》：胸部淤血，肋间神经痛，心脏病，心悸亢进，乳腺炎。

《针灸学辞典》：咳嗽，气短，喘息，吐血，产后乳汁不足，心绞痛。

马老按：治肺结核，产后乳汁不下及乳疮，食管狭窄。气病灸穴。

俞 府

位置：胸前正中线两旁 2 寸锁骨下 0.5 寸。

经脉：足少阴肾经。

主治：肺出血，气管炎，胸膜神经痛，肋膜炎，咳逆，呕吐，流涎，食欲减退等。

施灸体位：仰卧。

文献记载：

《针灸聚英》：喘嗽，腹胀不下饮食，胸中痛。

神 封

位置：膻中两旁 2 寸。

经脉：足少阴肾经。

主治：胸胁神经痛，胸膜炎，气管炎，鼻孔闭塞，嗅觉减退，食欲减退，呕吐，腹直肌痉挛。

施灸体位：仰卧。

文献记载：

《针灸聚英》：胸满不得息，咳逆，乳痈，寒热。

《针灸学辞典》：咳嗽，气喘，肺痈，

乳痛，肋间神经痛。

步 廊

位置：神封下 1.6 寸。

经脉：足少阴肾经。

主治：胸胁神经痛，肋膜炎，气管炎，鼻孔闭塞，嗅觉减退，食欲减退，呕吐，腹直肌痉挛。

施灸体位：仰卧。

文献记载：

《针灸聚英》：胸胁支满痛引胸，呼吸少气，咳逆，不嗜食，不得举臂。

《针灸学辞典》：咳嗽，气喘，肋间神经痛，胸膜炎。

气 户

位置：俞府外去 2 寸（两乳头直上锁骨下）。

经脉：足阳明胃经。

主治：胸膜炎，慢性支气管炎，横膈膜痉挛，百日咳，咳逆，呼吸困难，胸背部痉挛。

施灸体位：仰卧。

文献记载：

《针灸聚英》：咳逆不得息，不知味，胸背痛，咳嗽，胸胁支满，喘息。

《针灸学辞典》：咳嗽，气喘胁痛，呃逆，吐血。

膺 窗

位置：两乳头上 1.6 寸。

经脉：足阳明胃经。

主治：肺充血，肺实质肥大，肋膜炎，肠雷鸣，泄泻，乳痛。

施灸体位：仰卧。

文献记载：

《针灸聚英》：胸满短气不得卧，肠鸣注泄，寒热。

《针灸学辞典》：咳嗽，气喘，胁肋痛，唇肿。

马老按：治各种乳腺病，包括乳腺癌。

乳 根

位置：两乳头下 1.6 寸。

经脉：足阳明胃经。

主治：乳腺炎，咳嗽，肋膜炎，肋间神经痛及麻痹，手臂神经痉挛。

施灸体位：仰卧。

文献记载：

《针灸聚英》：胸下满闷，胸痛膈气，不下食，噎病，臂痛肿，乳痈，乳痛，凄凄寒热，痛不可按，咳逆，霍乱，转筋，四厥。

《中国针灸学》：乳腺炎，乳房脓肿，乳汁不足，胸膜炎。

《针灸学辞典》：气喘，呃逆，产后乳汁不足。

马老按：治各种乳腺病，包括乳腺癌。

天 池

位置：两乳头外 1 寸。

经脉：手厥阴心包经。

主治：心包炎，脑出血，腋下淋巴结结核。

施灸体位：仰卧。

文献记载：

《针灸聚英》：胸中有声，胸膈烦满，热病汗不出，头痛，四肢不举，寒热瘰疬，上气。

《中国针灸学》：乳腺炎，肋间神经痛，间歇热。

《针灸学辞典》：咳嗽，瘰疬，腋下肿痛，心绞痛。

马老按：治各种乳腺病，包括乳腺癌。

胸 乡

位置：膺窗外开 2 寸。

经脉：足太阴脾经。

主治：肺充血，胸背痉挛，吞咽困难，唾液过多，咳逆。

施灸体位：仰卧。

文献记载：

《针灸聚英》：胸胁支满，引胸背痛不得卧，转侧难。

《中国针灸学》：胸背痉挛与胸膜炎，肋间神经痛。

天 溪

位置：两乳头外开 2 寸。

经脉：足太阴脾经。

主治：肺出血，支气管肺炎，气管炎，肋间神经痛。

施灸体位：仰卧。

文献记载：

《针灸聚英》：胸中满痛，咳逆上气，喉中作声，妇人乳肿，溃痈。

《中国针灸学》：乳腺炎，乳汁不足，胸膜炎，呃逆不止。

《针灸学辞典》：咳嗽气喘，乳腺炎。

食 窦

位置：乳根外开 2 寸。

经脉：足太阴脾经。

主治：肺充血，支气管肺炎，肋间神经痛。

施灸体位：仰卧。

文献记载：

《针灸聚英》：胸胁支满，膈间雷鸣，常有水声，膈痛。

《中国针灸学》：胸膜炎，肝痛。

《针灸学辞典》：咳嗽气喘，噎膈反胃，胸胁胀痛，胃痛，腹胀水肿，慢性支气管炎。

大 包

位置：食窦外开 2 寸。

经脉：足太阴脾经。

主治：肺内膜炎，胸膜炎，喘息，肋间神经痛。

施灸体位：侧卧。

文献记载：

《针灸聚英》：胸胁中痛，实则身尽痛，泻之；虚则百节皆纵，补之。

《中国针灸学》：胸膜炎，膀胱麻痹，消化不良。

《针灸学辞典》：四肢无力，支气管哮喘。

马老按：配商丘治脾约证。

辄 筋

位置：腋下 3 寸向里 1 寸。

经脉：足少阳胆经。

主治：呕吐，吞酸，神经衰弱，唾液过多，下腹部焮冲，四肢痉挛。

施灸体位：侧卧或仰卧。

文献记载：

《针灸学辞典》：胸闷，胁痛，喘息，多涎，瘰疬，乳腺炎，肋间神经痛。

云 门

位置：两乳头直上锁骨下沿外开 2 寸。

经脉：手太阴肺经。

主治：咳逆，肩背神经痛，胸背痉挛，心脏病。

施灸体位：仰卧。

文献记载：

《针灸聚英》：伤寒四肢热不已，咳逆短气，气上冲心，胸胁彻背痛，喉痹，臂不得举，瘿气。

《中国针灸学》：咳嗽，扁桃体炎，肺脏病，胸背痉挛。

《针灸学辞典》：胸痛，胸闷，气喘，胸中烦满。

中 府

位置：云门穴下 1 寸。

经脉：手太阴肺经。

主治：喘息，气管炎，颜面及下肢浮肿。

施灸体位：仰卧。

文献记载：

《针灸聚英》：腹胀，食不下，喘气胸满，肩背痛，呕哕，咳逆上气，肺系急，肺寒热，胸悚悚，胆热呕逆，咳唾浊涕，风汗出，皮痛面肿，少气不得卧，伤寒，胸中热，飞尸遁疰，瘿瘤。

《中国针灸学》：鼻息肉，扁桃体炎，回归热，肺病，心脏病。

《针灸学辞典》：咳嗽，喘逆，咳吐脓血，胸痛，胸满噎塞，喉痹，肩背痛，支气管哮喘，肺炎，肺结核。

马老按：治四肢浮肿及各种肺病。

鸠 尾

位置：剑突下 0.5 寸。

经脉：任脉。

主治：心肌炎，急性胃炎，咽喉炎，喘息，肺气肿，脑神经衰弱，精神病。

施灸体位：仰卧。

文献记载：

《针灸聚英》：息贲，热病，偏头痛引目外眦，噫喘，喉鸣，胸满，咳呕，喉痹咽肿，水浆不下，癫痫狂走，不择言语，心中气闷，不喜闻人语，咳唾血，心惊悸，精神耗散，少年房劳，短气少气。

《中国针灸学》：支气管炎，扁桃体炎。

《针灸学辞典》:胸中满痛，咳喘，呃逆，呕吐，心绞痛，胆道蛔虫病。

巨 阙

位置：剑突下 2 寸。

经脉：任脉。

主治：心包炎，支气管炎，横膈膜痉挛，胃痉挛，直腹筋痉挛，呕吐，泄泻，食欲减退，咳嗽，胃癌（心积伏梁）。

施灸体位：仰卧。

文献记载：

《针灸聚英》：上气咳逆，胸满短气，背痛胸痛，痞塞，数种心痛，冷痛，蛔虫痛，蛊毒猫鬼，胸中痰饮，先心痛，先吐，霍乱不识人，惊悸，腹胀暴痛，恍惚不止，吐逆不食，伤寒烦心，喜呕发狂，少气腹痛，黄疸，急疸，急疫，狐疝小腹胀满，烦热，膈中不利，五脏气相干，卒心痛，尸厥。妊娠子上冲心，昏闷，刺巨阙，下针令人立醒，不闷，次补合谷，泄三阴交，胎应针而落。

《中国针灸学》：胃溃疡，心悸亢进，精神病，胸膜炎。

《针灸学辞典》：恶心翻胃吞酸，噎膈胃痛，胸闷惊悸，癫狂痫症，胆道蛔虫病，神经衰弱。

上 脘

位置：巨阙下 1 寸。

经脉：任脉。

主治：慢性胃肠炎，腹膜炎，肠疝痛，气管炎，肠间膜炎，心悸亢进，小儿脾疳。

施灸体位：仰卧。

文献记载：

《针灸聚英》：腹中雷鸣相逐，食不化，腹疠刺痛，霍乱吐利，腹痛，身热，汗不出，翻胃呕吐，食不下，腹胀气满，心忪惊悸，时呕血，痰多吐涎，奔豚，伏梁，三虫，卒心痛，风痫，热病，马黄黄疸，积聚坚大如盘，虚劳吐血，五毒，疰不能食。

《中国针灸学》：急性胃炎，胃扩张，胃痉挛，食欲不振，消化不良，胃出血，肠寄生虫病，小儿惊风。

《针灸学辞典》：胃痛，腹胀翻胃，呃逆，呕血，泻痢，食饮不化，消化性溃疡。

中 脘

位置：剑突与脐连线正中。

经脉：任脉。

主治：慢性胃炎，胃扩张，胃痉挛，胃出血，胃癌，食欲不振，消化不良，腹膜炎，肠神经痛，泄泻，寄生虫病。

施灸体位：仰卧。

文献记载：

《针灸聚英》：五膈，喘息不止，腹暴胀，中恶，脾痛，饮食不进，翻胃，赤白痢，寒癖，气心痛，伏梁，心下如覆杯，心膨胀，面色萎黄，天行伤寒，热不已，温疟，先腹痛先泻，霍乱，泄出不知，心痛，身寒，不可俯仰，气发噎。

《中国针灸学》：吐泻，妇女子宫病，一切胃病。

《针灸学辞典》：崩漏，疝气，足痉痿痹，传染性肝炎，功能性子宫出血。

马老按：清胃肠瘀滞，强壮脾胃，为治一般慢性病之要穴，急症也常用。

下 脘

位置：脐上 2 寸。

经脉：任脉。

主治：胃扩张，胃痉挛，慢性胃炎，消化不良，呕吐，肠炎，尿血。

施灸体位：仰卧。

文献记载：

《针灸聚英》：脐下厥气动，腹坚硬，胃胀羸瘦，腹痛，六腑气寒，谷不转化，不嗜食，小便赤，痞块连脐上，脉厥动，翻胃。

《针灸学辞典》：胃痛，腹胀，肠鸣，泄泻，痢疾，饮食不化，胃下垂，虚肿。

水 分

位置：脐上 1 寸。

经脉：任脉。

主治：水肿，腹部膨胀，腹肌痉挛，肠雷鸣，慢性肠炎，胃弱，食欲减退，腰背痉挛，小儿囟陷。

施灸体位：仰卧。

文献记载：

《针灸聚英》：水病，腹坚肿如鼓，转筋，不嗜食，肠胃虚胀，绕脐痛冲心，鬼击，鼻出血。

《中国针灸学》：胃弱，慢性胃炎，肠疝痛，洞泄，寒中，脱肛。

《针灸学辞典》：泄泻，腹痛，腹胀，

小便不通，反胃吐食，肾炎。

神 阙

位置：脐中。

经脉：任脉。

主治：脑出血，慢性肠炎，水肿，下痢，腹部膨胀，肠雷鸣，妇人脱肛，急性诸病。

施灸体位：仰卧。

文献记载：

《针灸聚英》：中风不苏，久冷，伤败脏腑，泄利不止，腹痛绕脐，脱肛，风痫，角弓反张，小儿奶利不绝。徐平中风不苏，桃园薄为灸脐中百壮始苏；不起，再灸百壮。

《针灸学辞典》：中风脱证，四肢厥冷，便秘，细菌性痢疾，肠粘连，肠鸣腹痛。

马老按：本穴为治百病和保健要穴，治脑出血和脑血栓昏迷需长时间连续灸。

阴 交

位置：脐下 1 寸。

经脉：任脉。

主治：精神病，阴汗湿痒，腰部、膝部痉挛，妇人尿道炎，子宫内膜炎，月经不调，产后血晕，恶露不止，小儿囟陷。

施灸体位：仰卧。

文献记载：

《针灸聚英》：气痛如刀搅，腹膜坚痛，下引阴中，不得小便，两丸骞，疝痛，脐下热，鬼击，鼻出血，妇人血崩，月事不绝，带下，产后恶露不止，绕脐冷痛，绝子，阴痒，奔豚上腹。

《中国针灸学》：产后贫血，不孕等女子生殖器病，男子肠疝痛。

《针灸学辞典》：腹痛，泄泻，月经不调，水肿，细菌性痢疾，肠麻痹，功能性子宫出血。

气 海

位置：脐下 1.5 寸。

经脉：任脉。

主治：精神病，盲肠炎，腹部冷却，肠神经痛，肠炎，肠出血，子宫出血，月经不调，膀胱炎，膀胱括约肌麻痹，小儿遗尿。

施灸体位：仰卧。

文献记载：

《针灸聚英》：伤寒饮水过多，腹肿胀，气喘，心下痛，冷病面赤，脏虚气惫，真气不足，一切气疾久不瘥，肌体羸瘦，四肢力弱，奔豚，七疝，小肠膀胱肾余，癥瘕结块，状如覆杯，腹暴胀，按之不下，脐下冷气痛，中恶脱阳欲死，大便不通，小便赤，卒心痛，妇人临经行房羸瘦，崩中，赤白带下，产后恶露不止，绕脐疝痛，闪着腰痛，小儿遗尿。

《中国针灸学》：肠疝痛，肠出血，慢性腹膜炎，神经衰弱，癔症，小儿发育不全，慢性阑尾炎，凡泌尿生殖器、肠疾患皆可取用。

《针灸学辞典》：腹痛，泄泻，肢厥，虚脱，气喘，遗精，阳痿，月经不调，痛经，

经闭，阴挺，不孕，脱肛，遗尿，尿潴留，尿崩症，肠麻痹，尿路感染，胃下垂，神经衰弱。

石 门

位置：脐下 2 寸。

经脉：任脉。

主治：慢性肠炎，消化不良，子宫绞痛，水肿，吐血，盲肠炎，肠系膜炎，淋病，小儿脾疳。

施灸体位：仰卧。

文献记载：

《针灸聚英》：伤寒，小便不利，泄利不禁，小腹绞痛，阴囊入小腹，奔豚抢心，腹痛坚硬，卒疝绕脐，气淋血淋，小便黄，呕吐血，不食谷，谷不化，水气行皮肤，小腹皮敦敦然，气满，妇人因产恶露不止，结成块，崩中漏下。

《中国针灸学》：专治泌尿生殖器之疾患，与关元穴相同，慢性肠炎，消化不良。

《针灸学辞典》：月经不调，水肿，痢疾，泄泻，经闭，经痛，带下，尿闭，遗尿，高血压。

关 元

位置：脐下 3 寸。

经脉：任脉。

主治：消化不良，慢性肠炎，肠出血，下腹部痉挛，肾炎，睾丸炎，慢性子宫病，前列腺炎，淋病，尿闭。

施灸体位：仰卧。

文献记载：

《针灸聚英》：积冷虚乏，脐下绞痛，渐入阴中，发作无时，冷气结块痛，寒气入腹痛，失精白浊，溺血暴疝，风眩头痛，转胞闭塞，小便不通黄赤，劳热，石淋五淋，泄利，奔豚抢心，妇人带下，月经不通，绝嗣不生，胞门闭塞，胎漏下血，产后恶露不止。

《中国针灸学》：前列腺炎，慢性子宫病，遗精，全身衰弱，结核病，所治甚多，为强壮之要穴。

《针灸学辞典》：中风脱症，虚劳羸瘦，泄泻，遗尿，早泄，阳痿，小便频数，小腹痛，疝气，月经不调，不孕，经闭，痛经，赤白带下，阴挺，崩漏，便血，消渴，休克，神经衰弱，细菌性痢疾，胃肠炎，肠道蛔虫症，尿路感染，盆腔炎。

马老按： 治膀胱炎、尿闭、蛋白尿、子宫出血、前列腺炎特效。

中 极

位置： 脐下 4 寸。

经脉： 任脉。

主治： 失精，水肿，膀胱括约肌麻痹，不孕。

施灸体位： 仰卧。

文献记载：

《针灸聚英》：冷气积聚，时上冲心，腹中热，脐下结块，奔豚抢心，阴汗水肿，阳气虚惫，小便频数，失精绝子，疝瘕，妇人产后恶露不止，胎衣不下，月事不调，血结成块，子门肿痛不端，小腹苦寒，阴痒而热，阴痛，恍惚，尸厥，饥不能食，临经行房，羸瘦寒热，转脬不得尿，妇人断续，四度针，即有子。

《中国针灸学》：肾炎，失精，淋病，睾丸炎，子宫痉挛，输卵管炎，子宫不正，腹膜炎。

《针灸学辞典》：遗精，阳痿，早泄，遗尿，小便不通，小腹痛，经闭，崩漏，带下，阴挺，尿失禁，阴痒，滞产，尿路感染，产后宫缩痛。

马老按： 治卵巢肿瘤，睾丸炎，肾炎。

曲 骨

位置： 脐下 5 寸（横骨上沿）。

经脉： 任脉。

主治： 内脏虚弱，失精，下腹痉挛，膀胱炎，淋疾，尿闭，子宫内膜炎，子宫溃疡，子宫出血，产后恶露不止。

施灸体位： 仰卧。

文献记载：

《针灸聚英》：小腹胀满，虚乏冷极，小便淋沥不通，癥疝，小腹痛，妇人赤白带下。

《中国针灸学》：膀胱麻痹，产后子宫肌收缩不全。

《针灸学辞典》：小腹满痛，血癥癥疝，阳痿，遗尿，尿失禁，尿潴留，尿崩症，子宫下垂，月经不调。

马老按： 治各种妇科病，尿频。

会 阴

位置：肛门之前，两阴之间。

经脉：任脉。

主治：阴汗，阴门疼痛，尿闭，便秘，月经不通，慢性痔疾。

施灸体位：仰卧或坐位。

文献记载：

《针灸聚英》：阴头痛，阴中诸病，前后相引痛，不得大小便，阴端寒，冲心，窍中热，皮疼痛，谷道瘙痒，久痔相通，女子经水不通，阴门肿痛。

《中国针灸学》：淋病，阴道炎，一切生殖器病，谷道病，溺死气闭针之能开窍。

《针灸学辞典》：溺水窒息，昏迷，癫狂，脱肛，疝气，月经不调，遗精，阴挺，肛门肿痛，阴部瘙痒。

马老按：用温灸器敞盖烟熏效果亦好。

幽 门

位置：巨阙两旁0.5寸。

经脉：足少阴肾经。

主治：上腹部膨胀，吞酸，流涎，呕吐，胸膜神经痉挛，眼球充血，气管炎，妊娠呕吐。

施灸体位：仰卧。

文献记载：

《针灸聚英》：小腹胀满，喜唾，不嗜食，逆气咳，健忘，泄利脓血，目赤痛从内眦始，女子心腹逆气。

《针灸学辞典》：胸腹胀闷，心烦，嗳气，饮食不化，痢疾。

通 谷

位置：幽门下1寸，上脘两旁0.5寸。

经脉：足少阴肾经。

主治：呕吐，消化不良，胃扩张，慢性胃炎，急性舌骨肌麻痹，欠伸，笑肌萎缩，眼球充血。

施灸体位：仰卧。

文献记载：

《针灸聚英》：失欠，口喝，食饮善呕，暴喑不能言，结积留饮，痃癖胸满，食不化，心恍惚，目赤痛从内眦始。

《中国针灸学》：肺气肿，喘息，消化不良，目赤。

《针灸学辞典》：胸闷，胁胀，腹痛，嗳气，心痛，心悸。

阴 都

位置：通谷下1寸，中脘两旁0.5寸。

经脉：足少阴肾经。

主治：肺气肿，胸膜疾病，喘息，肠雷鸣，黄疸，眼球充血，角膜白翳。

施灸体位：仰卧。

文献记载：

《针灸聚英》：心满逆气，肺胀气抢，胁下热痛，目赤痛从内眦始。

《中国针灸学》：胸膜炎，呕吐，子宫痉挛。

《针灸学辞典》：腹胀，腹痛，嗳气，

大便难，不孕。

石 关

位置：阴都下1寸，建里两旁0.5寸。

经脉：足少阴肾经。

主治：胃痉挛，呃逆，唾液分泌过多，便秘，淋病，眼球充血。

施灸体位：仰卧。

文献记载：

《针灸聚英》：哕噫呕逆，腹痛，气淋，小便黄，大便不通，心下坚满，脊强不利，目赤痛从内眦始，妇人子脏有恶血，血上冲腹，痛不可忍。

《中国针灸学》：子宫充血，子宫痉挛，呕吐。

商 曲

位置：石关下1寸，下脘两旁0.5寸。

经脉：足少阴肾经。

主治：胃痉挛，食欲减退，眼球充血，角膜炎，黄疸。

施灸体位：仰卧。

文献记载：

《针灸聚英》：腹痛，腹中积聚，时且痛，肠中痛，不嗜食，目赤痛从内眦始。

《针灸学辞典》：腹胀，痞块，泄泻，便秘。

肓 俞

位置：脐两旁0.5寸。

经脉：足少阴肾经。

主治：胃痉挛，习惯性便秘，下痢，胃冷，腹痛，肠炎，黄疸。

施灸体位：仰卧。

文献记载：

《针灸聚英》：寒疝，腹满响响然不便，大便燥，心下有寒，目赤痛从内眦始。

《针灸学辞典》：腹胀，呕吐，五淋，胃下垂，急性阑尾炎。

中 注

位置：阴交两旁0.5寸。

经脉：足少阴肾经。

主治：便秘，肠炎，眼球充血，角膜炎，月经不调，卵巢炎，卵巢囊肿，不孕。

施灸体位：仰卧。

文献记载：

《针灸聚英》：小腹有热，大便坚燥不利，泄气上下引腰脊痛，目内眦赤痛，女子月事不调。

《中国针灸学》：下腹部之炎肿。

四 满

位置：中注下1寸，石门两旁0.5寸。

经脉：足少阴肾经。

主治：肠炎，肠疝痛，角膜白翳，痛经，月经不调，子宫痉挛，不孕。

施灸体位：仰卧。

文献记载：

《针灸聚英》：积聚疝瘕，肠澼，大肠有水，脐下切痛，振寒，目内眦赤痛，恶血疝痛，奔豚上下，无子。

《针灸学辞典》：月经过多，崩漏，遗精，小便淋沥，少腹痛，泄泻，痞块，腹胀。

气 穴

位置：四满下 1 寸，关元两旁 0.5 寸。

经脉：足少阳肾经。

主治：肾炎，腰背痉挛，膀胱麻痹，月经不调，眼球充血，角膜炎。

施灸体位：仰卧。

文献记载：

《针灸聚英》：奔豚，气上下引脊痛，泄利不止，目内眦痛，妇人月事不调。

《针灸学辞典》：赤白带下，不孕，胀气，肠炎，尿路感染。

大 赫

位置：气穴下 1 寸，中极两旁 0.5 寸。

经脉：足少阴肾经。

主治：阴囊收缩，阴萎，阴茎痛，精液缺失，遗精早漏，虚劳，眼球充血，角膜炎，慢性阴道炎。

施灸体位：仰卧。

文献记载：

《针灸聚英》：精溢，阴上缩，目赤痛从内眦始，妇人赤沃。

《针灸学辞典》：小腹急痛，阴部痛，阴挺，带下，疝气。

横 骨

位置：大赫下 1 寸，曲骨两旁 0.5 寸。

经脉：足少阴肾经。

主治：膀胱麻痹及痉挛，淋疾，肠疝痛，遗精，眼球充血，角膜炎。

施灸体位：仰卧。

文献记载：

《针灸聚英》：小便不通，阴器下纵引痛，小腹满。

《中国针灸学》：腰痛。

《针灸学辞典》：少腹满痛，阳痿，遗尿，性功能减退，尿道炎。

马老按：腹部肾经之穴居任脉两旁 0.5 寸，温灸器底面大，只灸任脉穴已兼治疗。

不 容

位置：脐上 6 寸两旁 2 寸（巨阙两旁 2 寸）。

经脉：足阳明胃经。

主治：肩胁部诸肌痉挛及收缩，喘息，咳嗽，呕吐，胃癌，唾血，寄生虫病。

施灸体位：仰卧。

文献记载：

《针灸聚英》：腹满痃癖，唾血，口干，肩胁痛，心痛与背相引，疝瘕，不嗜食，腹虚鸣，呕吐，痰癖。

《中国针灸学》：胃扩张，肋间神经痛，腹直肌痉挛。

《针灸学辞典》：胃痛，腹胀，噫酸，食欲不振，消化性溃疡，胃下垂，胆绞痛。

马老按：治各种胃病，包括胃癌。

承 满

位置：不容下1寸（去上脘2寸）。

经脉：足阳明胃经。

主治：咳嗽，唾血，咽下困难，食欲减退，腹部膨满或冷却，下痢，肠雷鸣，腹膜炎，黄疸。

施灸体位：仰卧。

文献记载：

《针灸聚英》：上气喘逆，饮食不下，肩息。

《针灸学辞典》：胃痛，腹胀，呕吐，胁下坚痛，泄泻。

梁 门

位置：承满下1寸（去中脘2寸）。

经脉：足阳明胃经。

主治：急性胃炎，食欲减退，消化不良，胃痉挛，肠炎。

施灸体位：仰卧。

文献记载：

《针灸聚英》：胁下积气，大肠滑泄，完谷不化。

《针灸学辞典》：恶心，呕吐，腹胀，食欲不振，胃脘痛，急慢性胃炎，消化性溃疡，胃下垂。

关 门

位置：梁门下1寸（去建里2寸）。

经脉：足阳明胃经。

主治：胃痉挛，胃溃疡，食欲减退，消化不良，肠炎，肠疝痛，大便秘结，遗尿，水肿。

施灸体位：仰卧。

文献记载：

《针灸聚英》：善满积气，肠鸣卒痛，泄利，不欲食，腹中气走，夹脐急痛，身肿，痰疟振寒。

《中国针灸学》：急性胃炎，肠疾患，间歇热。

《针灸学辞典》：腹痛，腹胀，食欲不振，尿闭，遗精，急慢性胃肠炎。

太 乙

位置：关门下1寸（去下脘2寸）。

经脉：足阳明胃经。

主治：神经性胃痛，舌肿大，癫狂，脚气病。

施灸体位：仰卧。

文献记载：

《针灸聚英》：呕逆，心烦，吐舌。

《中国针灸学》：急性胃炎，食欲不振，消化不良，胃痉挛，心窝苦闷，肠疝痛，脚气病之心下烦满。

《针灸学辞典》：腹胀，急性胃肠炎，肠粘连。

滑 肉 门

位置：太乙下1寸（去水分2寸）。

经脉：足阳明胃经。

主治：癫痫，精神病，呕吐，胃出血，胃痉挛，舌炎，舌下腺炎，舌肿疡。

施灸体位：仰卧。

文献记载：

《中国针灸学》：慢性胃肠病，肠疝痛，慢性下痢，不孕症，子宫内膜炎，月经不调。

《针灸学辞典》：胃痛，呃逆，肠鸣，泄泻，急慢性胃肠炎，肠粘连，精神分裂症。

天 枢

位置：脐两旁2寸。

经脉：足阳明胃经。

主治：肠炎，寄生虫病，水肿，间歇热，肾炎，宫寒，子宫内膜炎，月经不调。

施灸体位：仰卧。

文献记载：

《针灸聚英》：奔豚，泄泻，胀疝，赤白痢，水痢不止，食不下，水肿腹胀肠鸣，上气冲胸，不能久立，久积冷气，绕脐切痛，时上冲心，烦满呕吐，霍乱，冬月感寒泄利，疟寒热，狂言，伤寒饮水过多，腹胀气喘，妇人女子癥瘕，血结成块，漏下赤白，月事不时。

《中国针灸学》：慢性下痢，不孕症。

《针灸学辞典》：便秘，赤白带下，经闭，产后腹痛，细菌性痢疾，阑尾炎，肠道蛔虫症，肠梗阻，肠粘连，肠麻痹。

马老按：加下脘、气海治急性肠炎及痢疾有特效，两穴也治肾炎。

外 陵

位置：天枢下1寸（去阴交2寸）。

经脉：足阳明胃经。

主治：腹直肌痉挛，下腹神经痛。

施灸体位：仰卧。

文献记载：

《针灸聚英》：心下如悬，下引脐痛。

《中国针灸学》：肠痉挛，脱肠疝气。

《针灸学辞典》：腹痛腹胀，肠鸣泄泻，痢疾，肠疝痛，阑尾炎，输尿管结石，痛经。

大 巨

位置：外陵下1寸（去石门2寸）。

经脉：足阳明胃经。

主治：失眠，四肢倦怠，尿闭。

施灸体位：仰卧。

文献记载：

《针灸聚英》：小腹胀满，烦渴，偏枯，惊悸不眠。

《中国针灸学》：腹直肌痉挛，肠疝痛，便秘。

《针灸学辞典》：肠鸣，遗精，早泄，月经不调，疝气，小便不利，急慢性肠炎，肠梗阻，输尿管结石。

马老按：配太溪治疗失眠效果好。

水 道

位置：大巨下1寸（去关元2寸）。

经脉：足阳明胃经。

主治：膀胱炎，尿闭，睾丸炎，脊髓炎，小肠疝气，子门寒闭之石瘕月经不调。

施灸体位：仰卧。

文献记载：

《针灸聚英》：肩背酸痛，三焦、膀胱和肾中热气，妇人小腹胀满，痛引阴中，月水至则腰背痛，胞中瘕，子门寒，大小便不通。

《中国针灸学》：肾脏炎，子宫病，卵巢病。

《针灸学辞典》：疝气冲心，腰背强痛，尿路感染，腹水，不孕。

马老按：利水效果好。

归 来

位置：水道下 1 寸（去中极 2 寸）。

经脉：足阳明胃经。

主治：睾丸炎，阴茎神经痛，宫寒，卵巢炎，月经闭止，阴道炎，不孕，阴道神经痛。

施灸体位：仰卧。

文献记载：

《针灸聚英》：奔豚，卵上入腹，引茎中痛，妇人血脏积冷。

《针灸学辞典》：腹痛，疝气，遗精，阳痿，月经不调，附件炎，带下，经闭，阴挺，阴冷肿痛，功能性子宫出血，前列腺炎。

气 冲

位置：归来下 1 寸（去曲骨 2 寸）。

经脉：足阳明胃经。

主治：睾丸炎，宫寒，不孕，卵巢炎，月经闭止，阴茎痛。

施灸体位：仰卧。

文献记载：

《针灸聚英》：腹满不得正卧，大肠中热，身热腹痛，大气石水，阴萎茎痛，两丸骞痛，癀疝，小腹奔豚，腹有逆气上攻心，痛不得息，腰中不得俯仰，淫泺，伤寒胃中热，妇人无子，小腹痛，月水不利，妊娠子上冲心，产难，胞衣不出。

《针灸学辞典》：阴肿，小便淋沥，尿路感染，前列腺炎。

马老按：治下痢里急。

期 门

位置：两乳头下 4 寸。

经脉：足厥阴肝经。

主治：胸膜炎，肾炎，气喘，食后吐水，泄泻，腹膜炎。

施灸体位：仰卧。

文献记载：

《针灸聚英》：胸中烦热，奔豚上下，目青而呕，霍乱泄利，腹坚硬，大喘不得安卧，胁下积气，伤寒心且痛，喜呕酸，食饮不下，食后吐水，胸胁痛支满，男子妇人血结胸满，面赤火燥，口干消渴，胸中痛不可忍，伤寒过经不解，热入血室，男子则由阳明而伤，下血谵语，妇人月水适来，邪乘虚而入，产后余疾。

《中国针灸学》：胆囊炎，胸膜炎，肝病，胃弱吐泻，心肌炎，鼠蹊痛，小便闭，遗尿，阴中痛。

《针灸学辞典》：呃逆，泄泻，心痛短

气，疟疾，肝炎，胆囊炎，胆石症，胰腺炎，肝脾肿大，膈肌痉挛，胃神经官能症，乳腺炎。

马老按：为肝经要穴，能起到通畅中气之作用，不仅对肝经病有效，也是一般常见病的辅助灸穴，对肝炎、肝硬化、肝痈、梅尼埃病和五脏病均有良好效果。

章 门

位置：两臂屈肘夹紧两侧肋骨时肘尖正对处，第 11 肋的游离端下方。

经脉：足厥阴肝经。

主治：肠痉挛，肠雷鸣，消化不良，呕吐，寄生虫病，胸膜炎，黄疸，腹膜炎，气喘，腰椎神经痛。

施灸体位：侧卧或仰卧。

文献记载：

《针灸聚英》：胁痛，不得卧，烦热口干，不嗜食，胸胁痛支满，心痛而呕，饮食却出，腰痛不得转侧，溺多白浊，伤饱身黄瘦，奔豚积聚，腹肿如鼓，四肢懈惰，善恐，少气厥逆，肩臂不举。

《中国针灸学》：肺结核，胸膜炎，支气管炎，神经性心悸亢进，疝气，肠炎，膀胱炎，尿血，小儿疳积痞块。

《针灸学辞典》：泄泻，咳逆，腹痛，腹胀，水肿，痞块，癫狂，二便不通，肝炎，肝脾肿大，肋间神经痛。

马老按：治一切肝、胆、脾病，五脏病皆可灸此穴。

急 脉

位置：在腹股沟，气冲下 1 寸，阴茎之旁。

经脉：足厥阴肝经。

施灸体位：仰卧。

文献记载：

《中国针灸学》：睾丸炎，阴茎痛，大阴唇炎，子宫下脱。

《针灸学辞典》：少腹痛，外阴部痛，阴挺，疝气，月经不调，腿股痛。

马老按：据《黄帝内经》说，左者中寒，则上引少腹，下引阴丸，善为痛，病疝少腹痛即可灸，但不可刺。

日 月

位置：期门下 0.5 寸。

经脉：足少阳胆经。

主治：肾炎，癔症，胃扩张。

施灸体位：仰卧。

文献记载：

《中国针灸学》：胃疾患，肝疾患，癔症，黄疸，横膈膜痉挛，肠疝痛，鼓肠。

《针灸学辞典》：胁肋痛，胃脘痛，呕逆，吞酸，腹胀，胆囊炎，胆石症，肝炎，肋间神经痛。

京 门

位置：章门后 1.8 寸。

经脉：足少阳胆经。

主治：肾炎，肠神经痛，肠雷鸣，肩腓神经痛。

施灸体位：俯卧或侧卧。

文献记载：

《针灸聚英》：小腹痛，肩背寒，痉，肩胛内廉痛，腰痛不可俯仰久立。

《中国针灸学》：肠疝痛，肋间神经痛。

《针灸学辞典》：泄泻，呕吐，腹胀，胁痛，脊强，小便不通。

马老按：为治肾脏病要穴。

带 脉

位置：章门下1.8寸，平脐。

经脉：足少阳胆经。

主治：月经不调，子宫痉挛，子宫内膜炎。

施灸体位：仰卧或侧卧。

文献记载：

《针灸聚英》：腰腹纵，溶溶如囊水之状，妇人小腹痛，里急后重，瘕疾，月事不调，赤白带下。

《中国针灸学》：肠疝痛，下痢，膀胱炎，腰痛。

《针灸学辞典》：经闭，疝气，腹痛，腹胀，癃癌，子宫脱垂，盆腔炎。

五 枢

位置：带脉下3寸（章门下4.8寸）。

经脉：足少阳胆经。

主治：肩胛部、背部和腰部神经痛，睾丸炎，子宫痉挛，子宫内膜炎。

施灸体位：仰卧。

文献记载：

《针灸聚英》：疝癖，小肠膀胱肾余，小腹痛，阴疝，两睾丸上入腹，妇人赤白带下，里急瘕疾。

《中国针灸学》：泌尿器疾患，胃痉挛，肠疝痛，便秘。

《针灸学辞典》：腰痛，子宫脱垂，肩脊痛。

维 道

位置：五枢下0.5寸（章门下5.3寸）。

经脉：足少阳胆经。

主治：盲肠炎，呕吐，食欲减退，水肿。

施灸体位：仰卧。

文献记载：

《中国针灸学》：肾炎，睾丸炎，子宫病，肠炎，腹水。

《针灸学辞典》：少腹痛，腰腿痛，疝气，带下，子宫脱垂，盆腔炎，肠功能紊乱。

居 髎

位置：维道下1寸。

经脉：足少阳胆经。

主治：腰部及下腹部痉挛，盲肠炎，肩胛部、胸部和上肢神经痉挛。

施灸体位：侧卧。

文献记载：

《中国针灸学》：肾炎，睾丸炎，腰痛，子宫病，膀胱炎，阑尾炎。

《针灸学辞典》：腰腿痹痛，瘫痪足痿，疝气，月经不调，坐骨神经痛，髋关节及周围软组织疾患，小儿麻痹后遗症。

腹 哀

位置：期门下 2 寸。

经脉：脾经。

主治：胃痉挛，胃寒，消化不良，肠出血，溃疡，便血。

施灸体位：仰卧。

文献记载：

《针灸学辞典》：腹痛，食不化，便秘，泄泻，痢疾。

大 横

位置：脐两旁 4 寸。

经脉：足少阴脾经。

主治：流行性感冒，四肢痉挛，寄生虫病，多汗症，慢性下痢。

施灸体位：仰卧。

文献记载：

《针灸聚英》：大风逆气，多寒善悲，四肢不可举动，多汗洞痢。

《中国针灸学》：习惯性便秘，下痢。

《针灸学辞典》：腹痛，泄泻，便秘，肠炎，细菌性痢疾。

马老按：左大横配承山治大便秘结有特效。

腹 结

位置：大横下 1.3 寸（脐旁 4 寸下 1.3寸）。

经脉：足太阴脾经。

主治：咳嗽，腹膜炎，肠神经痛，腹寒下痢。

施灸体位：仰卧。

文献记载：

《针灸聚英》：咳逆，脐痛，腹寒泻利，心痛。

《中国针灸学》：肠疝痛，阳痿，脚气。

《针灸学辞典》：绕脐疼痛，便秘，疝痛，肠梗阻。

马老按：治阑尾炎等。

府 舍

位置：腹结下 3 寸（脐旁 4 寸下 4.3寸）。

经脉：足太阴脾经。

主治：脾功能亢进，锐毒，便秘，盲肠炎。

施灸体位：仰卧。

文献记载：

《针灸聚英》：疝瘕，痹痛，腹满上抢心，积聚，霍乱。

《中国针灸学》：肠炎，肠部麻痹。

《针灸学辞典》：腹痛，腹股沟淋巴结炎，附件炎，鞘膜积液。

冲 门

位置：府舍下 0.7 寸。

经脉：足太阴脾经。

主治：胃痉挛，乳腺炎。

施灸体位：仰卧。

文献记载：

《针灸聚英》：腹寒气满，腹中积聚痛，瘕，淫泺，妇人乳难，妊娠子冲心，阴疝，不得息。

《中国针灸学》：睾丸炎，精系炎，阴道炎，淋病，腹部厥冷与鼓肠。

《针灸学辞典》：腹痛，泻痢，痔痛，疝气，崩漏，带下，小便淋沥，下肢麻痹，股神经痛。

· 第三章 ·

背　部

大 椎

位置：背后第7颈椎棘突下凹陷处。

经脉：督脉。

主治：间歇热，肺气肿，衄血，呕吐，黄疸，癔症，牙龈炎，颈项部痉挛。

施灸体位：俯卧。

文献记载：

《针灸聚英》：肺胀胁满，五劳七伤，乏力，上气，温疟，疟疾，气注背膊拘急，颈项强不得回顾，风劳食气，骨热，前板齿燥。

《中国针灸学》：感冒，肺结核，小儿疳，癫痫热病。

《针灸学辞典》：咳嗽，气喘，疟疾，骨蒸盗汗，头项强痛，热病，中暑，支气管哮喘，精神分裂症，神经衰弱，荨麻疹，白细胞减少症。

陶 道

位置：背后第1胸椎棘突下凹陷处。

经脉：督脉。

主治：颈项部及肩胛部诸肌痉挛，间歇热。

施灸体位：俯卧。

文献记载：

《针灸聚英》：疟疾寒热，洒淅脊强，烦满汗不出，头重目瞑，癔疾，恍惚不乐。

《中国针灸学》：感冒，热病，结核病之发热，癔症，神经衰弱。

《针灸学辞典》：头痛，精神分裂症。

身 柱

位置：背后第3胸椎棘突下凹陷处。

经脉：督脉。

主治：气喘，癫痫，小儿搐搦，神经衰弱，气管炎，衄血。

施灸体位：俯卧。

文献记载：

《针灸聚英》：腰脊痛，癔疾，怒欲杀人，身热妄言见鬼，小儿惊痫。

《中国针灸学》：脑及脊髓疾患，夜惊，癔症，热病，感冒，肺结核。

《针灸学辞典》：咳嗽，气喘，惊厥，疔疮，肺炎，百日咳，精神分裂症。

马老按：神经性喘息患者灸5分钟即安静，灸10分钟喘止，灸30分钟如无病，须配其他穴长期温灸才能治愈。

神 道

位置：背后第5胸椎棘突下凹陷处。

经脉：督脉。

主治：心脏诸病，头痛，神经衰弱，颊颌炎，颞下颌关节脱位，小儿搐搦。

施灸体位：俯卧。

文献记载：

《针灸聚英》：伤寒发热，进退往来，疟疾，恍惚，悲愁，健忘，惊悸，失欠，牙车蹉，张口不合。

《中国针灸学》：肋间神经痛，癔症。

《针灸学辞典》：咳嗽，气喘，心痛，脊背强痛，肋间神经痛，支气管炎，神经衰弱，癫痫。

灵 台

位置：背后第6胸椎棘突下凹陷处。

经脉：督脉。

主治：慢性支气管炎，哮喘，疔疮，痈疽，感冒。

施灸体位：俯卧。

文献记载：

《中国针灸学》：肺疾患，支气管炎，感冒，恶寒，痈疽，疔疮。

《针灸学辞典》：咳嗽，气喘，脊背痛，项强，肺结核，肺炎，支气管哮喘，胆道蛔虫。

马老按：温灸是间接灸法，没有禁灸穴，在实践中灸灵台对气喘有特效。哮喘发作时速灸身柱、灵台、太溪立效。

至 阳

位置：背后第7胸椎棘突下凹陷处。

经脉：督脉。

主治：腰背神经痛，胃寒，食欲减退，肠雷鸣，黄疸。

施灸体位：俯卧。

文献记载：

《针灸聚英》：胸胁支满，身羸瘦，背中气上下行，寒热解㑊，胫酸，四肢重痛，少气难言，卒痓仲，攻心胸。

《中国针灸学》：胸膜炎，肋间神经痛，消化不良。

《针灸学辞典》：咳嗽，气喘，胸胁胀闷，腹痛，脊强，肝炎，胆囊炎，胆道蛔虫症。

筋 缩

位置：背后第9胸椎棘突下凹陷处。

经脉：督脉。

主治：癫痫，脊背神经痛，转目上视。

施灸体位：俯卧。

文献记载：

《针灸聚英》：癫疾狂走，脊急强，上视目瞪，痫病多言，心痛。

《中国针灸学》：强直性痉挛，胃痉挛，腰背神经痛，言语不能，神经衰弱，癔症。

《针灸学辞典》：胆囊炎，肝炎，神经衰弱，小儿惊痫，抽搐。

马老按：治小儿急惊风配命门、中脘、神阙，速灸甚效。

中 枢

位置：背后第10胸椎棘突下凹陷处。

经脉：督脉。

主治：腰背疼痛，胃痛，呕吐，肝炎，胆囊炎。

施灸体位：俯卧。

文献记载：

《中国针灸学》：腰背神经痛，黄疸，热病，视力减退。

《针灸学辞典》：腹满，胃痛，呕吐，肝炎，胆囊炎。

脊 中

位置：背后第11胸椎棘突下凹陷处。

经脉：督脉。

主治：癫痫，黄疸，腹胀，食欲减退，肠出血，小儿脱肛，痔疾。

施灸体位：俯卧。

文献记载：

《针灸聚英》：五痔便血，温病，积聚，下利。

《中国针灸学》：感冒，肠炎。

《针灸学辞典》：腰脊强痛，腹泻，痢疾，脱肛，瘰疬，肝炎，胃肠炎。

悬 枢

位置：背后第1腰椎棘突下凹陷处。

经脉：督脉。

主治：腰椎神经痉挛，急性肠炎，胃肠神经痛。

施灸体位：俯卧。

文献记载：

《针灸聚英》：腰脊强不得屈伸，积气上下行，水谷不化，腹中留积，下痢。

《针灸学辞典》：腰脊强痛，腹胀腹痛，泄泻，痢疾，脱肛。

命 门

位置：背后第2腰椎棘突下凹陷处。

经脉：督脉。

主治：头痛，小儿脑膜炎，肠疝痛，腰神经痛，少腹痛，痔疾。

施灸体位：俯卧。

文献记载：

《针灸聚英》：头痛如破，身热如火，汗不出，寒热痎疟，腰腹相引痛，骨蒸五

脏热，小儿发痫，张口摇头，身反折，角弓。

《中国针灸学》：骨髓疾患，泌尿生殖器疾患，恶寒发热，遗尿，阳痿失精，慢性淋病，肠出血，子宫内膜炎，白带，耳鸣，四肢冷却。

《针灸学辞典》：腰脊强痛，尿频，遗尿，泄泻，痢疾，痔血，脱肛，阳痿，遗精，月经不调，赤白带下，盆腔炎，流产，肾炎，耳鸣，急性腰扭伤，坐骨神经痛，下肢瘫痪或麻痹。

马老按：治脊髓炎、肾炎、痔疾、小儿发热、头部生痱。

腰 阳 关

位置：背后第4腰椎棘突下凹陷处。

经脉：督脉。

主治：膝关节炎，腰椎神经痛，下腹胀，下痢，肠炎。

施灸体位：俯卧。

文献记载：

《针灸聚英》：膝外不可屈伸，风痹不仁，筋挛不行。

《中国针灸学》：脊髓炎，肠疝痛。

《针灸学辞典》：下肢麻痹，月经不调，赤白带下，遗精，阳痿，肾下垂，睾丸炎，坐骨神经痛。

马老按：治膝肿、脊髓炎、椎间盘脱出、生骨刺等均有特效。

腰 俞

位置：骶管裂孔处（尾骨上1寸）。

经脉：督脉。

主治：腰背神经痛，经闭，小儿遗尿。

施灸体位：俯卧。

文献记载：

《针灸聚英》：腰髋腰脊痛，不得俯仰，温疟汗不出，足清不仁，伤寒四肢热不已，溺赤。

《中国针灸学》：腰痛及下肢冷却，尿黄色，淋病，痔疾脱肛。

《针灸学辞典》：腰脊强痛，月经不调，癫痫，遗尿，便血，下肢麻痹。

长 强

位置：背后脊骶之端下 0.3 寸（尾骨尖与肛门连线正中）。

经脉：督脉。

主治：慢性痔疾，肠出血，下痢，呕吐，慢性搐搦。

施灸体位：俯卧。

文献记载：

《针灸聚英》：肠风下血，久痔漏，腰脊痛，狂病，大小便难，头重，洞泄，五淋，疳蚀下部慝，小儿囟陷，惊痫瘈疭，呕血，惊恐失精，胆视不正。

《中国针灸学》：慢性淋病，腰神经痛，肠炎，脱肛。

《针灸学辞典》：便秘，便血，痢疾，癫痫，遗尿，阳痿，前列腺炎，精神分裂症，阴囊湿疹。

大 杼

位置：背后第 1 胸椎棘突下两旁 1.5 寸。

经脉：足太阳膀胱经。

主治：头痛，眩晕，气管炎，胸膜炎，癫痫，项筋收缩，腰背筋痉挛，膝关节炎。

施灸体位：俯卧。

文献记载：

《针灸聚英》：膝痛不可屈伸，伤寒汗不出，腰脊痛，胸中郁郁，腹痛，热甚不已，头风振寒，项强不可俯仰，疟疾头旋，劳气咳嗽，身热目眩，僵仆不能久立，烦满里急，身不安，筋挛，癫疾，身蜷急。

《中国针灸学》：肺疾患，肩凝。

《针灸学辞典》：头痛如破，颈项强直，肩背腰脊瘛痛，喉痹，咳嗽喘急，虚劳，感冒，肺炎。

风 门

位置：背后第 2 胸椎棘突下两旁 1.5 寸。

经脉：足太阳膀胱经。

主治：胸膜炎，气管炎，百日咳，呕吐，嗜睡，胸背部诸肌痉挛，痈疽。

施灸体位：俯卧。

文献记载：

《针灸聚英》：发背痈疽，身热，上气短气，咳逆胸背痛，风劳呕吐，伤寒头项痛，目瞑，胸中热。

《中国针灸学》：感冒，伤风咳嗽，头痛，发热。

《针灸学辞典》：鼻塞流涕，哮喘项强，流行性感冒，肺炎，肩背软组织劳损。

马老按：配阳陵泉治感冒、发热，感

冒初期灸一次即效。

肺 俞

位置：背后第3胸椎棘突下两旁1.5寸。

经脉：足太阳膀胱经。

主治：肺结核，肺炎，肺出血，气管炎，心内外膜炎，心脏停搏，黄疸，赘瘤，骨膜炎，皮肤瘙痒，口炎，食后吐水，呕吐，腰背神经痛，小儿佝偻病，强直性脊柱炎。

施灸体位：俯卧。

文献记载：

《针灸聚英》：瘿气，劳瘵，口舌干，劳热上气，腰脊强痛，寒热喘满，虚烦，传尸骨蒸，肺痿咳嗽，肉痛皮痒，支满不嗜食，背偻，狂走欲自杀，肺中风，偃卧，胸满气短，瞀闷汗出，食后呕水，百毒病。

《针灸学辞典》：盗汗自汗，吐血唾血，咳嗽喘息，肺痈，癫狂，喉痹，肺脓疡，肺膜炎，肋间神经痛，骨蒸潮热。

马老按：治各种皮肤病要穴，配尺泽治咳痰带血效良，还可通利大便。

厥阴俞

位置：背后第4胸椎棘突下两旁1.5寸。

经脉：足太阳膀胱经。

主治：心脏肥大，心外膜炎，赘瘤，呕吐，咳逆，齿神经痛。

施灸体位：俯卧。

文献记载：

《针灸聚英》：心痛，胸满呕吐，留结烦闷。

《中国针灸学》：肩凝。

《针灸学辞典》：咳嗽，胸闷，肩胛痛楚，风湿性心脏病，神经衰弱，肋间神经痛。

心 俞

位置：背后第5胸椎棘突下两旁1.5寸。

经脉：足太阳膀胱经。

主治：心内膜炎，胃出血，呕吐，癫痫，喑哑，痛疽。

施灸体位：俯卧。

文献记载：

《针灸聚英》：偏风半身不遂，心气乱恍惚，心中风偃卧不得倾侧，闷乱冒绝，汗出唇赤，狂走发痫语悲泣，胸闷乱，咳吐血，黄疸，鼻衄，目䀮目昏，不下食，丹毒，遗精白浊，健忘，小儿心气不足，数岁不语。

《针灸学辞典》：心胸烦闷，惊悸怔忡，心痛，咳嗽，吐血，失眠，遗精，盗汗，手足心热，神经衰弱，精神分裂症，肋间神经痛。

马老按：治风湿性心脏病、心绞痛、心肌梗死、神经衰弱，能使脉搏迟速者恢复正常。

督 俞

位置：背后第6胸椎棘突下两旁1寸。

经脉：足太阳膀胱经。

施灸体位：俯卧。

文献记载：

《中国针灸学》：心内外膜炎，腹痛，肠雷鸣，疔疮。

《针灸学辞典》：寒热心痛，胸膈气逆，心包炎，膈肌痉挛，乳腺炎，银屑病，毛囊炎，皮肤瘙痒症。

膈 俞

位置：背后第7胸椎棘突下两旁1.5寸。

经脉：足太阳膀胱经。

主治：心脏内外膜炎，心脏停搏，胸膜炎，气管炎，胃炎，胃癌，肠炎，肠出血，骨膜炎，恶疽，自汗，盗汗。

施灸体位：俯卧。

文献记载：

《针灸聚英》：心痛周痹，吐食翻胃，骨蒸，嗜卧，痃癖，咳逆，膈胃寒痰，食饮不下，热病汗不出，身重常温，不能食，食则心痛，身痛肿胀，胁腹满。

《中国针灸学》：小儿急疳及营养不良。

《针灸学辞典》：咳嗽，血症，喉痹，噎膈，胸胁痛，心痛，胃脘痛，黄疸，腹胀，腹中痞积，肩背痛，癫疾，贫血，膈肌痉挛，出血性疾患，荨麻疹。

胃脘下俞

位置：背后第8胸椎棘突下两旁1.5寸。

经脉：经外奇穴。

主治：糖尿病，胰腺炎，胃痛，腹痛，胸胁痛。

施灸体位：俯卧。

肝 俞

位置：背后第9胸椎棘突下两旁1.5寸。

经脉：足太阳膀胱经。

主治：黄疸，热病后眩晕，泪液过多，癔症，慢性胃炎，胃扩张，胃痉挛，胃出血，气管炎，肋间神经痛，胸骨部痉挛，肠出血，十二指肠虫病。

施灸体位：俯卧。

文献记载：

《针灸聚英》：多怒，鼻酸，热病后目暗泪出，目眩，气短咳血，咳逆，目上视，口干，寒疝，筋寒，热症，筋急相引，转筋入腹将死。千金云：咳引两胁急痛不得息，转侧难，橛肋下与脊相引而反折，目上视，目眩，眉头痛，惊狂，衄血，起则目䀮䀮，生白翳，咳引胸中痛，寒疝小腹痛，唾血短气，热病瘥后食五辛目暗，肝中风踞坐不得低头，绕两目连额上色微青，积聚痞痛。

《中国针灸学》：胸背部痉挛，夜盲症，一切目疾，小儿搐搦。

《针灸学辞典》：胬肉攀睛，雀目，青盲，癫狂，痫症，鼻衄，吐血，月经不调，少腹满痛，四肢抽搐，急慢性肝炎，肝硬化，胆囊炎，胆石症，胃溃疡，消化道出血，高血压，各种目疾，耳源性眩晕，神经衰弱，精神分裂症，功能性子宫出血。

马老按：治目疾、梅尼埃病、一切恶疮。肝俞穴内 0.5 寸有骑竹马穴，据《备急灸法》说，骑竹马穴治发背，脑疽，肠痈，牙痛，鱼脐、鬼箭、瘰疬，即手指肚内疮，瘰病，四肢上下部一切痈疽疔疮等。因温灸器底面较大，在灸肝俞穴时，兼灸了骑竹马穴，故对外科各病和肿瘤均有良好效果。

胆 俞

位置：背后第 10 胸椎棘突下两旁 1.5 寸。

经脉：足太阳膀胱经。

主治：发热，恶寒，头痛，胆囊疾患，黄疸，呕吐，咽喉炎，腋下淋巴结结核，胸膜炎。

施灸体位：俯卧。

文献记载：

《针灸聚英》：振寒汗不出，心腹胀，口苦，舌干，咽肿，骨蒸劳热，食不下，目黄。

《针灸学辞典》：胸腹胀满，胁肋疼痛，肺痨潮热，腋下肿，胆道蛔虫，急慢性肝炎，胃炎，胃痉挛，胃扩张，惊悸。

马老按：治胆囊炎、胆石症。

脾 俞

位置：背后第 11 胸椎棘突下两旁 1.5 寸。

经脉：足太阳膀胱经。

主治：胃痉挛，胃弱，胃出血，呕吐，下痢，肠炎，黄疸，喘息，水肿。

施灸体位：俯卧。

文献记载：

《针灸聚英》：多食身疲瘦，吐咸汁，痃癖积聚，胁下满，泄利，痰疟寒热，水肿气胀引脊痛，善欠，不嗜食。

《中国针灸学》：消化不良，小儿夜盲。

《针灸学辞典》：胃痛，腹胀，噎膈，完谷不化，痃癖积聚，肝炎，臌胀，肩背腰部酸痛，慢性胃炎，胃下垂，细菌性痢疾，肝炎，肾炎，慢性出血性疾患，小儿慢惊风。

胃 俞

位置：背后第 12 胸椎棘突下两旁 1.5 寸。

经脉：足太阳膀胱经。

主治：胃癌，胃炎，胃痉挛，胃扩张，消化不良，肠炎，肝大，视力障碍，恶疽，十二指肠虫病，小儿夜盲、吐乳。

施灸体位：俯卧。

文献记载：

《针灸聚英》：霍乱，胃寒，腹胀而鸣，翻胃呕吐，不嗜食，多食羸瘦，目不明，腹痛，胸胁支满，脊痛筋挛，小儿羸瘦不生肌肤。东垣曰：中湿者治在胃俞。

《针灸学辞典》：胃脘痛，胸胁痛，水肿，泻痢，胃下垂，胃溃疡。

马老按：治一切胃肠病。

三 焦 俞

位置：背后第 1 腰椎棘突下两旁 1.5 寸。

经脉：足太阳膀胱经。

主治：胃痉挛，消化不良，肠炎，肾炎，腰椎神经痛，头痛，眩晕，短暂性脑缺血发作，小儿肠炎。

施灸体位：俯卧。

文献记载：

《针灸聚英》：脏腑积聚，胀满，羸瘦，不能饮食，伤寒头痛，饮食吐逆，肩背急，腰脊强，不得俯仰，水谷不化，泄注下利，腹胀肠鸣，目眩头痛。

《中国针灸学》：神经衰弱，诸脏器之慢性疾患。

《针灸学辞典》：痢疾，水肿，黄疸，遗精，小便短少，胃炎，神经衰弱，尿崩症。

马老按：治慢性荨麻疹。

肾 俞

位置：背后第2腰椎棘突下两旁1.5寸。

经脉：足太阳膀胱经。

主治：肾炎，肝大，膀胱麻痹及痉挛，糖尿病，淋疾，痔疾，腰椎神经痛，梦遗，胃出血，肠出血，肋间神经痛，月经不调。

施灸体位：俯卧。

文献记载：

《针灸聚英》：耳聋肾虚，水脏久冷，心腹膜满胀急，两胁满引小腹急痛，胀热，小便淋，目视𥅘𥅘，少气，小便浊，肾中风，出精梦泄，踞坐而腰痛，消渴，五劳七伤，虚惫，脚膝拘急，腰寒如水，头重身热，振栗，食多羸瘦，面黄黑，肠鸣，膝中四肢淫泺，洞泄，食不化，身肿如水，女人积冷气成劳，乘经交接羸瘦，寒热往来。

《针灸学辞典》：阳痿，赤白带下，头痛，目眩，耳鸣，耳聋，喘咳少气，泄泻，水肿，遗尿，消渴，癫疾，肾绞痛，肾下垂，尿崩症，尿失禁，慢性附件炎，神经性耳聋，高血压，青光眼，夜盲症，视神经炎，腰骶部软组织损伤。

气 海 俞

位置：背后第3腰椎棘突下两旁1.5寸。

经脉：足太阳膀胱经。

主治：腰骶神经根炎，腰肌劳损，痛经，性功能障碍。

施灸体位：俯卧。

文献记载：

《中国针灸学》：腰神经痛，痔漏。

《针灸学辞典》：月经不调，经痛，功能性子宫出血，卵巢炎，腰骶神经根炎，下肢瘫痪。

大 肠 俞

位置：背后第4腰椎棘突下两旁1.5寸。

经脉：足太阳膀胱经。

主治：肠炎，肠出血，下痢，盲肠炎，淋证，遗尿，肾炎，腰椎神经痛。

施灸体位：俯卧。

文献记载：

《针灸聚英》：腰痛，腹中气胀，绕脐切痛，肠鸣引脊痛，腹中雷鸣，大肠中风而鸣，大肠灌滞，肠癖，泄利自痢，小腹绞痛，大小便难，多食身瘦，食不化，脊强不得俯仰。

《中国针灸学》：习惯性便秘，脚气，一切肠疾患。

《针灸学辞典》：脱肛，急慢性肠炎，细菌性痢疾，急性肠梗阻，痛经，骶髂骨关节炎。

马老按：治肾炎、盲肠炎。

关 元 俞

位置：背后第5腰椎棘突下两旁1.5寸。

经脉：足太阳膀胱经。

主治：腹胀，腹泻，慢性肠炎，遗尿。

施灸体位：俯卧。

文献记载：

《中国针灸学》：腰神经痛，肠炎，膀胱肌麻痹，卵巢炎。

《针灸学辞典》：腹胀，肠鸣，泄泻，休息痢，消渴，遗尿，糖尿病，小便数或难，慢性肠炎，妇人癥瘕积聚，慢性盆腔炎，腰骶部神经痛，膀胱炎。

小 肠 俞

位置：背后第1骶椎棘突下两旁1.5寸。

经脉：足太阳膀胱经。

主治：肠炎，肠疝痛，下痢，便秘，淋证，痔疾，背椎及腰骶椎骨部之神经痛，子宫内膜炎。

施灸体位：俯卧。

文献记载：

《针灸聚英》：膀胱及三焦津液少，大小肠寒热，小便赤不利，淋沥遗溺，小腹胀满，疝痛，泄痢脓血，五色赤痢下重，

肿痛，五痔，头痛，虚乏消渴，口干不可忍，脚肿，妇人带下。

《针灸学辞典》：尿血，遗精，疝气。

膀 胱 俞

位置：背后第2骶椎棘突下两旁1.5寸。

经脉：足太阳膀胱经。

主治：膀胱炎，遗尿，便秘，下痢，腰椎神经痛，下腹神经痛，骶骨神经痛，子宫内膜炎。

施灸体位：俯卧。

文献记载：

《针灸聚英》：风劳脊急强，小便赤黄，阴生疮，少气，胫寒拘急，不得屈伸，腹满，大便难，泄利腹痛，脚膝无力，女子瘕聚。

《中国针灸学》：糖尿病，一切膀胱疾患，脚气，前列腺炎，阴道炎。

《针灸学辞典》：遗精，前阴肿痛，淋证，小便不通，尿崩症，尿路感染。

中 膂 俞

位置：背后第3骶椎棘突下两旁1.5寸。

经脉：足太阳膀胱经。

主治：糖尿病，腹膜炎，肠炎，肠神经痛，腰神经痛。

施灸体位：俯卧。

文献记载：

《针灸聚英》：肾虚消渴，腰脊强不得俯仰，肠冷赤白痢，疝痛，汗不出，腹胀胁痛。

《中国针灸学》：肠疝痛，坐骨神经痛，

脚气。

白 环 俞

位置：背后第4骶椎棘突下两旁1.5寸。

经脉：足太阳膀胱经。

主治：骶骨神经痛及痉挛，肛门诸肌痉挛，坐骨神经痛，子宫内膜炎，四肢麻痹，便秘，尿闭。

施灸体位：俯卧。

文献记载：

《针灸聚英》：手足不仁，腰脊痛，疝痛，大小便不利，腰髋痛，脚膝不遂，温疟，腰脊冷痛不得久卧，劳损虚风，腰背不便，筋挛痹缩，虚热闭塞。

《针灸学辞典》：遗精，崩中，带下，月经不调，脱肛痔疾，下肢瘫痪。

上 髎

位置：背后第1骶椎棘突下两旁0.8寸（第1骶后孔中）。

经脉：足太阳膀胱经。

主治：便秘，尿闭，腰痛，坐骨神经痛，膝盖部厥冷，呕吐，衄血，子宫内膜炎，子宫脱出，不孕，月经不调。

施灸体位：俯卧。

文献记载：

《针灸聚英》：寒热症，阴挺出，妇人白沥绝嗣。

《中国针灸学》：男女之生殖器疾患，淋病，睾丸炎，呕吐，卵巢炎。

《针灸学辞典》：赤白带下，阴中痒痛，输卵管炎，盆腔炎。

次 髎

位置：背后第2骶椎棘突下两旁0.5寸（第2骶后孔中）。

经脉：足太阳膀胱经。

主治：便秘，尿闭，呕吐，衄血，腰痛，坐骨神经痛，膝盖部厥冷，子宫内膜炎，子宫脱出，不孕，月经不调，淋证，睾丸炎。

施灸体位：俯卧。

文献记载：

《针灸聚英》：背腰痛，小便赤，心下坚胀，疝气下坠，足清不仁，阴气痛，肠鸣注泄，偏风，妇人赤白淋。

《针灸学辞典》：赤白带下，痛经，不孕，泄泻，痔疾，阴道炎，尿潴留，下肢瘫痪。

中 髎

位置：背后第3骶椎棘突下两旁0.7寸（第3骶后孔中）。

经脉：足太阳膀胱经。

主治：便秘，尿闭，呕吐，腰痛，坐骨神经痛，睾丸炎，月经不调，子宫内膜炎。

施灸体位：俯卧。

文献记载：

《针灸聚英》：腹胀下利，五劳七伤六极，大便难，小便淋沥，飧泄。

《针灸学辞典》：赤白带下，泄泻，

输卵管炎，卵巢炎，男女生殖器系统疾患。

下 髎

位置：背后第4骶椎棘突下两旁0.6寸（第4骶后孔中）。

经脉：足太阳膀胱经。

主治：便秘，尿闭，腰痛，肠出血，子宫内膜炎，月经不调。

施灸体位：俯卧。

文献记载：

《针灸聚英》：肠鸣注泄，寒湿内伤，大便下血，腰不得转痛引卵，女子下苍汁不禁，中痛引小肠急痛。

《针灸学辞典》：小腹痛，赤白带下，阴中痒痛，输卵管炎，卵巢炎，睾丸炎，男女生殖器系统疾患。

会 阳

位置：尾骨下两旁0.5寸。

经脉：足太阳膀胱经。

主治：肠炎，肠出血，慢性痔疾，阴部汗湿。

施灸体位：俯卧。

文献记载：

《针灸聚英》：腹寒，热气冷气，泄泻，肠澼下血，阳气虚乏。

附 分

位置：背后第2胸椎棘突下两旁3寸。

经脉：足太阳膀胱经。

主治：肩背神经痛及痉挛，颈部痉挛，回顾不能。

施灸体位：俯卧。

文献记载：

《针灸聚英》：肘不仁，风冷客于腠理。

《中国针灸学》：肋间神经痛，副神经麻痹。

《针灸学辞典》：颈项强，肘臂麻木，感冒。

魄 户

位置：背后第3胸椎棘突下两旁3寸。

经脉：足太阳膀胱经。

主治：肺不张，气管炎，呕吐，上臂部及肩背部神经痉挛。

施灸体位：俯卧。

文献记载：

《针灸聚英》：三尸走疰，颈项强，不得回顾，咳逆，呕吐烦满。

《中国针灸学》：胸膜炎，咳逆上气。

《针灸学辞典》：肺痨，咳嗽，气喘，感冒。

膏 肓 俞

位置：背后第4胸椎棘突下两旁3寸（两臂前伸过头，肩胛骨内下角外开3寸指压痛处）。

经脉：足太阳膀胱经。

主治：肺结核，气管炎，胃出血，神经衰弱，梦遗，健忘，呕吐。

施灸体位：俯卧。

文献记载：

《针灸聚英》：无所不疗，羸瘦虚损，传尸骨蒸，上气咳逆，发狂，痰病。

《中国针灸学》：一切慢性诸疾患，胸膜炎。

《针灸学辞典》：虚劳，咳嗽，咳喘，出血，头目眩晕，盗汗，痈疽发背，消化不良。

马老按：常配足三里。肺结核患者灸后背部可发出咕噜声响。

神 堂

位置：背后第5胸椎棘突下两旁3寸。

经脉：足太阳膀胱经。

主治：心脏病，气管炎，肩膊疼痛。

施灸体位：俯卧。

文献记载：

《针灸聚英》：腰背脊强急，不可俯仰，洒淅寒热，胸腹满，气逆上攻，时噫。

《针灸学辞典》：咳嗽气喘，胸闷腹胀，风湿性心脏病，冠心病，神经衰弱，精神分裂症，肋间神经痛。

譩 譆

位置：背后第6胸椎棘突下两旁3寸。

经脉：足太阳膀胱经。

主治：心脏外膜炎，胁腋神经痛，腰背部痉挛，眩晕，呕吐，盗汗，间歇热。

施灸体位：俯卧。

文献记载：

《针灸聚英》：大风汗不出，劳损不得卧，温疟寒疟，背闷气满，腹胀气眩，胸中痛引腰背、腋拘胁痛，目眩目痛，鼻衄喘逆，臂膊内廉痛，不得俯仰，小儿食时头痛，五心热。

《针灸学辞典》：咳嗽，气喘，发热，肩背痛，癫疾，支气管哮喘。

膈 关

位置：背后第7胸椎棘突下两旁3寸。

经脉：足太阳膀胱经。

主治：背部痉挛，呕吐，流涎，肠炎。

施灸体位：俯卧。

文献记载：

《针灸聚英》：背痛恶寒，脊强俯仰难，饮食不下，胸中噎闷，呕哕多涎唾，大便不节，小便黄。

《中国针灸学》：肋间神经痛，胃炎，蛔虫。

《针灸学辞典》：咳嗽，气喘，血症，喉痹，胸胁痛，心痛，胃脘痛，腹胀，黄疸，腹中痞积，四肢怠惰不欲动，骨蒸盗汗，肩背痛，癫疾，神经性呕吐，膈肌痉挛，出血性疾患，贫血，食道痉挛或狭窄，荨麻疹。

魂 门

位置：背后第9胸椎棘突下两旁3寸。

经脉：足太阳膀胱经。

主治：肝脏病，胸膜炎，心内膜炎，胃痉挛，消化不良，关节痛和肌肉痛。

施灸体位：俯卧。

文献记载：

《针灸聚英》：尸厥走疰，胸背连心痛，大便不节，小便赤黄。

《针灸学辞典》：胸胁胀满，肠鸣泄泻，呕吐，饮食不下，浑身骨节疼痛，雀目。

阳 纲

位置： 背后第10胸椎棘突下两旁3寸。

经脉： 足太阳膀胱经。

主治： 消化不良，胃痉挛，肝脏病，肋膜炎，心内膜炎，筋肉痛和关节痛。

施灸体位： 俯卧。

文献记载：

《针灸聚英》：腹胀身热，饮食不下，小便赤涩，大便不节，泄痢赤黄，不嗜食，怠惰。

《中国针灸学》：因蛔虫之腹痛。

《针灸学辞典》：身热，黄疸，胀鸣，泄泻，消渴，胆囊炎，肝炎，胆道蛔虫症，胃炎。

意 舍

位置： 背后第11胸椎棘突下两旁3寸。

经脉： 足太阳膀胱经。

主治： 消化不良，胃弱，腹直肌痉挛，肝脏病，胸膜炎。

施灸体位： 俯卧。

文献记载：

《针灸聚英》：腹满虚胀，大便滑泄，小便赤黄，背痛恶风寒，食饮不下，消渴，

身热目黄。

《中国针灸学》：心内膜炎，胃痉挛，肠雷鸣，食道狭窄，肌肉风湿病。

《针灸学辞典》：恶心，泄泻，黄疸。

胃 仓

位置： 背后第12胸椎棘突下两旁3寸。

经脉： 足太阳膀胱经。

主治： 呕吐，腹部胀满，便秘，背椎神经痛，水肿。

施灸体位： 俯卧。

文献记载：

《针灸聚英》：腹满虚胀，食饮不下，恶寒，背脊痛不得俯仰。

《针灸学辞典》：胃痛，消化不良，痢疾。

肓 门

位置： 背后第1腰椎棘突下两旁3寸。

经脉： 足太阳膀胱经。

主治： 胃痉挛，习惯性便秘，乳腺炎。

施灸体位： 俯卧。

文献记载：

《针灸聚英》：心下痛，大便坚。

《中国针灸学》：内脏慢性疾患。

《针灸学辞典》：腹痛，痞块，产后病痛，脾脏肿大。

志 室

位置： 背后第2腰椎棘突下两旁3寸。

经脉： 足太阳膀胱经。

主治：梦遗，阴茎神经痛，阴门脓肿，阴部诸疮，肾炎，淋证，消化不良。

施灸体位：俯卧。

文献记载：

《针灸聚英》：阴肿阴痛，背痛，腰脊强直，俯仰不得，吐逆，饮食不消，腹强直，淋沥，两胁急痛，霍乱。

《针灸学辞典》：下肢瘫痪，阳痿，小便淋沥，水肿，肾下垂，肾炎，肾绞痛，前列腺炎。

胞 肓

位置：平第 2 骶后孔，骶正中嵴两旁 3 寸。

经脉：足太阳膀胱经。

主治：肠炎，便秘，尿闭，淋证，睾丸炎，腰背部疼痛，腹直肌痉挛。

施灸体位：俯卧。

文献记载：

《针灸聚英》：食不消，腹坚急，不得大小便，癃闭下肿。

《中国针灸学》：膀胱麻痹及痉挛。

《针灸学辞典》：肠鸣腹痛，阴部肿痛，坐骨神经痛。

秩 边

位置：平第 4 骶后孔，骶正中嵴两旁 3 寸。

经脉：足太阳膀胱经。

主治：膀胱炎，腰椎神经痛，坐骨神经痛，痔疾。

施灸体位：俯卧。

文献记载：

《针灸聚英》：五痔发肿，小便赤。

《针灸学辞典》：腰骶痛，小便不利，大便难，阴痛，下肢麻痹或瘫痪。

百 劳

位置：大椎穴往上 2 寸两旁 1 寸。

经脉：经外奇穴。

主治：颈项强痛，瘰疬，咳嗽，气喘，骨蒸潮热，盗汗。

施灸体位：俯卧。

颈四椎旁

位置：第 4 颈椎棘突下两旁 1 寸。

经脉：经外奇穴。

主治：眼部疾病，肩颈疼痛。

施灸体位：俯卧。

马老按：治目疾，肩颈痛。

肩 井

位置：乳头直上与肩线交接处，即大椎与肩峰连线中点。

经脉：足少阳胆经。

主治：腰痛，颈项部痉挛，前臂疼痛，冲心性脚气，中风，神经衰弱，眩晕，产后子宫出血，早产后下肢厥冷。

施灸体位：坐位或俯卧。

文献记载：

《针灸聚英》：中风气塞，涎上不语，肾虚腰痛九漏，上气、短气、气逆，风劳百病，扑伤腰髋痛，头项痛，五劳七伤，臂痛，两手不得向头，妇人难产，堕胎后手足厥冷。

《中国针灸学》：肩背疼痛，副神经麻痹，即颈项部之肌痉挛及萎缩不能回顾，肺尖炎，四肢冷却（手足厥逆），乳腺炎，脑充血，短暂性脑缺血发作。

《针灸学辞典》：咳嗽，晕厥，瘰疬，产后乳汁不下，乳痛，高血压，偏瘫。

马老按：肩井、足三里利腹中逆气下行和通便。

天 宗

位置：肩胛冈中央与肩胛骨下角连线上1/3处。

经脉：手太阳小肠经。

主治：肩臂疼痛不举。

施灸体位：俯卧。

肩 外 俞

位置：第1胸椎棘突下两旁3寸。

经脉：手太阳小肠经。

主治：肩背痛引项臂。

施灸体位：俯卧。

肩 贞

位置：臂内收时，腋后纹头上1寸。

经脉：手太阳小肠经。

主治：瘰疬，肩痛，上肢不遂等。

施灸体位：俯卧。

痞 根

位置：背后第1腰椎棘突下两旁3.5寸。

经脉：经外奇穴。

主治：胃痉挛，胃炎，肝、脾肿大，腰肌劳损。

施灸体位：俯卧。

·第四章·

上 肢

巨 骨

位置：肩髃上 1 寸。

经脉：手阳明大肠经。

主治：上臂麻痹疼痛，肩臂屈伸不能，胃出血，下齿神经痛，小儿搐搦。

施灸体位：坐姿或俯卧。

文献记载：

《针灸聚英》：破心吐血，胸中有瘀血，惊痫。

《针灸学辞典》：瘰疬，瘿气，淋巴结结核，甲状腺肿，冈上肌腱炎，肩关节及周围软组织疾患。

肩 髃

位置：上臂平举时肩关节凹陷处。

经脉：手阳明大肠经。

主治：高血压，半身不遂，动脉硬化，后头部及肩胛痉挛，上臂神经痛。

施灸体位：坐姿或仰卧。

文献记载：

《针灸聚英》：中风手足不随，偏风风痪风瘫风病，热风，肩中热，头不可回顾，臂无力，手不可向头，挛急，风疹，颜色枯焦，劳气泄精，伤寒热不已，四肢热，诸瘿气。

《中国针灸学》：肱神经痛，肩胛关节炎，三角肌风湿病等。

《针灸学辞典》：肩臂疼痛，项强，瘰疬，甲状腺肿，颈淋巴结炎，肩关节周围炎。

臂 臑

位置：肩髃下 3 寸曲池上 7 寸。

经脉：手阳明大肠经。

主治：上臂神经痛，颅顶部诸筋痉挛，瘰疬。

施灸体位：仰卧。

文献记载：

《针灸聚英》：臂细无力，臂痛不得向头，颈项拘急。

《中国针灸学》：肱神经痛，言语不能。

《针灸学辞典》：瘿气，目疾，上肢瘫痪，肩关节周围软组织疾患。

手 五 里

位置：臂臑下 3 寸曲池上 3 寸处。

经脉：手阳明大肠经。

主治：肺炎，腹膜炎，风湿病，前臂神经痛，四肢麻痹，嗜睡，瘰疬等。

施灸体位：仰卧。

文献记载：

《针灸聚英》：风劳惊恐，咳嗽吐血，肘臂痛，嗜卧，四肢不得动，心下胀满，上气，身黄，时有微热。

《针灸学辞典》：中风偏瘫，疟疾。

肘 髎

位置：屈肘时曲池外斜上 1 寸。

经脉：手阳明大肠经。

主治：上臂神经痛，肩臂部关节炎，肩胛部及臂部麻痹。

施灸体位：仰卧。

文献记载：

《针灸聚英》：风劳嗜卧，臂痛不举，肩重腋急。

曲 池

位置：两肘屈时横纹头。

经脉：手阳明大肠经。

主治：上臂神经痛，肩胛神经痛，臂肘神经痛，中风，扁桃体炎，胸膜炎。

施灸体位：仰卧。

文献记载：

《针灸聚英》：绕踝风，手臂红肿，肘中痛，偏风半身不遂，泣出，恶风邪气，喜忘，风疹，喉痹不能言，胸中烦满，筋缓捉物不得，挽弓不开，屈伸难，风痹，肘细无力，皮肤干燥，伤寒余热不尽，瘰疬癫疾，举体痛痒如虫啮，皮脱作疮，皮肤痂疥，妇人经脉不通。

《中国针灸学》：脑充血，肱神经痛。

《针灸学辞典》：发热，头痛，目赤，齿痛，咽喉肿痛，癫疾，瘰疬，瘿气，疔疮，腹痛，吐泻，痢疾，流行性感冒，肺炎，高血压，麻疹，肘关节及周围软组织疾患。

马老按：曲池配大陵对疥癣等皮肤病效果好。

手 三 里

位置：曲池下2寸。

经脉：手阳明大肠经。

主治：齿神经痛，颊颌组织炎，瘰疬，肘臂神经麻痹，中风，面神经麻痹，乳痈。

施灸体位：仰卧。

文献记载：

《针灸聚英》：霍乱遗失，失音，肘挛不伸，中风口喝，手足不随。

《中国针灸学》：脑充血，耳下腺炎。

《针灸学辞典》：腰背酸痛，喉痹，食癖气块，消化不良，胃炎，消化性溃疡。

上 廉

位置：手三里下1寸。

经脉：手阳明大肠经。

主治：中风，气喘，肠雷鸣，膀胱括约肌麻痹，淋证。

施灸体位：仰卧。

文献记载：

《针灸聚英》：脑风头痛，胸痛，骨髓冷，手足不仁，大肠气，小便难，黄赤。

《针灸学辞典》：肘臂酸痛，肠鸣腹泻，肘关节炎，前臂神经痛。

下 廉

位置：上廉下1寸。

经脉：手阳明大肠经。

主治：膀胱麻痹，尿血，便血，下腹部痉挛，肠雷鸣，胸神经痛，气喘，乳痛。

施灸体位：仰卧。

文献记载：

《针灸聚英》：飧泄，劳瘵，小腹满，狂言，偏风热风，冷痹不遂，风湿痹，小肠气不足，面无颜色，痃癖，腹痛如刀刺不可忍，飧泄，腹胁痛满，夹脐痛，食不化，狂走，喘息不能行，唇干涎出，乳痈。

《中国针灸学》：支气管炎，胸膜炎，肺结核，乳腺炎。

《针灸学辞典》：头痛，眩晕，目痛，胸腹痛，肠澼，肘臂痛，前臂神经痛。

温　溜

位置：下廉下3寸（曲池下7寸）。

经脉：大肠经。

主治：肠雷鸣，下腹痉挛，舌炎，舌肥大，口内炎，痛疗。

施灸体位：仰卧。

文献记载：

《针灸聚英》：伤寒，哕逆噫，膈中气闭，寒热头痛，喜笑，狂言见鬼，吐涎沫，风逆四肢肿，吐舌，口舌痛，喉痹。

《针灸学辞典》：面肿，口㖞，口舌生疮，齿痛，肠鸣腹泻，癫疾，肩臂不举，疔疮，口腔炎，面神经麻痹，前臂神经痛，腮腺炎。

偏　历

位置：两手背腕横纹内头上3寸。

经脉：手阳明大肠经。

主治：耳鸣，耳聋，衄血，齿神经痛，肩胛、肘、腕部神经痛，癫痫，咽喉干燥，扁桃体炎。

施灸体位：仰卧。

文献记载：

《针灸聚英》：睊目晥晥，鼻衄，寒热症，癫疾多言，喉痹，风汗不出，利小便。

《针灸学辞典》：目赤痛，口眼㖞斜，手臂酸痛。

阳　溪

位置：两手背腕横纹内头凹陷处。

经脉：手阳明大肠经。

主治：头痛，耳鸣，耳聋，扁桃体炎，齿神经痛，半身麻痹。

施灸体位：仰卧。

文献记载：

《针灸聚英》：狂言喜笑，热病烦心，目风赤烂有翳，厥逆，头痛，胸满不得息，寒热疟疾，寒咳，呕沫，喉痹，惊掣肘臂不举，痂疥。

《中国针灸学》：半身不遂，癔症，小儿疳疾。

《针灸学辞典》：目赤，腕关节周围软组织疾患。

合　谷

位置：在手背，第1、2掌骨间，当第2掌骨桡侧的中点处。

经脉：手阳明大肠经。

主治：头痛，角膜白翳，视力减退，耳鸣，耳聋，衄血，下齿神经痛，扁桃体炎。

施灸体位：仰卧。

文献记载：

《针灸聚英》：伤寒大渴，脉浮在表，发热恶寒，头痛脊强无汗，寒热疟，鼻衄不止，热病汗不出，目视不明，生白翳，喉痹，面肿，唇吻不收，喑不能言，口噤不开，偏风，风疹，痂疥，偏正头痛，腰脊内引痛，小儿单乳蛾。

《中国针灸学》：反射性头痛，鼻痔，肩胛神经痛。

《针灸学辞典》：鼻渊，口疮，流涎，齿痛，牙关紧闭，口眼㖞斜，咽喉肿痛，目赤肿痛，眦烂，咳嗽气喘，腹痛，腹胀，半身不遂，指掌臂痛，便秘，痢疾，痄腮，瘾疹，多汗，小儿惊风，经闭痛经，滞产，感冒，支气管炎，咽炎，支气管哮喘，下颌关节炎，鼻炎，神经衰弱，癔症，精神分裂症，肩胛神经痛，单纯性甲状腺肿。

马老按：四关穴治四肢凉，并对休克有效。

天 府

位置：两手下垂手掌向前由腋窝横纹向尺泽去 3 寸。

经脉：手太阴肺经。

主治：气管炎，上臂神经痛，眩晕，精神病，慢性关节炎，瓦斯中毒，间歇热，近视，衄血。

施灸体位：仰卧。

文献记载：

《针灸聚英》：暴痹内逆，肝脉相搏，血溢鼻口，衄血不止，疟寒热，卒中恶风邪气，泣出，喜忘，飞尸恶疰，鬼语遁下，喘不得息，目眩，远视䀮䀮，瘿气。

《中国针灸学》：脑充血，肺出血，呕吐，风湿病。

《针灸学辞典》：咳嗽，气喘，紫白癜风，支气管哮喘。

侠 白

位置：天府下 1 寸。

经脉：手太阴肺经。

主治：心脏病，胸部神经痛，心悸亢进，干呕。

施灸体位：仰卧。

文献记载：

《针灸聚英》：心痛短气，烦满。

《中国针灸学》：神经性心悸及肋间神经痛有效。

《针灸学辞典》：咳嗽，心烦，胸满，紫白癜风，上臂前外侧痛，鼻衄，支气管炎。

尺 泽

位置：两胳膊伸直肘横纹外头。

经脉：肺经。

主治：肺结核，支气管炎，胸膜炎，四肢麻痹，膀胱麻痹，精神病，前臂部痉挛，小儿惊风。

施灸体位：仰卧。

文献记载：

《针灸聚英》：肩脊痛，汗出中风，小便数而欠，溺色变，卒遗失无度，面白，善嚏，悲愁不乐欲哭，洒淅寒热，风痹，臑肘挛，手臂不得举，喉痹，上气呕吐，口舌干，咳嗽唾浊，痎疟，四肢腹暴肿，臂寒短气，心痛，肺胀膨膨，缺盆中痛，心烦闷乱，少气不足以息，劳热风，上气

459

喘满，腰脊强痛，肺积息奔，小儿慢惊风。

《中国针灸学》：半身不遂，肩胛神经痛，小儿搐搦，尿意频数，胸膜炎。

《针灸学辞典》：潮热，胸肋胀满，咳唾脓血，绞肠痧，肘臂挛痛，支气管哮喘，肺炎，丹毒。

孔 最

位置：两胳膊伸直肘横纹外头下5寸。（两手掌腕横纹外头上7寸）

经脉：手太阴肺经。

主治：肺出血，咳嗽，嘶哑失声，咽喉炎。

施灸体位：仰卧。

文献记载：

《针灸聚英》：热病汗不出，肘臂厥痛，屈伸难，手不及头，指不握，吐血，头痛。

《中国针灸学》：手指关节炎，肘关节炎，前臂肌炎，热病汗不出。

《针灸学辞典》：支气管炎，气喘，肺炎，扁桃体炎。

马老按：日本有资料载，孔最配二白能治痔疾。

列 缺

位置：两手掌腕横纹外头上1.5寸。

经脉：手太阴肺经。

主治：面痛及麻痹，桡骨部诸肌组织炎。

施灸体位：仰卧。

文献记载：

《针灸聚英》：偏风口面㖞斜，手肘无力，半身不遂，掌中热，口噤不开，寒热疟，呕沫，咳嗽，善笑，纵唇口，健忘，溺血，精出，阴茎痛，小便热，惊痫妄见，面目四肢痛肿，胸背寒栗，肩痹，少气不足以息，尸厥寒厥，交两手而瞀，实则胸背热，汗出，四肢暴肿，虚则胸背寒栗，少气不足以息。

《中国针灸学》：半身不遂，三叉神经痛。

《针灸学辞典》：头痛，咳嗽，气喘，口㖞，咽肿，牙齿肿痛，项强，落枕，肘臂痛，神经性头痛，支气管哮喘，荨麻疹，腕关节周围软组织疾患。

经 渠

位置：两手掌腕横纹外头上1寸。

经脉：手太阴肺经。

主治：扁桃体炎，气喘，食管痉挛，呕吐，呃逆，欠伸。

施灸体位：仰卧。

文献记载：

《针灸聚英》：疟寒热，胸背拘急，胸满膨膨，喉痹，掌中热，咳逆上气，数欠，伤寒热病汗不出，暴痹喘促，心痛。

《中国针灸学》：桡神经痛，小儿急性支气管炎有特效。

《针灸学辞典》：咳嗽，气喘，热病汗不出，手腕痛。

太 渊

位置：两手掌腕横纹外头。

经脉：手太阴肺经。

主治：肺脏肥大，肺及支气管出血，咳嗽，肋间神经痛，前臂神经痛。

施灸体位：仰卧。

文献记载：

《针灸聚英》：胸痹逆气，善哕，呕饮食，烦冤不得眠，掌中热，肺胀膨膨，臂内廉痛，目生白翳，眼眦赤筋眼痛，眼青转筋，乍寒乍热，缺盆中引痛，数欠，肩背痛寒，喘不得息，噫气上逆，心痛脉涩，咳血呕血，振寒咽干，狂言口僻，尿色变，卒遗失无度。

《中国针灸学》：肋间神经痛，结膜炎，角膜炎。

《针灸学辞典》：胸满痛，心痛，心悸，头风面肿，咽喉肿痛，热病汗不出，流行性感冒，支气管炎，支气管哮喘，肺结核，百日咳，桡腕关节及周围软组织疾患。

马老按：治目翳、白睛充血。

鱼 际

位置：第1掌骨中点桡侧，赤目肉际处。

经脉：手太阴肺经。

主治：头痛，眩晕，舌苔黄，胃出血。

施灸体位：仰卧。

文献记载：

《针灸聚英》：洒病，恶风寒，虚热，头痛身热，咳嗽哕，目眩，伤寒汗不出，痹走胸背痛不得息，烦心少气，喉中干燥，腹痛不下食，肘挛肢满，寒栗鼓颔，咳引尻痛，尿血，呕血，心痹悲恐，乳痈。

《中国针灸学》：神经性心悸亢进，癔症，书写性痉挛，咽喉炎，乳腺炎。

《针灸学辞典》：发热，咳嗽，咯血，气喘，心痛，咽喉肿痛，呕吐，失音，疟疾，小儿疳疾，扁桃体炎，手腕部腱鞘病。

泽 前

位置：尺泽下1寸，直对中指。

经脉：经外奇穴。

主治：痔疮，脱肛，前臂痛，胸胁痛。

施灸体位：仰卧。

天 泉

位置：腋前纹头下2寸。

经脉：手厥阴心包经。

主治：心内膜炎，上腹部膨胀，呃逆，视力减退。

施灸体位：仰卧。

文献记载：

《针灸聚英》：目䀮䀮不明，恶风寒，心病，胸胁支满，咳逆，膺背胛臂内廉痛。

《中国针灸学》：心悸亢进，肋间神经痛，肺充血，胸中热，支气管炎，呃逆，呕吐。

曲 泽

位置：两胳膊伸直时肘横纹正中。

经脉：手厥阴心包经。

主治：心肌炎，气管炎，肘臂神经痛，呕吐，恶疽。

施灸体位：仰卧。

文献记载：

《针灸聚英》：心痛善惊，身热烦渴，口干，逆气呕涎血，风疹，心下澹澹，臂肘手腕善动摇，头清汗出不过肩，伤寒，逆气，呕吐。

《中国针灸学》：心痛，心肌炎，肺结核，呕血，妊娠恶阻。

《针灸学辞典》：心悸，热病烦躁，胸满，咳喘，胃痛，肘臂筋挛，风湿性心脏病，急性胃肠炎，中暑。

郄 门

位置：两手掌腕横纹正中上 5 寸。

经脉：手厥阴心包经。

主治：胃出血，衄血，咳逆，癔症。

施灸体位：仰卧。

文献记载：

《针灸聚英》：呕血，心痛呕哕，惊恐畏人，神气不足。

《中国针灸学》：心肌炎，癔症，久痔。

《针灸学辞典》：心痛，心悸，胸痛，五心烦热，疔疮，痔疮，风湿性心脏病，心绞痛，心动过速，胸膜炎，膈肌痉挛。

二 白

位置：两手掌腕横纹正中上 4 寸。

经脉：经外奇穴。

主治：痔疮，脱肛，痈疽，肿瘤。

施灸体位：仰卧。

文献记载：

《备急灸法》：疔疮，跗骨疽。

《千金要方》：疔疮治法虽多，只灸此一穴即效。

马老按：治痈疽、肿瘤。治腿外侧骨结核时，灸后患处有通电感。

间 使

位置：两手掌腕横纹正中上 3 寸。

经脉：手厥阴心包经。

主治：心肌炎，咽喉炎，胃炎，中风，抑郁症，月经不调，子宫充血，小儿搐搦及夜啼。

施灸体位：仰卧。

文献记载：

《针灸聚英》：伤寒结胸，心悬如饥，卒狂，胸中澹澹，恶风寒，呕沫怵惕，寒中少气，掌中热，腋肿肘挛，卒心痛，多惊，中风气塞，涎上昏危，暗不得语，咽肿如梗，霍乱干呕，鬼邪，妇女月水不调，血结成块，小儿客忤。

《中国针灸学》：心肌炎，心脏内外膜炎，癔症，子宫内膜炎，小儿疳虫，夜惊症。

《针灸学辞典》：心悸，心痛，胸胁痛，胃痛，疟疾，癫狂，痫症，精神分裂症，失音，喉痹，肘臂痛，风湿性心脏病，心绞痛。

马老按：脉间歇灸后有效。

内 关

位置：两手掌腕横纹正中上 2 寸。

经脉：手厥阴心包经。

主治：心肌炎，心外膜炎，黄疸，眼球出血，肘臂神经痛，产后血晕。

施灸体位：仰卧。

文献记载：

《针灸聚英》：手中风热，失志，心痛，目赤，支满肘挛。

《中国针灸学》：心脏内外膜炎，胸腔一切诸疾患。

《针灸学辞典》：心悸，心痛，胸胁痛，呕吐，呃逆，胃痛，疟疾，神昏，癫狂，痫症，健忘，失眠，手麻，心律不齐，心绞痛，风湿性心脏病，阵发性心动过速，心力衰竭，神经衰弱，无脉症，癔症，胃肠炎，肋间神经痛。

大　陵

位置：两手掌腕横纹正中。

经脉：手厥阴心包经。

主治：心肌炎，心外膜炎，胸胁神经痛，腋下腺炎，尿色赤黄，扁桃体炎，头痛发热，急性胃炎，胃出血，疥癣。

施灸体位：仰卧。

文献记载：

《针灸聚英》：热病汗不出，手心热，肘臂挛痛腋肿，善笑不休，心悬若饥，心痛掌热，烦心，喜悲泣惊恐，目赤目黄，小便如血，呕哕无度，狂言不乐，喉痹口干，短气，膈胁痛，瘑疮疥癣。

《针灸学辞典》：心痛，心悸，胃痛，呕吐，惊悸，癫狂，痫症，喉痹，吐血，舌本痛，疟疾，心肌炎，失眠，精神分裂症。

马老按：治风疹、疥癣等各种皮肤病。

饭后仍觉悬饥灸后有效。

劳　宫

位置：掌心横纹中，第 2、3 掌骨中间。

经脉：手厥阴心包经。

主治：血压亢进，血管硬化，鹅口疮，黄疸，衄血，小儿龈烂。

施灸体位：仰卧。

文献记载：

《针灸聚英》：中风，善悲笑不休，手痹，热病数日汗不出，怵惕，胁痛不可转侧，大小便血，衄血不止，气逆呕哕烦渴，口疮，饮食不下，大小人口中腥臭，胸胁支满。

《中国针灸学》：胸膜炎，口腔炎，咽下困难，呃逆，鹅掌风，书写性痉挛，癔症，热痔。

《针灸学辞典》：心痛，癫，狂，痫，中风昏迷，口臭舌烂，气逆，吐血，中暑，脏躁，心绞痛，休克，精神分裂症。

马老按：鹅掌风（手掌裂）灸后有效。

极　泉

位置：腋窝正中。

经脉：手少阴心经。

主治：心肌炎，肋间神经痛，胸胁神经痉挛，肘臂厥冷，癔症。

施灸体位：仰卧。

文献记载：

《针灸聚英》：四肢厥，心痛，干呕烦满，胁痛悲愁。

《针灸学辞典》：心腹痛，目黄，咽干，瘰疬，肩痛不举，上肢麻痹，肩关节周围炎。

马老按：治腋臭灸 30 分钟极效。

青 灵

位置：肘上 3 寸。

经脉：手少阴心经。

主治：眼球黄色，前额神经痛，肋间神经痛，肩胛及上臂痉挛，间歇热，恶寒。

施灸体位：仰卧。

文献记载：

《针灸聚英》：头痛振寒，胁痛，肩臂不举，不能带衣。

《针灸学辞典》：瘰疬，肩臂红肿疼痛。

少 海

位置：两胳膊伸直肘横纹内头。

经脉：手少阴心经。

主治：腺病毒感染，手指厥冷，精神病，齿痛，面神经痛，肋间神经痛，项筋收缩，回顾不能。

施灸体位：仰卧。

文献记载：

《针灸聚英》：寒热，齿龋痛，目眩发狂，呕吐涎沫，腋胁下痛，四肢不得举，肘挛，脑风头痛，气逆噫哕，瘰疬，心痛，手颤，健忘。

《中国针灸学》：癫狂症，头痛，眩晕，臂肘部痉挛，肺结核，胸膜炎，手震颤。

《针灸学辞典》：神经衰弱，精神分裂症，

尺神经痛，肘关节及其周围软组织疾患。

灵 道

位置：两手掌腕横纹内头上 1.5 寸。

经脉：手少阴心经。

主治：心内膜炎，癔症，急性舌骨肌麻痹，干呕，肘臂部疼痛。

施灸体位：仰卧。

文献记载：

《针灸聚英》：心痛，悲恐，相引瘛疭，肘挛，暴喑不能言。

《中国针灸学》：尺骨神经麻痹，癔症。

《针灸学辞典》：心痛，目赤，瘛疭，喉痛，精神分裂症。

通 里

位置：两手掌腕横纹内头上 1 寸。

经脉：手少阴心经。

主治：头痛，眩晕，神经性心悸亢进，扁桃体炎，急性舌骨肌麻痹，眼球充血，上肢痉挛，癔症，月经过多，遗尿。

施灸体位：仰卧。

文献记载：

《针灸聚英》：热病，先不乐数日，懊恼，数欠，频呻悲，面热无汗，头风，暴喑不言，目痛，心悸，肘臂臑痛，苦呕，喉痹，少气。

《针灸学辞典》：心悸怔忡，咽喉肿痛，舌强不语，面赤，咳嗽，呕吐，崩漏，臂腕疼痛，神经衰弱，精神分裂症，癔症失语，心绞痛，心律不齐，心动过缓。

阴 郄

位置：两手掌腕横纹内头上 0.5 寸。

经脉：手少阴心经。

主治：头痛，衄血，眩晕，神经性心悸亢进，急性舌骨肌麻痹，扁桃体炎，胃出血，恶寒发热，逆上，子宫内膜炎。

施灸体位：仰卧。

文献记载：

《针灸聚英》：洒淅畏寒，厥逆气惊，心痛。

《中国针灸学》：癔症，上肢神经痉挛，盗汗。

《针灸学辞典》：心悸怔忡，心腹绞痛，骨蒸盗汗，失音，神经衰弱，肺结核。

神 门

位置：两手掌腕横纹内头。

经脉：手少阴心经。

主治：心脏肥大，胃出血，衄血，鼻塞，尿道麻痹，食欲减退，子宫内膜炎，产后血晕，神经性心悸亢进，扁桃体炎，瘰疬。

施灸体位：仰卧。

文献记载：

《针灸聚英》：心烦甚，心积伏梁，心性痴呆，健忘，心痛数噫，恐悸，面赤喜笑，狂悲笑，呕血吐血，失音，遗尿，疟疾，欲得冷饮，恶寒则欲处温中，咽干不嗜食，少气不足，手臂寒，掌中热而哕，目黄胁痛，喘逆身热，振寒上气，大小人五痫。

《中国针灸学》：精神病及心脏病之要穴，舌肌麻痹，癔症，精神病，食欲不振。

《针灸学辞典》：惊悸怔忡，胸满，腹痛，呕吐唾血，癫狂，痫症，失眠，健忘，喉痹，臂痛，神经衰弱，心绞痛，心律不齐，高血压，腕关节痛。

马老按：治甲状腺肿。神门、太溪是治疗失眠常用穴。

少 府

位置：在手掌面，第 4、5 掌骨之间，握拳时第 4 指尖和第 5 指尖之间。

经脉：手少阴心经。

主治：肋间神经痛，尿闭，子宫脱垂，阴门瘙痒，阴道内神经痛。

施灸体位：仰卧。

文献记载：

《针灸聚英》：烦满少气，悲恐畏人，掌中热，臂酸，肘腋挛急，胸中痛，手拳不伸，痎疟久不愈，振寒阴挺出，阴痛阴痒，遗尿，偏坠，小便不利，太息。

《中国针灸学》：一切心脏疾患，神经性心悸亢进症，癔症，间歇热，上臂神经麻痹，前臂神经痛，妇女生殖器疾患。

《针灸学辞典》：心痛，惊悸，癫痫，舌强，风湿性心脏病，心绞痛，心律不齐，小指不用。

小 海

位置：肘之肱骨外廉（肘尖外侧）上 0.5 寸。

经脉：手太阳小肠经。

主治：颈椎部组织炎，肩膊肘臂诸筋神经痛及痉挛，听觉器麻痹，齿龈炎，舞蹈病，下腹神经痛，眼睑充血。

施灸体位：俯卧。

文献记载：

《针灸聚英》：寒热齿根肿，风眩颈项痛，疡肿振寒，肘腋肿痛，痫发羊鸣，戾颈，瘈疭狂走，颔肿不可回顾，肩似拔，臑似折，耳聋目黄，颊肿。

《针灸学辞典》：瘰疬，四肢不举，癫狂，痫症。

支 正

位置：两手背腕横纹外头往上5寸。

经脉：手太阳小肠经。

主治：精神病，神经衰弱，眩晕，头痛，颜面充血，上臂神经痛，肘臂痉挛，手指疼痛，睑腺炎。

施灸体位：仰卧。

文献记载：

《针灸聚英》：风虚，惊恐悲愁，癫狂，五劳，四肢虚弱，喜渴，热病先腰颈酸，项强，疣目。实则节弛时酸，泻之；虚则生疣小如指、痂疥，补之。

养 老

位置：两手背腕横纹外头上1寸。

经脉：手太阳小肠经。

主治：肩臂运动神经痉挛及麻痹，眼球充血，视力减退。

施灸体位：仰卧。

文献记载：

《针灸学辞典》：腕臂外侧痛，肘部红肿，腰痛，呃逆，手不能自上下。

阳 谷

位置：两手背腕横纹外头锐骨下凹陷中。

经脉：手太阳小肠经。

主治：眩晕，耳鸣，耳聋，癫痫，齿龈炎，颊颌组织炎，肋间神经痛，尺神经痛，小儿抽搐，疳虫。

施灸体位：仰卧。

文献记载：

《针灸聚英》：癫疾狂走，热病汗不出，胁痛，寒热，臂外侧痛不举，吐舌，戾颈，妄言，左右顾，目眩，小儿瘈疭，舌强不嘬乳。

《针灸学辞典》：头痛，目眩，齿痛，舌强，口噤，胁痛，流行性腮腺炎，球结膜炎。

腕 骨

位置：两手背外侧阳谷与后溪之间。

经脉：手太阳小肠经。

主治：上肢关节炎，颊颌炎，角膜薄翳，泪液过多，头痛，耳鸣，呕吐，胸膜炎。

施灸体位：仰卧。

文献记载：

《针灸聚英》：热病汗不出，胁下痛，不得息，寒热耳鸣，目冷泪生翳，狂惕，偏枯，肘不得屈伸，痎疟，头痛，烦闷惊风，五指掣，瘈疭。

《中国针灸学》：肘腕五指关节炎，书写性痉挛。

《针灸学辞典》：项强，黄疸，腕肘臂肩疼痛，糖尿病，胃炎，胆囊炎，精神分裂症。

后 溪

位置：两手小指外侧本节后。

经脉：手太阳小肠经。

主治：颈项痉挛，回顾不能，肘臂痉挛，癫痫，衄血，耳聋，角膜炎，白膜翳，疔疮。

施灸体位：仰卧。

文献记载：

《针灸聚英》：疟寒热，目赤生翳，胸满。

《中国针灸学》：扁桃体炎。

《针灸学辞典》：头痛，项强，盗汗，喉痹，齿痛，黄疸，神经衰弱，精神分裂症，肋间神经痛。

肩 髎

位置：肩髃后1寸，肩端两骨之间（上臂平举，肩关节部后方凹陷中）。

经脉：手少阳三焦经。

主治：肩胛部及上肢痉挛。

施灸体位：坐姿或俯卧。

文献记载：

《针灸聚英》：臂痛肩重不能举。

《中国针灸学》：肩胛肌麻痹及痉挛，

肱神经痛，胸膜炎。

《针灸学辞典》：中风偏瘫，肩关节周围炎。

臑 会

位置：肩髎下3寸。

经脉：手少阳三焦经。

主治：前膊诸肌痉挛及麻痹，肩胛部焮冲，颈项部血瘤，脂肪瘤。

施灸体位：俯卧。

文献记载：

《针灸聚英》：臂痛酸无力，痛不能举，寒热，项瘿气瘤。

《针灸学辞典》：瘿气，瘰疬，癫疾，肘臂屈伸困难。

消 泺

位置：由肩端后侧直下从肘尖上4.5寸。

经脉：手少阳三焦经。

主治：头痛，颈项部组织炎及痉挛麻痹，肩胛部诸肌痉挛，关节炎，癫痫。

施灸体位：俯卧。

文献记载：

《针灸学辞典》：头晕，项强，齿痛，肩背痛。

清 泠 渊

位置：两肘尖上2寸。

经脉：手少阳三焦经。

主治：上肢痉挛及麻痹。

施灸体位：俯卧。

文献记载：

《针灸聚英》：肩臂痛，臂臑不能举，不能带衣。

《中国针灸学》：目痛。

《针灸学辞典》：头痛，项强，目黄，肘臂肩痛。

天 井

位置：两肘尖上 1 寸。

经脉：手少阳三焦经。

主治：气管炎，咽喉炎，抑郁症，耳聋，睑腺炎，颈项神经痛，腰椎神经痛，中风。

施灸体位：俯卧。

文献记载：

《针灸聚英》：心胸痛，咳嗽上气，短气不得语，唾脓，不嗜食，寒热凄凄不得卧，惊悸，瘰疬癫疾，羊痫风痹，嗜卧，耳聋嗌肿，喉痹汗出，目锐眦痛，颊肿痛，耳后臑臂肘痛，提物不得，扑伤腰髋痛，振寒颈项痛，大风默默不知所痛，悲伤不乐，脚气上攻。

《中国针灸学》：肘腕关节炎，腺病。

《针灸学辞典》：头痛，目赤，瘰疬，疮肿，瘾疹，项颈肩臂痛，荨麻疹，神经性皮炎，肘关节及周围软组织疾患。

四 渎

位置：阳池直上 5 寸。

经脉：手少阳三焦经。

主治：咽喉炎，肾炎，前臂痉挛及麻痹，耳聋，下齿痛。

施灸体位：仰卧。

文献记载：

《针灸学辞典》：疟腮，暴喑。

三 阳 络

位置：阳池上 4 寸。

经脉：手少阳三焦经。

主治：耳聋，下齿神经痛，寄生虫病，眼疾。

施灸体位：仰卧。

文献记载：

《针灸聚英》：暴喑哑，嗜卧，四肢不欲动摇。

《中国针灸学》：肱及前臂神经痛和痉挛及萎缩，皮不可附席，毛发焦，嗜卧，身体不可动摇。

《针灸学辞典》：头痛。

支 沟

位置：两手背腕横纹正中上 3 寸。

经脉：手少阳三焦经。

主治：胸膜炎，恶寒发热，上臂神经痛，局限性痉挛，呕吐，急性舌骨肌痉挛，习惯性便秘，产后血晕。

施灸体位：仰卧。

文献记载：

《针灸聚英》：热病汗不出，肩臂酸重，胁腋痛，四肢不举，霍乱呕吐，口噤不开，暴喑不能言，心闷不已，鬼击，卒心痛，伤寒结胸，痛疮疥癣，妇人任脉不通，产后血晕，不省人事。

《中国针灸学》：心脏病，胸膜炎，肺尖卡他，肱神经痛，肋间神经痛，头痛，心痛。

《针灸学辞典》：头痛，心痛，咽肿，耳鸣，耳聋，口噤，瘰疬，心绞痛。

马老按：发热者灸风门、支沟各 25 分钟，效果很好，并可通便。

会 宗

位置：支沟穴外侧一横指。

经脉：手少阳三焦经。

主治：舞蹈病，听觉器麻痹，皮肤疼痛。

施灸体位：仰卧。

文献记载：

《针灸聚英》：五痫，耳聋。

《中国针灸学》：肱及前臂神经痛及痉挛和萎缩，癫痫。

外 关

位置：两手背腕横纹当中上 2 寸。

经脉：手少阳三焦经。

主治：耳聋，前臂神经痛，上肢关节炎。

施灸体位：仰卧。

文献记载：

《针灸聚英》：耳聋浑浑焞焞无闻，五指尽痛不能握物。实则肘挛，泻之；虚则不收，补之。

《中国针灸学》：半身不遂，前臂神经痛，书写性痉挛，一切目疾，齿痛，瘰疬，热病。

《针灸学辞典》：耳鸣，耳聋，头痛，目赤，项强，胁痛，手颤，感冒，肺炎，腮腺炎。

阳 池

位置：两手背腕横纹正中。

经脉：手少阳三焦经。

主治：间歇热，糖尿病，腕关节炎。

施灸体位：仰卧。

文献记载：

《针灸聚英》：消渴，口干，烦闷，寒热疟，折伤手腕，捉物不得，臂痛不得举。

《中国针灸学》：感冒，风湿病，前臂诸肌之痉挛及麻痹，子宫前屈或后屈。

《针灸学辞典》：腕痛无力，臂肘疼痛，头痛，目赤，耳聋，喉痹，项强，扁桃体炎，腕关节及周围软组织疾患。

中 渚

位置：两手背第 4 指和第 5 指本节后。

经脉：手少阳三焦经。

主治：头痛，眩晕，耳聋，咽喉肿痛，角膜白翳，关节炎，肘臂神经痛，手五指屈伸不能。

施灸体位：仰卧。

文献记载：

《针灸聚英》：热病汗不出，久疟。

《针灸学辞典》：头痛目赤，耳鸣，肋间神经痛。

液 门

位置：两手背第 4 指和第 5 指本节之前。

经脉：手少阳三焦经。

主治:头痛，耳聋，齿龈炎，角膜白翳，肘臂部痉挛。

施灸体位：仰卧。

文献记载：

《针灸聚英》：惊悸妄言，咽外肿，寒厥，手臂痛不能自上下，痎疟寒热，目赤涩。

《中国针灸学》：贫血性头痛，眩晕，耳鸣，耳聋，咽喉炎。

《针灸学辞典》：咽喉肿痛，上齿痛，热病汗不出，手背红肿疼痛。

第五章

下　肢

环 跳

位置：屈腿两髋转骨处。

经脉：足少阳胆经。

主治：血管硬化，腰部、大腿部及膝部组织炎，坐骨神经痛。

施灸体位：侧卧。

文献记载：

《针灸聚英》：冷风湿痹不仁，风疹遍身，半身不遂，腰胯痛蹇，不得转侧。此穴痛，恐生跗骨疽。

《针灸学辞典》：腰腿膝胫疼痛，脚气，水肿，髋关节及周围软组织疾患，小儿麻痹后遗症。

马老按：治高血压、各类关节炎（痛）。

风 市

位置：直立，两手下垂，中指尖所贴腿处。

经脉：足少阳胆经。

施灸体位：侧卧。

文献记载：

《中国针灸学》：中风，脚气，下肢神经痛及麻痹，遍身瘙痒，麻痹，大麻风。

《针灸学辞典》：半身不遂，腰腿酸痛，膝痛，坐骨神经痛，股外皮神经炎，荨麻疹。

马老按：治高血压、各类关节炎。

中 渎

位置：大腿外侧，屈膝时腘横纹头上5寸。

经脉：足少阳胆经。

主治：下肢麻痹及痉挛，脚气。

施灸体位：侧卧。

文献记载：

《针灸聚英》：寒气客于分肉间，攻痛上下，筋痹不仁。

《中国针灸学》：半身不遂。

《针灸学辞典》：坐骨神经痛。

膝 阳 关

位置：两膝外侧，屈膝时腘横纹头。

经脉：足少阳胆经。

主治：膝关节炎，大腿部麻痹。

施灸体位：侧卧。

文献记载：

《针灸聚英》：风痹不仁，膝痛不可屈伸。

《中国针灸学》：半身不遂及风湿病，坐骨神经痛，脚气，呕吐。

《针灸学辞典》：膝部红肿疼痛，腘筋挛急，小腿麻木，鹤膝风，下肢麻痹或瘫痪，膝关节及周围软组织疾患。

阳 陵 泉

位置：小腿的外侧，腓骨小头前下方凹陷处。

经脉：足少阳胆经。

主治：膝关节炎，血管硬化，颜面浮肿，脚气，下肢痉挛，舞蹈病，坐骨神经痛。

施灸体位：侧卧。

文献记载：

《针灸聚英》：膝伸不得屈，髀枢膝骨冷痹，膝骨内外廉不仁，偏风半身不遂，脚冷无血色，苦嗌中吤然，足筋挛。

《中国针灸学》：习惯性便秘，胆石症，胸膜炎与肋神经痛，遗尿。

《针灸学辞典》：膝痛，口苦，呕吐，黄疸，肝炎，胆囊炎，胆道蛔虫症，坐骨神经痛，膝关节周围软组织疾患。

马老按：治感冒、高血压、半身不遂、各类关节炎之要穴。

阳 交

位置：两足外踝尖上 7 寸。

经脉：足少阳胆经。

主治：气喘，肋膜炎，癔症，坐骨神经痛。

施灸体位：侧卧。

文献记载：

《针灸聚英》：胸满肿，膝痛足不收，寒厥，惊狂，喉痹面肿。

《中国针灸学》：腓骨神经痛及麻痹，肋膜炎，癔症，脚气。

《针灸学辞典》：胸胁胀满，足胫痿痹，癫狂，暗不能言，下肢麻痹，喉痹，胆囊炎，肋间神经痛，腓肠肌痉挛。

外 丘

位置：两足外踝尖上 7 寸，阳交稍前。

经脉：足少阳胆经。

主治：胸膜炎，颈项部疼痛，恶寒发热，小儿佝偻病，癫痫。

施灸体位：侧卧。

文献记载：

《针灸聚英》：胸胀满，肤痛痿痹，猘犬伤，毒不出，发寒热。

《中国针灸学》：腓肠肌痉挛，腓骨神经痛，脚气。

《针灸学辞典》：肝炎，胆囊炎，坐骨神经痛。

光 明

位置：两足外踝尖上 5 寸。

经脉：足少阳胆经。

主治：胫腓部疼痛，精神病。

施灸体位：侧卧。

文献记载：

《针灸聚英》：淫泺，胫酸胻痛，不能久立，热病汗不出，卒狂。虚则痿痹，坐不能起，补之；实则足胻热，膝痛，身体不仁，善啮颊，泻之。

《中国针灸学》：恐水病，狂犬伤毒不出发寒热，速灸伤处和本穴，目疾，佝偻病，脚气。

《针灸学辞典》：膝痛，小腿痛，下肢痿痹，癫痫，乳胀痛，夜盲，近视，白内障，偏头痛，精神分裂症。

阳 辅

位置：两足外踝尖上 4 寸。

经脉：足少阳胆经。

主治：腰痛，膝关节炎，全身疼痛，腰部冷却，内外眦疼痛，扁桃体炎，腋下淋巴结炎，瘰疬。

施灸体位：侧卧。

文献记载：

《针灸聚英》：腰溶溶如坐水中，膝下肤肿，筋挛，百节酸痛，实无所知，诸节尽痛，痛无常处，腋下肿瘘，马刀挟瘿，喉痹，膝胻酸，风痹不仁，厥逆，口苦太息，心胁痛，面尘，头角颔痛，缺盆中肿痛，汗出振寒，疟疾，胸中胁肋髀膝外至绝骨外踝前节痛，善洁面青。

《针灸学辞典》：偏头痛，喉痛，下肢麻痹，脚气，坐骨神经痛。

悬 钟（绝骨）

位置：两足外踝尖上 3 寸。

经脉：足少阳胆经。

主治：胸膜炎，胃扩张，肾炎，鼻孔干燥，衄血，扁桃体炎，颈项部疼痛，下肢疼痛，脚气病，中风，血管硬化。

施灸体位：侧卧。

文献记载：

《针灸聚英》：心腹胀满，胃中热，不嗜食，膝胻痛，筋骨挛痛，足不收，逆气，虚劳寒损，忧恚，心中咳逆，泄泻，喉痹，肠痔瘀血，阴急，脑疽，大小便涩，烦满狂易，中风手足不随。

《中国针灸学》：半身不遂，痔出血，食欲不振，脊髓疾患。

《针灸学辞典》：胸腹胀满，胁肋疼痛，偏头痛，腰腿痛，下肢痿痹，坐骨神经痛，颈淋巴结核，膝踝关节及周围软组织疾患。

马老按：治高血压及各类上热下寒症状。

丘 墟

位置：两足外踝尖前下 0.5 寸凹陷中。

经脉：足少阳胆经。

主治：肺充血，肋膜炎，呼吸困难，腋下肿痛，肠疝痛，角膜炎，白膜翳，腓肠肌痉挛。

施灸体位：侧卧或仰卧。

文献记载：

《针灸聚英》：胸胁满痛不得息，久疟振寒，痿厥，坐不能起，髀枢中痛，目生翳膜，腿胻酸，转筋，卒疝，小腹坚，寒热颈肿，腰胯痛，善太息。

《中国针灸学》：坐骨神经痛，肺炎，胸膜炎，脚气。

《针灸学辞典》：下肢痿痹，疟疾，颈项强痛，肝炎，胆囊炎，肋间神经痛，踝关节及周围软组织疾患。

足 临 泣

位置：两足小趾、次趾本节后 1.5 寸。

经脉：足少阳胆经。

主治：间歇热，全身麻痹及疼痛，眩晕，呼吸困难，心内膜炎，月经不调，乳腺炎。

施灸体位：坐位或仰卧。

文献记载：

《针灸聚英》：胸中满，缺盆中及腋下马刀疡瘘，善啮颊，天牖中肿，淫泺，胻酸，目眩，枕骨合颅痛，洒淅振寒，心痛，周痹痛无常处，厥逆气喘，不能行，痎疟日发，季肋支满，妇人月事不利，乳痈。

《针灸学辞典》：头痛目眩，目外眦痛，胸胁痛，足跗肿痛，瘰疬，足趾挛痛，结膜炎，颈淋巴结炎，肋间神经痛。

地 五 会

位置：两足小趾、次趾本节后。

经脉：足少阳胆经。

主治：腋下疼痛，乳痛。

施灸体位：坐姿或仰卧。

文献记载：

《针灸聚英》：内损唾血，足外无膏泽，乳痈。

《中国针灸学》：肺结核咯血，风湿痛，眼疾。

《针灸学辞典》：目赤肿痛，内伤吐血，耳鸣，乳房胀痛，腰痛，足跗肿痛，腋下肿。

伏 兔

位置：两膝外上沿直上 6 寸。

经脉：足阳明胃经。

主治：膝部厥冷，下肢痉挛及冷却，头痛，荨麻疹，脚气病。

施灸体位：仰卧。

文献记载：

《针灸聚英》：风劳痹逆，狂邪，手挛缩，腹胀少气，头重，脚气，妇人八部诸疾。

《中国针灸学》：下肢神经痛，子宫病。

《针灸学辞典》：腰腿痛，膝关节疼痛，下肢麻痹或瘫痪，血栓闭塞性脉管炎，荨

麻疹，股外侧皮神经炎。

阴 市

位置：两膝外上沿直上 3 寸。

经脉：足阳明胃经。

主治：腰部、大腿部、膝部冷却及麻痹，脚气，子宫痉挛，腹水，糖尿病。

施灸体位：仰卧。

文献记载：

《针灸聚英》：痿痹不仁，不屈伸，卒寒疝，力痿少气，小腹痛、胀满。

《针灸学辞典》：腹胀，腹痛，股膝痛，下肢麻痹或瘫痪。

梁 丘

位置：两膝外上沿直上 2 寸。

经脉：足阳明胃经。

主治：腰痛，膝部疼痛及麻痹，乳痈，乳头痛。

施灸体位：仰卧。

文献记载：

《针灸聚英》：难跪，冷痹不仁，不可屈伸，足寒，大惊。

犊 鼻

位置：两膝下外膝眼。

经脉：足阳明胃经。

主治：膝关节炎，膝盖部疼痛及麻痹，脚气病。

施灸体位：仰卧。

文献记载：

《针灸聚英》：膝中痛不仁，难跪起，膝膑肿，膝膑肿溃者不可治，不溃者可治。若犊鼻坚硬不便攻，先洗熨，微刺之愈。

马老按：常灸膝下四膝眼能使腿部力气增加。

足 三 里

位置：两腿外膝眼下 3 寸。

经脉：足阳明胃经。

主治：消化不良，胃痉挛，食欲减退，羸瘦，口腔疾患，腹膜炎，便秘，动脉硬化，血压亢进，四肢倦怠及麻痹，头痛，眩晕，眼疾，神经系统诸疾，脚气病。

施灸体位：仰卧。

文献记载：

《针灸聚英》：胃中寒，心腹胀满，肠鸣，脏气虚惫，真气不足，腹痛，食不下，大便不通，心闷不已，腹有逆气上攻，卒心痛，腰痛不得俯仰，小肠气，水气蛊毒，鬼击，疰癖，四肢满，膝胻酸痛，目不明，产妇血晕，不省人事。秦承祖云：诸病皆治。华佗云：五劳羸瘦，七伤虚乏，胸中瘀血，乳痈。《千金翼》云：伤寒热不已，热病汗不出，喜呕，口苦，口噤鼓颔，壮热，身反折，肿痛不可回顾，顾而有所见，喜悲，上下求之，口僻，喉痹不能言，胃气不足，久泄痢，食不化，胁下支满，不能久立，中消谷苦急，腹热心烦，狂言，喜噫，恶闻食臭，狂歌妄笑，恐怒大骂，霍乱，遗尿，失气。《外台秘要》云：人年三十以上，若不灸三里，令人气上冲目。有人年少灸多，

至年老热厥头痛，虽大寒尤喜风寒。（马老按：这是直接灸法所致。）

《针灸学辞典》：脘腹满痛，恶心呕吐，肠鸣泻痢，胸胁支满，噎膈不利，胃痛，痹病，癃淋，遗尿，臌胀，水肿，疳症，耳聋，喉痹，发热，心痛，心悸，虚喘，子痫，半身不遂，下肢麻痹，急慢性胃炎，消化性溃疡，慢性肠炎，一般虚弱症，并有保健作用。

马老按：中脘、足三里、神阙在治疗各种急慢性病中均有良效。

上 巨 虚

位置：足三里下 3 寸。

经脉：足阳明胃经。

主治：肠炎，肠疝痛，消化不良，四肢麻痹，脚气病。

施灸体位：仰卧。

文献记载：

《针灸聚英》：脏气不足，偏风脚气，腰腿手足不仁，脚胫酸痛屈伸难，不能久立，风水膝肿，骨髓冷痛，食不化，飧泄，劳瘵，夹脐腹胁痛，肠中切痛雷鸣，气上冲胸，喘息不能行，不能久立，伤寒胃中热。

《针灸学辞典》：腹胀，腹痛，泄泻，痢疾，便秘，肠痛，脚气，膝痛，下肢麻痹，急慢性胃肠炎，阑尾炎，胆囊炎。

条 口

位置：足三里下 5 寸。

经脉：足阳明胃经。

主治：下肢麻痹，膝关节炎，脚气。

施灸体位：仰卧。

文献记载：

《针灸聚英》：足麻木，风气，足下热，不能久立，足寒膝痛，胫寒，湿痹，脚痛胻肿，转筋，足缓不收。

《中国针灸学》：扁桃体炎，肠出血。

《针灸学辞典》：膝胫麻木酸痛，跗肿，腹痛，泄泻，肩关节周围炎。

下巨虚

位置：条口下1寸。

经脉：足阳明胃经。

主治：肋间神经痛，下腹部痉挛，扁桃体炎，短暂性脑缺血发作，流涎，食欲减退，脚气病。

施灸体位：仰卧。

文献记载：

《针灸聚英》：小肠气不足，面无颜色，偏风腿痿，足不履地，热风冷痹不遂，风湿痹，喉痹，脚气不足，沉重，唇干涎出不觉，不得汗出，毛发焦肉脱，伤寒胃中热，不嗜食，泄脓血，胸胁小腹控睾而痛，时窘之后，当耳前热，若寒甚，若独肩上热甚，及小指次指之间热痛，暴惊狂，言语非常，女子乳痈，足跗不收，跟痛。

《中国针灸学》：风湿病，膝关节炎，下肢麻痹及痉挛，下痢。

《针灸学辞典》：小腹疼痛，泄泻，腰脊疼痛，癫狂，风寒湿痹，睾丸痛，急慢性肠炎，细菌性痢疾。

丰隆

位置：条口后一横指（外踝尖上8寸）。

经脉：足阳明胃经。

主治：胸膜炎，肝炎，下肢痉挛及麻痹，精神病，头痛，便秘，尿闭，癔。

施灸体位：仰卧。

文献记载：

《针灸聚英》：厥逆，大小便难，怠惰，腿膝酸，屈伸难，胸痛如刺，腹若刀切痛，风痰头痛，风逆四肢肿，足清身寒湿，喉痹不能言，登高而歌，弃衣而走，见鬼，好笑。气逆则喉痹卒喑。实则癫狂，泻之；虚则足不收，胫枯，补之。

《针灸学辞典》：眩晕，咳嗽多痰，气喘，咽喉肿痛，癫狂，痫证，下肢痿痹。

解溪

位置：足背踝横纹中央凹陷处。

经脉：足阳明胃经。

主治：头痛，眩晕，颜面浮肿，癫痫，癔症，下腹膨胀，便秘。

施灸体位：仰卧或坐位。

文献记载：

《针灸聚英》：颜黑，厥气上冲，大便下重，膝股胻肿，转筋目眩，烦心悲泣，霍乱，头风，面赤目赤，眉攒痛不可忍。

《中国针灸学》：风湿病，下肢之肌炎，癔症，鼓肠，前额痛。

《针灸学辞典》：惊悸，眼疾，白膜覆

珠，瞳子无所见，足背痛，下肢麻痹。

冲 阳

位置： 解溪下 1.5 寸。

经脉： 足阳明胃经。

主治： 颜面麻痹，齿痛，齿龈炎，呕吐，癫痫，腹部膨胀，食欲减退，下肢麻痹。

施灸体位： 仰卧或坐位。

文献记载：

《针灸聚英》：偏风口眼㖞斜，胕肿，发寒热，伤寒病振寒而欠，久狂，登高而歌，弃衣而走，足缓履不收，身前痛。

《中国针灸学》：下肢神经痛及麻痹，足关节炎。

《针灸学辞典》：腹胀，身重，消化不良，头面浮肿，口眼㖞斜，足痿，脚背肿痛，癔症，高血压，脉管炎。

陷 谷

位置： 两足第2、第3趾根间往上2寸。

经脉： 足阳明胃经。

主治： 颜面浮肿，眼球充血，欠伸，腹鸣，肠疝痛，间歇热。

施灸体位： 仰卧或坐位。

文献记载：

《针灸聚英》：水病善噫，肠鸣腹痛，热病无度，汗不出，振寒疟疾。

《中国针灸学》：盗汗过多，腹水。

《针灸学辞典》：胸胁支满，目赤肿痛，肠鸣泄泻，足背肿痛。

内 庭

位置： 两足第二趾外侧本节前凹陷中。

经脉： 足阳明胃经。

主治： 间歇热及发汗，面神经麻痹，上齿龈炎，衄血，咽喉痉挛，欠伸。

施灸体位： 仰卧或坐位。

文献记载：

《针灸聚英》：四肢厥逆，腹胀满，恶闻人声，振寒，咽中引痛，口㖞，疟不嗜食，脑皮肤痛，伤寒手足逆冷，汗不出，赤白痢。

《中国针灸学》：颜面浮肿，肠雷鸣，肠疝痛，脚气。

《针灸学辞典》：热病，厥逆，头痛，目痛，咽喉肿痛，鼻衄，口渴，腹痛，泄泻，痢疾，便秘，下肢和足背肿痛，三叉神经痛，扁桃腺炎，急慢性胃肠炎。

箕 门

位置： 膝盖内上角上行8寸动脉处。

经脉： 足太阴脾经。

主治： 淋证，尿闭，遗尿，腹股沟淋巴结炎。

施灸体位： 侧卧或仰卧。

文献记载：

《针灸聚英》：主淋，小便不通，遗溺，鼠蹊肿痛。

《中国针灸学》：遗精，阳痿，睾丸炎，腹股沟腺炎，子宫痉挛。

《针灸学辞典》：小便淋沥或癃闭，两

股生疮，阴囊湿痒，小腹肿痛，尿路感染，腹股沟淋巴结炎，下肢麻痹。

血 海

位置：两髌骨内上角往上 2 寸。

经脉：足太阴脾经。

主治：腹膜炎，月经不调，子宫内膜炎，子宫出血。

施灸体位：侧卧或仰卧。

文献记载：

《针灸聚英》：气逆腹胀，女子漏下恶血，暴崩不止。

《中国针灸学》：睾丸炎，淋病，两腿疮湿痒。

《针灸学辞典》：经闭，崩漏，带下，小便淋沥，丹毒，贫血，湿疹，带状疱疹，荨麻疹，皮肤瘙痒症，神经性皮炎。

阴 陵 泉

位置：两膝胫骨内侧髁后下方凹陷处，与阳陵泉相对。

经脉：足太阴脾经。

主治：胸膜炎，上腹部厥冷，消化不良，肠神经痛，遗尿，尿闭，阴道炎，局限性痉挛。

施灸体位：侧卧或仰卧。

文献记载：

《针灸聚英》：腹中寒，不嗜食，胁下满，水胀腹坚，喘逆不得卧，腰痛不可俯仰，霍乱，疝瘕，遗尿失禁不自知，气淋，寒热不节，阴痛，胸中热，暴泄飧泄。

《针灸学辞典》：腹胀，腹痛，黄疸，水肿，便溏，疝瘕，遗精，脚气，膝痛，下肢痿痹，急慢性肠炎，细菌性痢疾，尿潴留，尿路感染，高血压，膝关节周围软组织疾患。

地 机

位置：阴陵泉下 3 寸。

经脉：足太阴脾经。

主治：腰痛，食欲减退，胃痉挛，尿闭，精子减少症，痛经。

施灸体位：侧卧或仰卧。

文献记载：

《针灸聚英》：腰痛不可俯仰，腹胁胀，溏泄，水肿腹坚，不嗜食，小便不利，女子癥瘕，按之如汤沃股内至膝。

《中国针灸学》：子宫充血，胁腹部痉挛，食欲不振。

《针灸学辞典》：月经不调，痛经，疝气，痔疾，遗精，细菌性痢疾，功能性子宫出血。

漏 谷

位置：两足内踝尖上 6 寸。

经脉：足太阴脾经。

主治：消化不良，肩胛部疼痛，脚气，癔症。

施灸体位：侧卧或仰卧。

文献记载：

《针灸聚英》：肠鸣，强欠，心悲，逆气，腹胀满急，疝瘕，冷气，食饮不为肌肤，膝痹足不能行。

《中国针灸学》：淋病，白带，脚气。

《针灸学辞典》：偏坠，遗精，小便不利，足痿，丹毒，下肢麻痹，腿膝厥冷，足踝肿痛，尿路感染，功能性子宫出血。

三 阴 交

位置：两足内踝尖上 3 寸。

经脉：足太阴脾经。

主治：胃溃疡，消化不良，肠疝痛，下痢，四肢厥冷及倦怠，下肢疼痛及麻痹，尿闭，痔疾，小儿遗尿，阴茎疼痛，遗精，早泄，月经过多，产后贫血，妇人生殖器病，动脉硬化，血压亢进，脚气。

施灸体位：侧卧或仰卧。

文献记载：

《针灸聚英》：脾胃虚弱，心腹胀满，不思饮食，脾痛身重，四肢不举，腹胀肠鸣溏泄，食不化，疟癖，腹寒，膝内廉痛，小便不利，足痿不能行，疝气，小便遗失，胆虚，食后吐水，梦遗失精，霍乱，手足逆冷，失欠颊车蹉开，张口不合，脐下痛不可忍，小儿客忤，妇人临经行房羸瘦，癥瘕，漏血不止，月水不止，妊娠胎动，横生，产后恶露不行，去血过多，血崩晕不省人事，如经闭不通，泻之立通，经脉虚耗不行者，补之，经脉益盛则通。

《中国针灸学》：男女生殖器疾患，淋病，睾丸炎。

《针灸学辞典》：月经不调，崩漏带下，经闭，不孕，阴挺，滞产，死胎，遗精，阳痿，失眠，急慢性胃肠炎，神经衰弱，

湿疹，荨麻疹。

商 丘

位置：内踝下微前凹陷中。

经脉：足太阴脾经。

主治：便秘，痔疾，消化不良，黄疸，癔症，百日咳。

施灸体位：侧卧或仰卧。

文献记载：

《针灸聚英》：肠中鸣不便，脾虚令人不乐，身寒善太息，心悲，骨痹，气逆，骨疽蚀，痫瘛，魇梦，寒热好呕，阴股内痛，气痈，狐疝走上下，引小腹痛，不可俯仰，脾积痞气，胃脘痛，舌本强，腹胀，溏瘕泄水下，面黄，善思，善味，食不消，黄疸，体重节痛，怠惰嗜卧，妇人绝子，小儿慢风。

《中国针灸学》：百日咳，癔症，小儿搐搦。

《针灸学辞典》：恶心，舌本强痛，肠鸣泄泻，足踝痛，胃肠炎，踝关节及周围软组织疾患。

公 孙

位置：足大趾甲内角往上本节后 1 寸。

经脉：足太阴脾经。

主治：心肌炎，胸膜炎，胃癌，呕吐，食欲减退，下腹痉挛，肠出血，头部及颜面浮肿，癫痫。

施灸体位：侧卧或仰卧。

文献记载：

《针灸聚英》：寒疟，不嗜食，好太息，多寒热汗出，病至则喜呕，呕已及衰，烦心狂言，多饮胆虚，厥气上逆则霍乱，实则肠中切痛，泻之，虚则臌胀，补之。

《针灸学辞典》：胃痛，胸胁痛，饮食不化，肠鸣，泄泻，痢疾，疟疾，月经不调，急慢性肠炎，细菌性痢疾，足踝痛，子宫内膜炎，功能性子宫出血。

太白

位置：足大趾内侧本节后凹陷中。

经脉：足太阴脾经。

主治：胃痉挛，消化不良，便秘，肠疝痛，肠出血，腰痛，下肢疼痛及麻痹。

施灸体位：侧卧或仰卧。

文献记载：

《针灸聚英》：身热烦满，腹胀食不化，泄泻脓血，霍乱，气逆，腹中切痛，肠鸣，膝骨胻酸转筋，身重骨痛，胃心痛，心痛脉缓，腹胀胸满。

《针灸学辞典》：痢疾，痔漏，脚气，胃肠炎，胃痛，腹胀，泄泻，身重。

阴廉

位置：气冲下2寸大腿根部动脉中。

经脉：足厥阴肝经。

主治：不孕症，子宫后屈症。

施灸体位：仰卧。

文献记载：

《针灸聚英》：妇人绝产，若未经生产者，灸三壮即有子。

《中国针灸学》：大腿之索引性疼痛，淋病，股关节炎，白带过多，阴门瘙痒，不孕症。

《针灸学辞典》：月经不调，赤白带下，外阴瘙痒，不孕症，腿股痛，下肢麻痹，腹股沟淋巴结炎。

足五里

位置：阴廉下1寸。

经脉：足厥阴肝经。

主治：胸膜炎，感冒后身体虚弱。

施灸体位：仰卧。

文献记载：

《针灸聚英》：腹中满，热闭不得尿，风劳嗜卧。

《中国针灸学》：多汗，好眠，肠管闭塞。

《针灸学辞典》：少腹痛，小便不利，遗尿，痢疾，肠风下血，股内侧痛，阴部湿疹，瘰疬。

阴包

位置：两膝屈时内角上4寸。

经脉：足厥阴肝经。

主治：腰臀部痉挛，下肢痉挛，尿闭，月经不调。

施灸体位：仰卧或侧卧。

文献记载：

《针灸聚英》：腰尻引小腹痛，小便难，遗尿，妇人月水不调。

《针灸学辞典》：尿失禁，尿潴留，腰

骶神经痛。

曲 泉

位置：两膝屈时内侧横纹头。

经脉：足厥阴肝经。

主治：肠神经痛，阴股神经痛及痉挛，胸腹部痉挛，尿闭，四肢神经痛，阴门瘙痒，阴门肿痛，子宫脱垂。

施灸体位：侧卧。

文献记载：

《针灸聚英》：癀疝，腹胁支满，少气，泄利，四肢不举，实则身目眩痛，汗不出，目晾晾，膝关痛，筋缩不可屈伸，发狂，衄血，下血，小腹痛引咽喉，喘呼，房劳失精，身体极痛，泄水下痢脓血，阴肿，阴茎痛，胻肿，膝胻冷痛，女子血瘕，按之如汤浸股内，小腹肿，阴挺出。

《中国针灸学》：膝关节炎，心悸亢进，肠疝痛，痔下血，阴道炎，子宫下垂，月经不调，月经闭止，遗精。

《针灸学辞典》：小便不利，遗尿，阳痿，泄泻，痢疾，肾炎，高血压，前列腺炎，膝关节及周围软组织疾患。

膝 关

位置：曲泉下 2 寸（阴陵泉后 1 寸）。

经脉：足厥阴肝经。

主治：关节炎。

施灸体位：侧卧。

文献记载：

《针灸聚英》：风痹，膝内廉痛引膑，

不可屈伸，咽喉中痛。

《中国针灸学》：关节风湿病，膝关节炎，半身不遂，喉头炎。

《针灸学辞典》：历节痛风，寒湿走注。

中 都

位置：两足内踝尖上 7 寸（胫骨之中）。

经脉：足厥阴肝经。

主治：膝关节炎，咽喉炎。

施灸体位：侧卧或仰卧。

文献记载：

《针灸聚英》：肠澼，癀疝，小腹痛，不能行立，胫寒，妇人崩中，产后恶露不止。

《中国针灸学》：肠疝痛，下腹痉挛，由脊髓炎引起下肢麻痹，赤痢，子宫出血。

《针灸学辞典》：腹痛，泄泻，足胫痿痹，传染性肝炎。

蠡 沟

位置：两足内踝尖上 5 寸。

经脉：足厥阴肝经。

主治：肠神经痛，下腹痉挛，神经性心悸亢进，脊髓炎，下肢麻痹，尿闭，子宫内膜炎，月经不调。

施灸体位：侧卧或仰卧。

文献记载：

《针灸聚英》：疝痛，小腹胀满，暴痛如癃闭，数噫，恐悸，少气不足，悒悒不乐，咽中闷，如有息肉，背拘急不可俯仰，小便不利，脐下积气如石，足胫寒酸，屈伸难，女子赤白带下，月水不调。气逆则睾丸卒痛，实则挺长，泻之，虚则暴痒，补之。

《中国针灸学》：大腿内侧部之神经痛，或痉挛或麻痹，膝关节炎，心悸亢进，肠疝痛，痔疾，遗精，子宫下垂，阴道炎，月经闭止，阴茎痛。

《针灸学辞典》：崩漏，遗尿，睾丸肿痛，足胫痿痹。

中　封

位置：两足内踝尖前 1 寸。

经脉：足厥阴肝经。

主治:膀胱炎，淋证，黄疸，食欲减退，全身麻痹。

施灸体位：仰卧或坐位。

文献记载：

《针灸聚英》：疟疾，色苍苍，发振寒，小腹肿痛，食快快绕脐痛，五淋不得小便，足厥冷，身黄有微热，身体不仁，寒疝，不嗜食，腰中痛，或身微热，痿厥失精，筋挛，阴缩入腹引痛。

《中国针灸学》：腺病，阴肿痛及生殖器疾患。

《针灸学辞典》：脐腹痛，遗精，小便淋沥，腰膝踝痛，肝炎，脚气，踝关节及周围软组织疾患。

太　冲

位置：两足大、次趾根往上 2 寸。

经脉：足厥阴肝经。

主治：胸胁神经痛，腰神经痛，下腹痉挛，淋证，子宫出血。

施灸体位：仰卧或坐位。

文献记载：

《针灸聚英》：心痛，脉眩，马黄，瘟疫，肩肿吻伤，虚劳浮肿，足寒，腰引小腹痛，两丸骞缩，溏泄遗尿，阴痛，面目苍色，胸胁支满，肝心痛，苍然如死状，终日不得息，大便难，便血，小便淋，小肠疝气痛，癀疝，小便不利，呕血呕逆，发寒，嗌干善渴，肘肿，内踝前痛，淫泺，脐酸，腋下马刀，疡瘘唇肿，女子漏下不止，小儿卒疝。

《中国针灸学》：肾炎，肠炎，脱肠症，乳腺炎，腋下腺肿，阴茎痛，便秘，下肢冷却。

《针灸学辞典》：头痛，眩晕，目赤痛，耳鸣，耳聋，口渴，喉痹，膝痛，泄痢，月经不调，经闭，滞产，小儿惊风，痫症，抽搐，黄疸，肝炎，高血压，神经衰弱，功能性子宫出血，乳腺炎，跖趾关节痛。

马老按：四关穴治四肢凉并对休克有效。

行　间

位置：两足大、次趾间本节后。

经脉：足厥阴肝经。

主治：短暂性脑缺血发作，腹膜炎，神经性心悸亢进，肠神经痛，便秘，遗尿，阴茎痛，糖尿病，月经过多，小儿急性抽搐。

施灸体位：仰卧或坐位。

文献记载：

《针灸聚英》：呃逆洞泄，遗尿癃闭，消渴嗜饮，善怒，四肢满，转筋，胸胁痛，小腹肿，咳逆呕血，茎中痛，腰痛不可俯仰，腹中胀，小肠气，肝心痛，色苍苍如死状，终日不得息，癫疾短气，便溺难，七疝寒疝，中风，肝积肥气，发痎疟，妇人小腹肿，面尘脱色，经血过多不止，崩中，小儿急惊风。

《针灸学辞典》：头痛，目眩，目赤肿痛，嗌干善渴，癫痫，瘕疝，失眠，小便不通，消渴，心痛，高血压，青光眼，扁桃体炎，睾丸炎，肋间神经痛，功能性子宫出血。

阴 谷

位置：膝后腘横纹内头大筋之间。

经脉：足少阴肾经。

主治：大腿内侧疼痛，膝腘关节炎，下腹膨胀，淋证，阴痿，阴茎痛，阴道炎，子宫出血。

施灸体位：俯卧。

文献记载：

《针灸聚英》：膝痛如锥刺，不得屈伸，舌纵涎下，烦逆，尿难，阴痛，股内廉痛，妇人漏下不止，腹胀满不得息，小便黄，男子如蛊，女子如妊。

《针灸学辞典》：疝气，小便难，霍乱，癫狂，崩漏。

筑 宾

位置：两足内踝尖后（太溪）上5寸。

经脉：足少阴肾经。

主治：精神病，锐毒，胎毒，比目鱼肌（腿肚处）痉挛。

施灸体位：侧卧。

文献记载：

《针灸聚英》：癀疝，胎疝，癫疾狂易，妄言怒骂，吐舌，呕吐涎沫，足腨痛。

《中国针灸学》：舌肥大，精力减退。

《针灸学辞典》：小腹痛，癫狂，癫痫，肾炎，膀胱炎，尿路感染，盆腔炎，精神分裂症，腓肠肌痉挛。

复 溜

位置：两足内踝尖后（太溪）上2寸。

经脉：足少阴肾经。

主治：脊髓炎，腹膜炎，睾丸炎，淋证，腹鸣，水肿，下肢麻痹，盗汗过多，腰部痉挛，齿痛。

施灸体位：侧卧。

文献记载：

《针灸聚英》：肠澼，腰脊内引痛，不得俯仰起坐，目视䀮䀮，善怒，多言，舌干胃热，虫动涎出，足痿不收履，胻寒不自温，腹中雷鸣，腹胀如鼓，四肢肿，五种水病青赤黄白黑，青取井，赤取荣，黄取俞，白取经，黑取合。血痔，泄后重，五淋，血淋，小便如散火，骨寒热，盗汗汗注不止，脉微细不见，或时无脉，龋齿。

《中国针灸学》：痔出血，赤痢，视力减退。

《针灸学辞典》：腹胀，肠鸣，泄泻，痢疾，小便不利，腰脊痛，热病无汗，盗汗，咽干，疟疾，痔疾，肾炎，尿路感染，功能性子宫出血。

交 信

位置：复溜前 0.5 寸。

经脉：足少阴肾经。

主治：淋证，尿闭，便秘，肠炎，下腹偏痛，水肿，月经不调，子宫出血，下肢内侧神经痛。

施灸体位：侧卧。

文献记载：

《针灸聚英》：气淋，癀疝，阴急，阴汗，泻痢赤白，气热癀，股枢髀内痛，阴挺出，月水不来，四肢淫泺，盗汗出。

《中国针灸学》：睾丸炎，子宫下垂。

《针灸学辞典》：崩漏，大便难，阴部肿痛，小便不利，疝气。

照 海

位置：两足内踝尖下 1 寸。

经脉：足少阴肾经。

主治：咽喉干燥，四肢倦怠，癔症，扁桃体炎，腹疝痛，阴茎勃起过多，淋证，子宫脱垂，月经不调。

施灸体位：侧卧。

文献记载：

《针灸聚英》：心悲不乐，久疟，卒疝，呕吐，嗜卧，大风默默不知所痛，视如见星，小腹痛，妇女经逆，四肢淫泺，阴暴跳起或痒，漉清汁，阴茎挺出。洁古曰：痫病夜发，灸阴跷照海。

《中国针灸学》：癔症，失眠。

《针灸学辞典》：目痛，癫痫，胸痛，小便淋沥，赤白带下，阴挺，阴痒，便秘，神经衰弱。

马老按：治高血压、半身不遂、关节炎、便秘、小便不利、水肿、失眠、癫痫。

水 泉

位置：两足内踝后（太溪）下 1 寸。

经脉：足少阴肾经。

主治：月经不通或减少，近视。

施灸体位：侧卧。

文献记载：

《针灸聚英》：女子月事不来，来即心下多闷痛，小便淋沥，阴挺出。

《中国针灸学》：月经闭止或过多，膀胱痉挛，子宫外出，子宫内膜炎。

《针灸学辞典》：月经不调，痛经，闭经，不孕，腹痛，小便不利，目昏花，足踝痛。

大 钟

位置：两足内踝后中间下 0.5 寸。

经脉：足少阴肾经。

主治：神经性心悸亢进，癔症，口炎，呕吐，便秘，淋证，子宫痉挛。

施灸体位：侧卧。

文献记载：

《针灸聚英》：胸胀，喘息，腹满，腰脊痛，少气，洒淅，腹脊强，嗜卧，多寒，欲闭户而处，舌干，咽肿食噎不得下，善惊恐不乐，喉中鸣，咳唾气逆烦闷。实则闭癃，泻之，虚则腰痛，补之。

《中国针灸学》：舌出血。

《针灸学辞典》：咽痛，咳血，气喘，小便淋沥，痴呆，足跟痛。

太 溪

位置：两足内踝尖后凹陷处。

经脉：足少阴肾经。

主治：热病后四肢厥冷，心内膜炎，肋膜炎，横膈膜痉挛，口炎，咽喉炎，咳嗽，气喘，呃逆，呕吐，便秘，子宫痉挛。

施灸体位：侧卧。

文献记载：

《针灸聚英》：久疟咳逆，心痛如锥刺心，脉沉，手足寒至节，痰实，口中如胶，善噫，寒疝，热病汗不出，默默嗜卧，尿黄，消瘅，咽肿唾血，疟癖寒热，咳嗽不嗜食，瘦瘠，腹胁痛，伤寒手足厥冷。东垣曰：成痿者，以导湿热引胃气出行阳道，不令湿土克肾水，其穴在太溪。

《中国针灸学》：乳痛，子宫病。

《针灸学辞典》：齿痛，耳聋，咳血，胸满心痛，消渴，失眠，遗精，阳痿，早泄，小便频数，腰脊酸痛，脱发，脚气，月经不调，足底痛，尿路感染，神经衰弱，耳源性眩晕，支气管哮喘。

然 谷

位置：两足内踝尖下1寸再往前2寸凹陷处。

经脉：足少阴肾经。

主治：咽喉炎，扁桃体炎，流涎，呕吐，心肌炎，盗汗，膀胱炎，尿道炎，睾丸炎，精子减少症，遗尿，糖尿病，不孕症，月经不调，子宫充血，子宫脱垂，阴唇充血，阴门瘙痒，疮毒症，小儿强直性痉挛。

施灸体位：侧卧。

文献记载：

《针灸聚英》：咽内肿不能内唾，时不能出唾，心恐惧，如人将捕，涎出喘呼少气，足跗肿，不得履地，寒疝，小腹胀，上抢胸胁，喉痹，咳唾血，淋沥白浊，肑酸不能久立，足一寒一热，舌纵，烦满消渴，自汗盗汗出，痿厥，洞泄，心痛如锥刺坠堕，恶血留内腹中，男子精泄，女子无子，阴挺出，月经不调，阴痒，初生小儿脐风口噤。

《针灸学辞典》：咽喉肿痛，咳逆，气喘，心痛，黄疸，消渴，泄泻，小便淋沥，遗精，疝气，不孕，破伤风。

涌 泉

位置：足心前1/3凹陷处。

经脉：足少阴肾经。

主治：舌骨肌麻痹，嘶哑失声，咳嗽，急性扁桃体炎，心肌炎，心悸亢进，黄疸，眩晕，子宫脱垂，不孕症。

施灸体位：俯卧。

文献记载：

《针灸聚英》：尸厥，面黑如炭色，咳吐有血，喝而喘，坐欲起，目𫠊𫠊无所见，

善恐，惕惕如人将捕之，舌干咽肿，上气
嗌干，烦心心痛，黄疸，肠澼，股内后廉痛，
痿厥，嗜卧，善悲欠，小腹急痛，泄而下
重，足胫寒而逆，腰痛，大便难，心中结
热，风疹，风痫，心病饥不嗜食，咳嗽身
热，喉闭，舌急失音，卒心痛，胸胁满闷，
喉痹，头痛目眩，五指端尽痛，足不践地，
足下热，男子如蛊，女子如妊，妇人无子，
转胞不得尿。

《针灸学辞典》：昏厥，头昏，咽喉肿
痛，失音，失眠，鼻衄，癫狂，善忘，小
便不利，下肢痉挛，小儿惊风，霍乱，转筋，
疝气，休克，肝炎，高血压，神经分裂症，
癫痫。

承 扶

位置：臀横纹正中。

经脉：足太阳膀胱经。

主治：腰背神经痛及痉挛，痔疾，便
秘，尿闭，臀部燉冲，坐骨神经痛。

施灸体位：俯卧。

文献记载：

《针灸聚英》：腰脊相引如解，久痔，
尻胜肿，阴胞有寒，小便不利。

《中国针灸学》：子宫内膜炎。

《针灸学辞典》：腰骶股臀部痛，阴痛，
下肢瘫痪。

殷 门

位置：承扶下6寸。

经脉：足太阳膀胱经。

主治：腰背部疼痛，大腿部燉冲及痉
挛，坐骨神经痛。

施灸体位：俯卧。

文献记载：

《针灸聚英》：腰脊不可俯仰，举重恶
血泄注，外股肿。

《针灸学辞典》：股后肿痛，急性腰扭
伤，腰椎间盘突出症，下肢麻痹或瘫痪。

浮 郄

位置：委阳上1寸。

经脉：足太阳膀胱经。

主治：吐泻，局限性痉挛，便秘，尿
闭，下肢外侧麻痹。

施灸体位：俯卧。

文献记载：

《针灸聚英》：霍乱转筋，小肠热，大
肠结，胫外经筋急，髀枢不仁，小便热，
大便坚。

《中国针灸学》：膀胱炎。

《针灸学辞典》：小腿转筋，臀股麻木，
下肢痿痹，腹泻。

委 阳

位置：膝后腘横纹外头。

经脉：足太阳膀胱经。

主治：腰背部痉挛，腓肠肌痉挛，下
腹痉挛，癫痫。

施灸体位：俯卧。

文献记载：

《针灸聚英》：腰脊痛不可俯仰，引阴

中不得小便，小腹坚，伤寒热甚。

《中国针灸学》：腹直肌痉挛，热病。

《针灸学辞典》：腿足痉挛，下肢麻痹，腹胀，小便不利，遗尿，痔疾。

委 中

位置：膝后腘横纹正中。

经脉：足太阳膀胱经。

主治：膝关节炎，大腿关节炎，下腹膨胀，中风。

施灸体位：俯卧。

文献记载：

《针灸聚英》：膝痛及拇指，腰侠脊沉沉然，遗尿，腰重不能举体，小腹坚满，风痹，髀枢痛，可出血，瘤疹皆愈，伤寒四肢热，热病汗不出，取其经血立愈。委中者，血郄也，大风眉发坠落，刺之出血。

《中国针灸学》：感冒，腰痛，坐骨神经痛，腹胀，癫痫，霍乱，大麻风。附针刺法：直接灸为禁穴（马老按：温灸是间接灸，不禁），针1～2寸深，依取穴进针。凡急性病症之上部充血，内脏及腰背腹腔等之郁血，及炎性症而起之大痛大吐泄诸症状，皆可于委中部之四围静脉上放血。

《针灸学辞典》：腰脊强痛，髀枢不利，腘筋缩急，中暑，衄血，疮疖，湿疹，肛门瘙痒，乳痈，咽喉肿痛，呕吐，泄泻，腰部扭挫伤，急性胃肠炎，腓肠肌痉挛，下肢麻痹或瘫痪。

合 阳

位置：委中下2寸。

经脉：足太阳膀胱经。

主治：腰背疼痛，下腹痉挛，膝腘部组织炎，肠出血，睾丸炎，子宫出血，子宫内膜炎。

施灸体位：俯卧。

文献记载：

《针灸聚英》：腰脊强引腹痛，阴股热，胻酸肿，步履难，寒疝，阴偏痛，女子崩中带下。

《针灸学辞典》：膝腿酸重，腘筋挛急。

承 筋

位置：合阳与承山连线中点（合阳下3寸）。

经脉：足太阳膀胱经。

主治：局限性痉挛，吐泻，便秘，痔疾，腰背痛及痉挛，腓肠肌痉挛及麻痹。

施灸体位：俯卧。

文献记载：

《针灸聚英》：腰背拘急，腋肿，胫痹不仁，腨酸，脚急跟痛，鼻鼽衄，腰痛，霍乱转筋。

《针灸学辞典》：足胫酸痛，脚气，下肢麻痹，腰背痛，泄泻。

承 山

位置：膝后腘横纹正中与踝关节后连线中点。

经脉：足太阳膀胱经。

主治：局限性痉挛，呕吐，便秘，痔疾，脚气，小儿痉挛。

施灸体位：俯卧。

文献记载：

《针灸聚英》：大便不通，转筋，痔肿，战栗不能立，膝肿，胫酸脚跟痛，筋急痛，脚气膝下肿，霍乱，急食不通，伤寒水结。

《中国针灸学》：颜面神经痛，腰神经痛，大腿部神经痛，腺肿，肠出血，四肢麻痹。

《针灸学辞典》：小腿转筋，脚弱无力，泄泻，脱肛，便血，脚气，急性胃肠炎，坐骨神经痛，腓肠肌痉挛，下肢麻痹或瘫痪。

马老按：配左大横对通大便很有效。

飞 扬

位置：承山外斜下1寸（昆仑上7寸）。

经脉：足太阳膀胱经。

主治：癫痫，眩晕，关节炎，痔疾，脚气。

施灸体位：俯卧。

文献记载：

《针灸聚英》：痔肿，体重，起坐不能，步履不收，脚腨酸肿，战栗，不能久坐久立，足趾不能屈伸，目眩目痛，历节风，逆气，寒疟。实则鼽窒，头背痛，泻之，虚则鼽衄，补之。

《针灸学辞典》：腰膝酸痛，头项痛，鼻塞，鼻衄，下肢无力，肾炎，膀胱炎，精神分裂症，坐骨神经痛。

马老按：鼻炎、鼻塞者灸1次症状可减轻，灸2次通气，病久需多灸时日，灸时可配风门。

跗 阳

位置：两足外踝尖后往上3寸（昆仑上3寸）。

经脉：足太阳膀胱经。

主治：局限性痉挛，腰痛，吐泻，面神经痛，大腿部神经痛，四肢麻痹。

施灸体位：俯卧或侧卧。

文献记载：

《针灸聚英》：霍乱转筋，腰痛不能久立，坐不能起，髀枢股胻痛，痿厥，风痹不仁，头重 痛，时有寒热，四肢不举。

《针灸学辞典》：头重，头痛，瘛疭，外踝红肿，癫痫，寒热抽搐，脚气，坐骨神经痛，下肢麻痹及瘫痪。

昆 仑

位置：两足外踝尖与跟腱凹陷中。

经脉：足太阳膀胱经。

主治：头痛，眩晕，衄血，肩背部痉挛，腰痛，坐骨神经痛，脚气，踝关节炎，佝偻病，阴门肿痛。

施灸体位：侧卧。

文献记载：

《针灸聚英》：足踹肿不能履地，胭如结，踝如裂，鼽衄，咳喘满，头痛肩背拘急，伛偻，腰脊内引痛，阴肿痛，疟多汗，目眩，目痛如脱，心痛与背相引，妇人孕难，胞衣不出，小儿发痫瘛疭。东垣曰：《针经》云，上气不足，脑为之不满，耳为之苦鸣，头为之倾，目为之瞑；中气不足，溲便为之变，肠为之苦鸣；下气不足，则为痿厥心悗，补足外踝留之。

《中国针灸学》：喘息，难产，脚气。

《针灸学辞典》：目赤肿痛，鼻衄，项背强急，腰尻疼痛，脚跟肿痛，惊痫，疟疾，甲状腺肿，下肢麻痹或瘫痪。

仆 参

位置：昆仑下 1.5 寸。

经脉：足太阳膀胱经。

主治：脚气，淋证，膝关节炎，腓肠肌及足跖筋麻痹，局限性痉挛，癫痫。

施灸体位：侧卧。

文献记载：

《针灸聚英》：足痿，失履不收，足跟痛，不得履地，霍乱转筋，吐逆，尸厥，狂言见鬼，膝肿脚气。

申 脉

位置：两足外踝尖下 0.5 寸。

经脉：足太阳膀胱经。

主治：头痛，眩晕，腰部及下肢疼痛，胫骨部麻痹，动脉硬化，子宫痉挛。

施灸体位：侧卧。

文献记载：

《针灸聚英》：风眩，腰脚痛，胻酸不能久立，如在舟中，冷气逆气，劳极，腰髋冷痹，脚膝屈伸难，妇人血气痛。洁古曰：痫病昼发，灸阳跷申脉。

《中国针灸学》：中风，四肢麻痹，脚气。

《针灸学辞典》：偏正头痛，中风不语，半身不遂，口眼㖞斜，痫症，癫狂，外踝红肿，痛经，脑脊髓膜炎，内耳性眩晕，精神分裂症。

马老按：治高血压、半身不遂、关节炎、癫痫。

金 门

位置：申脉前 0.5 寸凹陷处。

经脉：足太阳膀胱经。

主治：前头痛，下腹痉挛，腹膜炎，膝部麻痹，癫痫，小儿搐搦。

施灸体位：侧卧。

文献记载：

《针灸聚英》：霍乱转筋，尸厥癫痫，暴疝，膝胻酸，身战不能久立，小儿张口摇头，身反折。

《针灸学辞典》：腰膝酸痛，下肢麻痹，外踝肿痛，小腿转筋，眩晕，头痛，惊风，昏厥，疝气。

京 骨

位置：金门之前，足外侧大骨前下。

经脉：足太阳膀胱经。

主治：脑膜炎，脑卒中，心脏病，腰痛，佝偻病，间歇热。

施灸体位：侧卧。

文献记载：

《针灸聚英》：头痛如破，腰痛不可屈

伸，身后痛身侧痛，目内眦赤烂，白翳夹内眦起，目反白，目眩，发疟寒热，喜惊，不欲食，筋挛，足胻痛，髀枢痛，颈项强，腰背不可俯仰，伛偻，鼻衄不止，心痛。

《中国针灸学》：癫痫，目疾，衄血，小儿搐搦。

《针灸学辞典》：头痛项强，腰背急痛，鼻衄，心悸，癫狂，痫症，抽搐，脚挛，足痛，心肌炎，小儿麻痹后遗症，急性腰部扭挫伤。

束 骨

位置：两足小趾外侧本节后。

经脉：足太阳膀胱经。

主治：头痛，眩晕，耳聋，泪管狭窄，内眦炎，巅顶痛，项筋收缩，回顾不能，腰背神经痛，腓肠肌痉挛，痈疽，疔疮等。

施灸体位：侧卧。

文献记载：

《针灸聚英》：腰脊痛如折，髀不可屈，腘如结，踹如裂，恶风寒，头囟项痛，目眩，身热，肌肉动，目内眦赤烂，肠澼，痔疾，疟疾，癫狂，发背痈疽，背生疔疮。

《中国针灸学》：对痈疽疔疮有良效。

《针灸学辞典》：小腿转筋，泄泻。

马老按：治肿瘤。常配二白、肘尖、内踝尖。

女 膝

位置：足后跟正中赤白肉际处。

经脉：经外奇穴。

主治：吐泻转筋，骨槽风，齿龈炎，惊悸，精神病。

施灸体位：俯卧。